ENTRETIENS
D'UN VIEUX MÉDECIN

SUR L'HYGIÈNE ET LA MORALE

PAR

P. YVAREN

Docteur en médecine de la Faculté de Paris,
Vice-Président du Conseil départemental d'hygiène et de salubrité publique,
Président honoraire de l'Académie et de la Société
de médecine de Vaucluse,
Officier de l'Instruction publique, Chevalier de la Légion d'honneur.

Histoire morale d'un crayon de mine de plomb.
De la rage chez le chien et chez l'homme.
Application du calcul à la morale et à l'économie
domestique.
Les thermes de Caracalla et les bains à deux sous.
Leçons données par l'instinct à la raison
en matière de voirie.
La nouvelle boîte de Pandore.
Madame est servie! — Non in solo pane.
Philémon et Baucis. — Les dents agacées.
La voie de Rachel. — La hache de Vulcain.
La massue d'Hercule.

PARIS

LIBRAIRIE J.-B. BAILLIÈRE ET FILS

19, rue Hautefeuille, près le boulevard St-Germain.

—

1882

Avignon, imprimerie SEGUIN frères.

ENTRETIENS

D'UN VIEUX MÉDECIN

SUR L'HYGIÈNE ET LA MORALE

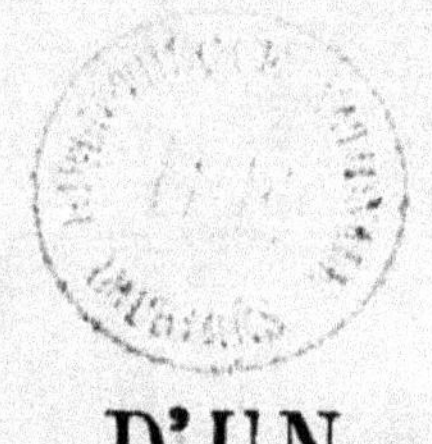

AVIGNON, IMPRIMERIE SEGUIN FRÈRES

ENTRETIENS
D'UN VIEUX MÉDECIN

SUR L'HYGIÈNE ET LA MORALE

PAR

P. YVAREN

Docteur en médecine de la Faculté de Paris,
Vice-Président du Conseil départemental d'hygiène et de salubrité publique,
Président honoraire de l'Académie et de la Société
de médecine de Vaucluse,
Officier de l'Instruction publique, Chevalier de la Légion d'honneur.

Histoire morale d'un crayon de mine de plomb.
De la rage chez le chien et chez l'homme.
Application du calcul à la morale et à l'économie
domestique.
Les thermes de Caracalla et les bains à deux sous.
Leçons données par l'instinct à la raison
en matière de voirie.
La nouvelle boîte de Pandore.
Madame est servie! — Non in solo pane.
Philémon et Baucis. — Les dents agacées.
La voie de Rachel. — La hache de Vulcain.
La massue d'Hercule.

PARIS
LIBRAIRIE J.-B. BAILLIÈRE ET FILS
19, rue Hautefeuille. près le boulevard St-Germain.

—

1882

PRÉFACE

—

J'ai passé cinquante ans de ma vie, le doigt dans les plaies du corps, sans jamais perdre de vue les souffrances de l'âme qui, si souvent, y viennent aboutir ; appliquant à cicatriser les unes tout ce que l'étude avait mis de ressources spéciales dans mon cerveau, consacrant à adoucir les autres tout ce que Dieu avait mis dans mon cœur de bienveillance et d'amour du prochain, ne tenant en première estime que ce qui m'aidait à guérir ou à soulager.

Je n'ai abandonné la lutte qu'à l'heure tardive où le rayon de notre soleil est devenu trop chaud, le souffle de notre Mistral trop froid, les fatigues des jours et de la nuit trop lourdes pour le praticien devenu trop vieux.

On se défait difficilement de l'habitude du travail : ces Entretiens sont le fruit d'une retraite laborieusement occupée. Ils ont reçu dans un journal du Midi un accueil favorable ; ils ont eu même un retentissement qui est loin encore de s'être perdu dans un complet oubli. Des lecteurs assurément trop bienveillants, inspirés par une vieille amitié, sont venus m'encourager à réunir, à classer, à revoir ces Esquisses, et j'ai eu, cédant à leurs flatteuses instances, la pensée de traduire pour un cercle plus large de lecteurs ces principes de morale et d'hygiène dont l'exposé sera, je l'espère, du goût des hommes de loisir et d'intelligence.

Je me suis efforcé de rendre ces entretiens attrayants en les dépouillant de l'aridité des formes purement scientifiques. Trop peu riche de mon propre fonds pour suffire seul à ma tâche, j'y supplée en recourant à des emprunts faits aux sources les plus sûres. De même que le frelon, je dérobe à d'autres l'appoint qui m'est nécessaire. Mais plus honnête, je m'applique à ne taire le nom d'aucune des abeilles dont j'ai visité la ruche et extrait le miel. J'ai donc agi comme le singe de Florian, j'ai ouvert la noix. Débarrassées de leur coque verte et âpre, les noix ont fort bon goût. Ainsi de la science, et, en première ligne, ainsi de l'hygiène. Sans un peu de travail, conclut le fabuliste, on n'a point de plaisir, et, j'ajoute, pas de profit surtout. J'ai mis tous mes soins à éveiller la curiosité. Elle serait vaine et stérile, si elle n'était attentive, réfléchie, et si, par la connaissance plus familière des règles que trace l'hygiène et la conviction acquise des dangers que l'on court en ne s'y conformant point, elle ne menait pas droit à la réforme d'une foule de péchés mignons et au ferme propos de ne plus y retomber. Je signale les écueils ; à chacun de conduire lui-même sa barque de façon à ce qu'elle ne s'y heurte ni ne s'y brise.

L'hygiène est une science toute préventive : principiis obstat ; elle indique les moyens d'éviter aujourd'hui ce que la médecine sera peut-être impuissante à guérir demain.

Il est peu de parties du vaste champ de cette science où je n'aie planté des jalons, alors que je ne croyais pas devoir la parcourir tout entière ; soit que je me tienne dans les limites des intérêts moraux et physiques des individus, qui constituent l'hygiène privée ; soit que je parcoure l'enceinte d'une ville pour y relever des conditions condamnées par l'hygiène publique comme étant nuisibles à la salubrité ; soit que je me hasarde à faire quelques pas sur le domaine de l'hygiène politique et sociale.

Ainsi, dans Les Thermes de Caracalla et les bains à deux sous, j'ai exposé les bienfaits de ce que saint Augustin appelle une demi-vertu, la propreté, qu'on la demande à l'action tempérante des bains domestiques ou aux flots agités d'un fleuve ou d'une rivière.

Dans l'Application du calcul à la morale et à l'économie domestique, on trouvera un exemple fort instructif de ce qu'ont pu les ingénieuses leçons d'un modeste instituteur pour déraciner du sein d'une population oisive et grossière les vices qui entretenaient sa misère et auraient consommé sa ruine.

Dans *les* Leçons données par l'instinct à la raison en matière de voirie, *l'œuvre hygiénique accomplie dans la nature par de laborieuses bestioles indiquera aux édiles ce qu'exigent des préposés à la voirie l'assainissement et la bonne tenue d'une ville.*

Dans Madame est servie, *je convie le lecteur à un véritable repas de noces, et, en lui en présentant le plantureux menu, je trouve l'occasion de lui faire connaître les qualités, les similitudes et les différences de chaque mets, légumes et fruits,* chair et poisson, *sans négliger la sauce, un cours presque complet du régime alimentaire, non sans un certain ragoût de gastronomie qui m'a paru ne pas être, en telle matière, un hors-d'œuvre.*

Pour rencontrer un bon modèle, en ce qui touche la meilleure condition des époux unis en légitime mariage, il m'a fallu remonter un peu loin dans le passé, et conduire ceux que je désirais instruire et entraîner par la contagion de l'exemple sous l'antique et humble toit de Philémon et Baucis. Ils en sortiront, je l'espère, pleinement édifiés et sachant comment on peut, sous le joug conjugal, vivre heureux et longtemps, et, après avoir travaillé ensemble, *souffert ensemble, mis en commun* plaisirs et peines, pluie et soleil, *obtenir de la faveur des Dieux, comme suprême récompense,* une fin que rien ne trouble et qui ne soit que le soir d'un beau jour, *en échangeant un dernier regard et un dernier sourire.*

Dans Les dents agacées, *je n'ai que soulevé un coin du voile qui couvre dans plus d'une famille des plaies secrètes et rongeantes, l'hérédité, et je l'ai fait d'une main discrète, de peur qu'une trop vive lumière ne fût l'origine d'anxieuses préoccupations, peut-être d'un remords, chez le lecteur rendu trop clairvoyant.*

Mais j'ai emprunté La grande *et retentissante* voix de Rachel, *pour pousser un cri d'alarme et de détresse vers toutes les mères, ainsi que vers la mère-patrie, en exposant au grand jour le lamentable tableau de* la dîme *que prélève sur les enfants du premier âge l'épouvantable mortalité qui les moissonne par milliers, immense hécatombe qui désole les familles et appauvrit l'État.*

J'ai, plus d'une fois, pu juger, par ce que j'éprouvais moi-même en travaillant avec une contension d'esprit trop prolongée à La hache de Vulcain, *ce que renferme de vérité la fiction mythologique, obligé que j'étais d'abandonner mon cabinet d'étude, et d'aller, la tête lourde, endolorie, fendue,* demander à l'exercice du grand air une détente qui souvent se faisait attendre. Cet entretien sur l'hygiène du travail intellectuel est un de ceux qui m'ont le plus coûté, sera-t-il le plus utile ?

Avec La massue d'Hercule, *nous parcourrons le chantier, l'atelier et la ferme, nous rendant compte de la nature des instruments employés, des précautions exigées dans le maniement de l'outil, des dangers auxquels est exposé celui qui doit payer le pain du jour avec le salaire gagné à la force du poignet. Nous rapporterons de nos visites une connaissance des conditions hygiéniques du travail manuel assez étendue pour que l'homme de loisir ou de profession libérale soit en mesure de donner un bon conseil à l'ouvrier exposé par son ignorance ou son insouciante incurie à des périls qu'il lui serait presque toujours possible de conjurer ou d'amoindrir.*

Enfin, *dans* l'Histoire morale d'un crayon de mine de plomb, *dans* Non in solo pane, *et principalement dans* La nouvelle boîte de Pandore, *je n'ai pas craint de mettre le pied dans l'arène où s'agitent des questions sociales et politiques, arène brûlante, orageuse, à peu près inexplorée au point de vue de l'hygiène, et de m'y aventurer résolument, disant ce que je pense, exprimant ce que je sens, avec la loyale franchise qui se fait respecter en respectant* les convictions des contradicteurs, sûr de trouver aide et réconfort dans cet amour de la vraie liberté, ardent et pur, dont les hommes de ma génération restent si profondément pénétrés, que rien ne lasse leurs espérances ni ne peut détruire leurs illusions, passion expansive, généreuse et saine, qui dans les conseils de la cité et du département a fait mon indépendance, ma force et ma quiétude.

MM. J. B. Baillière et fils me permettront de les remercier de l'intérêt qu'ils ont pris à cette modeste publication. Donner à un ouvrage des soins dévoués, c'est plus et mieux que l'éditer : n'est-ce pas y collaborer ?

D'accord avec mes éditeurs, j'ai été heureux de confier l'impression de ce livre à MM. Seguin frères, qui ont su maintenir leur imprimerie au rang où leur aïeul l'avait élevée au commencement de ce siècle.

Puissent ces feuilles se répandre assez pour faire naître dans l'esprit de ceux qui les liront, avec le secret des conditions du bien-être moral et physique, la docilité et les vigoureuses résolutions qui font l'âme saine et le corps sain. L'ambition du Vieux médecin ne va pas au delà.

ENTRETIENS
D'UN VIEUX MÉDECIN

SUR L'HYGIÈNE ET LA MORALE

HISTOIRE MORALE

D'UN CRAYON DE MINE DE PLOMB

Ce n'est pas chose indifférente pour un médecin que d'avoir dans son portefeuille un bon crayon avec lequel il puisse, au lit du malade, tracer ses ordonnances en caractère d'un beau noir, difficile à effacer, je ne dis pas *calligraphique*, car, on le sait, pour la plupart, la *belle écriture* n'est pas notre fort.

Très longtemps, je m'étais servi de petites mines de plomb, grêles, écourtées, tantôt trop dures et déchirant le papier sans y laisser de traces, tantôt trop molles et s'y écrasant en bavures poudreuses, immédiatement estompées.

Je ne pouvais me laisser prendre aux pompeux et fallacieux éloges donnés à ses produits par certain paladin, le casque en tête et la souquenille au dos, avec accompagnement de grosse caisse et de cornet à piston. Un médecin subir, en un point quelconque, le contact du charlatanisme ! Allons donc !

Les *Conté* sont tantôt trop longs, tantôt trop courts, et, à les tailler à chaque instant, on perd du temps et on se salit.

Il y avait bien un excellent crayon de dessin, le *Cacheux*, dur ou mou ; mais, outre les précédents désavantages, il avait pour moi l'inconvénient d'avoir été adopté par les *écoliers*. Faire comme eux, n'était-ce pas aller de soi-même au-devant d'un sourire malicieux et d'une épigramme ?

J'ai été, il y a bien quelques années, tiré de mon embarras, par la découverte que je fis d'un porte-crayon armé de sa mine portant la marque de A. W. Faber, avec son caisson de réserve. Il consiste en un tube de métal verni, de couleur noire, marron, écossais, etc., de douze centimètres de long et d'un demi centimètre de diamètre, muni, à l'une de ses extrémités, d'une tête tournante surmontée d'une vis destinée à élever et à abaisser une tige de fer logée à l'intérieur et par elle la mine de plomb avec laquelle elle est mise en rapport ; et, à l'autre extrémité, terminé par un bec à deux valves dont les dents serrent assez fort cette mine pour l'empêcher de s'échapper dans ses mouvements de va-et-vient. C'est par ce bec que l'on fait pénétrer et descendre dans le tube, qui lui sert d'étui, la mine, dont la longueur ne dépasse pas 6 centimètres. Cette longueur lui garantit cependant une assez longue existence. Les traits qu'elle trace sont d'un beau noir, sans mâchures, sans défaillance, pleins, gras, adhérents, surtout si, en projetant l'haleine sur les lignes tracées, on les imprègne d'une légère humidité. La boîte de réserve contient 6 ou 12 de ces mines, abritées dans des tubes de verre, qui les préservent efficacement des cassures auxquelles les expose leur ténuité. Cette boîte porte écrit sur une de ses faces, au-dessous du nom de A. W. Faber : *Médailles de prix. Londres*, 1851. *New-York*, 1853. *Paris*, 1855. *Prusse, Bavière et Saxe. Fabrique fondée en* 1761. Riche étiquette pour un bien petit objet ! me disais-je. Et je n'appréciais encore de cet utile instrument de ma pensée, de ce secrétaire journalier de mes commandements, que les qualités physiques, matérielles, inorganiques.

Ce n'est que plus tard et alors que je lisais les Procès-verbaux de l'Exposition universelle de Paris, que les vertus morales du crayon *Faber* me furent révélées ; car c'est considéré uniquement à ce dernier point de vue qu'il a obtenu le quatrième rang dans les mentions honorables du *Nouvel ordre de récompenses, institué en faveur des établissements et des localités qui ont développé la bonne harmonie entre les per-*

sonnes coopérant aux mêmes travaux et qui ont assuré aux ouvriers le bien-être matériel, intellectuel et moral. Eh bien, mon crayon *Faber* a fait tout cela. N'est-ce pas flatteur, glorieux pour un agent de si mince calibre ?

Avant d'arriver au bout de mes doigts, ce crayon a fait un long, très-long chemin : il est parti du village de Stein, sur les bords de la Rednitz, à une lieue de Nuremberg en Bavière, d'une fabrique dirigée depuis 1839 par M. Lothaire de Faber, et qui, créée depuis plus d'un siècle, avait eu des débuts modestes, des développements difficiles. Elle ne comptait que 30 ouvriers : leur nombre s'élève actuellement à 500. Le hameau de Stein s'est transformé en un village opulent, et la vieille masure, qui servait d'habitation et d'atelier au bisaïeul de M. Lothaire de Faber, disparaît aujourd'hui comme un simple bureau au milieu des bâtiments spacieux qui composent la fabrique.

Ce remarquable essor est dû surtout aux efforts du propriétaire actuel, qui, nourri de fortes études, formé par un séjour à Londres et à Paris aux habitudes d'un large commerce, n'a pas jugé indigne de lui de se mettre tout entier au service de la *petite mine*, de s'appliquer à en perfectionner les qualités, à lui frayer des débouchés à l'étranger, à lui créer successivement des agences à New-York, à Londres, à Paris, cette dernière surtout en vue de la tenir au niveau des exigences de l'élégance et du goût. De véritables ambassades ! Il fit plus : il la voulut assez pure pour rivaliser avec les produits épuisés des mines du Cumberland ; et pour y réussir, il alla la chercher en Sibérie, sur les confins de la Chine, dans les Monts Saïans, non loin d'Irkoutsk, à Bagoutol, où venait d'être découvert un graphite de qualité supérieure, et il l'amena à Stein à travers des difficultés insurmontables.

La *petite mine* paya très-largement sa dette à celui qui se vouait ainsi tout entier à elle : elle le paya en honneurs, comme on l'a vu plus haut, et en bénéfices qui n'ont eu d'égal que le noble emploi qu'en a fait M. Lothaire de Faber, et dont on aura la mesure par l'énumération des œuvres de bienfaisance et de moralisation dont cette tige de plomb de 6 centimètres, répandue dans l'immensité du monde civilisé, où elle multiplie à l'infini des services et dont elle rapporte des profits non moins infiniment répétés, peut être, ce me semble, métaphoriquement au moins, justement regardée comme le centre créateur, comme le pivot fondamental.

Ce fut d'abord une caisse de retraite qui, par ses dispositions bien conçues, a servi de type, en Bavière, à diverses institutions du même genre ; plus tard, une caisse de retraite pour les ouvriers invalides et une caisse d'épargne ; une salle d'asile, une école pour les enfants et des cours pour les adultes ; une bibliothèque et une société scientifique d'émulation.

A côté de ces délassements utiles, les ouvriers en

trouvent de moins sérieux dans les exercices d'une société d'arbalétriers, et de deux sociétés de chant qui exécutent, le dimanche, dans la forêt voisine, de beaux chants étudiés les jours de la semaine, pendant les heures du soir.

La discipline morale des ateliers n'a pas été l'objet de moins de sollicitude, et avec la pointe de la *mine* la plus pure et la plus perfectionnée, M. de Faber a écrit ces mots, qu'il a pris depuis longtemps lui-même et donnés pour devise à sa fabrique : *Vérité, Moralité, Activité ;* et il a voulu que des préceptes, inspirés du même esprit, présidassent à l'activité commune. Des règlements, rédigés avec détails, tracent à chacun ses devoirs et sauvegardent ses droits.

La vie de famille a été développée, les habitations ouvrières améliorées, des maisons-modèles créées.

Des primes ont été instituées, destinées les unes à encourager ceux qui se sont distingués par leur travail et leur conduite, les autres à augmenter le salaire des plus anciens ouvriers.

Les femmes mariées sont maintenues au foyer domestique, et les jeunes filles seules occupées dans les ateliers, au milieu de soins qui mettent leur moralité à l'abri de toute atteinte.

Enfin, heureux et reconnaissant du succès de son industrie, M. L. de Faber ne crut pouvoir donner à ses coopérateurs un gage plus utile de gratitude et d'intérêt qu'en dotant la localité, jusque là simple succursale d'une paroisse voisine, d'une église qui lui appartînt en propre. 118,000 francs furent affectés à cette construction, terminée en 1861 ; et ce fut au son joyeux de ses cloches, ébranlées pour la première fois, qu'ouvriers et patrons célébrèrent, dans une fête pleine de cordialité et de témoignages mutuels d'affection, l'anniversaire de la centième année d'existence de la fabrique de crayons.

Pour donner une conclusion à cette histoire toute contemporaine, toute véridique, mais qui semble un conte, tellement elle abonde en merveilles, j'ai demandé à ma *petite mine*, qui peut à bon droit, ce me semble, en être regardée comme la fée bienfaisante, d'en tracer elle-même la moralité ; et voici ce qu'elle a écrit, à l'aide de mes doigts, il est vrai, mais sans qu'il ait été nécessaire de l'aider beaucoup :

La prospérité industrielle n'a pas de meilleure garantie que celle qui, chez les coopérateurs comme chez les directeurs, s'appuie sur la religion, l'instruction et la morale.

DE LA RAGE

CHEZ LE CHIEN ET CHEZ L'HOMME (1)

Du poison sera jeté dans les rues.
(Arrêté municipal).

Buffon a écrit :

« Le chien indépendamment de la beauté de sa forme, de la vivacité, de la force, de la légèreté, a par excellence toutes les qualités intérieures qui peuvent lui attirer les regards de l'homme. Un naturel ardent, colère, même féroce et sanguinaire, rend le chien sauvage redoutable à tous les animaux, et cède, dans le chien domestique, aux sentiments les plus doux, au plaisir de s'attacher et au désir de plaire; il vient en rampant mettre aux pieds de son maître

---

(1) Un chien enragé a été abattu hier, à la campagne de M. le docteur Yvaren, par le sieur Suffrein, garde champêtre du Pontet.　　　　(Journaux de la localité).

A l'occasion de ce fait, j'ai cru qu'il y avait opportunité à rappeler, en ce qui concerne la rage, des notions qui touchent par plus d'un point à l'hygiène et qu'on ne saurait trop s'appliquer à faire pénétrer dans les masses populaires, surtout dans celles de la campagne, où règnent encore, à ce sujet, les plus dangereuses erreurs.

son courage, sa force, ses talents ; il attend ses ordres pour en faire usage ; il le consulte, il l'interroge, il le supplie ; un coup d'œil suffit, il entend les signes de sa volonté ; sans avoir comme l'homme, la lumière de la pensée, il a toute la chaleur du sentiment ; il a de plus que lui la fidélité, la constance dans ses affections ; nulle ambition, nul intérêt, nul désir de vengeance, nulle crainte que celle de déplaire ; il est tout zèle, tout ardeur, et tout obéissance ; plus sensible au souvenir des bienfaits qu'à celui des outrages, il ne se rebute pas par les mauvais traitements ; il les subit, les oublie, ou ne s'en souvient que pour s'attacher davantage ; loin de s'irriter ou de fuir, il s'expose de lui-même à de nouvelles épreuves ; il lèche cette main, instrument de douleur, qui vient de le frapper ; il ne lui oppose que la plainte, et la désarme enfin par la patience et la soumission. »

Que faut-il pour changer cette gracieuse et touchante peinture en un affreux tableau ? une morsure faite à la peau par une dent envenimée et le dépôt dans la plaie d'un liquide particulier : *le virus rabique*.

« Les premiers signes de la rage, notamment chez le chien, sont l'abattement, la tristesse, l'inquiétude, le refus de boire et de manger. Plus tard, il survient de l'agitation ; l'animal est sourd à la voix de son maître, erre sans but, les yeux enflammés et menaçants, l'oreille basse, la queue traînante, l'écume à la bouche, la voix éteinte ou enrouée (1), quelquefois poussant des hurlements. Dans sa course, tantôt rapide, tantôt incertaine, il fuit les ruisseaux, et se jette, soit de son propre mouvement, soit seulement lorsqu'on l'irrite, sur les animaux et les hommes qu'il rencontre et qu'il mord avec fureur (2).

« Cet état ne persiste pas longtemps ; après quatre, cinq ou six jours, les forces s'épuisent ; l'animal est tantôt paralysé des membres postérieurs, tantôt agité de convulsions qui reviennent par accès et au milieu desquelles il ne tarde pas à succomber. » (A. Tardieu).

Cet ensemble de symptômes caractéristiques se trouve chez le loup, le renard et le chat, soit que la rage leur ait été transmise, soit qu'elle se soit développée chez eux spontanément, comme elle peut le faire chez le chien. Elle est également transmissible des animaux carnivores aux herbivores, au bœuf, au

---

(1) Le caractère de l'enrouement, de la raucité que prend la voix du chien enragé, a quelque chose de tout spécial, à ce point que quiconque l'a entendu une fois se le rappelle toujours. Il est tel médecin vétérinaire que je pourrais citer, à qui il est arrivé de reconnaître l'existence de la maladie chez l'animal, lorsque le son étrange de cette voix a frappé son oreille, même à des distances assez éloignées.

(2) Pendant l'incubation et surtout au début de la maladie, le chien a une tendance inaccoutumée à se jeter sur les chiens qui passent à sa portée, à aller à leur rencontre, leur courir sus, les culbuter et le plus souvent les mordre ; il devient *querelleur*. Ce changement dans le caractère est bien connu des chasseurs qui ont perdu de la rage un ou plusieurs chiens.

cheval, au mouton; et de ceux-ci aux animaux du même genre. Il ne paraît pas que ces dernières espèces puissent nous la communiquer, ni que l'homme puisse la communiquer à l'homme. Il n'existe qu'un seul fait duquel on pourrait inférer que la salive de l'homme peut l'inoculer aux animaux.

L'horreur des liquides (hydrophobie) n'est pas un phénomène constant, non plus que les paroxysmes furieux, et certains chiens enragés sont restés jusqu'à la fin attachés à leur maître, de la main duquel ils n'ont pas refusé les boissons; mais c'est là l'exception.

Les symptômes du mal diffèrent peu chez l'homme de ceux présentés par l'*ami* inconscient qui lui en a transmis le germe dans une caresse imprudente. Seulement, la parole, chez la victime raisonnable, révèle et décrit avec précision des sensations communes qui, chez la brute, restent cachées à l'intérieur des organes et des sens; telles que : au début, exaltation insolite des facultés intellectuelles ou, au contraire, tristesse inaccoutumée; besoin marqué de solitude, sombres pressentiments. Plus tard, sentiment d'angoisse extrèmement pénible, sensibilité des organes des sens exaltée, tressaillement insupportable au moindre bruit et sous l'action d'une lumière vive; spasmes violents à la vue des liquides et des objets brillants, etc. En général, nulle envie de mordre, mais plutôt, sous l'empire des opinions reçues, préoccupation de voir naître cette envie; souvent terreurs, crainte de tous et de tout, *panophobie ;* plus souvent persistance des sentiments affectifs se manifestant en expressions attendrissantes ; car, à cette heure, chose lamentable, l'homme paie cher le sublime privilège de la raison que, seul, parmi les êtres créés, il a reçu de Dieu. Tourmenté par l'expuition d'une salive écumeuse et par l'écoulement incessant d'une véritable bave, en proie à des convulsions dont la violence brise les liens les plus forts, il conserve l'intégrité de son intelligence, ce qui porte à son comble l'horreur de la scène et la rendrait insupportable, si une prochaine mort, terminaison constante de la lutte, n'abrégeait le supplice du malade et celui des assistants. Il fut un temps où l'on étouffait entre deux matelas ceux chez qui se développaient les symptômes de la rage confirmée.

En consultant les documents statistiques que me fournissent A. Tardieu, pour les années 1850 à 1865, M. H. Bouley, pour les années 1865 à 1868 et M. le docteur Proust, pour les années 1868 à 1876, dans son *Rapport au Conseil consultatif d'hygiène publique sur les cas de rage observés en France pendant les années* 1869 *à* 1876, t. VII, p. 409, il me sera possible, d'après leur ensemble, de substituer aux données banales que chaque auteur emprunte à ses devanciers des chiffres auxquels leur authenticité donnera un plus grand intérêt, en mieux fixant les points importants de la maladie.

Pour cette période de 27 ans, le nombre des cas

s'est élevé à 748, soit en moyenne à 28 cas environ par année.

Sur 722 cas, où l'époque de l'inoculation rabique a été indiquée, la distribution entre les mois s'est faite de la manière suivante :

Juin, juillet et août	220 cas.
Mars, avril et mai	180
Septembre, octobre et novembre	166
Décembre, janvier et février	156
	722 cas.

Résultat qui confirme l'influence prédominante exercée par la saison chaude sur le développement spontané de la rage dans le chien et sur sa transmission aux animaux et à l'homme. Conformément à la coutume, c'est donc aux approches de l'été et sous le règne des fortes chaleurs que des mesures de précaution doivent être prises et que chacun doit veiller avec un surcroît de sollicitude sur ces hôtes familiers, mais dangereux du logis, et venir en aide à l'action générale de la police municipale.

Dans 770 cas où l'espèce de l'animal qui a fait la morsure a pu être établie, la maladie a été transmise :

Par des chiens	707 fois.
loups	38
chats	23
renards	1
vaches	1
	770 fois.

Parmi les chiens, une espèce ne paraît pas y être plus disposée que l'autre. Je trouve mentionnés 2 chiens, petite espèce, d'appartement. Chez 2 des personnes atteintes, la maladie a donc été communiquée par de petits chiens familiers qui, habitués à lécher le visage de leur maître, ont imprégné de virus les lèvres excoriées. *Ce mode de contagion, observé déjà plus d'une fois, ne saurait être signalé trop hautement comme un exemple du danger de semblables habitudes* (A. T.)

Les cas de rage ont porté 456 fois sur des hommes, 215 fois sur des femmes. Cette différence en faveur du sexe féminin tient-elle à d'autres causes qu'à la disposition de leurs vêtements, qui défend mieux contre l'agression les membres inférieurs, et à leur vie plus sédentaire, un des premiers actes du chien enragé étant de fuir le domicile de ses maîtres ?

Une théorie, qui ne s'appuie sur aucune base solide, fait jouer à la terreur un rôle prédominant, presque exclusif, dans la production et l'évolution de ' Elle tombe devant les chiffres ci-après :

450 victimes se rangeaient, sous le rappor'

 Au-dessous de 5 ans

 De 5 à 15

 De 16 à 20

 De 21 à 30

 De 31 à 60

 De 61 à 90

L'heureuse insouciance de leur âge n'assure donc
pas aux enfants le privilége de l'immunité.

Sur 221 cas dans le tableau donné par M. le docteur Proust de la durée de l'incubation pour la période
de 1862-1876, l'explosion de la rage a eu lieu :

Du	1er au 60e jour		139 fois.
	60^e	80^e	26
	80^e	100^e	28
	100^e	120^e	8
	120^e	140^e	7
	140^e	160^e	6
	160^e	180^e	2
	180^e	240^e	3
	1 an		1 (?)
	3 ans		1 (?)

« Ainsi donc, une morsure étant subie, les chances
favorables deviennent très-grandes, lorsque deux mois
se sont écoulés. Au-delà de trois mois, l'immunité complète est extrèmement probable. » (Dr Proust).

Sans affirmer que ce dernier point soit établi comme
une règle générale, disons bien haut que les exceptions sont d'une trop extrème rareté pour ne pas infirmer jusqu'à un certain point ces histoires plus que
douteuses, accréditées et se perpétuant dans la mémoire du peuple, de personnes mordues chez lesquelles la rage aurait éclaté au bout de plusieurs années,
de 20 ans et plus, et même qu'aucune de ces traditions
ne repose sur des faits éclairés par une critique sévère

ni sur des témoignages irrécusables. A mesure donc que les jours s'écoulent, le calme doit renaître dans l'âme des blessés et, l'année écoulée, toute crainte peut être à jamais bannie.

Notée dans 429 cas, la durée de la maladie dans 143 n'a pas dépassé 4 jours et le plus souvent elle ne s'est pas étendue au delà de 48 et même de 24 heures.

Le meilleur moyen de prévenir le développement de la rage serait de supprimer les conditions qui président à son évolution spontanée. Malheureusement, ces conditions restent jusqu'ici inconnues. La faim, la soif, la colère, la captivité et l'isolement à certaines époques, paraissent y demeurer étrangers. La rage est loin d'être, comme on l'a dit, inconnue à Constantinople et en Egypte où les chiens vivent et vaguent en pleine liberté (Dr Amstein). Une seule condition est mise hors de doute, à savoir, qu'une haute température en favorise la naissance spontanée et l'éclosion.

Suivant Marochetti, le virus, après avoir été absorbé dans les blessures, passerait dans le torrent de la circulation ; puis, se concentrerait sous la langue, où l'on verrait s'élever sur chaque côté du frein, du 3me au 9me jour, de petites pustules ou vésicules (de petites vessies), appelées *lysses*, dans lesquelles il se trouverait renfermé. Si à cette époque, dit-il, on enlève les vésicules et que l'on cautérise ensuite avec soin les petites plaies résultant de l'excision, les progrès ultérieurs du mal sont arrêtés et la santé reste intacte ;

si, au contraire, on les abandonne, le virus est absorbé au bout de 24 heures. Les faits n'ont pas confirmé les espérances données par le médecin russe.

En réalité, ces vésicules sous-linguales, quand elles existent, ne sécrètent pas le virus, et le liquide qu'elles contiennent n'est pas apte à inoculer la rage. L'expérience en a été faite et a répondu négativement.

Je trouve dans un poème latin du XVI⁰ siècle un curieux passage qui n'est pas sans avoir quelque analogie avec la doctrine de Marochetti. Je le traduis fidèlement de L'ART D'ÉLEVER LES CHIENS DE CHASSE ET DE TRAITER LEURS MALADIES, de Jérôme Fracastor *(Alcon sive de cura canum venaticorum)* in fine :

> Sois alerte et surtout arme-toi de courage,
> Si l'un deux, rendu fou par un excès de rage,
> Sur les passants se jette, écumant, ahuri,
> Et ne reconnaît plus la main qui l'a nourri.
> Tandis que, prévenant la terrible morsure,
> Une chaîne au chenil l'arrête et te rassure,
> Mêle à l'huile de lin, qui rendra trouble l'eau
> Que puisera ta main au cours d'un clair ruisseau,
> L'astringente liqueur de la rose sauvage.
> On prétend que le chien, calmé par ce breuvage,
> Cesse de s'épuiser en élans furieux
> Et que son doux regard reparaît dans ses yeux.
> D'autres disent qu'il faut à la graisse vieillie
> Incorporer la figue au fond des bois cueillie.
> D'autres vantent le lierre aux flexibles rameaux,
> Dans l'eau le font tremper, et sur d'ardents fourneaux
> Veulent que le liquide aux deux tiers s'évapore ;
> Bu tiède, affirment-ils, dès la première aurore,

> Du chien qui se réveille il calme la fureur.
> Le plus sûr est de craindre une imprudente erreur,
> De se saisir du fer et, dès son origine,
> D'attaquer hardiment le mal dans sa racine.
> Au point où le palais à la langue est uni,
> Près du gosier, un ver, semblable à l'or bruni,
> Se cache ; c'est par lui que la rage s'allume,
> Par lui que coule à flots la virulente écume.
> Qu'un coup audacieux l'en arrache, avec lui
> L'aiguillon du mal tombe et tout danger a fui.
> A ces premiers conseils d'autres conseils peut-être
> Un jour... Mais le soleil est près de disparaître ;
> Le temps presse, il nous faut, vers notre toit lointain
> D'une chasse abondante emporter le butin.
> La lune, de la nuit éclaircissant les ombres,
> Autour de nous bientôt rendra les bois moins sombres ;
> Déjà Corydallus quitte les bords de l'eau
> Et de roseaux coupés dépose un lourd fardeau.

Ce n'est là sans doute qu'une fiction poétique, car je n'ai pas trouvé trace de *ce ver contaminateur* (ver au XVIe siècle, microbe au XIXe) dans le traité en prose de l'auteur *Sur les maladies contagieuses*, ni au ch. X *de rabie*, ni au ch. IX *de curatione rabidorum*.

Quant à la bave rabique, examinée à l'œil nu ou sur le champ du microscope et soumise à l'analyse chimique, elle ne laisse découvrir en elle aucun caractère anormal. Une goutte de salive virulente est, en apparence, identique à une goutte de salive naturelle. Elle ne se comporte pas autrement que les autres virus, la matière purulente d'une pustule de petite vérole et celle d'un simple abcès ayant entre elles une similitude matérielle à peu près complète. Et cependant, quelle opposition radicale dans les effets ! l'action de l'une est nulle ou inoffensive, l'autre porte en elle la mort. O science, si fière, et à juste titre, de tant et de si prodigieuses découvertes, que de faits de ce genre remplissent encore en face de toi le rôle de l'esclave romain devant le char du triomphateur !

Il n'existe qu'un seul moyen de prévenir les effets de la rage : l'incessante surveillance de l'animal propagateur. A peine voit-on se manifester chez lui des phénomènes insolites dans ses allures et ses habitudes, rappelant les traits de l'affreux tableau que nous avons placé en tête de cet entretien, qu'il doit être immédiatement sequestré, et impitoyablement abattu, s'il est condamné par l'homme de l'art. Le doute même ne devrait pas militer en sa faveur. Doivent être de même immédiatement immolés, tous les chiens mordus par un de ces animaux qui, furieux, parcourent les rues et les champs, se jettent sur les bêtes et les hommes, et vont se perdre et mourir au loin. On ne doit pas oublier que, quelque soin que l'on apportât à cautériser les morsures apparentes ou mises à découvert, une légère plaie peut échapper à l'œil le plus attentif, cachée sous l'épaisse couche des poils (1).

(1) Il y a deux ans, au hameau du Pontet, un chien de salon fut terrassé par un gros chien que l'on supposa être enragé. Amené à Avignon, il y fut tondu très ras ; sa peau entière fut

Chez l'homme blessé, il en est autrement : la peau, débarrassée des vêtements, permet d'y constater l'égratignure la plus légère. Une cautérisation prompte, immédiate et convenablement pratiquée, est le meilleur, le seul moyen d'éteindre sur place le germe du mal et de fermer la porte aux suites fatales de l'absorption virulente. L'intervention du médecin doit être réclamée sans retard. Je n'ai pas à exposer ici les règles qu'il doit suivre en y procédant. Je dois seulement prévoir le cas où l'éloignement met le blessé et ceux qui l'entourent dans la nécessité d'y procéder eux-mêmes.

Le nombre des personnes mordues est, hâtons-nous de le redire, hors de proportion avec celui des personnes qui ont succombé à la maladie. Cela tient à ce que des morsures précédentes ont pu épuiser chez le chien lui-même le principe virulent, et à ce que la dent de

l'objet de l'examen le plus scrupuleux ; il fut impossible d'y constater la moindre apparence de morsure. Il ne fut rendu à son maître qu'au bout de quinze jours de séquestration et de surveillance. Dix jours plus tard, il était ramené au vétérinaire, présentant déjà les symptômes de la *rage mue* (muette), à laquelle il succomba à la fin du quatrième jour. Avait-il été blessé aux lèvres ? S'était-il inoculé lui-même le virus. en se léchant les poils qui en auraient été souillés, par quelque excoriation existant à la langue ou sur la muqueuse buccale ? Je suppose l'existence de cette excoriation. la bave rabique introduite dans l'estomac ne donnant pas lieu à la contagion. mais y restant inoffensive, comme le fait au reste un des poisons végétaux les plus violents, le *curare*.

l'animal enragé n'arrivant à la peau et ne la déchirant qu'après avoir traversé des vêtements plus ou moins épais, ceux-ci ont pu l'essuyer au passage et retenir en entier dans les mailles de leur tissu la bave propagatrice. Mais même dans cette hypothèse, la cautérisation ne sera pas négligée.

La plaie soigneusement lavée, le sang fortement exprimé de ses lèvres entr'ouvertes, un fer *rougi à blanc* sera hardiment plongé dans la blessure, de manière à produire l'ustion de son fond, de ses bords et des parties environnantes. Toute tige de fer peut servir à cet usage ; l'extrémité d'une pelle, par exemple, qui d'ordinaire se termine en bouton, peut y être très-convenablement employée. Il suffira comme pansement de maintenir sur les parties brûlées des compresses imbibées d'eau fraîche, et durant la période de suppuration qui accompagne la séparation de la partie brûlée, mortifiée, des parties non atteintes, de substituer à l'eau de petits gâteaux de charpie enduits de graisse blanche ou de beurre. Mais il est bien rare que le secours du médecin n'ait pas été réclamé avant cette période.

Avant de terminer, je crois ne pas devoir passer sous silence certaine omelette mystérieuse et fantastique dont une foule de détenteurs posséderaient le secret, la vantant comme un remède infaillible, soit pour prévenir, soit pour guérir la rage, et l'imposant trop souvent à l'insatiable crédulité du peuple, toujours prêt à mordre à l'appât du merveilleux et de l'inconnu.

En 1852, époque où les cas d'hydrophobie s'étaient multipliés en France dans des proportions alarmantes, la plupart des détenteurs, mus par un généreux sentiment d'humanité ou par l'espoir de quelque récompense, envoyèrent au Ministre la recette de l'incomparable spécifique. Quel en était le principe actif ? des écailles d'huître. La lumière fut faite (1).

Parlerai-je des miracles attribués à la châsse de St Hubert ? Je préfère, à ce sujet, renvoyer chacun à son curé, qui l'édifiera mieux que je ne pourrais le faire et lui démontrera avec plus d'autorité, qu'il y a aussi loin de la superstition à la religion, que de l'erreur à la vérité.

Conclusion : Pour prévenir le développement de la rage communiquée, il existe un remède sûr : la cautérisation ; pour pratiquer la cautérisation, un instrument à la portée de tous : le fer rouge ; pour décider le blessé le plus pusillanime à se soumettre à l'action préservatrice de la cautérisation par le fer rouge, une raison péremptoire : la rage se termine toujours par la mort.

(1) Voyez Bouchardat, *Rapport à l'Académie de médecine sur divers remèdes proposés pour prévenir ou pour combattre la rage*. (*Bulletin de l'Académie de médecine*, 1852, t. xviii, p. 11.)

APPLICATIONS DU CALCUL

A LA MORALE ET A L'ÉCONOMIE DOMESTIQUE

Dans les petites communes reléguées loin des centres principaux du département, hors de la portée des voies de communication et des routes battues, qu'elles soient juchées près du sommet des montagnes ou perdues dans le pli reculé d'une vallée profonde, une loi semble présider seule aux actes multiples mais uniformes de la vie: l'immutabilité. Les années s'écoulent, les générations se succèdent; les actes, les usages, les habitudes, les travaux de l'industrie, les méthodes de culture restent les mêmes.

Les changements si subits et parfois si complets, que depuis l'achèvement de nos routes et l'établissement des voies ferrées accomplit incessamment sur son passage le torrent de notre vie nationale, y demeurent inconnus. Le flot envahisseur et subversif est impuissant à gravir les pentes abruptes de leurs pics isolés et à pénétrer dans les sinueuses profondeurs de leurs hautes vallées.

Les mœurs y sont-elles naturellement simples, douces, pures, la vie continue à y être patriarcale chez les descendants comme chez les aïeux. Par contre, rien ne déracine, ne corrige, ni n'adoucit des instincts héréditairement mauvais.

Pour qu'il s'opère dans ces populations moutonnières et servilement imitatrices du passé une modification, je ne dirai pas radicale, mais sensible, il ne faut rien moins qu'une secousse puissante, énergique, pertubatrice, ou l'action plus lente mais non moins profonde d'un dessein habillement conçu et suivi avec opiniàtreté.

Or, dans les circonstances ordinaires, ces populations apathiques et rebelles ne sont guère soumises qu'à un très petit nombre d'influences, bornées et locales; deux ou trois : celle de M. le Maire, celle de M. le Curé et celle de l'Instituteur.

Un bon maire de village ne se rencontre pas tous les jours. Pour diriger la machine administrative la plus restreinte dans ses besoins et dans ses ressources, le bon vouloir ne suffit pas; il faut y ajouter un certain degré d'intelligence et une dose convenable d'instruction.

Ces deux premières mises de fonds, auxquelles l'expérience donnera plus tard leur valeur, se trouvent d'ordinaire chez le curé. Préparé à son ministère par une longue série d'études, moins en vue du poste où il sera appelé à l'exercer, qu'au point de vue général et plus élevé des devoirs absolus du sacerdoce qui doivent le rendre digne de Dieu, un bon curé ne doit pas être autre sous le chaume du plus infime presbytère et sous la voûte nue de la plus rustique chapelle, que dans tel palais curial et sous la nef ogivale d'une cathédrale ornée des chefs-d'œuvres de l'art antique et moderne. Les fondements de Notre-Dame de Paris et de St-Pierre de Rome reposent sur l'étable de Bethléem.

Le curé et le maire marchent-ils de concert ; tout va bien au village. L'écharpe tricolore tire-t-elle d'un côté et la ceinture noire de l'autre ; le char municipal, tiraillé en sens inverse, secoué, dévoyé, chancelle, s'arrête et risque de se briser.

Quant à l'instituteur, placé près et entre ces deux influences, son rôle est facile autant qu'agréable, si l'harmonie existe ; malaisé, si l'hostilité se glisse sourdement entre les deux autorités rivales ; périlleux, si la lutte s'accentue et éclate. Il est comme le fer entre l'enclume et le marteau.

Heureusement l'entente était complète et l'union à toute épreuve entre le maire et le curé dans la petite commune où se sont passés les événements qui font le sujet de cet entretien, curieux à plus d'un titre et fertile en utiles enseignements.

Les trois acteurs qui y ont pris part, le maire, le curé et l'instituteur étaient depuis longtemps liés par la conformité des vues et l'intimité de la plus affectueuse collaboration, autant que par la bonté du cœur et la maturité de l'esprit, ne s'éloignant guère tous les trois de l'âge de 40 ans.

C'est vers la vallée de la Bienne, dans le Haut-Jura, que je dois diriger votre course. Le chemin de fer nous a conduits de Lyon à Bourg. A partir de cette ville, laissant à gauche la plaine de la Bresse, humide et grasse, longeons à droite et à l'est les coteaux du premier plateau de la chaîne jurassique, aux nombreux villages, aux riches vignobles.

Arrivés à Lons-le-Saulnier, nous nous élevons par un vallon encadré de rochers, garni de vignes, sur le premier plateau, à 200 mètres environ, couvert de céréales et d'arbres fruitiers, pour descendre ensuite dans la rivière d'Ain, bordée de prairies et de bois taillis.

La Bienne forme le point de partage au-delà duquel s'élève le troisième plateau, exclusivement pastoral, forestier et industriel.

Jetons en passant un coup d'œil sur la ville de Saint-Claude, ancienne solitude où furent fondés plus tard des monastères et une abbaye. Bâtie sur un promontoire étroit agrandi par de forts murs de soutènement, à ses pieds la Bienne et le Tacon font mouvoir quelques usines ; sur sa tête un énorme et gigantesque rocher, le Bayard ; à sa gauche une montagne escarpée ; en face l'escarpement du deuxième plateau, sur lequel est assis *Avignon*. Avignon ? oui, Avignon ; et, au point où nous avons franchi la Bienne, *le vieux pont et le groupe de maisons des Avignonais !* Une croyance du pays, tenue

pour certaine, et que la critique archéologique justi-
fie, attribue la construction de ce pont aux mêmes
frères Pontifes qui ont jeté sur le Rhône notre pont
de St-Bénézet. Ce n'est pas tout : devant vous
s'ouvre un joli petit vallon qui s'appelle Vaucluse
et sous l'arche unique du vieux pont descendent et
se précipitent les eaux limpides d'un petit ruisseau
qui ne perd qu'en s'y jetant dans la Bienne son nom
de Vaucluse.

N'êtes-vous pas ému de cette rencontre inespérée
et vraiment singulière ? Ne direz-vous pas avec moi que
de naïfs ouvriers ont dû donner aux lieux, témoins
de leur exil, même volontaire et momentané, les noms
les plus aimés de leur pays natal, cédant à leur insu
au même sentiment qui a inspiré au doux Virgile
le touchant épisode du IIIe livre de l'Énéide, où Énée
attendri retrouve en Épire, dans les monuments reproduits par la veuve d'Hector et dans les noms
donnés aux nouveaux lieux qu'elle habite, l'image
fidèle de cette Troie dont les ruines fument encore
dans son souvenir :

> .. .*Parvam Trojam, simulataque magnis*
> *Pergama, et arentem Xanthi cognomine rivum*
> *Agnosco, Scææque amplector limina portæ.*

> Là, sous un moindre aspect, je retrouve Ilion ;
> Du Xanthe à ce ruisseau l'on a donné le nom ;
> De Pergame, plus loin, j'ai reconnu l'enceinte
> Et de Scée en pleurant baisé la porte sainte.

Ainsi la simplicité du cœur et l'inspiration du génie se confondent et rivalisent dans la plus exquise expression des regrets de la patrie absente.

Au nord, à l'extrémité méridionale d'une corniche qui dans sa longueur compte cinq communes, est V...; on y arrive par un chemin en pente qui traverse une forêt de hêtres ; la corniche est très-étroite en ce point ; les champs sont peu étendus et maigres ; les prairies du village sont plus haut sur le plateau. C'est là qu'il m'est enfin permis de vous arrêter, après vous avoir fait monter à une altitude de 590 mètres, sans cependant vous avoir fait éprouver d'autre fatigue que celle de me lire.

Sentez-vous comme l'air y est pur, mais vif, le froid encore piquant ? Le vent y souffle du nord-est avec une violence bien faite pour réveiller en nous le souvenir du pays natal. C'est le *Juran*, le mistral du Jura, non moins furieux et de beaucoup plus glacial que le nôtre. Quelques feuilles à peine percent de leur pointe verdissante la neige à demi-fondue que le vent n'a pas secouée des arbres, dont elle charge les branches inclinées sous son poids.

Les cultivateurs sont à l'ouvrage, soulevant, à l'aide du hoyau et avec effort, une mince tranchée de terre durcie ; ou poussant devant eux de petits bœufs bas sur leurs jambes, à l'encolure et à la croupe anguleuses et saillantes, la tête enfoncée dans les épaules, et traçant sur ce sol ingrat d'étroites écorchures en manière de sillons où germeront plus tard des pommes de terre roses et farineuses, et où s'est préparée sous la neige la récolte de cette rustique graminée que nous appelons le seigle et que les montagnards honorent du nom de blé.

L'hiver finit à peine et nous sommes aux derniers jours de mai ! Parmi ces travailleurs, il y en a peu, le remarquez-vous ? qui aient atteint leur seizième année ou qui n'aient pas dépassé la quarantaine ; cela tient à des nécessités tout à fait locales et qui ne se reproduisent pas dans le reste du Jura. V... est bâti sur une corniche à mi-hauteur entre le fond de la vallée et le plateau supérieur. Le village a une population totale de 800 âmes répartie en 160 feux. Pendant 6 mois il est enseveli sous la neige. Les jeunes gens et les hommes, le quart de la population, émigrent pendant 5 mois, pour aller chercher au dehors des moyens d'existence et un supplément aux ressources insuffisantes de la culture de leurs terres.

Ils vont dans les départements voisins ou dans l'état limitrophe construire et diriger des fours à chaux et y gagnent au rude métier de chaufournier moyennement 20 fr. par mois, toutes dépenses payées ; somme modeste, qui, cependant, pourrait suffire aux besoins réels de la vie.

Ils rentrent au pays vers le commencement d'octobre, afin de terminer, par un vigoureux coup de main, les travaux agricoles restés en souffrance.

Avec novembre, revient l'hiver de ces contrées, si

bien décrit par les auteurs populaires de *l'Histoire d'un Sous-Maître* : « Ce grand hiver de la montagne qui commence à la fin d'octobre et finit à peine au commencement de mars, alors que la neige tombe pendant la nuit et continue à tomber pendant le jour ; la gelée passe par-dessus, et de semaine en semaine de nouvelles couches s'élèvent ; les vieux toits de bardeau en plient et les branches des hêtres cassent comme du verre. De tous les côtés où se portent les yeux on ne voit que de la neige, toujours de la neige ; des corbeaux, leurs grandes ailes déployées, s'abattent derrière les chevaux sur la route, pour dévorer leur fumier ; et les pauvres verdiers, ébouriffés en pelote, dans les broussailles, crient misère. » (Erckmann-Chatrian).

Les journées d'hiver sont courtes dans notre midi, les soirées et les nuits bien longues ; mais quelques courtes que soient les journées, les travaux des champs n'y sont pas interrompus ; un labeur plus rude, plus pressé, exigeant un plus grand déploiement de forces, remédie même par un excès de lassitude, à ce qu'un repos prolongé pourrait avoir de fâcheux.

A V., au point de vue du travail, tout était soirée, tout était nuit ; la journée n'existait pas, les instruments avariés étaient vite réparés ; de nouveaux ne tardaient pas à être prêts pour la saison prochaine : nulle industrie, pas même élémentaire. L'oisiveté régnait chez tous et partout ; à l'oisiveté ne tardait pas à se joindre l'ennui, son inséparable compagnon, et de leur union on voyait naître et se développer chez nos chaufourniers désœuvrés les semences trop riches de mal qu'ils avaient rapportées de la ville dans le même sac que le maigre pécule gagné à la sueur de leur front : l'habitude de la pipe, le culte du petit verre, le penchant à l'ivrognerie et même la passion du jeu.

Un cabaret tenait ses portes grandes ouvertes ; le poêle était toujours rouge ; on y trouvait du tabac soigneusement préparé, du vin blanc ou rouge à 65 centimes le litre, le petit verre d'eau de vie à 15 c. et de nombreux jeux de carte scrupuleusement renouvelés tous les mois.

Il ne fallait pas que le diable les poussât beaucoup pour que les hommes de V... entrassent au cabaret, et une fois entrées... si le petit vin des cépages communs et anonymes n'avait pas le bouquet de l'Arbois, le velouté de l'Arsure et du Ménétru et les qualités hors ligne de ce Château-Châlons qui dans son genre n'a pas de rival, véritable Madère, sec, français, dit M. Victor Rendu, si généreux, pourvu d'une si belle sève, le petit vin, même avec une pointe aigrelette et provocante, n'en avait pas moins le don de délier les langues, de monter les têtes et de rendre l'humeur querelleuse. Chose singulière, que les plus médiocres comme les meilleurs vins possèdent à un égal degré le malencontreux privilège de noyer notre raison dans l'ivresse !

On s'y chamaillait, on s'y injuriait ; on s'y secouait rudement ; les grands coups de poing succédaient aux grands coups de langue ; on se serrait la cravate, même un peu trop fort et au risque de s'étrangler, mais sans mauvaise intention : histoire de mettre plus vite fin à la dispute en se coupant mutuellement la parole.

On s'y grisait régulièrement chaque dimanche, et les femmes, sous prétexte d'y aller chercher leurs maris, s'asseyaient auprès d'eux, ne pouvant les emmener, et, après s'être fait un peu prier, les aidaient à vider bouteilles et petits verres jusqu'à complète ivresse : il faut bien faire bon ménage.

Et la misère rentrait avec eux plus grande au logis.

Le maire était au désespoir. Pour conjurer le mal, il avait tout fait, prodigué ses rares et modiques faveurs à ses administrés les plus sobres, destituant ses employés en récidive d'ivrognerie ; il y avait usé son autorité.

Le curé ne cessait de tonner en chaire contre les vices régnants, les combattait incessamment par la parole dans ses rencontres répétées avec ses incorrigibles paroissiens, dans ses visites aux malades, et toutes les fois que sa main distribuait aux plus pauvres l'aumône prise sur sa propre pauvreté. Il y perdait, comme on dit, son latin.

Serai-je plus heureux que vous, leur dit un jour l'instituteur ? Je veux tenter l'aventure ; une idée m'est venue et sur elle j'ai bâti tout un plan.

L'instruction, continua l'instituteur, est assez générale à V.., comme dans le reste du département du Jura, où sur 2,729 jeunes gens inscrits pour le tirage au sort 184 seulement ne savent ni lire ni écrire, 34 savent lire seulement et 2,470 savent lire et écrire ; plus de 90 sur 100.

Nos chaufourniers ont depuis longtemps, pendant leur séjour hors du pays, trouvé trop d'occasions de reconnaître les avantages de l'instruction pour avoir négligé d'en assurer le fruit à leurs enfants et à eux-mêmes. Mon école est pleine tout l'hiver, et les parents, s'ils me paient une bien modique rétribution, entendent en avoir pour leur argent et même un peu plus. Ils veillent eux-mêmes à ce que les devoirs soient faits et les leçons apprises. Ils en font leur affaire, le jeudi et même le dimanche.

Ne pourrais-je faire résoudre dans ma classe une série de problèmes qui mettraient en pleine évidence, d'un côté l'importance de ces 20 fr. par mois que gagnent nos émigrés pendant la belle saison, et de l'autre l'étendue de la brèche faite à ce salaire, si péniblement obtenu, par les dépenses peu sensibles, mais journalières, faites au cabaret pendant l'hiver ? Les calculs opérés par les enfants passant sous les yeux des pères ne seraient-ils pas capables par des impressions répétées et des avertissements éloquents, bien qu'indirects, de détourner un certain nombre d'entre eux d'habitudes plus ruineuses qu'ils ne le croient ? Là où les coups de férule administrative du Maire ont échoué, là où l'onction de la parole évangélique s'est montrée impuissante, l'autorité du *nombre* s'imposerait-elle ?

A l'œuvre, s'écria le Maire, et bonne chance ! Allez, M. l'instituteur, la Providence a ses voies, dit le Curé ; nos vœux vous accompagnent et notre concours ne vous manquera pas.

Et dès le lendemain, les élèves étaient appelés à résoudre une série de problèmes.

PREMIER PROBLÈME

Le village de X... a une population de 800 habitants répartie en 160 feux. Les hommes et les jeunes gens, formant le quart du nombre des habitants, émigrent pendant 5 mois de l'année et gagnent au rude métier de chaufournier moyennement 20 francs par mois, toutes dépenses payées.

On demande : 1° le nombre d'émigrants ; — 2° le nombre moyen de personnes par famille ; — 3° le revenu net du travail de chaque émigrant ; — 4° la somme totale apportée au village par chaque habitant; — 5° la portion moyenne de ce revenu par famille ; — 6° la part qui reviendrait à chaque individu si on en faisait le partage.

Les calculs furent exécutés en classe par divers écoliers, portés au tableau, examinés en commun, revus et corrigés par le maître, et aboutirent à la solution suivante :

1° Émigrants................. $800 : 4 = 200.$

3° Nombre de personnes par fa-
mille..................... $800 : 160 = 5.$

3° Revenu net du travail de chaque
émigrant pour 5 mois... $20 \text{ fr.} \times 5 = 100 \text{ fr.}$

4° Somme apportée au village
par tous les émigrants $100 \text{ fr.} \times 200 = 20,000 \text{ fr.}$

5° Répartition de la somme par
famille.......... $20,000 \text{ fr.} : 160 = 125 \text{ fr.}$

6° Répartition par individu. $20,000 \text{ fr.} : 800 = 25 \text{ fr.}$

Ces résultats furent transcrits sur des feuilles spéciales ; ils furent donnés *en dictée* aux écoliers moins
avancés. Il en resta quelque trace sur les moindres cahiers.

Les enfants furent frappés des résultats amenés par
ce groupement des chiffres qu'ils avaient réunis et combinés eux-mêmes. Ils parlèrent de leurs travaux ; les
calculs circulèrent dans les familles ; ils furent examinés, discutés et reconnus exacts. La population s'en
émut. L'éveil était donné. L'épreuve fut continuée et
un second problème fut posé aux enfants.

SECOND PROBLÈME

Les émigrants contractent et rapportent au pays, où
ils demeurent le reste de l'année, l'habitude de la pipe
et du petit verre. La plupart même sont oisifs pendant 5 mois de l'hiver et passent à l'auberge une
grande partie de la journée à jouer et à consommer
de la bière et du vin.

On compte 104 fumeurs qui usent en moyenne 45 centimes de tabac par semaine, 60 buveurs de goutte qui consomment moyennement 15 centimes d'eau-de-vie par jour, et environ 80 habitués de l'auberge, où on écoule par année 30 feuillettes de bière de 105 litres chacune à 50 centimes le litre, et 55 hectolitres de vin à 60 centimes le litre.

On demande : 1° le montant de la consommation faite au village en vin ; — 2° en bière ; — 3° en eau-de-vie pendant les 7 mois de séjour des hommes ; — 4° le montant des dépenses en tabac pendant l'année entière ; — 5° le total des dépenses superflues ; — 6° à combien est ainsi réduit le bénéfice apporté par les émigrants.

Les enfants se récrièrent d'abord sur le nombre et les difficultés des calculs à exécuter. Du temps leur fut accordé ; ils devaient y travailler chez eux ; la curiosité porta leurs parents à les aider.

On connaît la facilité avec laquelle les campagnards calculent *de tête* : avez-vous à régler un compte avec eux, leur ignorance affectée vous en laisse le soin ; mais comme ils sont prompts à vous relever du péché d'erreur, s'il vous arrive de vous tromper à leur préjudice !

Après des tâtonnements, maintes erreurs redressées et correction faites, la solution se trouva formulée ainsi :

1° Dépense en vin.... 65×55 hect. $=$ 3,575 fr.
2° En bière, 30 feuillettes de 105 litres
    $=$ 3,150 l. ; 0,50 c. $\times$ 3,150 $=$.... 1,575 fr.

Les deux articles ensemble forment
    une dépense annuelle de............ 5,150 fr.
3° En eau-de-vie, 60 buveurs en 7
    mois ou 210 jours.................
    0,15 c. $\times$ 60 $\times$ 210 $=$.......... 1,890 fr.
4° En tabac, 104 fumeurs à 45 c.
    par semaine....................
    par an, 0,45 c. $\times$ 104 $\times$ 52 $=$..... 2,433 60
5° Total des dépenses superflues
    pour l'année.................... . 9,473,60
6° Le bénéfice de l'émigration était
    ainsi réduit à.... ....
    20,000 — 9,473, 60 $=$............ 10,526,40

La moitié du gain si péniblement acquis dépensé
en fumée ! 9,473 fr. 60 c. gaspillés sou à sou ! le
fruit d'un travail de cinq mois entamé, amoindri, dissipé jour par jour, goutte à goutte, en vaines paroles,
en stériles amusements, en querelles, en atteintes à
la santé ! et les pertes se chiffrant par le total effrayant
de près de 10,000 francs ! Les dépenses superflues ne
se dissimulaient plus sous les menues formes de sous
et de centimes ; elles s'accusaient par cent, elles s'é-
talaient en mille ! Tous les yeux s'étaient ouverts ;

toutes les oreilles étaient tendues. On avait cessé de trouver trop sévères les admonestations du Maire ; la parole du Curé avait retrouvé le chemin de tous les cœurs ; 20 des moins endurcis avaient abjuré leurs erreurs.

De son côté, l'instituteur ne se lassait pas et ramenait les mêmes questions en les présentant sous d'autres formules, qui, en les exposant sous des points de vue divers, les éclairaient d'une évidence de plus en plus saisissante.

TROISIÈME PROBLÈME.

On demande de calculer quelle est, par jour, par semaine, par mois et pour l'année, la dépense : 1° d'un fumeur ; — 2° d'un buveur de goutte ; — 3° d'un habitué de l'auberge ; — 4° d'un individu qui fume et boit la goutte ; — 5° de celui qui fume et fréquente l'auberge ; — 6° de celui qui fume, boit la goutte et fréquente l'auberge ; — 7° de celui qui fait les trois consommations à la fois.

QUATRIÈME PROBLÈME.

On demande aussi à combien ces dépenses superflues de l'année réduisent l'économie faite pendant l'émigration : 1° pour un fumeur seulement ; — 2° pour un buveur de goutte ; — 3° pour un habitué de l'auberge ; — 4° pour un individu qui fume et qui boit la goutte ; — 5° pour celui qui fume et fréquente l'auberge ; — 6° pour celui qui boit la goutte et fréquente l'auberge ; — 7° pour celui qui fait à la fois les trois dépenses.

La réponse à la dernière question du troisième problème était : Il dépense. . . . . . 119 fr. 27 c.

La réponse à la dernière question du quatrième problème était : il y a un excédant de dépenses de 119 fr. 27 c. — 100 = 19 fr. 27 c. *Dix-neuf francs vingt-sept centimes ;* ce qui constitue le consommateur bel et bien en *dette ; la dette*, ce ver rongeur de l'ouvrier et de celui qui vit de ses rentes ; ce sourd démolisseur des petites et des grandes fortunes : *la dette*, infaillible agent de la ruine pour la plus chétive chaumière, comme pour les maisons les plus somptueuses !

Le mal était signalé et reconnu ; la plaie mise à découvert. Mais l'oisiveté restait, grosse de tous les vices qu'elle avait engendrés. Où trouver un remède capable d'extirper le désordre en le détruisant à sa racine même ? Où ? dans un travail approprié aux hommes, aux lieux et au temps ; dans un travail qui mît en des mains inhabiles et désœuvrées des instruments simples, faciles à manier, et dont le produit fût suffisamment rémunérateur.

L'heure était venue de mettre à exécution la seconde partie des plans mûrement et habilement combinés dans l'esprit de l'instituteur.

Le Maire était descendu à la ville voisine et en avait

rapporté quelques tours, de nombreux outils et des modèles de divers objets que ses administrés devaient être appelés à fabriquer : une foule d'articles en bois, en ivoire, etc., tels que tabatières, peignes, tuyaux de pipe, sifflets, robinets, chapelets, ménages d'enfants, porte-plumes, étuis, bouts de parapluie, manches de cravache, œufs en bois, toupies, etc., qui se fabriquaient de temps immémorial dans les villages environnants, V... étant le seul où l'émigration fût en usage.

La fabrication concentre ses produits au chef-lieu de l'arrondissement, d'où les négociants les expédient.

Il est opportun de faire connaître les prix reçus par l'ouvrier :

Étuis, tuyaux de pipe. . . 1 fr. 40 la grosse.
Pommeaux de cannes. . . 1 fr. 80 id.
Chapelets, porte-plumes . . 3 fr. 00 id.
Bouts de parapluie. . . . 3 fr. 00 le mille.
Sifflets de chasse, sifflets à pommeaux, manches de cravache, porte-cigares, œufs en bois ou buis. . . . . . 2 fr. 00 à 2 fr. 50 la grosse.
Robinets. . . . 3 fr. 20 à 6 fr. 20 id.
Toupies. . . . 7 fr. 20 .... id. (1)

C'est à la confection des toupies que s'essayèrent d'abord les habitants de V...

Les premiers essais ne produisirent qu'un gain de

____

(1) La grosse est de 12 douzaines.

50 centimes par semaine ; pour quelques-uns il fut porté à 1 franc. Avec de la persévérance, presque tous les ouvriers sont parvenus à gagner régulièrement 3 fr. par semaine.

Le courage leur manqua plus d'une fois ; il fallut éveiller, surexciter leur amour-propre, mettre en jeu ces rivalités de commune à commune, trop souvent injustes et pleines de périls, et les faire tourner, dans l'espèce, à l'avantage des apprentis inexpérimentés et découragés.

Ce fut le calcul qui joua encore le rôle principal dans cette œuvre de régénération et de moralisation, et qui décida du succès, en démontrant de quels bénéfices élevés pouvait être le point de départ ce mince gain de 3 fr. par semaine.

CINQUIÈME PROBLÈME.

On demande : 1° quel est le produit de ce travail par jour, par semaine, par mois, et pendant les 5 mois d'hiver, pour chacun des ouvriers ; — 2° pour les 20 ouvriers qui se mirent les premiers au travail.

Solution : 1° Produit du travail d'un ouvrier pendant l'hiver :

Par semaine. . . . . $= 3$ fr.

Par jour.. . . . . $3 : 7 = 0,428.$

Par 5 mois ou 150 jours, soit

21 semaines. . . . . $3 \times 21 = 63$ fr.

Par mois. . . . . $63 : 5 = 12,60.$

2° Produit du travail des 20 ouvriers :

Par jour. . . . . . 0,428 $\times$ 20 = 8,56.
Par semaine. . . 3 $\times$ 20 = 60,00.
Par mois. . . . 12,60 $\times$ 20 = 252,00.
Pour 5 mois. . . 252 $\times$ 5 = 1,260,00.

Un ouvrier laborieux ajoute donc en 5 mois 63 fr. aux 100 fr. qu'il avait rapportés de son émigration.

D'autres problèmes faisaient ressortir la différence de situation entre l'ouvrier laborieux et l'habitué d'auberge.

Ébauchées en classe, débattues au foyer des familles, reprises sous les yeux du maître, débarrassées enfin de toute erreur et fixées en dernier ressort, les solutions de ces problèmes, auxquelles s'étaient intéressées et avaient concouru les *fortes têtes* de l'endroit, étaient acceptées comme axiomes et recevaient force de loi.

Deux derniers problèmes firent ressortir : 1° l'économie résultant de la suppression de toutes les dépenses superflues : elle atteignait en 20 ans la somme de. . . . . 189,464 francs.

2° L'accroissement de richesse de la population par l'économie et l'assiduité au travail. Cet accroissement s'élevait à la fin de la 20ᵉ année à l'incroyable et cependant très-véridique total de. . 265,064 francs.

Dans ces calculs les mêmes chiffres revenaient plusieurs fois, en se groupant sous diverses combinaisons qui correspondaient à autant de conditions particulières dans lesquelles pouvaient se trouver différentes personnes. Cette insistance sur les éléments de la question et leurs résultats, en retenant plus longtemps les élèves et leurs parents sur les dépenses irréfléchies, gravait plus profondément et rendait plus durable l'impression du danger que présentent les habitudes fâcheuses par leur continuité.

Un petit verre n'occasionne pas une dépense assez forte pour qu'on y prenne garde. Mais qu'un calcul présente le produit de cette répétition quotidienne au bout d'une période un peu longue, et l'on sera effrayé du résultat. C'est par des multiplications semblables qu'on peut rendre sensibles aux personnes irréfléchies les terribles conséquences d'un défaut d'économie et de travail.

Le petit supplément de revenu que la plupart des habitants de V... se procurèrent par leur travail d'hiver, joint aux sommes qu'ils cessèrent de dépenser inutilement, les a mis dans un état d'aisance relatif.

Dès la première année, 20 hommes louèrent des tours ; le bois leur fut fourni par la commune. La deuxième année, 80 hommes s'occupaient déjà de ces travaux. Leur nombre n'a fait que s'accroître.

C'est ainsi que les devoirs de l'école peuvent, par une direction éclairée et pratique, devenir une prédication éloquente et fructueuse, non-seulement pour les élèves, mais encore pour les familles. Dans le village de V..., les parents se font maintenant un devoir d'en-

voyer assidûment leurs enfants à l'école, consentant
volontiers à se priver des secours qu'ils pourraient en
recevoir pour les travaux des champs, et l'instituteur
est récompensé de son zèle pour le bien, en voyant
que sa classe n'éprouve pas, pendant l'été, la désertion
si habituelle et si préjudiciable aux progrès de l'instruction primaire.

Dans tout le Jura, comme à V..., chacun se plut à
reconnaître l'intention charitable de cet enseignement
et applaudit à la juste distinction dont le digne instituteur fut l'objet.

Il suffit de passer quelques jours au milieu de cette
population régénérée pour reconnaître à quel point elle
est polie, intelligente, charitable, ayant en honneur
l'instruction et l'éducation des enfants. Il règne un
confortable très-convenable dans les habitations. Les
récoltes ne suffisant pas à la consommation des habitants, dont la dépense moyenne est de 1 fr. 25 c. par
jour, la petite industrie installée dans chaque maison,
et à laquelle chaque membre de la famille prend part,
procure non-seulement le nécessaire, mais même une
modeste aisance qui se manifeste dans les habitations,
l'ameublement, les vêtements toujours simples et propres, dans la politesse exquise du langage et des manières.

C'est le cœur rempli d'un sympathique respect, l'esprit ému d'une légitime admiration, n'est-ce pas ? que
vous vous éloignerez avec moi de ces froides et avares

régions où l'homme apparaît d'autant plus grand qu'il ne doit sa valeur qu'à lui-même. Revenons sous ce ciel béni de la Provence où le laboureur, semant sur une terre chaude et prodigue, gagne en un seul jour ce que l'opiniâtre habitant de ces montagnes ingrates met une semaine à amasser lentement. Bénissons la Providence du sort plus doux qu'elle nous a fait ; mais n'effaçons jamais de notre souvenir, et citons souvent, comme un exemple à imiter, cette lutte de trois hommes de bien, entreprise et ardemment poursuivie pour arracher à ses vices une population misérable, et répandons, en nous le racontant les uns aux autres, les enseignements moralisateurs de ce petit drame rustique, dans lequel un modeste instituteur a joué le rôle du *Deus ex machina*, en mettant en jeu tout ce chœur de multiplications et de petites additions qui donnent une démonstration croissante de la vérité exprimée par cet aphorisme :

Il en coûte plus pour entretenir un vice que pour nourrir une famille.

P. S. — L'histoire est très-réelle, très-authentique. Le lieu qui en a été le témoin est le village de *Valfin- lès-Saint-Claude*. Les faits que j'ai encadrés dans cette esquisse s'y sont passés vers 1856 et 1857. Je les ai empruntés à une notice insérée dans le *Bulletin de l'Instruction primaire*, 3ᵉ année, t. IV, p. 344, signée de l'initiale P..., à laquelle la modestie de l'auteur ne m'a pas permis d'ajouter les lettres qui complèteraient son nom.

Mais il ne m'est pas interdit de faire connaître le nom de l'instituteur : c'est M. Crétin (Claude). Honneur à lui ! Ne vous paraît-il pas digne de figurer au nombre des bienfaiteurs de l'humanité ?

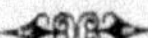

LES THERMES DE CARACALLA

ET LES BAINS A DEUX SOUS

Vers le milieu du IIe siècle de l'ère chrétienne, l'empereur Caracalla, un des monstres couronnés qui s'est montré le plus digne de l'héritage de crimes et de grandeur que les Tibère et les Néron semblent avoir légué, comme une dette, à leurs successeurs, fit construire à grands frais, au pied du mont Aventin, le monumental établissement de bains qui porte son nom et qui surpassa de beaucoup en étendue et en beauté les nombreux édifices de ce genre que le peuple romain avait déjà reçus de la munificence d'Agrippa, de Titus et de Domitien.

Ce monument a résisté en partie aux injures du temps et à celles des hommes, et l'état de ses ruines a permis de le restaurer en entier, de manière à donner par le dessin une idée exacte de son état primitif.

On entrait aux Thermes de Caracalla par la voie Appienne. Un double rang de portiques se retournait de chaque côté et donnait accès à de nombreuses salles de bains. Ils contenaient seize cents sièges de marbre pour les baigneurs, au dire d'Olympiodore; des salles de bains séparées et de vastes piscines pour bains froids ou bains chauffés à différents degrés ; l'une d'elles avait trente mètres de diamètre ; une autre vingt-quatre mètres de largeur sur cinquante-six mètres de longueur. Les colonnes de granit qui recevaient la retombée des voûtes avaient quatorze mètres de hauteur. La façade de l'édifice sur la voie Appienne avait trois cent cinquante-huit mètres de longueur.

Prenant pour guide le savant auteur du *Voyage d'un Gaulois à Rome au temps d'Auguste*, vous plairait-t-il, lecteur, de venir avec moi prendre un bain, c'est le cas de dire *à la romaine ?*

Après avoir franchi une première cour, au centre de laquelle est un *baptistère*, grand bassin où l'on prend quelquefois le bain froid en commun et que recouvre un toit léger supporté par deux colonnes en avant-corps, dépouillons-nous de nos vêtements dans la première pièce, l'*Apodyptère* (de αποδυναι, se dépouiller), chaussons des mules légères, composées d'une semelle plate couverte seulement sur l'avant-pied, et entrons dans le *Frigidaire,* autre salle où l'on trouve encore un baptistère pour le bain froid, quand on ne veut pas le prendre en plein air. L'une des extrémités du Frigidaire se termine par un hémicycle, au centre duquel gît la cuve du bain, entourée d'un petit espace clos par un mur d'appui. Des pilastres, des niches, des statues décorent le pourtour de l'hémicycle dont le soubassement, formé par un double

rang de gradins, s'appelle l'*École*, parce que c'est là
que ceux qui assistent aux bains sans y prendre part
ou qui attendent qu'il y ait place dans la cuve, viennent s'asseoir pour converser.

Préférez-vous prendre le bain tiède, passons dans
le *Tépidaire* qui suit immédiatement, salle à peu près
carrée, munie de deux grands bassins, si larges que
l'on pourrait presque y nager, et terminée aussi par
une *École* qui sert exclusivement aux baigneurs, soit
pour s'essuyer lorsqu'ils se contentent du bain tiède,
soit pour se reposer en sortant de la pièce voisine,
où l'on prend les bains de vapeurs, ainsi que l'indique son nom de *Sudatoire* ou *Caldaire*. Le Sudatoire est circulaire, entouré de trois gradins et garni
à l'entour de niches étroites contenant chacune un
siège. Un réservoir d'eau bouillante occupe le milieu
de la salle et fournit des tourbillons d'une vapeur qui
se répand partout, monte en nuages épais vers la voûte,
de forme hémisphérique, recouverte d'un enduit épais
de stuc fin, et s'y engouffre avec violence. Elle s'é-
chappe au sommet par une ouverture étroite, fermée
par un bouclier rond en airain qui se manœuvre d'en
bas, à l'aide d'une chaîne; on l'ouvre comme une
soupape, quand la chaleur devient trop suffocante.
Un *Éléothète* ou *Onctoire*, lieu où se déposent les
parfums, complète avec quelques autres petits cabinets
l'ensemble ordinaire de ce genre d'établissement.

Au sortir du Tépidaire ou du Sudatoire, le baigneur

s'étend sur une espèce de lit de repos, et se livre aux *aliptes* ou *oigneurs*, faisant fonctions de parfumeurs et de frictionneurs, et qui accourent portant le petit bagage de leur métier, de la main droite une éponge, de la gauche et enfilés dans un gros anneau une urne à anse, pleine de parfums, et quelques *strigiles* pour les frictions, espèces de grattoirs d'airain ou de fer, longs de neuf à quinze onces (0 m. 250 à 0 m. 340), les uns courbes comme une petite faux, les autres droits, et tous creusés en cuiller dans la partie opposée à la poignée, de manière à s'appliquer aisément sur les rotondités des bras, des épaules, des cuisses et des jambes. Après eux viennent les *épileurs* et les *masseurs*, le bain étant toujours accompagné de frictions nombreuses et multipliées, que les Romains recherchent avec délices.

Un masseur commence par lui presser tout le corps, par lui masser, lui pétrir, pour ainsi dire, la chair, pour bien assouplir les articulations. Ensuite, il passe aux frictions : la main armée du strigile, il frotte vivement, ou plutôt racle la peau, pour enlever les parties de l'épiderme qui se renouvelle et forme en se mêlant à la poussière une couche nuisible à la transpiration. L'onction suit les frictions : le patient est légèrement oint, d'abord avec un liniment de saindoux et d'ellébore blanc, qui a la vertu de faire disparaître les démangeaisons et les échauboulures, puis avec des huiles et des essences parfumées. Ensuite, on l'essuie avec des étoffes de lin ou d'une laine fine et douce, et tout est fini.

Les pauvres se contentent d'une simple friction avec la main, ou bien d'une autre plus économique encore, qu'ils s'administrent eux-mêmes, en s'aidant des murailles, contre lesquelles ils se frottent les parties du corps que leurs mains ne sauraient atteindre facilement ; cela suffit à ces petits plébéiens qui ne sont pas, en général, d'une propreté fort recherchée et dont la plupart *ont l'habitude de se moucher sur le bras*. (Dézobry, t. I. p. 138 et suivantes.)

Les bains tenaient la première place dans l'hygiène publique et privée des Romains ; comme presque en toute chose, ils avaient imité en cela les Grecs, leurs prédécesseurs, leurs maîtres et leurs modèles. En effet : « Outre les bains publics, où le peuple athénien abordait en foule, et qui servaient d'asile aux pauvres contre les rigueurs de l'hiver, les particuliers en avait dans leurs maisons. L'usage leur en était devenu si nécessaire, qu'ils l'avaient introduit jusques sur leurs vaisseaux. Ils se mettaient au bain souvent après la promenade, presque toujours avant le repas. Ils en sortaient parfumés d'essences, et ces odeurs se mêlaient à celles dont ils avaient soin de parfumer leurs habits. » (Barthélemy, *Voyage du jeune Anacharsis en Grèce*, ch. XX.)

Que l'état de chose était différent à Avignon, en l'an de grâce 1832, où l'une de mes premières clientes, âgée d'une soixantaine d'années, répondait au conseil que je lui donnais de prendre des bains par ce cri d'indignation sorti de la profondeur de ses entrailles : *Un ban, Moussu ! jamai l'aigo d'un ban a touca moun corps. Un ban ! cavalisco ! Un bain, Monsieur, fi donc ! l'eau d'un bain n'a jamais touché mon corps. Un bain ! Pouah !*

Cette brave femme était encore dans sa crasse baptismale. L'aversion qu'elle manifestait avec une spontanéité si franche et si énergique, ne lui était pas exclusivement personnelle.

A quelque temps de là, dans un village important du canton, dont les habitants travaillaient avec vigueur de beaux vignobles et prélevaient avec non moins de conscience une large dîme sur leur riche produit, je recommandais au médecin qui y résidait de les familiariser avec l'usage des bains, afin de remédier à une disposition dartreuse que développait chez la plupart d'entre eux, à l'extérieur, l'action de la poussière irritante de leur terroir combinée à celle d'un vin généreux, à l'intérieur, pris avec trop d'indulgence.

Je n'oserais, me dit-il, même le leur proposer, tellement leur préjugé contre les bains me paraît invincible. Ils mettraient à la charge du bain et à la mienne tous les accidents qui pourraient subvenir ; ce préjugé est, dans nos campagnes, plus général que vous ne pourriez le croire.

Il ne disait que trop vrai. Je me suis trop longtemps creusé l'esprit sans pouvoir découvrir l'origine de cette erreur populaire à l'encontre des bains.

Faut-il la chercher dans le souvenir des débauches dont les thermes romains étaient devenus le théâtre et qui aurait transmis de siècle en siècle l'éloignement que les premiers chrétiens avaient dû éprouver pour ces lieux infâmes ?

J'hésitais à accepter cette cause, en me rappelant qu'à la fin du VIIIe siècle, le Pape Adrien Ier avait recommandé au clergé des paroisses d'aller se baigner processionnellement en chantant des psaumes, tous les jeudis de chaque semaine (DE Ste-FOIX, *Essais sur Paris*, t. II, p. 222), et que l'habitude où l'on était de construire des bains dans les cloîtres, dont témoigne Grégoire de Tours (*Historia Francorum*, lib. 10. p. 506 et 507), fait supposer que l'usage des bains se maintint dans les Gaules après l'établissement du christianisme.

N'était-ce pas plutôt un de ces effets qui survivent à leur cause; un reste des craintes légitimes de contagion qui avaient dû être générales à l'époque où la lèpre et d'autres maladies transmissibles par le contact avait régné épidémiquement ?

Je me hâte d'ajouter que depuis 50 ans que j'exerce j'ai vu se produire de grandes améliorations ; les établissements de bains publics se sont multipliés, et un grand nombre de petites localités possèdent au moins une ou deux baignoires.

Mais que nous restons encore en arrière des Grecs et des Romains ! Et cependant la vie actuelle, ajoutant aux excrétions naturelles les souillures inséparables des arts industriels, rend de plus en plus impérieux le retour aux pratiques de l'antiquité ; elles devraient être habituelles et générales au lieu d'être rares et exceptionnelles.

Tout le monde sait ce qu'est un bain. L'Académie le définit : *L'immersion et le séjour plus ou moins prolongé du corps dans l'eau ou dans quelque autre fluide, soit pour amusement, soit pour cause de propreté ou de santé. Il se dit également de l'eau ou liquide dans lequel on se plonge.*

Il ne sera question dans cette esquisse que du bain pris pour cause de propreté.

A ce point de vue, ma tâche se bornera à étudier deux sortes de bains : 1° Les bains chauds, dits domestiques, dont la température est en équilibre avec la chaleur moyenne du corps (36° centigr.) ; 2° les bains froids, de rivière ou de mer.

DU BAIN CHAUD

Le bain chaud est l'agent principal et ordinaire de la propreté individuelle. Un court exposé des actes dont la peau est le siège, même dans les meilleures conditions hygiéniques, montrera l'opportunité du bain, la nécessité de son fréquent usage. En première ligne est la sueur ; la peau transpire ; elle se couvre incessamment, même en hiver, d'un fluide dont les qualités varient suivant les personnes ; ce fluide s'évapore en partie et en partie se sèche sur place et se combine avec l'épiderme étendu sur tout le tégument en manière de vernis. Les lamelles de l'épiderme imbibées de sueur se gonflent, se ramollissent et se détachent, au contact et par le frottement des vêtements, des draps de lit, etc, remplacées par une couche nouvelle qui, à son tour, cèdera la place à d'autres en voie continuelle de formation. En outre, le corps rejette au dehors, mêlés à la sueur, les matériaux devenus impropres à sa nutrition et les éléments étrangers ou nuisibles dont il doit se débarrasser sous peine de désordre et de maladie ; en un mot, la peau est un organe de repurgement, *un émonctoire*. Cette issue doit donc être sans cesse maintenue libre, afin que les mouvements de décharge qui s'y opèrent s'exécutent avec régularité. La couche formée par l'amalgame de l'épiderme, de la sueur et des matières transpirées s'accumule-t-elle et adhère-t-elle trop longtemps, un premier obstacle au jeu régulier de la fonction a surgi. S'y ajoute-t-il de la poussière et des substances de nature et d'origine diverses, l'obstacle et les dangers grandissent en proportion, le courant centrifuge étant refoulé à l'intérieur et l'équilibre normal rompu. Les choses ne se passent pas à la peau fine et satinée d'une petite-maîtresse autrement qu'à la peau épaisse et rugueuse d'un manouvrier ; il n'y a de différence que du plus au moins ; la nature n'a pas deux lois et deux mesures. De là, pour l'une comme pour l'autre, l'obligation de se débarrasser par l'eau détersive du bain d'une souillure légère et presque imperceptible non moins que d'une crasse écailleuse, durcie par le travail et par le temps. Que sera-ce pour le dernier, si le dépôt invétéré s'est accru de l'apport de substances irritantes ou nuisibles, souvent toxiques ! car la peau absorbe, de même qu'elle transpire ; elle est l'aboutissant de deux courants, l'un qui vient du centre à la périphérie, actif, abondant, facile ; l'autre qui pénètre de l'extérieur à l'intérieur, lent, restreint, difficile, d'ordinaire neutralisé, sauf sur les points où les mille orifices dont la peau est percée sont mis accidentellement à nu par une éraillure, une plaie, et sur ceux que défend mal un épiderme rudimentaire.

Ai-je besoin de rappeler ce dont a été témoin toute personne qui, dans sa vie, a pris un bain ? Au bout de quelque temps d'immersion, si l'on sort son bras de l'eau et si on le frotte avec la main, on voit la couche épidermique la plus superficielle, la couche hors de service et à éliminer se détacher en petits rouleaux et tomber dans l'eau jusqu'à ce que le dépouillement qui s'opère soit arrivé à la couche réellement protectrice et vitalement adhérente. Le bain est-il répété plusieurs jours de suite ? le phénomène ne se produit plus, l'eau n'en est plus troublée et blanchie. Plongez dans le bain un forgeron, un chauffeur, un mineur, un charbonnier, et vous verrez la couleur de la lessive.

Pour les professions qui mettent aux mains des ouvriers des substances dangereuses, le bain n'est plus une affaire de propreté, c'est une question de salut. Ainsi des doreurs, des peintres, des plombiers, des fabricants de produits chimiques, etc. etc. ; la liste en est longue ; au lecteur de la compléter.

Le croirait-on ? il existe encore des gens qui fuient les bains publics de peur d'y contracter le germe de quelque maladie contagieuse qu'un précédent baigneur y aurait laissé après lui. Je vais bien les étonner en leur assurant que de très-ingénieux et très-habiles expérimentateurs ont soutenu dans les journaux et devant l'Académie de médecine que l'absorption était nulle dans l'eau du bain, et qu'ils ont tenu la galerie en suspens. On a pesé les baigneurs, on a scrupuleusement comparé leur poids avant et après suffisante immersion ; on a minutieusement recherché à l'aide des réactifs les plus sensibles dans leurs excrétions la trace de substances dissoutes au préalable dans l'eau du bain ; l'on n'est arrivé qu'à des résultats négatifs, et leurs adversaires n'ont réussi qu'à grand'peine à démontrer que l'absorption avait lieu, en avouant qu'elle est lente et dans une assez faible proportion, ce qui est aujourd'hui l'opinion communément admise.

Chacun peut en juger. En effet, si, au sortir d'un bain chaud ou froid de 1 heure 1|2 à 2 heures, on examine la surface de la peau, on voit distinctement que l'eau n'y adhère pas et glisse sur elle comme sur

une toile cirée. Ce phénomène tient à ce que l'enveloppe épidermique du tégument externe est impré-
gnée dans ses couches superficielles d'une matière
sébacée (analogue au suif) qui, tout en lui donnant une
certaine souplesse, s'oppose d'une manière absolue,
tant qu'elle existe, à l'adhérence de l'eau à sa surface.

Cette dissertation à demi-scientifique est peut-être
un peu longue, mais elle m'a paru nécessaire. Gué-
rira-t-elle les gens méticuleux et timorés ? Puisse-t-elle
au moins vulgariser des notions élémentaires et cependant peu répandues. Les pratiques de l'hydrothérapie
se sont assez vulgarisées pour rendre intelligibles les
enseignements quelque peu scientifiques que j'ai cru
pouvoir exposer dans cet entretien.

La température du bain domestique doit flotter entre
30° et 35° centigrades, c'est-à-dire être maintenue au
point d'équilibre où elle n'exerce pas d'influence sur
le pouls, sur la chaleur et sur la plupart des fonctions
du corps. Ce point s'abaissera ou s'élèvera suivant
l'âge, le sexe, l'état général du moment, la saison et
l'impressionnabilité de chaque baigneur, chacun portant sur soi le thermomètre qui doit régler ce point de
façon à ce qu'il ne se produise, au bout de quelques
nstants d'immersion, qu'une sensation de bien-être.
Pris dans ces conditions, le bain calme l'excitation nerveuse, délasse des fatigues physiques et des travaux
intellectuels, relâche la peau et les muscles, excite et
maintient une sensation agréable de chaleur douce et

de bien-être qui de la périphérie cutanée se propage à tout l'ensemble de l'organisme et porte au sommeil, en même temps qu'il rend et conserve à l'enveloppe cutanée la netteté, le poli, le brillant de sa surface, maintient sa souplesse et son élasticité, la rend plus apte à remplir les diverses fonctions auxquelles elle est destinée : absorption, exhalation, sécrétions, excrétions, sensibilité, etc. (A. Tardieu.)

La durée ordinaire du bain est d'une heure, durée normale s'il est pris pour cause de propreté et à des intervalles peu rapprochés. Cette durée me paraît trop longue pour ceux qui, en état de santé, en font un usage presque journalier. Car, trop répété, le bain rend les mouvements plus lents et plus paresseux, augmente la sensibilité aux variations atmosphériques et devient débilitant. Si les Romains pouvaient le prendre avec cette durée et presque tous les jours avant de se mettre à table, c'est que leur vie n'était ni molle, ni oisive, ni efféminée, comme l'est celle de la plupart d'entre nous.

Quelques sensations éprouvées par le baigneur l'avertissent mieux que ne pourrait le faire un précepte formulé d'avance, qu'il est temps d'y mettre un terme : la sensation du bien-être cesse, des bâillements se déclarent et vont se répétant ; un malaise d'abord vague ne tarde pas à se concentrer vers les régions de l'estomac et du cœur, des nausées surviennent, les oreilles sifflent, la défaillance est imminente. Au premier indice de ces troubles, il faut sortir de l'eau.

Quelques précautions sont à prendre avant de s'y plonger. En première ligne, il sera bon d'imprégner d'eau froide une serviette et de la tenir appliquée sur le front et sur la partie antérieure de la tête. Cette pratique est de toute rigueur pour les personnes d'un tempérament sanguin, hautes en couleur, sujettes aux mouvements congestifs du cerveau ; pour celles qui éprouvent habituellement de la gène dans la respiration, de la plénitude du côté du cœur et des vaisseaux sanguins ; pour celles qui sont sujettes à des maladies convulsives, à des pertes de sang ou atteintes de débilité. Elles doivent s'assurer, en trempant d'avance une de leurs jambes dans l'eau, que sa température n'est pas trop élevée, n'y pas séjourner au-delà de 15 à 20 minutes, et se frictionner vigoureusement la peau de tout le corps avec les mains, afin de la débarrasser plus vite de ses impuretés et d'y faire un puissant appel aux mouvements périphériques.

La majeure partie des observations et prescriptions qui précèdent s'applique à l'intervalle qu'il convient de mettre entre chaque bain. Ici encore, l'immunité de leur fréquence plus ou moins grande n'a rien de fixe et d'absolu ; elle est tout individuelle ; c'est affaire de tempérament et d'habitude ; de nombreux éléments en font varier la limite, tels que l'âge, la profession, le régime de vie, l'état du corps et même celui de l'âme, etc.

L'action du bain doit être neutre, du bain hygiénique s'entend, c'est-à-dire ne susciter dans l'organisme ni débilitation directe, ni surexcitation indirecte.

Dans les temps héroïques, le bain était d'un emploi presque journalier, les poëmes d'Homère en rendent témoignage ; mais il ne paraît pas que l'immersion se prolongeât au delà de quelques courts instants. C'était plutôt d'ablutions qu'usaient Agamemnon, Hector et le vainqueur de Troie, Achille aux pieds légers.

« Circé avait près d'elle quatre nymphes dignes des vœux de tous les mortels ; elles la servaient et avaient soin de tout dans son palais. C'étaient les nymphes des fontaines, des bois et des fleuves qui portent le tribut de leurs eaux dans la mer. L'une couvrit les sièges de beaux tapis de pourpre, et étendit sur le plancher d'autres tapis d'une finesse admirable et d'un travail exquis. L'autre dressa une table d'argent et mit dessus des corbeilles d'or. La troisième versa le vin dans une urne d'argent et prépara les coupes d'or. La quatrième apporta de l'eau, alluma du feu et prépara le bain. Quand tout fut prêt, elle mit Ulysse au bain et versa de l'eau chaude sur sa tête et sur ses épaules, jusqu'à ce qu'elle eût dissipé la lassitude qui restait au héros de tant de peines et de travaux qu'il avait soufferts. Après qu'elle l'eut baigné et parfumé d'essences, elle lui présenta une tunique d'une extrême beauté et un manteau magnifique, et le ramenant dans la salle des festins, elle le plaça sur un beau siège à marche-pied, et le pressa de manger. » (Homère, *Odyssée*, livre **X**.)

En Grèce, on n'entrait pas dans les temples pour consulter l'oracle, sans se purifier par de semblables ablutions. Au moyen-âge, on n'était armé chevalier qu'après des ablutions plus ou moins complètes. (Hélyot, *Histoire des Ordres religieux*, t. VII, p. 266.)

Cette cérémonie accessoire devint l'acte principal de la réception des chevaliers de *l'Ordre du Bain*, institué en 1399 par Henri IV, roi d'Angleterre, et conféré à 30 écuyers qui avaient pris le bain de compagnie avec lui, après avoir veillé toute la nuit qui précéda son sacre ; renouvelé par Georges Ier en 1725, et converti en un ordre pour le mérite militaire en 1815.

Vous voyez en quel honneur était tenu le bain ! Malheureusement, tous les souverains n'ont pas suivi, à l'endroit des bains, cette conduite sage et éminemment hygiénique.

Ainsi, importés en Espagne par les Arabes, les établissements thermaux s'y étaient multipliés. Mais voilà qu'au onzième siècle, le roi de Castille, Alphonse VI, indigné des désordres qui s'y commettaient et alarmé en reconnaissant que l'abus des bains énervait la vigueur des troupes, en ordonne la suppression et les fait détruire. (Morejon, *H*[a]. *bibliographica de la médec. española*, t. I, p. 199. Madrid, 1842.) Cette déplorable proscription a porté ses fruits ; les bains ont entièrement disparu des habitudes de la nation, et il n'est pas rare de rencontrer des vieillards qui ne se sont jamais baignés, et, dans certaines localités, le nom même de bain est inconnu, au grand détriment de la santé. (Monlau. *Elem. de hygiena publica*, t. I, p. 401, 2ᵐᵉ éd. Madrid, 1862.)

Que de villages, en France, en sont encore réduits à *bâtir.... des bains en Espagne !*

Dans une situation réglée par les lois de l'hygiène, le nombre des bains devrait être dix fois, vingt fois plus élevé qu'il ne l'est aujourd'hui. Oh ! que d'efforts il nous reste encore à tenter, que de progrès à réaliser pour amener nos populations à se familiariser avec les pratiques antiques, à se baigner à tout le moins une fois la semaine, et à obtenir que l'habitude du bain hebdomadaire s'impose à la classe ouvrière surtout, non moins impérieusement que la barbe du samedi et la chemise propre du dimanche !

DU BAIN FROID

On entend par bain froid celui dont la température varie entre la limite extrème de 0°. et celle de 20°. de l'échelle centigrade. On l'appelle *naturel*, quand il est pris dans un fleuve, une rivière, un lac ou dans la mer. L'échelle suivante est généralement adoptée :

Bain très-froid de. . . 0°. à 10°. Réaumur.
   id.   froid. . . . . 10°. à 15°.   id.
   id.   frais. . . . . 15°. à 20°.   id.

Les bains froids ont pour effet d'abaisser la température du corps, de diminuer la fréquence du pouls, d'accroître l'absorption et de la rendre supérieure à l'exhalation (A. Tardieu). Cet effet varie suivant la température du liquide, suivant celle de l'atmosphère, la durée de l'immersion, l'état de mouvement ou de repos du sujet, enfin suivant les conditions physiologiques et pathologiques de ce dernier : âge, sexe, tempérament, constitution.

La physiologie du bain froid se trouve mise en action dans le récit que je vais emprunter à Bégin, et dans lequel il raconte ce qu'il a éprouvé lui-même en se baignant, à la fleur de l'âge, dans l'eau de la Moselle dont la température varie de 2° à 6° Réaumur.

« A l'instant où l'on se plonge dans l'eau, dit le futur inspecteur général de service de santé de l'armée, on éprouve une vive sensation de refoulement des liquides dans les grandes cavités, et spécialement dans le thorax. La respiration est haletante, entrecoupée, très-rapide ; la peau est pâle ; le pouls concentré, petit, profond et dur ; tous les tissus sont rigides ; on ne tremble pas, mais il existe un spasme universel avec lequel se concilie à peine la régularité des mouvements.

« Après deux ou trois minutes au plus, le calme renaît et succède à un état pénible et presque insupportable ; la respiration s'agrandit ; le thorax se dilate; les mouvements sont devenus libres et faciles ; la chaleur se répand sur la peau ; toutes les actions musculaires sont vives, légères, assurées.... Bientôt une vive rougeur couvre toute la surface du corps ; une sensation très-prononcée et très-agréable de chaleur se répand sur la peau ; il semble qu'on nage dans un liquide élevé à 30 ou 36 degrés de chaleur ; le corps semble vouloir s'épanouir, afin de multiplier ses surfaces de contact ; le pouls est plein, grand, fort, régulier ; peu de sensations sont aussi délicieuses que celles qu'on éprouve en ce moment. Les membres plus souples, plus fermes, fendent avec facilité le liquide, qui ne leur offre plus aucune résistance ; on se meut sans effort, avec vivacité et surtout avec une légèreté inconcevable.

« Cet état dure 15 à 20 minutes ; le bien-être diminue ensuite graduellement, et bientôt le froid se fait ressentir ; alors, si l'on ne s'empresse de sortir de l'eau, un frisson et bientôt après un tremblement général s'emparent de la machine ; les mouvements deviennent si pénibles, que certaines personnes courraient le danger de se noyer, surtout lorsque le bain se prend dans un fleuve profond. *Il ne faut donc jamais attendre le renouvellement complet du froid et la chute entière de la réaction.* En sortant un peu auparavant, on n'éprouve aucune sensation désagréable ; et en passant de l'eau à l'air, la mutation presque insensible occasionne plutôt un sentiment de chaleur que de froid, malgré le vent et malgré l'évaporation du liquide qui couvre la peau. »

Ce sont les mêmes sensations, les mêmes phénomènes à peu près, et seulement à un degré moindre, qu'éprouvent les baigneurs en se plongeant dans l'eau du Rhône dans les premiers et les derniers jours de la saison des bains. Cette saison commence en juin et finit en septembre.

La première et principale sensation éprouvée est une sensation de fraîcheur ; elle est produite par la soustraction du calorique que le corps cède au nouveau milieu dans lequel il se meut et avec lequel il tend sans cesse à se mettre en équilibre ; elle est plus ou moins vive suivant la quantité plus ou moins grande soustraite dans un temps donné. Or, l'eau étant à peu près huit cents fois plus dense que l'air, c'est-à-dire contenant sous un même volume huit cents fois plus de molécules, et agissant en raison de cette densité et de l'écart existant entre sa température plus basse et celle du corps plus élevée, elle imprime une grande énergie à cette soustraction, accrue encore dans le cas actuel par la rapidité avec laquelle le cours impétueux du fleuve renouvelle le contact de ses flots avec le corps du baigneur. Herpin (de Genève) a constaté par une observation décisive l'influence réfrigérante de la vitesse du courant. Le même jour et à la même heure, il a noté la température des eaux du lac de Genève et celle des eaux du Rhône, immédiatement au-dessous de la ville ; il n'a trouvé entre elles qu'une différence de 1 degré Réaumur. Et cependant, tandis que les bains du Rhône sont redoutés par leur froideur, ceux du lac de Genève passent pour tempérés. Cette différence est due évidemment, d'une part, au repos des eaux du lac, d'autre part, au cours impétueux du Rhône.

L'immobilité du baigneur favorise cette soustraction à laquelle, par contre, remédient les mouvements auxquels il se livre et qui rendent les sources intérieures de la chaleur vitale plus fécondes et plus abondantes, sources d'où découlent les phénomènes de la réaction.

Si l'on prolonge outre mesure la durée du bain froid, de rafraîchissant et de tonique on le rend dépressif. *Vel roborant vel obruunt facultatem et torporem inducunt;* et l'on voit se produire les accidents déjà indiqués : à la suite du frisson, la pâleur de la peau, la congestion des poumons, du cœur et du cerveau ; l'horripilation continue, les muscles se contractent, les membres s'amincissent, la peau devient violacée par plaques, le nez effilé, les yeux caves, les lèvres violettes, le visage pâle et jaunâtre, les oreilles et le lobule du nez livides, la mâchoire inférieure agitée de mouvements convulsifs, la bouche amère et pâteuse, la tête embarrassée, le pouls fébrile, etc. (Rostan.)

C'est sur ces données que repose l'ensemble de règles hygiéniques que je vais résumer sous la forme aphoristique :

Les mouvements, l'exercice dont on fera précéder et suivre le bain favoriseront la réaction.

Il y a moins de danger à se jeter à l'eau le corps

surexcité par la marche et en sueur, que d'attendre sur le rivage que la sueur se soit évaporée et conséquemment que le corps se soit refroidi en se séchant. Les Romains se précipitaient dans le Tibre le corps inondé de la poussière et de la sueur du Champ de Mars, et les Grecs dans l'Ilissus. Ajoutons à l'adresse des timorés et des faibles : séchez-vous à l'aide d'un peignoir, roulez-vous dans le sable, et *en nage*.

A égalité de température, on réagit mieux dans un bain à eau courante, que dans un bain à eau dormante ; mieux dans un bain de rivière à cours rapide, que dans un bain d'eau tranquille ; mieux dans un bain de mer que dans un bain de rivière.

Baigneuses assidues qui recherchez avec une sorte de passion dans les eaux connues et aimées d'un fleuve, vanté à juste titre, un amusement salutaire, un supplément de force ou le retour d'une fermeté et d'une fraîcheur perdues, le miracle chaque jour reproduit de *la rose de Jéricho*, ne restez point immobiles au pieu qui vous amarre ; allez sans crainte d'un point à l'autre du bassin interdit aux regards indicrets des profanes Actéons, et, vous donnant la main les unes aux autres, liez et déliez, hygiéniquement enlacées, les gracieux anneaux d'une chaîne vivante. Provoquez, entretenez ainsi la réaction.

La natation dans le bain froid, la marche après le bain, sont les moyens les plus sûrs et les plus efficaces de soutenir la réaction lorsqu'elle s'est manifestée spontanément, de la provoquer lorsqu'elle est lente à se produire, ou de la rappeler lorsqu'elle a disparu.

La durée du bain froid doit varier suivant la température du liquide, l'âge, le sexe, la constitution et la force de réaction du sujet, cette force établissant une grande différence entre les individus. Il n'y a pas, comme le dit avec justesse M. A. Tartivel, de *réactionomètre*. En règle générale, cette durée doit être très courte et ne pas dépasser quelques minutes, lorsque la température du liquide est au-dessous de 15°; elle croît avec le chiffre de cette température. La limite convenable est celle de la réaction spontanée qui succède à la première période de concentration, et qui précède la deuxième période annoncée par le frisson et le refoulement du sang dans les organes intérieurs. Il faut toujours sortir du bain avant la période de réaction spontanée et le commencement de la deuxième période de concentration.

« Dans les pays méridionaux, dans les étés brûlants de nos climats, le bain froid est un moyen précieux de combattre l'influence énervante de la chaleur. Il dépouille le corps de l'excès de calorique dont l'accumulation surexcite et opprime à la fois les organes; il ravive les sources de l'innervation, enchaînée sinon épuisée par l'action d'une trop haute température; il modère l'activité de la transpiration cutanée, resserre et raffermit la peau, relève les forces musculaires, et les fonctions digestives languissantes. Il convient à la fois aux sujets à peau fine, à tempérament nerveux et irritable, ainsi qu'aux individus robustes et sanguins.

« Dans ces conditions, l'usage habituel et journalier du bain froid exerce la plus heureuse influence sur la santé. La peau est tonifiée ; elle s'anime, conserve sa fraîcheur et sa souplesse, ou les recouvre lorsqu'elle les a perdues. On cite des femmes qui ont dû en partie à l'habitude des bains froids la conservation jusqu'à un âge avancé des attributs de la jeunesse et de la beauté. » (A. Tartivel, *Dictionnaire encyclopédique des Sciences médicales. Bains ;* article aussi brillamment écrit que solidement pensé.)

O vous qui me faites l'honneur de me lire, veuillez bien croire, Madame, que ce n'est pas pour vous, mais pour votre voisine que j'ai transcrit ces dernières lignes.

Oh ! que l'on est loin de tenir compte, en général, de ces sages conseils ! Je me souviens encore de ce temps heureux, déjà éloigné, où, sous pavillon de jeunesse, nous voguions des journées entières en pleine eau du Rhône, fendant les flots par une coupe en pointe, les battant *à la turque*, comme le fléau fait du grain sur l'aire, secouant de la tête la poussière humide que soulevaient nos bras, plongeant dans ses profondeurs, filant entre deux lames ou nous tenant renversés et immobiles à la surface, comme une planche qui surnage ; partant de *La Synagogue* pour ne prendre pied qu'à *La Petite Hôtesse* ou à *Courtines ;* suivis de nos hardes portées dans un batelet, lieu de refuge en cas de fatigue ou d'accident, au risque, trop fréquemment réalisé, de passer une nuit blanche, la peau aride, la bouche sèche, la tête en feu, le cœur et les artères en insurrection, incessamment agités et bondissants sur les ressorts trop tendus de nos muscles affolés, en appelant vainement un sommeil qui n'arrivait que tardivement et de guerre lasse sur le matin. Et nous recommencions le jour même, et nous redisions au fleuve chaque soir, en nous séparant de lui à regret : A demain ! cédant à notre insu à un attrait irrésistible et aux sentiments qui ont inspiré à lord Byron l'admirable prosopopée qui termine le quatrième chant de son poëme de *Child-Harold :*

« Et je t'ai aimé, Océan ! et la joie de mes jeunes années a été de me faire porter sur ta poitrine, comme un brin de ton écume, dans la vaste étendue ! Tout enfant, je me jetais au milieu de tes brisants, ils étaient mes délices ; et si la mer venant à fraîchir me faisait une terreur, c'était une crainte qui me réjouissait ; car j'étais comme ton fils et j'avais confiance dans tes vagues loin du rivage comme auprès, et je passais ma main sur ta crinière comme je le fais ici. »

DES BAINS A DEUX SOUS

Au lieu d'emprunter à la Rome antique ses créations hygiéniques et de renouveler les splendeurs des

Thermes d'Auguste et d'Agrippa, où les jours de réjouissances publiques l'empereur se baignait au milieu de ses sujets, admis aux faveurs de la gratuité, en France, le second César a laissé les villes engloutir des centaines de millions dans le gouffre d'une salle d'opéra et se ruiner à bâtir pour ses proconsuls des hôtels de granit et de marbre ; et cependant c'était le même homme qui avait présenté et promulgué cette loi du 3 février 1851 relative à la création d'établissements modèles, bains et lavoirs publics, bientôt oubliée et peut-être tombée aujourd'hui en désuétude. Encore une de ces promesses que le prince-président avait faites et dont l'empereur a oublié de poursuivre la réalisation !

Cette loi ouvrait un crédit de 600,000 fr. destiné à venir en aide aux communes, en entrant pour un tiers dans les dépenses qu'elles s'imposeraient pour la fondation d'établissements propres entre tous à améliorer la situation physique et morale des classes laborieuses.

En effet, comme l'ont bien senti les économistes, et comme l'a dit excellemment M. Pinède : « En favorisant l'hygiène publique et en améliorant le plus possible le bien-être des individus, on diminue la masse de l'impôt que prélève l'indigence, et comme tout s'enchaîne dans l'ordre moral, en inspirant des habitudes de propreté à l'ouvrier, on développe en lui le sentiment du respect de lui-même, et l'accomplissement du premier devoir le prépare aux autres et les lui rend plus faciles. » (Rapport. In coll. *Sur les bains et lavoirs.* p. 7.)

C'est à Liverpool, en 1842, qu'a été fondée, au moyen de souscriptions, la première institution de bains et lavoirs. Le succès a été tel que les principales villes ont suivi cet exemple. Un seul établissement a pu administrer jusqu'à 800,000 bains. Plusieurs d'entre eux ont plus de cent baignoires. Ces bains sont beaucoup plus fréquentés par les hommes que par les femmes.

Je dois à l'obligeance de M. E. Pascal, architecte de notre ville, communication d'un ouvrage dont le titre seul indique le sujet et l'intérêt : *Les Cités ouvrières de Mulhouse et du département du Haut-Rhin*, par E. Penot, seconde édition, augmentée de la *Description des bains et lavoirs publics à Mulhouse*, 1867.

C'est là, seulement là, que je vais puiser, comme à une source féconde, mes enseignements et mes modèles, dans cette cité placée au premier rang dans l'estime des hommes pour son incomparable industrie, et l'une des premières dans les bénédictions de Dieu pour ses œuvres d'ingénieuse et inépuisable charité, heureux de ramener sans cesse sous ma plume le nom de cette sœur bien-aimée que la guerre impitoyable a pu momentanément arracher des mains vaincues et impuissantes de la mère-patrie,

mais qu'elle ne séparera jamais de nos cœurs frater-
nels, toujours saignants de la blessure, toujours ouverts aux espérances du retour et vers laquelle nos
bras restent incessamment tendus.

L'administration municipale de Mulhouse, aidée de
M. Jean Dolfus, qui offrit de couvrir de ses propres
deniers le second tiers des frais, fit élever un établissement de cette nature dans la rue de Didenheim,
au milieu d'un quartier peuplé de nombreux ouvriers, parce qu'on y compte plusieurs manufactures
de grande importance. Cette institution a eu le plus
heureux succès. On peut estimer de 8 à 9,000 le
nombre des bains qui s'y donnent annuellement, et à
plus de 40,000 celui des lavages que viennent y opérer
une multitude de femmes d'ouvriers.

Dans d'autres bains créés par l'administration des
cités ouvrières, le prix, qui était d'abord de 20 centimes par bain, linge compris, n'a pas tardé à être
abaissé à 15 centimes.

Dans un terrain fourni par la ville, un lavoir public
a été creusé, ainsi qu'une vaste piscine de 112 mètres
carrés de superficie, alimentée par l'eau toujours courante que rejette un grand établissement industriel, dis-
posant d'une force motrice de 500 chevaux-vapeur. Le
bain y coûte 5 centimes, et on en a compté plus de
mille en un mois, dans la belle saison ; le lavage y
est gratuit. On devine ce que cette grande facilité peut
avoir d'heureuse influence sur la propreté et sur l'hygiène publique.

La maison Dolfus, Mieg et Cie a fait élever à Dornach un grand lavoir sous toit, où sont admises gratuitement toutes les femmes de leurs ouvriers ; et un certain nombre de fabricants ont fait disposer l'écoulement de leurs eaux chaudes à l'extérieur, de manière qu'elles puissent être utilisées par toute personne qui veut les employer au lavage.

C'est aussi au moyen d'eaux chaudes provenant de fabriques, que sont alimentés les bains et le lavoir de *la cité ouvrière*. Celui-ci se compose d'une grande salle couverte dans laquelle l'eau vient remplir un bassin où elle se renouvelle constamment. Les femmes y peuvent laver debout, abritées contre les éclaboussures, afin que leurs vêtements ne se mouillent pas. Il en coûte cinq centimes pour passer deux heures dans l'établissement, et ce temps est suffisant pour laver et sécher le linge que chaque femme y apporte. Afin de hâter l'opération, on a placé dans la salle une essoreuse à force centrifuge (hydro-extracteur) mise en mouvement au moyen de deux manivelles. Deux femmes rangent simultanément leur linge dans l'appareil, qu'elles font mouvoir ensuite avec facilité. Au bout d'un instant, ce linge a perdu presque toute l'eau qu'il retenait, sans avoir subi l'action énervante de la torsion, et il ne reste qu'à terminer par un prompt séchage. Dans la belle saison, la laveuse l'emporte dans cet état, et se contente de l'étendre au soleil. En hiver, elle peut profiter du séchoir de l'établissement, sorte de vaste armoire, à température élevée,

où il suffit de le maintenir pendant quelques minutes. Ce lavoir a eu un grand succès, comme les bains.
(Ouvr. cité, p. 27 et suivantes.)

La lecture réitérée des 178 pages de ce précieux
volume m'avait si vivement intéressé et si profondément ému, que le sujet s'était emparé de ma pensée ;
comme le fait une idée fixe, elle l'absorbait le jour
et la nuit. Est-il étonnant que dans cet état intermédiaire entre la veille et le sommeil où l'âme mêle et
confond le réel et le possible, le présent avec l'avenir,
je me sois laissé aller aux illusions séduisantes d'un
rêve dont le récit servira enfin de conclusion à cette
esquisse incomplète et néanmoins interminable !

Avignon avait pris un air de fête ; c'était le jour où
l'on inaugurait un établissement de ce genre, dont la
construction et l'aménagement venaient d'être achevés. Les administrateurs y étaient déjà réunis ; les
uns circulaient dans la galerie centrale autour de corbeilles de fleurs, incessamment rafraîchies par la poussière humide des gerbes d'eaux qui s'élançaient de
leur sein même ; les autres passaient une dernière
inspection des trente cabinets qui s'étendaient de chaque côté sur un double rang, munis de leur baignoire
en fonte émaillée et des accessoires ordinaires. Un
dôme vitré défendait la galerie des vicissitudes atmosphériques. Au-dessus du plafond des cabinets de bain
régnaient deux plates-formes, ouvertes au soleil et
aux quatre vents du ciel, abritées de la pluie par une

haute toiture solidement fixée aux piliers qui lui servaient de soutiens, et traversées en sens divers par de légers câbles destinés à l'étendage du linge.

Ces plates-formes communiquaient avec les plates-formes de lavoirs publics adossés à l'établissement des bains et destinés à en être une annexe, un complément naturel, sinon indispensable.

L'administration avait appelé à elle les délégués de toutes les institutions charitables de la cité, et le nombre en est grand : Bureau de Bienfaisance, Dames de la Maternité, Grande et Petite Providence, Sociétés de secours mutuels, chefs d'ateliers, commissaires de quartiers, etc., etc., pour leur remettre, d'après leur demande et sur leurs indications, les cartes sur lesquelles était inscrit le nom des familles d'ouvriers et des individus vivant du salaire de leur journée, qui avaient été reconnus remplir les conditions sagement arrêtées pour que l'avantage des bains à prix réduits leur fût exclusivement réservé, et que tout abus fût prévenu qui serait de nature à porter un préjudice immérité aux établissements particuliers depuis longtemps consacrés au même usage, mais répondant aux besoins d'autres catégories sociales ; la création des nouveaux bains devant au contraire et forcément, en rendant commun et populaire l'usage des bains chauds, accroître bientôt, dans les plus larges proportions, la clientèle de leurs aînés infiniment trop restreinte : deux bains par personne et par an.

Or, en regardant, il est vrai, l'avenir, à travers le prisme d'une espérance poussée peut-être jusqu'à une séduisante illusion, dans le nouvel établissement, à 10 bains par jour et par baignoires, la classe ouvrière pourrait y prendre 300 bains par jour, 9,000 bains par mois, 180,000 bains par an. Le nombre des ouvriers, gagnant leur vie par le travail journalier à Avignon, pouvant être évalué à 6,800, chacun d'eux aurait la faculté de prendre 26 bains par an, plus de 2 bains par mois, 26 bains par ouvrier et par an, au lieu de 2 bains par an et par personne !

Quel beau rêve, direz-vous, et peut-être ajouterez-vous : Quel dommage que ce ne soit qu'un rêve !

Eh ! bien, ce n'est pas un rêve. Je n'ai pas *bâti des thermes en Espagne*; je n'ai fait qu'exposer, dans cette réalisation anticipée, les plans et devis que la compagnie des eaux d'Avignon a fait étudier, dresser, établir à un centime près de la dépense et qu'elle se déclare prête à exécuter bel et bien et immédiatement, dès que la somme nécessaire aura été réalisée par la ville et l'État avec le concours d'une souscription publique ou, ce qui serait mieux encore, par l'élan spontané et généreux de ceux de nos concitoyens que la fortune a le plus favorisés.

Ah ! si mon rêve se réalisait (et pourquoi donc ne se réaliserait-il pas?) je n'envierai pas aux Caracalla, aux Domitien, la célébrité fort enviable, car celle-là est pure et fait contraste avec leurs crimes, la célébrité de meilleur aloi, que la construction de thermes gigantesques ajoute à leur nom. En retour du seul mérite que j'aurais eu, celui d'*attacher*, comme on dit, le *grelot*, je demanderais seulement la faveur de faire placer à mes frais sur le fronton de l'édifice, gravée en lettre d'or sur une plaque de marbre blanc, cette sentence du grand évèque d'Hippone, qui résumerait l'importance hygiénique et morale des bains :

LA PROPRETÉ EST UNE DEMI-VERTU.

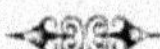

LEÇONS

DONNÉES PAR L'INSTINCT A LA RAISON
EN MATIÈRE DE VOIRIE

Urbe ab una disce omnes.

Sans perdre du temps à discuter l'origine du mot
de *voirie*, je dirai tout d'abord que, dans cet entretien, ce mot s'appliquera aux mesures de police qui
ont pour objet *l'état sanitaire d'une ville ;* même ainsi
limité, il ouvre devant moi un champ trop vaste.
Loin de le parcourir tout entier, je le restreindrai en
ne touchant, et même discrètement, qu'aux points qui
ont fait naître dans mon esprit l'idée du rapprochement que je vais établir entre les œuvres de l'intelligence et celles de l'instinct.

« L'hygiène publique, car c'est d'elle qu'il s'agit,
a pris naissance, dit M. Michel Lévy, à la suite des
maux dont les centres populeux deviennent les foyers;
elle n'a pas présidé à leur formation, elle n'a point
dirigé la construction de ces ruches nombreuses où
s'agitent, frelons et travailleurs, les races mélangées
qui constituent la plupart des agglomérations humaines :
science tardive, sa tâche est de réparer plutôt que
d'édifier. Les générations antérieures ont légué aux

nôtres une mission difficile : la refonte des cités qu'elles ont élevées dans l'ignorance ou dans l'incurie de tous les principes de la salubrité publique. »

Cette mission consiste : à redresser et élargir les rues étranglées et tortueuses, à assainir les masures humides et sombres, à entretenir et compléter le pavage, à établir un système coordonné de distribution et d'écoulement des eaux, à assurer le prompt et régulier enlèvement des boues et déjections, à prévenir et à restreindre le méphitisme envahissant des accumulations humaines, à neutraliser les émanations provenant des abattoirs, des boucheries, des hôpitaux et hospices, des cimetières, des ateliers et fabriques, etc.

« La puissance d'infection d'une ville se calcule d'après celle de chacune des habitations qui la composent. Assainir un quartier, c'est prolonger la moyenne de la vie de ses habitants. » (Michel Lévy.)

Ces deux aphorismes doivent toujours être présents à l'esprit des administrateurs des petites comme des plus grandes villes. De leur côté, les administrés doivent bien se persuader que la propreté générale résulte de la propreté individuelle, et agir en conséquence.

Pour travailler à l'accomplissement de cette œuvre ardue, la bonne ville d'Avignon met sous la main de ses édiles un budget pas mal rond et 17 agents de police quelque peu malingres, dont la tenue, comme il convient sous le régime républicain, n'a rien d'aristocratique. Le bon Dieu ajoute à ce personnel quatre agents qui, quoique non salariés, sont appelés à jouer un rôle bien autrement actif dans la solution des problèmes relatifs à la voirie : ce sont la terre, l'air, l'eau et le feu (le soleil). Oui, chaque maire a à sa disposition les quatre éléments admis par l'antiquité comme générateurs de toute chose. A lui de s'en servir au mieux de nos intérêts. Cette science, l'hygiène lui en fait connaître les secrets et les lois.

« Versez, dit encore Michel Lévy, l'air, le soleil et l'eau à vos administrés. » Versez-les surtout à pleines mains dans la demeure du pauvre et de l'ouvrier, et vous rendrez de plus en plus faible, si vous ne pouvez pas le supprimer, le mortel tribut que prélèvent annuellement les maladies populaires, filles de la misère et de l'insalubrité.

Ce ne sont pas les convenances hygiéniques qui décident de la fondation des villes. Une position heureuse pour le commerce, les nécessités de la défense armée, le voisinage de mines, de forêts, de carrières à exploiter, la proximité d'un lieu consacré par la piété et cent autres causes en déterminent l'emplacement.

Avignon, assis au pied d'une colline, sur la rive d'un grand fleuve, non loin du confluent d'une rivière, ouvert à l'une des branches principales de la Sorgue de Vaucluse et à des canaux dérivés de la Durance, planté sur un sol d'alluvion, ne manque, pris dans sa généralité, ni d'air, ni de jour, ni d'espace. La part généreuse qui lui a été faite dans les bienfaits de ces

trois éléments contre-balance, en partie, les effets nuisibles d'un excès d'humidité qui résulte des crues
fréquentes du Rhône, dont les eaux pénètrent dans
son enceinte, envahissent la plupart des rez-de-chaussée et s'élèvent parfois jusqu'au plancher du premier
étage et même au-dessus (en 1840 et 1856). Quelque
facilité que la perméabilité du terrain donne au prompt
écoulement des eaux, le sol et les murs des maisons
en conservent longtemps les traces, et les visites du
fleuve ont à la longue donné aux habitations une sorte
de *tempérament humide* dont il n'est plus possible
de les débarrasser.

La pente assez rapide des rues favorise aussi la fuite
des eaux de pluie et leur écoulement dans les égouts
et les canaux de dégorgement. Les maisons, de hauteur moyenne, au nombre de 5,147, abritent une population *peu dense* qui s'y distribue en 8,651 ménages,
soit 1,68 ménage par maison.

Le rez-de-chaussée de ces maisons est d'ordinaire
de niveau avec la rue et, dans un trop grand nombre,
on n'y pénètre qu'en descendant une ou deux marches
en contre-bas de la rue, dont le niveau n'a cessé de
s'exhausser, et il est bien rare que les murs ne soient
pas attaqués par le salpêtre.

A part cette condition d'humidité générale, qui devrait interdire l'exercice d'une profession sédentaire
dans cette partie du logement et, à plus forte raison,
son aménagement en chambre à coucher, l'hygiène

publique n'a guère à signaler à Avignon, comme étant insalubres , sous le rapport des habitations , que le quartier de *La Juiverie*, l'ancien *Ghetto*, où s'entasse, dans des logements obscurs, mal aérés et trop étroits, une population industrielle, sale et misérable ; et le quartier de *St-Christophe*, où de pauvres familles d'agriculteurs partagent avec leur mulet, leur âne et leur porc des rez-de-chaussée bas, exigus, encombrés et méphitisés par la litière en fermentation, dont l'influence délétère n'est qu'imparfaitement neutralisée par la vie que, dans le jour, ces rudes travailleurs mènent au grand air et sous le soleil. Mais les femmes, mais les enfants !... En hiver, la chambre commune, quelquefois unique, est chauffée par un poêle ou un fourneau en fonte, à longs tuyaux de tôle, qu'alimente la houille et qui sert à la fois de foyer et de potager ; on y respire un air incessamment vicié et on y subit une chaleur mal réglée, ordinairement si extrême, qu'il suffit du brusque passage de cette étuve à l'atmosphère plus ou moins froide du dehors pour déterminer des pleurésies et des fluxions de poitrine souvent mortelles. Et que de maladies chroniques dont il ne faudrait pas chercher l'origine ailleurs que dans l'impureté de l'aliment respiratoire, ce *pabulum vitæ* : pâles couleurs, scrofules, rachitisme, phthisie, etc., dont le germe, acquis ou héréditaire, ne se serait peut-être pas développé sans cet empoisonnement miasmatique !

Administrateurs d'aujourd'hui, édiles de demain,

dépositaires présents et futurs de la philanthropie officielle, et vous aussi, volontaires permanents de la charité privée, *versez, versez* enfin *l'eau, l'air et le soleil* sur ces foyers d'infection trop longtemps déshérités. Fermez désormais l'oreille à la voix séduisante de ces sirènes, complices du luxe, de l'ambition et de la flatterie, que vos pères ont trop écoutée, alors qu'ils ont enfoui millions sur millions sous les voûtes sonores du théâtre, dans cette forêt de colonnes qui a remplacé la gothique *Commune* abritée par Jacquemart durant tant de siècles, et sur les pavés de cette rue nouvelle qui devait éterniser parmi nous le nom de Bonaparte et qui ne recevra peut-être jamais le baptème de son nom définitif. Laissez dormir cette loi des logements insalubres qui vous arme d'un pouvoir trop discrétionnaire pour n'être pas trop discret et par suite impuissant. Attaquez le mal hardiment et sans relâche avec le marteau qui démolit, avec la truelle qui réédifie ! Ouvrez-y sans retard une voie large à l'eau lustrale et pure de Montclar qui vous coûte si peu, à l'air et au soleil qui ne vous coûtent rien. Fendez, coupez en quatre *St-Christophe*, et substituez à cette lèpre de *La Juiverie*, que la ville porte à son cœur même, un de ces *squares*, inconnus encore dans nos murs, dans lequel nos jeunes enfants viendront alimenter leur délicate poitrine des parfums exhalés par des corbeilles de fleurs et nos vieillards ranimer leurs membres engourdis au foyer économique de quelque cheminée du roi René.

On étouffe dans ces taudis ; l'air y manque ; de l'air, de l'air, donnez de l'air !

Oh ! que dame Nature a mieux inspiré dans le choix de sa demeure un simple petit insecte, une chétive et misérable bestiole, de la peu gracieuse, mais trop méprisée famille des araignées, l'*Argyronète*.

« Cette araignée est aquatique, nulle autre ne partage ce privilège avec elle ; ses manœuvres méritent attention. Un domicile tout spécial exigeait un vêtement tout particulier. L'Argyronète, pubescente de la tête aux pieds, ne se mouille jamais ; lorsqu'elle nage, tout son corps est enveloppé d'une couche d'air qui suffit à sa respiration, et lui donne l'aspect d'un globe argenté, circulant avec rapidité au milieu de l'eau. Son talent natatoire ferait honneur au maître le plus habile. Non-seulement elle fait parfaitement la planche, mais soit en montant, soit en descendant, elle sait garder cette position renversée, la plus ordinaire chez elle ; elle plonge, de plus, avec une extrême agilité.

« La construction de son nid offre un spectacle unique parmi les insectes ; il est établi au milieu de l'eau. L'Argyronète commence par jeter quelques amarres sur les plantes aquatiques, voisines de l'endroit où elle veut faire élection de domicile. Montant, ensuite, vers la surface de l'eau, la tête en bas, elle élève au-dessus du liquide le bout de son ventre, dilate ses filières, charge d'une bulle d'air l'extrémité de son corps, et plonge aussitôt pour la déposer sur un de ses fils.

Cela fait, elle remonte à la surface, prend un nouveau lest d'air et le réunit à la première bulle, par le même procédé. Ce manège se répète sans interruption, tant que l'édifice n'est pas achevé. Peu à peu, une cloche se forme, elle augmente de volume à chaque convoi ; au bout d'un certain temps, elle prend la forme d'un dé à coudre ou, pour mieux dire, d'une cloche à plongeur. Des fils irréguliers aboutissent à son orifice et la tiennent suspendue au milieu de l'eau.

« L'Argyronète quitte quelquefois son humide séjour pour aller se poser sur des plantes, mais elle ne fait jamais de longues absences ; la cloche aérienne est son véritable domicile, sa maison de prédilection ; elle la grossit de bulles d'air, jusqu'à ce qu'elle soit assez volumineuse pour lui donner facilement l'hospitalité. Garnie de fils dans son fond, enveloppée d'une tapisserie en petit-point dans tout son contour, elle lui offre une retraite assurée contre l'ennemi ; on ne peut y pénétrer, en effet, que par une seule fente, et le propriétaire, seul, en a le secret ; il l'entrouvre avec une de ses pattes, pour s'y glisser ou pour en sortir. Quelquefois le sommet de la cloche fait saillie hors de l'eau ; le plus souvent, cependant, la cloche y est entièrement plongée ; grâce à l'air qu'elle renferme, l'Argyronète y respire aussi librement qu'à terre ; elle s'y tient la tête en bas pour mieux observer ce qui se passe et pour échapper plus vite au danger. Ce singulier château d'eau est le berceau de sa famille. »

(*Mœurs pittoresques des Insectes*, par Victor Rendu, Inspecteur-général de l'agriculture, p. 298.)

Ainsi, une bestiole trouve dans l'instinct des indications sûres *pour mener*, sous l'eau, *une vie saine dans un air pur*, tandis que des êtres, aux mains desquels Dieu a mis le flambeau de la raison, traînent une existence misérable dans une atmosphère stagnante, pleine de malfaisantes humidités ; quel contraste et quelle leçon ! *Et nunc, consules, intelligite ; erudimini, qui judicatis urbem.*

Il m'est impossible, quelque retenue que je doive mettre dans mon langage et quelque ménagement que m'impose la délicatesse de vos nerfs olfactifs, de ne pas vous inviter à jeter un rapide coup d'œil sur cette pièce la plus négligée de la maison, mais non la moins essentielle, qui, par les vapeurs âcres et ammoniacales, incessamment échappées d'une bouche mal close, trahit de loin sa secrète destination, mieux que le calembourg inscrit en chiffres sur la porte. Les yeux, le nez, la gorge sont saisis et violemment offensés, au passage et même à distance. L'habitude peut émousser la susceptibilité des organes chez les personnes qui séjournent à proximité de cet *Averne* à triple étage. L'air n'en reste pas moins altéré et déchu d'une partie de ses qualités respiratoires. Que serait-ce, si vous consentiez à descendre avec moi dans les profondeurs de l'antre ? Vous le trouveriez presque toujours creusé côte à côte, dans les cas les plus favorables à une distance trop rapprochée, du puits unique d'où le ménage tire le plus clair de sa boisson. Qu'une fissure se produise dans le revêtement intérieur de la fosse, n'en mesurez-vous pas toutes les conséquences ? Je ne parle pas des jours de grande inondation, où les deux réservoirs n'en font plus qu'un ! Et cette situation défectueuse, ce *vice* de construction est loin d'être exclusif aux habitations du pauvre.

A qui demander le remède ? A nos architectes d'abord de tenir la fosse à une distance du puits plus respectueuse ; à nos édiles peut-être de réglementer la vidange des lieux d'aisance, comme l'est, dans certaines villes, le ramonage des cheminées, dussent-ils en favoriser l'application par une entière gratuité. Que tout au moins les bornes-fontaines aillent en se multipliant jusqu'à ce que chaque ménagère n'ait qu'à tendre sa cruche, pour recevoir et distribuer aux siens la plus indispensable, comme la plus universelle des liqueurs.

Ce déplorable état de choses, qui est une insulte au bon sens et aux plus simples notions de salubrité publique, cessera dès que l'eau coulera à plein ruisseau dans de grands espaces vides. *Dans rue agrandie, maison embellie ; maison embellie, maison assainie.* Ce sont là des axiomes en matière de voirie. Alors, mais alors seulement, chaque porte s'exhaussera, toute fenêtre s'ouvrira, et l'œuvre de l'homme sera terminée. Le soleil et le vent se chargeront

du reste ; et l'on sait si le premier chôme dans nos
chaudes régions, et si le zèle du second a besoin d'y
être stimulé !

S'il est des villes embarrassées pour assurer à la
masse trop considérable de leurs eaux une issue facile
et permanente, ce n'est certes pas Avignon. Un réseau
de petits égouts creusés sous la plupart des rues conduit les eaux avec promptitude dans les trois vastes
canaux qui, entrant dans son enceinte au nord-est des
remparts, se dirigent l'un vers le nord, les deux autres
vers le nord-ouest et le sud-ouest, points où ils se
dégorgent dans le Rhône. L'un de ces canaux, le plus
grand, n'est rien moins qu'une forte branche de la
Sorgue de Vaucluse, assez puissante pour faire mouvoir des usines ; les deux autres sont alimentés par
la Durance ; les eaux de pluie et les eaux ménagères
y tombent aussi directement.

Malheureusement, ce ne sont pas les eaux seules de
la pluie, des fontaines et des arrosages qui s'y déver-
sent. Les eaux des tanneries, des boyauderies, des
filatures de cocons, les déjections, les détritus de
toute sorte, les débris mêmes des triperies, etc. etc.,
y sont jetés au jour et à l'heure. En outre, dans la
plupart des maisons bâties sur leur parcours, le puits
n'a pas l'incommode et dangereux voisinage dont j'ai
parlé plus haut ; la Sorgue et les Sorguettes en tiennent lieu. Tout va à peu près bien en hiver, alors que
l'eau y coule en abondance et sans interruption ; mais

vienne la saison où sa présence et tout son volume y seraient plus nécessaires, viennent les chaleurs de l'été et l'époque des arrosages, ces canaux, mis presque à sec, deviennent de véritables foyers d'infection ; les immondices, les matières végétales et animales s'y accumulent, s'y putréfient et les changent en un impur cloaque, d'où s'exhalent de fétides et dangereux miasmes, bien connus et mille fois maudits de ceux qui habitent ou qui passent près des parties non couvertes et à proximité des bouches multipliées où ruisseaux et rigoles viennent aboutir. Une certaine quantité d'eau laissée libre par la courte suspension des arrosages y est bien, autant que possible, ramenée pendant la nuit, mais le lavage reste incomplet et insuffisant. Des projets sont à l'étude pour porter remède au mal ; ils pourront en restreindre l'étendue ; je doute qu'ils en suppriment la totalité. Le remède, au lieu d'être forcément intermittent, devrait être continu.

Oh ! que fonctionnent avec une efficacité plus rapide et plus régulière certains agents hygiéniques dont la besogne a été réglementée par un *Conseil de salubrité* qui depuis des siècles et des siècles donne à la science humaine un admirable exemple ! Ici encore l'instinct est le maître que la raison devrait suivre.

« Les Astéries ou Étoiles de mer, jonchent le sol des forêts sous-marines. La bouche des Astéries se rend presque immédiatement dans l'estomac. Celui-ci

forme un grand sac qui envoie un long prolongement
dans l'intérieur de chaque bras. Ces prolongements
sont des espèces d'intestins. (*Des intestins dans des
bras !*)

« Ces animaux sont très voraces ; ils engloutissent
leur proie vivante d'un seul morceau....

« Les Astéries jouent un rôle important dans la
police et l'hygiène des mers. Elles aiment les viandes
mortes de toute nature, et déploient une activité merveilleuse à rechercher, à dévorer, à faire disparaître
les diverses matières animales corrompues. Cet important travail est accompli sur une immense échelle,
silencieusement, tranquillement et continuellement....
Gloire à Dieu ! (*Le Monde de la mer*, par Alfred Fre-
dol (Moquin-Tandon), p. 172.)

Quel dommage que l'Étoile de mer ne puisse vivre
dans l'eau douce de nos rivières ! Si jamais la pisci-
culture opérait le miracle de l'y acclimater , quelle
conquête ce serait pour nos Sorgues et Sorguettes, et
quelle économie !

Revenons à la rue, théâtre habituel où s'accomplissent les actes principaux de la police sanitaire.

Tout ce qui tend à imprégner le sol de matières
organiques constitue une cause prochaine ou éloignée
d'insalubrité ; l'accumulation de ces matières et leur
altérabilité produisent non-seulement l'infection du
sol, mais celle des puits, quand le terrain est per-
méable sans être incessamment lavé par les eaux

pluviales ou par des eaux pures de sources situées au-dessus de la ville. Débris d'animaux non enfouis dans la terre, matières échappées des fosses d'aisance, urines projetées sur la voie publique, matières organiques qui de nos demeures passent dans le sol, matières condensées à l'état liquide dans les conduits du gaz et qui s'en échappent par les fuites, issue sur la voie publique des eaux perdues des cuisines, des écuries, des vacheries, des distilleries, des abattoirs, etc. etc., tels sont les divers éléments d'insalubrité, tels sont les obstacles que le département de la voirie doit attaquer et vaincre. Comment et dans quelle mesure y a-t-il réussi à Avignon ?

Le pavage des rues, mis pour la première fois en usage sous Philippe-Auguste, en 1184, a pour but de garantir le sol de la stagnation des eaux et des infiltrations. Il est, à Avignon, l'objet d'une dépense considérable (35,000 fr. environ) et d'améliorations croissantes. Des trottoirs, qui vont en se multipliant, procurent un soulagement momentané aux pieds délicats blessés par la pointe aiguë des cailloux dont la majeure partie des rues est encore hérissée. Cependant, dans les ruelles isolées, que de points se rencontrent où stagnent et se corrompent les eaux de vaisselle que les éviers y lâchent plusieurs fois par jour ! Que de confluents de ruisseaux où, à l'heure des orages, deux torrents de pluie se joignent, se gonflent, et grossissent au point d'y former un petit lac, *un Rhose*, dit le peuple, qui barre le passage aux piétons et envahit les rez-de-chaussée situés à portée ! Que de coins de rue sont de la part des passants un *lieu de prédilection*, bien que défendus *par ordre* contre le double outrage habituellement commis envers la décence et la salubrité ; défense qui semble encourager, au lieu de corriger, des habitudes invétérées, tant sont grands chez notre peuple indiscipliné l'impatience de toute gène, le mépris de toute autorité.

Une mince nappe d'eau glissant sur les parois de deux plaques bleues réunies à angle droit, et allant se perdre dans les égouts souterrains, donne en maints endroits satisfaction aux exigences de la salubrité, mais de la salubrité seulement.

Des fuites pareilles devraient être ménagées au seuil même de quelques établissements, devenus très nombreux, qui, en dépit des prescriptions règlementaires non moins rigoureusement imposées qu'effrontément transgressées, laissent échapper et se perdre sur le pavé des liquides aussi riches en mauvaises odeurs qu'en principes fertilisants qui devraient être recueillis et utilisés. Ainsi des vacheries, des grandes écuries, des distilleries ; ainsi surtout de l'abattoir, qui, quoique à l'aval de la ville, mérite une mention à part et hors ligne pour l'intensité et l'abondance des émanations fétides et malsaines qui s'en échappent, au temps caniculaire. L'écluse qui doit y verser de l'eau à grands flots est prête : pourquoi tarder à l'ouvrir ?

Le temps n'est pas très éloigné où s'étalaient dans les rues, s'entassaient dans les cours, se groupaient le long des remparts, les matières végétales et animales, lentement converties en fumier, source de richesses pour la campagne, source d'appauvrissement pour la salubrité urbaine. Ces dépôts sont actuellement relégués en rase campagne et à distance.

Bien des gens ont gardé le souvenir de cette *Petite-Hôtesse*, jadis affectionnée et hantée des amateurs du vin blanc et du jeu de boules. Seraient-ils crus de la génération qui a suivi la leur, ces demeurants d'un autre âge, s'ils disaient qu'à deux pas de ces bosquets de plaisance, au lieu appelé *La Paillonne*, les animaux voués au couteau de l'équarisseur étaient abattus, dépouillés de leur peau, de leurs sabots et de leur crin, et abandonnés, pour le reste, au soleil, au vent, aux insectes, aux corbeaux et aux chiens ? Aujourd'hui, la voirie des animaux morts a été transportée à plusieurs kilomètres de la ville. Il en a été de même du lieu de dépôt assigné à la compagnie des vidanges inodores.

L'enlèvement des boues n'a jamais préoccupé outre mesure la sollicitude de l'administration municipale. A vrai dire, la question des boues n'existe pas pour elle. Il est bien rare que la pluie, même une petite pluie, ne nous amène pas un grand vent. En un clin d'œil, le pavé est sec, circonstance favorable qui a valu à notre Mistral le surnom populaire de *manjo-fango* (mangeur de boue).

Mais il en est tout autrement en ce qui concerne la simple propreté, le nettoyage journalier des rues : leur toilette est faite on ne peut plus mal.

Il y aurait injustice à en faire remonter toute la responsabilité à nos édiles et à les taxer d'incurie. Au fond, leur bon cœur seul est coupable.

De temps immémorial, la partie de la population agricole qui vit dans nos murs, la partie la plus pauvre, la plus rudement courbée sous le travail à la journée, trouve dans le balayage des rues un appoint important au maigre salaire qu'elle retire de ses sueurs, soit qu'elle emploie à l'engrais du lopin de terre qu'elle tient en ferme le fumier qu'elle a ramassé, soit qu'elle le convertisse en argent par une vente obligée ou regardée comme plus avantageuse. Pour cette classe de travailleurs les soins exigés par la salubrité, le balayage, ne peuvent être qu'une affaire secondaire, exécutée à un autre point de vue, irrégulièrement, dans les moments perdus ; tandis que les inflexibles lois de l'hygiène, qui, elle, ne doit pas avoir d'entrailles, crient bien haut que le nettoyage d'une ville ne saurait tolérer ni trêve, ni merci ; qu'à des heures fixes, des tombereaux devraient parcourir la ville, passant devant chaque maison et ramassant de porte en porte les balayures tenues en réserve et mises hors la voie publique sous peine d'amendes sévères ; et qu'à toute heure, des escouades d'employés spéciaux, répartis suivant les besoins, devraient purger le sol des animaux morts, des immondices, des débris de toute sorte qui viennent le souiller habituellement ou par accident. Mais, mais....

Desservants volontaires de notre voirie, libres agents du nettoyage de nos rues, protecteurs non enrégimentés de la salubrité publique, balayeurs, mes amis, prenez garde, prenez garde ; songez un peu plus souvent au tort notable que vous porterait la mise en adjudication de l'enlèvement des boues et immondices, adjudication qui s'imposera inévitablement à l'autorité, si vous n'exercez pas, à l'avenir, mieux que vous ne l'avez fait jusqu'ici, l'empire qui vous est encore généreusement abandonné. Dans votre propre intérêt, comme dans l'intérêt commun, redoublez de zèle, de soins, d'assiduité ; épargnez moins les coups de balai, et pénétrez-vous bien de ceci : c'est que rien n'oblige comme un privilège et qu'aujourd'hui pour le plus humble *gandou*, comme jadis pour le plus haut baron, à côté de tout droit se place un devoir ; déserter le devoir, c'est abdiquer le droit ; à la longue, le balai, comme le sceptre, tombe de la main qui n'accomplit pas loyalement sa tâche.

> Les hommes sont égaux ; ce n'est pas la naissance,
> C'est la seule vertu qui fait la différence.

Voyez, en témoignage de ce que je vous affirme, ce que nous apprend une tribu d'insectes, par la parole autorisée de son éminent historien :

« Nos AUXILIAIRES. Ce n'est pas seulement dans

les sociétés humaines que les emplois sont répartis entre certaines classes de citoyens ; l'immense famille des insectes nous offre l'exemple de castes qui, indépendamment du travail imposé à tous, semblent investies d'attributions spéciales auxquelles elles restent fidèles, depuis les temps les plus reculés. Si nous avons des édiles, des agents-voyers pour l'entretien et la propreté de nos villes, les insectes, à leur tour, ont un service de salubrité générale parfaitement organisé ; il y a chez eux des employés de pompes funèbres, des équarrisseurs, des balayeurs de profession ; leur mission principale est de purger le sol des cadavres et des immondices abandonnés sur la voie publique ; ils doivent veiller à ce que toute chose morte disparaisse et ne corrompe pas la pureté de l'air. Parmi ces utiles fonctionnaires, nécrophores, sylphes, staphylins occupent les premières places ; les bousiers et les pilulaires leur font un digne cortège ; en travaillant pour leur propre compte, ils travaillent surtout pour l'homme, et d'une manière bien désintéressée, car ils ne prétendent même pas à la reconnaissance qu'ils ont cependant largement méritée.

« Fossoyeurs de leur métier, les nécrophores ont pour charge d'enterrer les morts de la gent animale. Qu'une taupe, qu'un mulot, une musaraigne gise sur le sol, il n'y restera pas longtemps ; le nécrophore, averti par un odorat subtil, accourt sans plus tarder et se met aussitôt à l'œuvre. Avec ses pattes dentelées et épineuses, il creuse la terre au-dessous du mort, suivant exactement tous les contours de son corps, et rejetant chaque pelletée à la surface ; la fosse se creuse ainsi, sans déranger sensiblement le défunt. Quand ce dernier est enfoui à une profondeur plus ou moins grande, selon la consistance et l'humidité du sol, on le recouvre de terre ; l'enterrement est achevé. Le mort, par aventure, est-il un gros personnage, trop lourd pour les forces d'un fossoyeur, le nécrophore appelle à son aide une escouade de travailleurs de bonne volonté ; insectes n'en chôment point. Trois ou quatre compagnons se dévouent ; quelques coups d'ailes les portent au rendez-vous ; la besogne se fait vite et en commun. Au dehors, pas un seul ouvrier, mais au dedans l'affouillement va son train ; le cadavre enfonce de plus en plus ; en moins de vingt heures, il est rendu a sa dernière demeure. Les funérailles sont terminées ; à la troupe maintenant de se payer de sa peine : elle festine joyeusement à travers les entrailles du mort ; les femelles y pondent leurs œufs ; c'est le berceau de la famille des nécrophores ; c'est aussi le buffet des larves. A l'abri de tout péril dans cette funèbre salle à manger, elles achèvent le repas commencé par leurs pères et mères ; le moment venu de se changer en nymphes, elles s'enfoncent en terre, enduisent leur logis d'une matière visqueuse et en sortent, après un mois de sommeil, parées comme des gens qui vont à la noce. Sous une si brillante livrée, qui soupçonnerait de lugubres croque-morts ?

« Voisins immédiats des nécrophores, les sylphes ou boucliers contribuent peut-être encore plus à la salubrité de l'atmosphère. Ils n'enterrent pas les cadavres, mais ils se glissent sous leur peau, entament les chairs et ne laissent bientôt plus que les os. Les gros animaux tombant en putréfaction leur appartiennent de droit. Il faut les voir au travail dans une carcasse de cheval ou de chien mort, pour se faire une idée de leur talent d'équarisseurs. Comme ils s'y plongent ! comme ils s'y ruent ! Pas un muscle, pas un nerf, pas un tendon n'échappe à leur rude scalpel. Si la décomposition ne marche pas assez vite à leur gré, ils l'accélèrent à l'aide d'une recette chimique : ils font sortir de leur bouche et de l'extrémité de leur ventre une liqueur brunâtre et fétide, véritable élixir de mort, qui met promptement le cadavre en putréfaction. » (Victor Rendu, loc. cit. p. 11).

Une recette chimique pour hâter la décomposition ! une liqueur qui du même coup abrège la durée du travail imposé à l'ouvrier et prévient les dangers qui résulteraient d'une putréfaction lente et trop prolongée !

Grand Dieu, que les œuvres opérées par l'instinct sont belles, et qu'elles renferment pour la raison d'admirables enseignements !

LA NOUVELLE BOITE

« Prométhée avait ravi le feu du ciel et l'avait apporté aux mortels dans le creux d'une férule, à l'insu
du maître du tonnerre.

« Jupiter, irrité du larcin et souriant d'avance à la
vengeance qu'il méditait contre le fils de Japet et contre sa postérité, ordonna à Vulcain de former avec de
l'argile et de l'eau un corps humain, de lui donner la
voix et les traits gracieux d'une vierge et de la rendre par la beauté semblable aux déesses immortelles.
Il commande ensuite à Minerve de lui communiquer
l'adresse des mains et l'art de fabriquer les tissus ; à
Vénus de répandre autour de sa tête la grâce, le désir inquiet et les soucis rongeurs ; à Mercure de lui
révéler ce secret de séduire et de tromper qui brave la
pudeur.

« Le fils de Saturne parla et les dieux obéirent.
Vulcain forma d'argile l'image d'une vierge pudique.
Minerve releva par une ceinture brillante la beauté de
sa taille. Les Grâces et Diane ornèrent de bijoux
d'or ses membres élégants. Les Heures la couronnè-
rent de fleurs printanières. Minerve ajusta sa riche

parure. Le messager des dieux lui inspira le goût et l'art du mensonge, du doux parler et des perfides séductions : les desseins du maître du tonnerre accomplis, il lui donna un nom et appela Pandore ce fléau des industrieux mortels que les dieux de l'Olympe avaient embelli de leurs dons.

« Lorsque Jupiter eut dressé ce piège inévitable, il ordonna au messager des dieux d'offrir en présent la vierge à Épiméthée. Épiméthée ne songeait plus à l'avis que lui avait donné Prométhée, son frère, d'être en garde contre les dons de Jupiter Olympien, de les repousser loin de lui, de peur d'attirer quelque fléau sur la race humaine. Il l'accepta donc et ne reconnut le mal qu'après l'avoir reçu. Jusque-là les hommes avaient vécu à l'abri des maux, du pénible travail et des cruelles maladies qui donnent la mort. Dans l'affliction l'homme vieillit avant l'heure !

« Pandore portait une boîte dans ses mains ; elle en souleva le couvercle ; tous les maux se répandirent sur la race humaine. Seule, l'Espérance, fixée au fond de la boîte, ne s'envola pas au dehors. Inspirée par celui qui commande aux nuées, Pandore replaça à temps le couvercle.

« Depuis lors, d'innombrables maux errent au milieu des mortels ; ils remplissent la terre, ils remplissent la mer ; le jour, comme la nuit, les Maladies assaillent l'homme voué à la douleur qu'elles lui apportent en silence ; car Jupiter a eu le soin de les priver de la voix. Nul ne peut donc se soustraire à la volonté des dieux. » (Hésiode).

Pendant les longues heures que j'ai passées, le 2 juillet 1871, à titre d'assesseur, dans une des salles d'élection où le peuple souverain était appelé à élire ses représentants à l'Assemblée nationale, la Fable que je viens d'extraire du poëme des *Travaux et des jours*, se représentait incessamment à ma mémoire et devenait une source inépuisable de réflexions et de considérations diverses.

Il ne m'était pas difficile de soulever le voile qui couvre à peine dans le récit d'Hésiode les emprunts faits à la Genèse par la mythologie grecque et de reconnaître dans cette vierge qui offre à Épiméthée la boîte fatale l'Ève biblique partageant avec son époux le fruit qu'elle a détaché de l'arbre de la science du bien et du mal.

Mais le vol de mes pensées n'allait ni si loin ni si haut. Il se tenait plus près de terre, se circonscrivait autour de la boîte du scrutin placée sous mes yeux, pénétrait dans son intérieur par l'étroite fente du couvercle, en interrogeait les mystérieuses profondeurs, s'efforçant d'y retrouver les traces non effacées des maux et des biens qu'elle avait recélés et qui s'étaient déjà échappés de ses flancs, les sombres tempêtes ou les vents alizés dont l'heure présente la rend dépositaire, les destinées heureuses ou funestes qu'un avenir prochain peut en faire sortir.

L'horizon, dont cette urne électorale fut le point de départ, embrassa bientôt, dans l'espace, la France entière, et, dans le temps, l'histoire des cent dernières années. Il y a, me disais-je, près d'un siècle que, nouvel Épiméthée, le peuple français a ouvert ses bras et s'est donné à une nouvelle Pandore, la Révolution, cette fille de la Réforme, qui, descendue vers lui des sommets nuageux d'un Olympe où régnaient les Philosophes, les Économistes et les Libres-Penseurs, le front couronné de rêveuses illusions, les lèvres chargées d'irréalisables promesses, lui apportait en dot la boîte des libres suffrages comme le *palladium* sacré d'une existence désormais affranchie et régénérée.

Le rapprochement qui se faisait naturellement dans mon imagination entre un passé tout allégorique et la réalité moderne, n'était que trop justifié par la multiplicité des points de similitude et même de conformité qui identifient en quelque sorte le récit fabuleux du poëte d'Ascra et l'histoire de nos vicissitudes et de nos discordes politiques.

Depuis que les agitations électorales secouent et passionnent les masses et les jettent avec une violence croissante dans l'arène où luttent les partis, quels éléments de bien les feuilles sibyllines envolées de l'urne fatidique ont-elles emportés dans leurs plis souverains ? de quels maux ont-elles propagé les dangereuses semences ? Ce sont là des questions qui s'imposent de force aux méditations de l'homme d'État et du philosophe, et dont le médecin lui-même ne saurait se désintéresser, car elles renferment des problèmes de pathologie d'une importance capitale.

La nature spéciale de cet entretien restreignant la limite de mes recherches au seul domaine de la santé publique et privée, ma tâche, heureusement allégée, se bornera à examiner quelles ont été, au triple point de vue de l'hygiène sociale, morale et physique, les modifications introduites chez le Français considéré individuellement et chez l'être collectif formé de toutes les individualités réunies, le peuple français.

Entre la France antérieure et la France postérieure à 89, les points de ressemblance sont restés nombreux. Quelque violente, quelque profonde et générale que soit une révolution, elle ne fait pas disparaître de l'état physique et de l'état moral des peuples les caractères qui sont le produit du sol, du climat et de la race ; l'action d'une longue série d'années n'altère même que difficilement l'empreinte indélébile qu'un passé séculaire a gravée sur leur front. L'invasion d'un peuple par un autre peuple, le mélange d'une race étrangère à la race autochthone, la fusion de deux sangs dissemblables, sont seuls aptes à opérer dans l'organisation physique et dans les aptitudes, les goûts et les mœurs, un changement assez radical pour créer un peuple nouveau.

Après, comme avant 89, les Français sont restés

Français et l'on peut, à leur sujet, répéter ce que Chateaubriand écrivait au commencement du siècle :

« Fils aînés de l'antiquité, les Français, Romains par le génie, sont Grecs par le caractère. Inquiets et volages dans le bonheur ; constants et invincibles dans l'adversité; formés pour tous les arts ; civilisés jusqu'à l'excès durant le calme de l'Etat, grossiers et sauvages dans les troubles politiques ; flottant comme des vaisseaux sans lest, au gré de toutes les passions ; à présent dans les cieux, l'instant d'après dans l'abîme ; enthousiastes du bien et du mal ; faisant le premier sans en exiger de reconnaissance, et le second sans en sentir de remords ; ne se souvenant ni de leurs crimes ni de leurs vertus ; amants pusillanimes de la vie pendant la paix, prodigues de leurs jours dans les batailles ; vains, railleurs, ambitieux, à la fois routiniers et novateurs, méprisant tout ce qui n'est pas eux ; individuellement, les plus aimables des hommes ; en corps, les plus désagréables de tous ; charmants dans leur propre pays, insupportables chez l'étranger ; tour à tour plus doux, plus innocents que l'agneau qu'on égorge, et plus impitoyables, plus féroces que le tigre qui déchire. Tels furent les Athéniens d'autrefois, tels sont les Français d'aujourd'hui. » (*Génie du Christianisme*).

Les Français ont conservé leurs qualités et leurs défauts ; mais qualités et défauts ont été mis en jeu d'une manière différente par des hommes étrangement modifiés sinon dans leur fond natif, au moins dans divers aspects de leur physionomie.

Les principes constitutifs de l'ancien régime peuvent se condenser, se résumer en un seul, l'hérédité. C'est l'hérédité qui a tenu pendant des siècles la nation divisée en trois classes: le peuple, la bourgeoisie et la noblesse, en y rendant peu fréquent le passage d'une catégorie à l'autre, surtout de la bourgeoisie à la noblesse.

Le peuple, cantonné par les jurandes et les maîtrises dans les professions manuelles, qui se transmettaient des pères aux fils, n'avait guère joué un rôle important et confondu ses passions et ses actes avec les passions et les actes des ordres supérieurs, que dans les longues et sanglantes guerres suscitées par la Réforme.

La bourgeoisie, intermédiaire naturel entre le peuple et la noblesse, avait pris une part moins bornée aux luttes à main armée si fréquentes entre les grands et le souverain ; mais le rôle joué par elle dans les discordes et les intrigues de la Cour était demeuré secondaire, intermittent, passager.

D'ordinaire, peuple et bourgeois ne sortaient de leur vie régulière et hiérarchique qu'à l'appel de leurs échevins et de leur prévôt, alors que leurs franchises communales et leurs privilèges étaient attaqués et mis en péril ; franchises et privilèges à l'endroit desquels leur jalousie se montra toujours très chatouilleuse.

États provinciaux et Parlements trouvaient aussi dans
leur concours le plus ferme appui, quand ils avaient
à défendre contre les empiétements des Gouverneurs
et de l'État leur indépendance et leurs prérogatives.
Car jusques et même aux dernières heures de la Monarchie « rien ne fut moins absolu en France que le
pouvoir absolu, » et c'est avec toute raison que l'on
a dit : « que ce qui est nouveau en France, ce n'est
pas la liberté, mais le despotisme. »

Au milieu de ces antagonismes, de ces luttes, de
ces révoltes, s'entretenaient et se fortifiaient l'esprit
d'indépendance, la dignité personnelle, le respect de
soi-même, un ensemble de sentiments nobles et élevés dans lequel se retrempaient la fibre matérielle et
le ressort moral de la nation ; et les exemples abondent dans notre histoire qui attestent qu'à ces époques le courage civil n'était pas une vertu rare.

Cette fermeté générale des caractères, ce tempérament fort et sanguin, l'atmosphère amollisante et
corruptrice de Versailles même ne parvenait pas à
l'altérer sensiblement. Les guerres étaient trop fréquentes, et la Noblesse s'y prodiguait avec trop d'entrain, pour que l'épée des gentilshommes, un instant
pliée et faussée, ne retrouvât pas son inflexible rectitude et sa pureté en se retrempant dans le sang des
ennemis de la France et dans leur propre sang.

N'avait-on pas vu naguère, soit attrait irrésistible
du danger et mépris inné de la mort, soit esprit de

raillerie et d'opposition, les plus fous d'entre eux, mais non les moins braves, se battre en duel sous les fenêtres mêmes du Cardinal-Ministre, bravant ainsi de gaîté de cœur les édits de l'*homme rouge* et la hache du bourreau.

Il était surtout un principe conservateur qui, infusé en quelque sorte dans les veines de la nation, y entretenait les sources de la vie et y retardait un travail sourd d'affaiblissement et de décadence, je veux dire la foi chrétienne. Non que je prétende que ses œuvres fussent bien actives ; je suis obligé de reconnaître que d'Henri IV à Louis XV les mœurs étaient allées en se relâchant ; mais on m'accordera qu'au milieu de chutes trop renouvelées et malgré de trop déplorables défaillances, les Français étaient restés croyants ; l'âme n'avait pas été dégradée et, à défaut de la vie, la mort demeurait exemplaire. Cela était vrai même dans les hautes classes. Or, ce n'est guère que sur les sommets où elles vivaient, à la Cour, que régnaient sous un ciel changeant et agité les passions politiques dont j'ai à étudier l'influence, au point de vue de l'hygiène morale et physique ; ce que j'appellerai les grandes passions, l'ambition, l'orgueil et l'envie, et sur le second plan, leurs satellites de moindre grandeur, la jalousie, la vanité et la passion de l'intrigue. J'écarte de mon sujet celles qui, formant le fonds commun des misères humaines, sont de tous les temps et de tous lieux : l'avarice, l'amour, la haine, etc., ou si j'ai à m'en occuper, ce ne sera qu'en passant et incidemment.

Les deux premières, l'ambition et l'orgueil, n'ont rien en elles qui soit absolument mauvais et digne de blâme ; loin de là.

« Ne confondons pas, dit Massillon, l'ambition, ce ver qui pique le cœur et qui ne le laisse jamais tranquille, avec cette noble émulation qui mène à la gloire par le devoir ; la naissance nous l'inspire, et la religion l'autorise ; c'est elle qui donne aux empires des citoyens illustres, des ministres sages et laborieux, de vaillants généraux, des auteurs célèbres, des princes dignes des louanges de la postérité ; au contraire, la mollesse et l'oisiveté blessent également les règles de la piété et les devoirs de la vie civile, et le citoyen inutile n'est pas moins proscrit par l'Évangile que par la société. »

Mais ce n'est qu'à une condition que cette passion, loin d'être un vice, devient une vertu : elle doit rester pure de tout intérêt personnel, j'entends dans la mesure compatible avec la faiblesse humaine, c'est-à-dire n'en souffrir le mélange que dans une proportion très restreinte et telle, qu'elle en reçoive, comme l'or de l'alliage du cuivre, plus de cohésion et de fermeté.

Ainsi conçue, l'ambition est réellement une passion expansive, fortifiante, saine. Elle agrandit l'âme, elle l'élève dans des régions supérieures où le large battement de ses ailes la tient éloignée de la terre et la rapproche du ciel.

Et chez l'homme possédé du noble désir de se distinguer parmi ses égaux les fonctions organiques elles-mêmes s'accomplissent avec leur régularité normale, et même avec un surcroît d'activité qui n'a rien que de favorable à la santé. Le cœur libre envoie de chaudes ondes dans le poumon largement ouvert, et de cette source un sang plus riche porte et distribue à tous les organes une vie mieux équilibrée.

Les échecs et les chutes ne dérangent pas cette solide harmonie. A l'épreuve de la mauvaise comme de la bonne fortune, l'athlète étranger à de honteuses et énervantes défaillances reprend l'œuvre un instant interrompue et continue la poursuite de ses généreux desseins, pareil au soldat qui monte une seconde fois à l'assaut, haut le front et haut le cœur.

Mais que dans ses pensées l'intérêt personnel s'introduise dans une proportion trop considérable et y domine, le titre baisse, la valeur diminue, tout change : le vice prend la place de la vertu et l'ambition, de passion expansive, fortifiante qu'elle était, devient une passion dépressive, corruptrice, mauvaise à l'esprit et mauvaise au corps.

L'homme habile perd la claire vue des choses ; il préfère à la ligne droite et lumineuse les sentiers obscurs et tortueux ; la duplicité qui réussit à la loyauté qui échoue ; *un crime à une faute* ; trop souvent il atteint le but, mais c'est alors non plus comme l'aigle qui plane, mais comme le serpent qui rampe.

Les battements du cœur perdent de leur régularité et de leur force, la respiration s'entrecoupe et s'embarrasse, la vie matérielle subit des intermittences de calme et de trouble, en rapport avec les alternatives de la fortune ; elle présente quelque chose d'indécis, j'oserais presque dire de cauteleux ; la chaleur se répartit moins également à la périphérie ; le système veineux prend le dessus sur le système sanguin, le sang noir sur le sang vermeil ; le foie se gonfle et s'engorge ; l'estomac s'irrite et s'altère ; et un jour vient où, miné par un sourd travail de désorganisation physique, l'âme ulcérée par les revers et par le souvenir des grandeurs passées, sur un autre rocher, un autre Prométhée meurt dévoré par le vautour cancéreux.

Les mêmes distinctions sont applicables à l'orgueil. Comme tous les fruits détachés de l'arbre de la science, il porte en lui le germe du bien et les semences du mal. De même qu'il est une ambition dont l'homme peut s'enorgueillir, il est un orgueil qui peut être l'objet d'une légitime ambition. L'orgueil, sentiment de notre valeur personnelle, sentiment inné, général, serait égal chez tous les hommes, selon Larochefoucauld ; il n'y aurait de différence que dans la manière de le mettre au jour. « Passion primitive et nécessaire, suivant Alibert, passion vérita-

blement sociale, qui doit se transmettre religieusement dans les familles pour y maintenir l'ordre et
l'exemple des plus hautes vertus ; pour y être la sauvegarde des mœurs, le préservatif de toute souillure,
la garantie des bonnes actions ; pour y conserver
dans tout son éclat cette pureté héréditaire sans laquelle le don de la vie serait sans charme et sans attrait.

« Tous les hommes, ajoute l'auteur de la *Physiologie des passions*, se rallient et s'unissent pour partager en commun cette noble passion de notre existence, et l'orgueil national fut toujours un des plus
utiles instruments de la félicité des peuples. »

Cet orgueil est le compagnon naturel et inséparable de la généreuse ambition dont nous avons plus
haut mis en lumière le caractère et les actes.

Au point de vue hygiénique, soit physique, soit
moral, cette passion ne porte en elle rien d'hostile à
l'équilibre de nos facultés : tenant habituellement
notre regard fixé vers le ciel, et la tête fièrement redressée, le maintien et les moindres gestes conservent toujours un air d'empire ; elle *élève* (Descuret),
elle *dilate*.

« L'orgueil est actif de sa nature ; il demande une
certaine énergie d'organisation et même une certaine
capacité d'intelligence ; il s'allie rarement avec un
tempérament lymphatique et froid. Il est plutôt le
partage de l'homme chez lequel les fonctions s'exécu-

tent largement. et qui trouve dans sa force physique
des conditions de puissance, de durée et de confiance dans l'avenir. » (Dr Bélouino, *Des Passions*).

Cette passion fait donc évidemment prédominer la
vie du côté du cerveau et du côté du cœur; elle l'exagère. Là sont les défauts de la cuirasse, là les points
vulnérables.

Si l'orgueilleux (et remarquez que ce nom éveille
une prévention défavorable, que celui d'ambition ne
fait pas naître, du moins au même degré), des hauteurs où je l'ai d'abord placé, se laisse glisser sur la
pente dangereuse du sentiment exagéré de sa personnalité et cède à la tendance qui le sollicite si fortement à se préférer aux autres et à les dominer (Descuret), il en arrive bientôt à faire du *moi* si haïssable
(Pascal), non seulement le centre de toutes ses pensées, le mobile de tous ses actes, mais encore un niveau sous lequel doit s'abaisser tout mérite supérieur,
toute grandeur importune. Il n'est plus dès lors
qu'un être insupportable, stérile et antisocial. Or,
« il est peu d'âmes assez fortes pour s'élever jusqu'à
l'orgueil ; presque toutes croupissent dans la vanité, »
a dit l'éloquent abbé de Lamenais, dont le nom rappelle une des plus lamentables chutes où le génie ait
été entraîné par l'orgueil.

Qu'une disgrâce vienne à humilier cet orgueilleux
dégradé, qu'une chute brise les fondements de sa
fortune, vous le verrez se replier en quelque sorte sur

lui-même et cacher honteusement sa défaite ; son cœur se crispe et se contracte ; dans sa tête en feu fermentent les bouillons d'une révolte sauvage, et bientôt la rupture d'un anévrisme latent ou les emportements d'une folie furieuse auraient vengé le bon sens, l'humilité et la société outragés, si chez lui, réagissant dans le moment même, l'estime de soi ne lui apportait des paroles de consolation et de soulagement et ne venait à propos apaiser son cerveau et dilater son cœur. (Descuret).

La folie n'en reste pas moins le châtiment ordinaire d'un orgueil insensé.

Il est rare que ces deux premières passions, dans leur état d'infériorité, l'ambition illégitime et l'orgueil de mauvais aloi, n'engendent pas la troisième, l'envie, « cette sœur germaine de la hayne, dit Charron, ce regret du bien que les autres possèdent, qui nous ronge le cœur, et tourne le bien d'autruy en nostre mal. » (*De la Sagesse*, l. I, c. 28 et 29). Pour faire ressortir les désordres moraux et les ravages organiques que produit cette passion basse et vile, éminemment concentrique, débilitante, *corrosive*, radicalement incompatible avec l'harmonieux et hygiénique balancement de nos doubles facultés, je pourrais me borner à reproduire l'admirable peinture qu'en a tracée Ovide dans ses *Métamorphoses*, et dont je me suis efforcé de faire passer l'énergie dans notre langue ; les moralistes et les psychologistes n'y ont ajouté aucun trait :

Pallor in ore sedet, macies in corpore toto ;
Nusquam recta acies ; livent rubigine dentes ;
Pectora felle virent ; lingua est suffusa veneno ;
Risus abest, nisi quem visi movere dolores ;
Nec fruitur somno, vigilantibus excita curis ;
Sed videt ingratos, intabescitque videndo
Successus hominum ; carpitque et carpitur una,
Suppliciumque suum est.   (Lib. II, v. 775).

La pâleur sur le front, tout le corps décharné,
Le regard vers sa proie obliquement tourné,
L'émail des dents couvert d'une rouille livide,
La langue distillant quelque poison perfide,
Le cœur, gorgé de fiel, insensible aux douleurs
Les yeux ne souriant qu'à l'aspect des malheurs,
Sans sommeil, par l'ennui dévorée, elle veille ;
Et, si des cris de joie offensent son oreille,
Elle écoute et, livrée au plus affreux tourment,
Dans les succès d'autrui trouve son châtiment.

Qu'ajouterais-je à cette énergique et fidèle description si, condensant en quelques lignes succinctes et sèches des développements recueillis dans les écrits des médecins psychologistes, je les résumais ainsi : tristesse, taciturnité, mobilité et froncement des sourcils, pâleur plombée, refoulement du sang de la périphérie du corps vers les organes intérieurs, gêne de la circulation, oppression, palpitations, disposition à l'anévrisme du cœur et des gros vaisseaux, intumescence du foie, débordement de bile, diminution des forces, maigreur, teinte ictérique, suite des troubles digestifs et de l'irritation des viscères qui, « d'organes tyrannisés, vont à leur tour devenir tyrans et rendre avec intérêt à la passion le développement morbide qu'ils ont reçu d'elle » (Descuret, p. 600), pensées sombres et tumultueuses, amour de la solitude et de l'obscurité, insomnies, mélancolie consomptive, hypocondrie, penchant au suicide, appétits meurtriers.

Au moment où vous lisez ces lignes, ne voyez-vous pas, comme je l'ai vu au moment où je les ai écrites, apparaître dans la pénombre, à travers un brouillard de sang, la tête hideuse de Marat ?

Mais n'anticipons pas sur la suite de cet entretien.

Je me hâte de reporter mes regards sur l'époque antérieure à 89, et je me demande quel était le rôle joué par ces trois grandes passions dans la société française de la fin du XVIe siècle, du XVIIe et du XVIIIe.

Quant à l'ambition et à l'orgueil, je n'hésite pas à affirmer, qu'en général, c'est par ce qu'elles ont de grand, d'élevé, d'avouable, que ces passions ont joué un rôle actif, prépondérant et capital, au sein de la noblesse et de cette couche de la bourgeoisie plus rapprochée d'elle, et qu'elle entraînait, comme un satellite, dans l'orbite de sa vie politique, militaire, civile, seigneuriale, parlementaire et communale.

Ne prenons pour exemple que le souverain dans lequel se reflétait, se résumait, se personnifiait en quelque sorte la nation entière :

Regis ad exemplar totus componitur orbis.

Cet Henri IV, *dont le peuple a gardé la mémoire,*
n'est-il pas proclamé aujourd'hui comme le monarque le plus clairvoyant, le plus préoccupé, le plus
ambitieux, le plus fièrement jaloux des vrais intérêts
de la France ? Et Richelieu, ce porte-sceptre d'une
monarchie dont Louis XIII n'était que le porte-cou-
ronne, cette figure sombre, hâve et jaune, ce type
moral et physique de l'homme qui ne met de bornes
ni à son ambition ni à son orgueil, faucheur impitoyable de tout ce qui met obstacle à ses desseins,
a-t-il un seul instant fait passer les intérêts de sa fortune avant les intérêts de ce royaume qu'il a purgé
des guerres intestines et des invasions étrangères ?
N'a-t-il pas ennobli, justifié, absous son ambition,
son orgueil et jusqu'à ses haines, en les faisant servir
à l'accomplissement de ce rêve de son génie, de ce
travail de toute sa laborieuse existence qui porte dans
l'histoire le nom d'œuvre de Richelieu ?

Mêmes passions, même ambition, même orgueil
dans le Roi-soleil qui brille au ciel du XVII⁰ siècle,
entouré, comme l'astre du jour l'est des rayons de sa
gloire, de cette pléiade de grands hommes, de génies
immortels qu'il semble deviner, élever et soutenir, et
qui lui renvoient l'éclat qu'ils ont reçu de lui, Colbert, Bossuet, Racine, Catinat, Molière, Lesueur, La
Fontaine, Vauban, Le Nôtre, Labruyère, Corneille
et Condé, Lebrun, Boileau, Fénelon, Louvois, Massillon, etc., etc. ; travailleur infatigable, grand en

tout, même dans ses faiblesses, absorbant tout en lui, mais se prodiguant à tout, s'incarnant dans l'État comme il a incarné l'État en lui, ne voulant souffrir rien au-dessus de lui et de la France, *nec pluribus impar*, également à la hauteur des plus grands succès comme des plus grands revers, et prêt, quand sa folle superbe a ébranlé les fondements de son empire, à s'ensevelir avec son peuple sous les ruines de la monarchie.

Les qualités hors ligne du prince ont couvert les défauts de l'homme ; les services rendus ont racheté les scandales donnés, et deux siècles d'attaques passionnées, de blâmes trop mérités et d'outrageante injustice, n'ont pas dépossédé Louis de ce titre de *grand* que Massillon réservait pour *Dieu seul*. Il fallait donc bien que chez Louis XIV l'ambition et l'orgueil fussent au premier titre.

Il en était de même chez la plupart des grands qui font cortége au souverain ; on a cent occasions de s'en convaincre en lisant l'histoire, les mémoires du temps, les écrits des moralistes et des chroniqueurs. Dans la sphère politique, la seule dont il soit ici question, la personnalité privée s'absorbait et vivait en quelque sorte dans la personnalité du roi et de la France. L'âme s'y maintenait haute, grande, forte.

Examinons quels étaient, au physique, ces hommes du XVIIᵉ siècle. En les analysant dans les portraits de Rigaud, dans les gravures de Gérard Audran, d'Edelink, de Nanteuil, dans les scènes de bataille de Van der Meulen, dans les tableaux allégoriques de Lebrun, et dans le crayon qu'en ont donné les mémoires de St-Simon, par exemple, dans les lettres, dans les correspondances, que trouvons-nous ? une charpente osseuse, élevée et carrée, des chairs abondamment fournies, un visage vivement coloré, les yeux ouverts et à fleur, le nez long ou en bec d'aigle, fort, très fort, le bas de la face solide, la bouche large, bien garnie, les lèvres saillantes, et, comme conséquence, un estomac à toute épreuve, les sources du sang inépuisables, ainsi que m'autorise à l'affirmer l'épisode satirique du docteur Sangrado dans le roman de Le Sage.

Ce tempérament moral et physique, vigoureusement trempé, sain, expansif, sanguin, devait se reproduire dans la haute bourgeoisie, autant que je puis en juger en soulevant, dans les livres de médecine, le fatras des théories galéniques et humorales qui y couvrent et obscurcissent la vérité ; et je ne doute pas, qu'interrogé, un de ces bourgeois de Molière, dont nous rions, mais que nous aimons, parce qu'ayant beaucoup de ridicules ils ont peu ou pas de vices, n'eût répondu comme Montaigne :

« L'ambition n'est pas un vice de petits compaignons, et de tels efforts que les nostres..... Pour moi, je loue une vie glissante, sombre et muette, également éloignée de la bassesse et d'un insolent orgueil. Ma fortune le veut ainsi. Je suis nay d'une famille qui a coulé sans esclat et sans tumulte, et, de longue mémoire, particulièrement ambitieuse de preud'hommie. » (*Essais*, liv. III, chap. X).

Preud'hommie : manière de sentir, de penser et d'agir des délicats d'alors en matière d'honneur et de probité, que nous retrouvons encore aujourd'hui au sein de nos *Conseils de Prud'hommes*, le dessus du panier des patrons et des ouvriers.

Cette mâle santé de l'esprit et du corps subit une première atteinte sous la Régence de ce Philippe d'Orléans qui fut moins criminel que *fanfaron de crimes*, « prince aimable, vaillant et habile, toutefois trop passionné pour le plaisir, et dont le nom perd un peu de son éclat entre ceux du banqueroutier Law et du cynique Dubois qui eut quelques talents et tous les vices » (Ragon) ; elle reçoit le dernier coup de son royal pupille, qui, doué par la nature des plus heureuses qualités, au lieu de les développer et de les accroître, les laissa s'affaiblir et s'éteindre dans l'abîme de débauche où ne le suivront que trop et sa cour et son peuple.

La France avait travaillé, et rudement, pendant tout le grand siècle. Sous l'impulsion créatrice de Colbert, la richesse publique s'était énormément accrue et accrue sainement par suite d'un effort viril et soutenu. Un édit de Louis XIV avait voulu que la Noblesse pût se livrer au commerce sans déroger ;

et il n'avait fallu rien moins que cinquante ans de
guerres et de profusions pour mettre le désordre et la
ruine dans les finances. Cette plaie, restée ouverte,
l'ordre et l'économie auraient pu la fermer. La fièvre
de spéculation qu'alluma le système de Law, la ren-
dit plus profonde et incurable ; la France connut l'a-
giotage qui, depuis, n'a cessé de se propager et de
tout corrompre.

L'ambition, envahie et avilie par l'intérêt personnel, dégénéra en un égoïsme sordide et dégradant.
La prospérité intérieure de l'État et la grandeur de
la France dans le monde, conditions essentielles de
la vie nationale, furent sacrifiées aux plus bas appétits du moi ; l'orgueil patriotique perdit ses susceptibilités les plus précieuses ; l'orgueil personnel lui-
même, naguère si vivace, s'affaiblit et s'éteignit dans
les énervements de la paresse et du libertinage ; il
s'encanailla.

Que pouvait-il advenir à l'hygiène dans cette dissolution générale ? Des hauteurs où l'esprit avait été
tenu sous le règne des Corneille, des Bossuet, des
Pascal, des Molière, des Fénelon, des Labruyère, il
tomba dans les bas-fonds de la gravelure et de la licence, où le prostituèrent les Vadé, les Collé, et
l'auteur dont on n'ose prononcer le nom que sous le
couvert de *La Métromanie*. Aux beautés et aux rêves du *Télémaque*, le lecteur préféra les réalités sans
voile dont l'auteur de *Rhadamiste* eût rougi, et qui
firent le succès de son indigne fils.

Plus de grandes pensées, plus de nobles actions ; le sens moral s'émousse, s'efface, s'oblitère, et les filles immortelles et pures qu'avaient enfantées l'émule de Corneille et de Racine, Alzire, Mérope, Adélaïde, Zaïre, se jetèrent en vain entre leur sarcastique père et l'héroïne de Vaucouleurs, réduites à se voiler la face, dans leur impuissance à prévenir l'abominable et criminel outrage qu'ont puni, mieux que la main et le feu du bourreau, les flétrissures d'un dégoût qui ne se fit pas attendre, les mépris d'une pudeur universelle et le juste oubli dans lequel il reste à jamais enseveli.

Tous les anneaux des lois civiles et politiques se relâchèrent, se détendirent, et la force supérieure qui les lie et les fixe fut effrontément attaquée. Dieu gênait : on tenta de le supprimer ; les esprits faibles ne pensèrent plus à lui ; les esprits forts le nièrent.

La décadence physique suivait la ruine morale : le sang se corrompt, le teint s'étiole, la fibre se détend, le squelette fléchit et s'ouvre à la carie, la digestion se déprave, les sucs blancs prédominent et le tempérament, de sanguin, devient lymphatique ; le système nerveux surmené est le siège des désordres les plus divers dans ses fonctions vitales et psychiques, névroses, spasmes, convulsions, épilepsie, folie ; la raison est obscurcie par les rêves et l'utopie ; l'influx nerveux dégénère en vapeurs. (Dr Pomme).

Chez les mieux partagés, la force manque : la

charpente est haute, mais grêle ; la tête conserve son élévation, mais perd de son volume ; le front est ouvert, l'œil fendu, le nez allongé, droit et délié, les lèvres amincies et plissées par l'ironie ou en saillies et gonflées par la sensualité, le bas du visage évidé, le cou détaché, les épaules évasées, la voussure de la poitrine effacée, la main belle, le pied petit, la jambe fine et bien prise, le port gracieux, la démarche aisée, le geste aimable ; à défaut de vigueur, une suprême élégance. (Gravures de l'époque, peintures de Boucher, panneaux de Wateau, etc.)

Essayons maintenant de découvrir comment et dans quelle mesure les trois classes de cette société sont travaillées à l'égard les unes des autres, par la troisième grande passion, l'envie, et sa cousine germaine, la haine, comme dit Charron, j'aimerais mieux dire sa sœur jumelle. Je laisse de côté le rôle qu'elles jouent d'homme à homme, dans un ordre inférieur.

Diviser pour régner est un de ces axiomes que grands et petits princes tiennent pour suprême habilité dans l'art de gouverner ; les fondateurs d'empires en ont de tout temps fait la clef de voûte de leur édifice politique. Notre machiavélique Louis XI n'avait pas été le seul de nos rois qui eût mis en pratique cette problématique panacée. La division des classes fut l'œuvre, Alexis de Tocqueville dit le crime, de la royauté (1). Le désir d'empêcher que la nation à qui l'on demandait son argent ne redemandât sa liberté, fit veiller sans cesse à ce que les classes restassent à part les unes des autres, afin qu'elles ne pussent ni se rapprocher, ni s'entendre dans une résistance commune. Un seul prince voulut, mais trop tard, les rapprocher et les unir autrement qu'en les soumettant toutes à une égale dépendance, et s'y appliqua même de tout son cœur ; et celui-là, qui pourrait sonder les jugements de Dieu ! ce fut Louis XVI. (A. de Tocqueville). Il paya de sa tête l'égoïsme de ses prédécesseurs.

« Depuis plusieurs siècles, la noblesse n'avait cessé de s'appauvrir, et la roture seule semblait hériter de tout le bien que la noblesse perdait ; on eût dit qu'elle ne s'accroissait que de sa substance. La décadence de son importance politique suivait celle de sa fortune. Mais les nobles gardaient jusque dans l'abandon de leur ancien pouvoir quelque chose de cet *orgueil* de leurs pères, aussi ennemi de la servitude que de la règle. La noblesse gardait vis-à-vis du roi, et surtout de ses agents, une attitude infiniment plus haute et un langage plus libre que le tiers-état qui bientôt renversera la royauté. On sent, en li-

(1) La division des classes fut le crime de l'ancienne royauté, il devint plus tard son excuse..... (*De l'ancien Régime et de la Révolution*, p. 158).

sant ses Cahiers, au milieu de ses préjugés et de ses
travers, l'esprit et quelques-unes des grandes qualités
de l'aristocratie. Une classe qui a marché pendant des
siècles la première, a contracté, dans un long usage
incontesté de la grandeur, une certaine *fierté de cœur*,
une confiance naturelle en ses forces, une habitude
d'être regardée qui fait d'elle le point le plus résistant du corps social. Elle n'a pas seulement des
mœurs viriles ; elle augmente, par son exemple, la
virilité des autres classes. En l'extirpant (la noblesse),
on énerve ses ennemis mêmes. En traitant avec elle,
les rois *aimaient mieux parler à des francs qu'à
des serfs.*

« La barrière qui séparait la noblesse des autres
classes, quoique très facilement franchissable, était
toujours fixe et visible, toujours reconnaissable à des
signes éclatants et odieux à qui restait dehors. Une
fois qu'on l'avait franchie, on était séparé de tous
ceux du milieu desquels on venait de sortir par des
privilèges qui leur étaient onéreux et humiliants.

« Le système des anoblissements, loin de diminuer la *haine* du roturier contre le gentilhomme,
l'accroissait donc au contraire sans mesure ; elle s'aiguisait de toute l'*envie* que le nouveau noble inspi-
rait à ses anciens égaux... A aucune époque de notre
histoire, la noblesse n'avait été aussi facilement acquise qu'en 89, et jamais le bourgeois et le gentilhomme n'avaient été aussi séparés l'un de l'autre.

Non-seulement les nobles ne veulent souffrir dans leurs colléges électoraux rien qui sente la bourgeoisie, mais les bourgeois écartent avec le même soin tous ceux qui peuvent avoir l'apparence de gentilshommes.

« De son côté, le bourgeois est presque aussi à part du peuple que le gentilhomme est à part du bourgeois. Séparé des paysans par la différence des lieux et plus encore du genre de vie, le bourgeois l'était le plus souvent encore par l'intérêt ; et les offices ne manquaient pas qui exemptaient les premiers soit de la milice, soit de la corvée, soit de la taille. Ces misérables prérogatives remplissaient *d'envie* ceux qui en étaient privés et *du plus égoïste orgueil* ceux qui les possédaient.

« *La vanité* propre aux Français se fortifiait et s'aiguisait dans le frottement incessant de l'amour-propre des petites corporations, et le *légitime orgueil* du citoyen s'y oubliait.

« Une distance immense existait entre le peuple et toutes les autres classes. Le peuple seul, surtout celui des campagnes, se trouvait presque toujours hors d'état de résister à l'oppression autrement que par la violence ; libre et propriétaire, il restait presque aussi ignorant et souvent plus misérable que les serfs, ses aïeux. Il n'excellait que dans le métier des armes, où, du moins, il avait un contact naturel avec les autres classes. C'est dans un abîme d'isolement

et de misère que le paysan vivait. Passionnément
épris de la terre, comme il l'est encore aujourd'hui,
il consacre à l'acheter toutes ses épargnes et l'achète
à tout prix. Aussitôt, droits du fisc, corvées, péages,
droit de pigeonnier, de vente aux marchés, de mou-
ture, de four seigneurial, de dîme, tombent sur lui si
dru et si bien que c'est à faire des rentes à autrui que
passe une partie du revenu de son petit domaine. Et
cependant il se tenait dans sa misère fermé et impénétrable. Rien ne paraissait changé au dehors ; ses
mœurs, ses habitudes, ses croyances semblaient toujours les mêmes ; il était soumis et même joyeux. Il
faut se méfier de la gaîté que montre le Français
dans ses plus grands maux. Croyant sa mauvaise fortune inévitable, il cherche à s'en distraire en n'y pensant point ; n'allez pas croire qu'il ne la sente pas.

« Est-il surprenant que les différentes classes qui
partageaient la société de l'ancienne France, en ren-
trant en contact, il y a 80 ans, après avoir été isolées
si longtemps par tant de barrières, ne se soient tou-
chées d'abord que par leurs endroits douloureux et ne
se soient rencontrées que pour s'entre-déchirer ?
Même de nos jours, *leurs jalousies* et *leurs haines*
leur survivent. » (A. de Tocqueville, *passim*).

Au-dessus des trois classes, dont je viens d'examiner la situation particulière et les rapports respectifs,
le roi resta longtemps placé dans une sphère si élevée que l'*envie* et la *haine*, dont les flots grondants

s'étendaient et montaient du peuple à la bourgeoisie et de la bourgeoisie à la noblesse, ne jetaient pas à ses pieds même un flocon de leur écume. La nation avait pour lui tout à la fois la tendresse qu'on a pour un père et le respect qu'on ne doit qu'à Dieu. (Tocqueville.) Voltaire n'était que le fidèle écho de la voix de tous lorsqu'il disait : « En vérité, j'admire les Welches de prendre parti pour ces bourgeois insolents et indociles (les Parlements.) Pour moi, je crois que le roi a raison ; et puisqu'il faut servir, je pense qu'il vaut mieux le faire sous un lion de bonne maison, et qui est né beaucoup plus fort que moi, que sous deux cents rats de mon espèce. »

Je trouve encore dans Tocqueville une observation qui est trop afférente à l'hygiène morale et même physique pour que je ne la reproduise pas : « Les hommes du dix-huitième siècle, dit-il, ne connaissaient guère cette espèce de passion du bien-être qui est comme la mère de la servitude, passion molle, et pourtant tenace et inaltérable..... Ils aimaient la joie et adoraient le plaisir ; ils étaient peut-être plus déréglés dans leurs habitudes et plus désordonnés dans leurs passions et dans leurs idées que ceux d'aujourd'hui ; mais ils ignoraient ce sensualisme tempéré et décent que nous voyons. Dans les hautes classes, on s'occupait bien plus à s'illustrer qu'à s'enrichir. Dans les moyennes même, on ne se laissait pas absorber tout entier dans la recherche du bien-être ; souvent on en abandonnait la poursuite pour courir après des jouissances plus délicates et plus hautes ; partout on plaçait en dehors de l'argent quelque autre bien. »

Ce besoin de chercher hors de soi un aliment aux généreux instincts, à la partie saine des passions, semble, en effet, être inné et irrésistible chez les Français. On le vit bien à cette époque, comme on l'a vu plus tard, comme on le verra toujours. Lorsque la secte des philosophes entreprit de déraciner la foi catholique chez ce peuple enthousiaste et léger, elle lui donna, sinon pour satisfaire, au moins pour tromper cette noble qualité de son âme, en échange de ce qu'elle appelait ses superstitions et ses erreurs, l'idéal d'une perfectibilité indéfinie, le culte de la raison pure, le rêve d'un avenir d'affranchissement, de liberté et de paix universelle, un amour incommensurable de l'humanité qui devait faire oublier, en la surpassant, l'œuvre dix-huit fois séculaire de la charité chrétienne ; en un mot la *philanthropie,* grand mot, le plus souvent vide de ce qu'il a la prétention de contenir : *l'amour du prochain.*

Au souffle d'une fraternité fallacieuse, ils allumèrent au sein des masses les feux de la discorde, de la révolte, de la cupidité, de l'envie et de la haine. Comment avaient-ils pu oublier la Jacquerie, les Maillotins et les Seize ? Ignoraient-ils que les Français, « qui sont le peuple le plus bienveillant, tant qu'il demeure tranquille dans son naturel, en devient le plus barbare dès que de violentes passions l'en font sortir ? » (de Tocqueville).

Bientôt le toscin sonna le glas funèbre de la monarchie ; la Cour descendit dans la rue, les ambitieux et les flatteurs changèrent d'idole. Le nouveau monarque exerça-t-il sa souveraineté à des conditions meilleures que les autres rois ?

Je me restreins à la question d'hygiène morale et physique, et je me pose la question suivante : sous le nouveau régime politique inauguré en 1789 et qui, déplaçant la souveraineté, la fit descendre du sommet à la base, substitua la multiplicité à l'unité, la délégation élective au pouvoir héréditaire, le procès-verbal des votes populaires à la cédule royale, que sont devenues les grandes passions sociales, ambition, orgueil, envie ? Quelles modifications ont-elles subies dans leurs éléments ? Ces éléments ont-ils été altérés dans leur proportion relative ? La part d'alliage y a-t-elle été accrue ou diminuée ? Prenons l'histoire pour pierre de touche.

On ne saurait nier que, dans l'œuvre de réforme entreprise en 89 par le roi, la noblesse, la bourgeoisie et le tiers-état, un instant réunis et confondus dans de généreuses et communes aspirations, le but, s'il était difficile et même impossible à atteindre, était au moins digne d'être poursuivi ; c'était comme un idéal de justice, d'égalité et de vertu qui aurait réalisé les utopies de Platon, de Fénelon, de Morus, et de l'abbé de St-Pierre; un rêve, mais un rêve innocent. Malheureusement l'envie ne tarda pas à semer des germes de discorde entre des classes depuis longtemps profondément divisées, et bientôt l'ambition, obscurcissant les intelligences et égarant les cœurs, étouffa la voix de l'intérêt et du salut national, et l'envie finit par allumer les plus haineuses et les plus sanglantes rivalités.

Quant à l'orgueil, il atteignit des limites que le monde n'avait pas connues jusque-là. Les empereurs romains n'avaient fait qu'entrer en partage avec la divinité. Les *Titans* de la Convention, après avoir coupé la tête au roi très chrétien, détrônèrent Dieu. La déesse Raison fut élue à sa place. Était-ce assez de folie? On ne tarda pas à pousser plus loin l'outrage : on fit à Dieu l'aumône d'un décret qui reconnaissait son existence !

Et lorsque le coup d'État du 18 brumaire eut rendu le vainqueur des Pyramides héritier incontesté de la Révolution et du despotisme conventionnel, il semble que les foudres invincibles de la victoire n'ont été mises en ses mains, que les éclairs du génie n'ont illuminé sa vaste intelligence, que la fortune ne l'a élevé au plus haut faîte de la puissance et de la gloire, que pour rendre plus éclatante et plus féconde en merveilleux enseignements cette chute soudaine où fut précipité ce *dieu mortel* par les éblouissements de son insatiable ambition et le vertige d'un orgueil insensé.

Une cause infaillible de ruine avait miné le colosse : la préoccupation exclusive de l'intérêt personnel, l'envahissement absolu du moi, l'égoïsme : principe viciant, passion basse et malsaine, également fatale à l'homme privé, aux souverains et aux peuples.

Quant à ce que devint la nation, c'est dans les camps qu'il faut la suivre. Elle s'y réfugie d'abord et s'y précipite ensuite presque tout entière, en proie à cette fièvre furieuse qui semble un des éléments du sang français. Là les ferments d'envie et de haine que la Révolution avait allumés s'éteignent ; et toutes les grandes passions dont nous avons analysé le jeu dans les pages précédentes, se concentrent et s'absorbent dans l'ambition des conquêtes, l'amour de la gloire et l'orgueil du drapeau.

Ce régime, auquel la France fut tenue pendant vingt ans, s'il n'était pas un régime de liberté, était au moins un régime sain et fortifiant. Les ardeurs qui enflammaient les cœurs étaient généreuses, nobles, expansives ; c'était par des actions d'éclat que la conquète d'un haut grade était poursuivie, par le sacrifice de la vie qu'était sollicité ce signe de l'honneur que l'Empereur sur les champs de bataille donnait aux mourants *comme un viatique de gloire* ; l'intérêt particulier ne se séparait pas de l'intérêt commun et les satisfactions, comme les aspirations de la personnalité, du moi, s'épuraient en se confondant avec la gloire et la grandeur de la France. L'orgueil militaire engendrait bien un certain mépris pour ce qui restait bourgeois et civil, mais il ne soulevait, en retour, aucune rancune jalouse ; chaque famille, comptant quelqu'un de ses membres sous les drapeaux, pouvait prendre une part indirecte à la vanité du jour.

Rentrés dans la vie privée, ces hommes de guerre se montraient francs, loyaux, réguliers, honnêtes, peut-être quelque peu trop voltairiens, mais de ces voltairiens qui finissent par aller à la messe. Au physique, le corps était, comme l'âme, trois fois trempé dans la fournaise. Interrogez les tableaux de Gros ; examinez les dessins de Charlet, de Swebach, les toiles de Bellangé : la tête est haute, l'œil limpide, le regard frappe en face et sans obliquité, le nez est ferme, le col est libre, le teint coloré ou hâlé, la moutache drue, les épaules à peine voûtées, le torse élancé, sans saillies obèses, le bras maigre, la main osseuse, les jambes sèches, enlevant vivement l'ensemble sur les ressorts de leurs muscles d'acier ; tout est fibre, tout est sang.

Ce tempérament physiologique, fibreux et sanguin, les hommes de cette époque le conservent sur le brancard de l'ambulance et sur les lits de l'hôpital. Ouvrez les livres de Broussais, interrogez les écrits de Larrey ; l'inflammation fait le fonds de toutes les maladies, la saignée celui du traitement ; l'état de l'âme s'impose au physique et lui dicte la loi ; les désordres de l'une et les passions de l'autre tiennent à un égal degré du tempérament sanguin. Les grands coups de lancette vont de concert avec les grands coups de sabre.

Mais au courage militaire, vraiment incomparable, ne correspondait pas, il faut bien l'avouer, un courage civil d'aussi bonne trempe; c'est le revers de la médaille. Le propre du pouvoir absolu étant d'abaisser sous son rouleau tout ce qu'il comprime, en nivelant, il aplatit.

Ce n'est qu'à dater de la chute de l'Empire, qu'il nous est permis d'étudier dans leur jeu, libre et régulier, ces institutions nouvelles dont le nom avait été si souvent prononcé depuis 1789, et qui, débarrassées enfin des violences révolutionnaires et de la servitude impériale, produisirent, comme leur fruit propre et incontestable, les influences morales et physiques que l'on peut affirmer être réellement nées de leur naturelle évolution.

Depuis cette dernière époque, l'axe de notre monde politique a changé. C'est autour de l'urne électorale que gravite désormais le système gouvernemental; le scrutin devient l'*ultima ratio* des crises sans cesse renaissantes; la souveraineté nominale occupe le trône; le dernier mot est aux votes populaires.

L'ambitieux, qui, jadis, n'avait qu'un maître, en a autant qu'il y a de gens utiles à sa fortune et devient l'esclave des intérêts et des passions des clients dont il doit briguer les suffrages.

Une lutte acharnée autant qu'aveugle s'engage entre les survivants de l'ancienne noblesse rentrés en possession de leur patrie et d'une partie de leurs biens territoriaux, trop peu oublieux peut-être de leur suprématie passée et de leurs privilèges perdus, d'une part ; et d'autre part, les vaincus de Waterloo, tenus à l'écart par, les scrupules d'une honorable fidélité ou par les ombrageuses et puériles susceptibilités d'un trop récent anoblissement ; les favoris de ces richesses financières, industrielles et commerciales dont la Restauration leur avait largement ouvert les sources et qui tournaient contre elle leur puissance et leur ingratitude ; et un peuple aux instincts patriotiques et aux généreuses aspirations, mais toujours *inquiet, volage dans le bonheur, flottant comme les vaisseaux sans lest au gré de toutes les passions, ne se souvenant ni de ses crimes ni de ses vertus*, et qui, armé de la liberté par ses rois légitimes, s'en servit pour les frapper, au risque de se blesser lui-même.

La bourgeoisie surtout avait pris à la lettre et entendait réaliser la fameuse phrase de Siéyès : *Qu'est-ce que le tiers-état ? Tout. — Qu'a-t-il été jusqu'ici ? Rien.* Deux assertions également éloignées, la première de l'équité, la seconde de la vérité.

C'est dans le sot antagonisme de la noblesse et de a bourgeoisie, dans leurs froissements continuels, dans les blessures faites par la morgue à la vanité, qu'il faut chercher en majeure partie la cause de nos divisions, de nos discordes et de nos révolutions.

Longtemps les classes inférieures sont restées étrangères à ces rivalités, à ces jalousies, et indifférentes à ces luttes d'influence et de domination. Placées à une plus grande distance de la noblesse, elles n'en apercevaient que l'éclat et ne s'en rapprochaient que pour en recevoir des services. Vivant et travaillant sur les confins mêmes de la bourgeoisie, elles étaient en position de se rendre un compte exact de la manière dont celle-ci se forme et se renouvelle : s'ouvrant et donnant accès à ceux du peuple qu'un travail heureux élève à l'aisance et à la fortune, et laissant retomber dans le milieu d'où ils sont partis ceux qu'abandonne la fortune et l'aisance, rendant ainsi presque autant qu'elle reçoit.

La lutte entre le peuple et la bourgeoisie ne me semble avoir chance de s'établir que le jour où le peuple aura perdu la claire vue de ce fait, et où, dépouillé de tout sens moral, il aura perdu toute notion de justice et en sera arrivé à ne plus distinguer le mien du tien, *la propriété d'avec le vol.*

On travaille, il est vrai, à le débarrasser de la pudeur de ces préjugés, vieux comme le monde, et à l'affranchir de ces chaînes morales rivées par la main de Dieu. Y parviendra-t-on ? Je ne le pense pas. Loin de moi la pensée de flatter le peuple. Je ne dis ceci que parce que telle est ma profonde conviction et en

regrettant qu'elle ne soit pas universellement parta-
gée. Il existe dans le peuple, pris en masse, un fonds
immuable de générosité, un sentiment instinctif du
bien, une conscience innée du juste et du vrai, qu'il
n'est pas au pouvoir des hommes d'étouffer et d'anéan-
tir, et qui est d'ordre supérieur et providentiel : véritable loi divine établie pour assurer l'existence et la
pérennité des sociétés humaines.

Les atteintes portées par le choc de ces passions à
notre état moral ressortent des pages précédentes avec
une trop évidente clarté pour qu'il me soit nécessaire
d'entrer à ce sujet dans de longs développements.
C'est surtout, on l'a vu, le système nerveux qu'elles
ont ravagé, et parmi les désordres qu'elles y ont suscités, c'est la folie qui en occupe le point culminant.
Il est de notoriété qu'à chaque révolution, il entre
dans nos asiles d'aliénés une nouvelle fournée de
malheureux privés de la raison, et que le mouvement
envahisseur ne décroît et ne s'arrête qu'avec lenteur.
Les mécomptes de l'ambition y fournissent l'apport
principal ; car il ne faut pas que la chute ait lieu de
bien haut pour que ses conséquences morbides se produisent : les ambitions les plus subalternes y sont
exposées à un égal degré.

Le désir d'arriver rapidement à la fortune, aux
honneurs, à la renommée, qui découle des convoitises
de l'ambition et des impatiences de la vanité, a eu
trop souvent un résultat immédiat ou lentement pro-

gressif ; je veux parler de cette fatigue de l'intelligence surmenée, de cette usure prématurée du cerveau donnant lieu à des morts soudaines, à des aliénations instantanées, à des paralysies galopantes qui ont enlevé du milieu de la société un si grand nombre de ces hommes rares et privilégiés, qui en étaient le charme, l'espérance ou l'orgueil.

Entre ceux dont la folie dégrade l'intelligence et ceux qui meurent d'un ramollissement du cerveau doivent avoir ici leur place ces êtres plus malheureux encore qui, abattus par les revers de la fortune, désertent la lutte et la vie et cherchent dans le suicide un terme à leur misère, également coupables envers Dieu dont ils violent la loi et envers la société qu'ils outragent et corrompent par l'exemple de leur abandon et de leur lâcheté.

Cette criminelle maladie, car le suicide tient peut-être autant de la maladie que du crime, s'est accrue de nos jours dans d'effrayantes proportions. La statistique officielle du suicide en France compte 1,542 en 1827 ; 2,443 en 1837 ; 3,647 en 1847 ; 3,967 en 1855 ; 5,011 en 1867. Qu'ajouterai-je à la sinistre signification de ces chiffres ?

Parallèlement à ces signes de décadence morale apparaissent dans notre constitution physique des menaces d'affaiblissement et de dégénérescence. Pour n'appeler en témoignage qu'un fait qui se produit en quelque sorte au grand jour et se répète et s'aggrave d'année en année, je rappelle que la taille exigée pour les conscrits a dû, à plusieurs reprises, être successivement abaissée, que les cas de réforme se sont multipliés au point de rendre, dans un certain nombre de départements, le recrutement insuffisant pour répondre au contingent demandé.

Les maladies elles-mêmes se sont présentées depuis quarante ans avec des caractères indécis, louches, attestant une mollesse, une dépression vitale ; les inflammations franches, les réactions énergiques sont devenues rares; la lancette reste oisive entre nos mains, et c'est à coups de purgatifs que nous devons balayer les impuretés intestinales.

Enfin la couche nuptiale va s'appauvrissant par une stérilité morbide ou calculée ; l'équilibre est rompu entre la vie et la mort; le chiffre des décès dépasse celui des naissances.

Je m'arrête, non que j'aie épuisé la matière et mis à découvert toutes les plaies de notre corps social ; mais celles que j'ai étalées au grand jour montrent assez l'étendue du mal et sa profondeur.

Est-ce à dire que toute chance de guérison soit perdue et qu'il ne reste plus assez de vitalité dans ce corps vieilli et usé pour qu'une réaction et une crise salutaires s'y produisent et le débarrassent de la gangrène morale et physique qui le tient suspendu entre la vie et la mort ? Faut-il, lutteurs abattus et découragés, nous coucher aux angles des carrefours et, montrant

dn doigt aux générations qui nous suivent l'urne mau-
dite, leur crier comme le Dante :

> *« Per me si va nella città dolente ;*
> *Per me si va nell'eterno dolore ;*
> *Per me si va tra la perdula gente ;*
> *. . . . .*
> *Lasciate ogni speranza, voi che'ntrate. »*
>
> (Inferno, canto III.)

> « Par moi l'on va dans la cité des larmes ;
> Par moi l'on va dans l'éternelle douleur ;
> Par moi l'on va chez la race maudite ;
>
> . . . .
>
> Perdez toute espérance vous qui entrez. »
>
> (L'Enfer, chant III.)

A Dieu ne plaise, et mieux vaut mille fois, après
avoir jeté le cri d'alarme, revenir au récit d'Hésiode et
nous rappeler que, « docile aux ordres de Jupiter, Pandore replaça le couvercle assez promptement pour que,
seule, l'Espérance fixée au fond de la boîte, ne s'en-
volât pas au dehors. »

L'urne électorale est et sera longtemps encore le
dépôt obligé de nos volontés et de nos suffrages, et
nos destinées municipales, départementales et natio-
nales restent livrées aux arrêts irrévocables du scrutin.
L'instrument mis entre nos mains n'est par lui-même
ni absolument bon, ni absolument mauvais, et il dépend de nous d'en faire sortir notre salut. Si l'enquête
à laquelle j'ai consacré cette longue esquisse d'hygiène morale et physique, ne laisse aucun doute sur la

nature des causes qui, de révolutions en révolutions, nous ont réduits à l'état où nous sommes et amenés au bord de l'abîme où peut se consommer notre perte, elle nous montre avec une non moins claire évidence les points auxquels le remède doit être appliqué. Nous sommes à la fois la victime et le coupable ; c'est donc à nous de réparer des fautes que nous avons commises, fautes déjà cruellement expiées ; à nous de nous racheter de nos erreurs en travaillant avec résolution et persévérance à nous en corriger.

L'œuvre est grande et belle, et elle a pour elle l'intérêt privé et l'intérêt commun, la justice et le droit ; elle a pour elle Dieu lui-même que blasphème et renie le socialisme matérialiste et athée.

A ne considérer les choses qu'au point de vue d'une meilleure situation hygiénique et du relèvement du caractère moral et du tempéramment physique de notre race, est-il une ambition plus haute que celle d'entreprendre la restauration politique, sociale et religieuse de toute une nation ; une ambition plus faite pour tenter les classes élevées d'un peuple libre et chrétien qui sent se réveiller dans son sein les nobles et purs instincts que dix siècles avaient développés et que quatre-vingts ans de troubles et d'égarements ont pu assoupir, mais non étouffer ?

Mais pour être dignes de l'œuvre et en mesure de l'accomplir, nous devons asseoir notre ambition sur la base seule du devoir et la maintenir pure de tout inté-

rèt personnel, de façon à ce qu'elle demeure *une passion expansive, fortifiante, saine*, et par là et seulement par là active, féconde, irrésistible ; et, l'heure
de la régénération venue, nous pourrons nous abandonner en toute sécurité aux joies pures de *cet orgueil*
que nous avons montré *actif de sa nature, permis
aux seules organisations énergiques, aux seules intelligences ouvertes, à ceux enfin chez lesquels les
fonctions s'exécutent largement et qui trouvent dans
leur force physique des conditions de jouissance, de
durée et de confiance dans l'avenir.*

Enseignons au peuple à mieux connaître ses droits
et ses devoirs, par la revendication que nous ferons
nous-mêmes des uns et pour lui et pour nous, et par
la constante fidélité avec laquelle nous pratiquerons
les autres. Qu'il apprenne, par notre exemple, à dis-
cerner dans le choix de ses mandataires l'abeille du
frelon, l'homme droit et simple de l'homme habile,
le dévouement désintéressé de l'égoïsme qui se cache
sous le masque du sacrifice. Soyons hommes d'action,
si nous voulons qu'il agisse ; hommes d'honneur, si
nous voulons qu'il soit honnête ; hommes de courage,
si nous voulons qu'il soit courageux. En dehors de la
lutte, veillons avec lui, soyons ses conseils et ses
amis ; au jour de la lutte, ses guides et ses appuis,
le cœur sur son cœur, la main dans sa main.

Dans de telles conditions, derrière le bon citoyen
se trouve toujours l'honnête homme ; derrière les

vertus patriotiques les vertus chrétiennes. A ceux
qui mettent ainsi au-dessus de tout l'austérité des
mœurs, seule et vraie sauvegarde de la santé de l'âme
et de la santé du corps, *mens sana in corpore sano,*
la patience courageuse qui attend l'aisance et la fortune du travail persévérant au lieu de les demander
au jeu de périlleuses spéculations, le respect de l'autel dont la base doit reposer sur les assises de marbre des palais comme sur les fondements grossiers
des chaumières, et sur lequel devrait s'appuyer le
siège présidentiel comme le trône monarchique ; à
ceux-là et à ceux-là seuls il sera facile de tenir loin
d'eux ou de fouler aux pieds les deux monstres si
énergiquement décrits par le poëte dans les tableaux
reproduits au début de cette esquisse : l'Envie et la
Haine, qui obscurcissent et dégradent la raison, com-
priment et dessèchent le cœur, déchirent et rongent
le foie, comme le ferait un vautour ; hôtes ténébreux
des ventes, des chambrées et des criminels concilia-
bules, sinistres instigateurs des conspirations, des
révoltes et des incendies, abrutis par la double ivresse
de la rage et de l'absinthe, gonflés du corrosif poison
des doctrines antisociales, exécrables agents de nos
discordes, de nos abaissements et de nos ruines.

Non, c'est le front haut, la poitrine découverte, au
grand jour et par le droit chemin, que les hommes
d'ordre, sans acception d'origine, doivent marcher au
but, allant droit à l'ennemi pour le désarmer, non

pour le proscrire et l'asservir, les bras ouverts à l'enfant égaré, unis et forts, inébranlables et invincibles dans leur amour commun pour la famille, pour la patrie et pour Dieu.

> C'est ainsi que la terre avec plaisir rassemble
> Ces chênes, ces sapins qui s'élèvent ensemble ;
> Un suc toujours égal est préparé pour eux ;
> Leur pied touche aux enfers, leur cime est dans les cieux ;
> Leur tronc inébranlable et leur pompeuse tête
> Résiste, en se touchant, aux coups de la tempête ;
> Ils vivent l'un par l'autre, ils triomphent du temps ;
> Tandis que sous leur ombre on voit de vils serpents
> Se livrer, en sifflant, des guerres intestines,
> Et de leur sang impur arroser leurs racines.
>
> (Voltaire, *Discours sur l'Envie*).

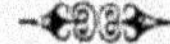

MADAME EST SERVIE !

Ce n'est pas une affaire de mince importance que la direction journalière du ménage en ce qui concerne le marché, la cuisine et l'office. Au point de vue fiscal, c'est, plus souvent qu'on ne serait tenté de le croire, à l'économie ou à la prodigalité qui a présidé à ce premier et indispensable chapitre qu'il faut rapporter les souffrances ou la prospérité du budget général. Quel que soit l'étage où s'accomplit sa tâche, la bonne ménagère se trouve placée entre deux écueils : compromettre les finances en *mettant*, comme on dit, *tout par écuelles*, ou la santé en taillant le vivre trop par le menu. *Ne quid nimis, rien de trop*, est un point difficile à atteindre en toute matière. Au cours ordinaire de sa gestion, il lui faut du tact, de l'ordre, de la mesure, et même le don des ressources longuement méditées ou créées à l'improviste.

La chose prend presque l'importance d'une affaire d'État, lorsqu'il s'agit, aux jours de gala, de régler la luxueuse ordonnance et d'arrêter les savantes combinaisons *d'un dîner prié.* Il est peu de jeunes femmes, novices en ces matières, qui, la veille de leur premier début, aient conservé assez de sang-froid pour s'endormir paisiblement, comme le fit Condé, la nuit qui précéda la bataille de Rocroi. Avertie par l'axiome du maître ou servie par un naturel instinct, la maîtresse de maison n'ignore pas que *convier quelqu'un, c'est se charger de son bonheur pendant tout le temps qu'il est sous notre toit* (Brillat-Savarin, *Physiologie du goût*) ; et lorsqu'à l'heure fixée, saluant l'arrivée du dernier convive, souriante au milieu d'invités qui vont être juges, elle mesure à l'animation toujours croissante des yeux, au frémissement mal contenu des lèvres impatientes, la grandeur des espérances qui dilatent les estomacs, c'est avec un redoublement d'émotion qu'elle voit s'ouvrir la porte à deux battants et qu'elle entend retentir, comme un signal de succès ou de défaite, ces mots qui soulèvent et entraînent tout son monde : *Madame est servie !*

Peut-être n'avez-vous pas oublié, Madame, la première et décisive soirée où, nouvelle mariée, vous présidiez à l'inauguration du foyer de *votre seigneur et maître* et faisiez les honneurs de la table avec une grâce empressée et un imperceptible embarras qui semblait ne trahir votre inexpérience que pour vous entourer de plus d'intérêt et de charme. Cela s'appelait jadis : *Planter la crémaillère.*

J'en fus témoin, j'y fus acteur, et je retrouve dans mes souvenirs tous les détails de cette fête de famille.

A la clarté qui ruisselle des *carcels* et des bougies, j'embrasse du regard la table ovale, chargée de pièces d'argenterie, de corbeilles de fleurs, de pyramides de fruits et d'un parterre de petits fours, de confitures et de dragées. Une ligne de trente couverts en couronne les bords, chacun marqué du nom d'un parent ou d'un ami. Au-dessus du cristal des verres et des salières qui scintillent, les carafes arrondissent leurs flancs pleins d'une eau transparente et fraîche ou dressent leurs cols rougis par la pourpre de nos meilleurs crus ; dans les hanaps le Marsala et le Madère, le Chambertin, la Nerthe et le Bordeaux, le Constance, le Chypre et le Tokay n'attendent pour couler que l'heure et le signal. Sous le couvercle bruni des réchauds ciselés ont déjà pris place les escadrons légers et les gros bataillons du succulent et plantureux menu qu'un programme écrit en lettres d'or signale à la valeur et au choix de chaque convive.

Voici ce programme :

POTAGE PRINTANIER

Vins.

Madère — Marsala.

Entrées.

Bouchées de truffes.	Croquettes d'écrevisses.
Petits pâtés à la purée de gibier.	Caisses d'ortolans.
Filet à la Montmorency.	Croustades de bécasses.
Perdreaux à la Provençale.	Timbale de Vaucluse.

Relevé.

Truite saumonée à la Chambord.

Vins.

Pomard — La Nerthe — Vin du Rhin.

Punch glacé au marasquin.

Rôti.

Dinde truffée — Lièvre à la Nuremberg.

Hors-d'œuvre.

Jambon de Bayonne à la gelée.	Aspic de foie gras.
Poivrade de truffes.	Artichauds à la barigoule.
Pudding à la chipolata.	Bombe glacée.

Vins.

Bordeaux — Tokay-Princesse.

DESSERT

Tisane de champagne glacé çà et là.

Je passe sous silence le moka brûlant et les liqueurs trentenaires qui nous attendaient au salon et le thé noir *nuagé* de lait qui donna le signal du départ.

Si je retire ce menu de mes archives et si je le reproduis comme entrée en matière, au début de cet entretien, ce n'est pas à titre de simple curiosité, loin de là ; ne le traitez pas de hors-d'œuvre. J'y reviendrai plus tard et laisserai alors au médecin à jeûn et de sang-froid la tâche de juger en appel le chef-d'œuvre gastronomique pour lequel l'ancien convive, rendu à des séductions et des jouissances rétrospectives, n'aurait en ce moment que de l'admiration et des éloges.

Je l'ai reproduit parce qu'il me fournit un échantillon à peu près complet des aliments dont un chapitre des plus importants de l'hygiène fait son étude et expose la nature, la composition, les qualités agréables, utiles ou nuisibles.

Sous les déguisements que lui fait subir l'art des Martel, des Carême, des Campé et de nos *cordons bleus* ordinaires, le fond de la matière ne change pas. Le travail ne fait qu'en élever le prix : le filet à la Montmorency qui s'étale sur un plat d'argent, ne diffère pas du morceau de bœuf qui passe du gril ou du pot au feu sur une assiette de faïence grossière et ébréchée.

Pour satisfaire aux exigences de la mode et au goût plus difficile des gourmets, la science culinaire va sans cesse multipliant ses ressources, inventant de nouvelles combinaisons, empruntant à des régions plus éloignées le tribut qu'elle prélève sur les hôtes de l'air, de la terre et des eaux.

Initiée aux secrets de la gastronomie moderne, tenue au courant de ses progrès fastueux, n'avez-vous pas, Madame, trop longtemps négligé d'acquérir une notion, ne fût-elle qu'élémentaire, des lois qui président à la vie, des conditions indispensables au fonctionnement régulier des organes digestifs, objet de vos plus délicates prévenances, de la composition et des propriétés des matériaux divers que leur activité particulière doit élaborer et transformer, de l'étendue accordée et des limites posées à cette activité, à son but, à son mode, à ses résultats ?

Sur tous ces points l'hygiène mettait à votre disposition des enseignements du plus grand intérêt et indispensables, car c'est de ces enseignements qu'elle déduit avec précision les règles auxquelles chacun doit se soumettre, s'il veut faire tourner un des actes les plus fréquents de la vie à la conservation de sa santé.

L'*hygiène privée* apprend à l'homme comment il doit se nourrir ; elle lui expose les conditions et les avantages d'une bonne alimentation ; elle lui signale les conséquences d'une mauvaise, préjudiciables à un égal degré à l'esprit et au corps. Mais ce n'est pas de l'individu seul que l'on peut dire avec raison : *Dis-moi ce que tu manges, je te dirai ce que tu es.* Cette maxime reste vraie lorsque d'un ménage considéré isolément on l'étend à une cité, à un département, à une nation.

Donc, sans agrandir outre mesure le champ de cet entretien, m'éclairant des documents que la statistique a de nos jours fournis à l'*hygiène publique et sociale* relativement aux grandes, aux vitales questions d'approvisionnement et d'alimentation qui intéressent l'administrateur et l'homme d'État non moins que le médecin, je comparerai, incidemment, notre situation locale à d'autres situations particulières et à la situation générale, et je demanderai à l'autorité qui préside à nos octrois et à nos marchés si elle peut dire à la ville d'Avignon avec une satisfaction entière et légitime : *Madame est servie !*

Pour composer cet entretien, j'ai cru, Madame, ne pouvoir mieux faire que de me laisser guider par votre exemple et, de même que vous vous mettez en rapport avec les fournisseurs les plus en renom pour rendre l'approvisionnement de vos offices irréprochable, j'ai fait appel aux auteurs les plus autorisés, n'hésitant pas à associer aux matériaux tirés de mon propre fonds de nombreux emprunts faits à leurs écrits : en complétant mon œuvre, ils lui donneront plus de valeur.

« Le corps humain, écrivait un auteur de la fin du siècle dernier, est constitué de telle sorte qu'à tout instant ses parties solides s'usent et ses liquides s'altèrent. Il ne saurait donc se maintenir à l'état sain et vivre longtemps, si les parties usées et les humeurs altérées n'étaient chaque jour réparées et refaites à nouveau : cette réparation et cette reconstitution, les aliments seuls peuvent l'opérer. L'œuvre première et principale du médecin doit donc être d'avoir une connaissance parfaite des qualités des aliments, s'il veut en régler convenablement l'usage selon l'âge, le sexe, la saison, le climat, les habitudes et les maladies. » (J^hus Jacobus Plenek. *Bromatologia seu doctrina de esculentis et potulentis. Viennæ, 1783, Præfatio.*)

Selon l'auteur, on doit donner le nom d'aliment à toutes les substances qui, introduites dans l'estomac, sont aptes à devenir un des éléments de nos organes. (*Ibid.*)

A l'état de vacuité l'estomac ne contient qu'un peu de mucosité alcaline. Sollicité par un agent mécanique ou chimique *non alimentaire*, il ne secrète qu'une faible quantité d'un suc appelé *gastrique;* tandis qu'après l'ingestion des substances alimentaires, la membrane qui revêt ses parois rougit, s'enfle et y verse en abondance ce fluide spécifique, *le suc gastrique.*

Il existe donc un rapport intime et constant entre toute substance nutritive et ce mode d'action de l'estomac; d'où résulte une différence caractéristique entre les substances nutritives et celles qui ne le sont pas (Payen, Blordlot). Ces substances nutritives, le suc gastrique les dissout ou plutôt les digère et leur communique la propriété de s'incorporer au sang et d'y disparaître totalement (Claude Bernard).

Portées dans le torrent circulatoire, que deviennent ces substances? Les recherches les plus récentes de la chimie nous permettent de répondre à cette question. Etudiant les aliments sous le rapport de leur destination, elles ont démontré que les uns allaient subir dans les poumons l'action de l'air et s'y brûler; ils représentent les produits combustibles que la respiration consomme (Boussingaut et Dumas); Liébig leur a donné le nom *d'aliments respiratoires ;* (là se trouve une des sources principales de la chaleur intérieure de notre corps) ; et que chaque organe s'assimilait les autres et les appropriait à son entretien, à sa réparation et à son accroissement ; Liébig leur **a** donné le nom de *plastiques*. D'autres auteurs divisent les aliments en aliments complets et incomplets, nutritifs et peu nutritifs. Enfin, dans tous les traités, même dans les traités destinés à populariser la science, vous les verrez distingués en *azotés* et *non azotés*, c'est-à-dire contenant de l'*azote* ou n'en contenant pas.

A ce mot d'*azote*, mon langage cesse sans doute, Madame, d'être compréhensible pour vous. Quelques explications, d'ailleurs indispensables en une telle matière, suffiront, j'espère, pour que la clarté se fasse dans votre esprit, et vous verrez ici, de même que dans toutes les œuvres de Dieu, la simplicité s'allier à la grandeur, comme pour ramener cette grandeur à la limite de notre intelligence.

Les substances alimentaires décomposées en leurs éléments les plus simples se partagent en deux groupes : 1° le groupe de celles qui ne renferment que trois éléments, le premier puisé dans l'air, l'*oxygène ;* le second dans l'eau, l'*hydrogène ;* le troisième, dans l'acide carbonique et dans presque tous les corps créés, le *carbone* (le carbone n'est autre chose que du charbon à l'état de pureté, et le diamant, que du carbone cristallisé). Ce composé de trois éléments, *ternaire*, prédomine dans les végétaux. Qu'un quatrième élément vienne s'ajouter à ces trois éléments, et vous aurez dans ce composé à quatre éléments, *quaternaire*, la base de presque toutes les substances animales : ce quatrième élément, c'est l'*azote*. L'azote constitue presque à lui seul l'alcali volatil (ammoniaque), dont vous connaissez l'odeur pénétrante et les vertus anti-vénéneuses.

C'est en opérant sur ces quatre éléments, l'oxygène de l'air, l'hydrogène de l'eau, l'azote de l'alcali volatil et le carbone, et seulement en les groupant entre eux d'une manière différente, en les associant les uns aux autres dans des proportions qui varient à l'infini, que la nature forme les substances nutritives renfermées dans nos aliments.

Ces substances offrent la plus grande analogie entre elles dans le règne végétal et dans le règne animal. Les principales sont, parmi les principes d'origine animale : 1° La *fibrine;* la pulpe que vous obtenez en râclant de la viande pour un usage très répandu aujourd'hui, vous la présente à l'état de pureté ; la fibrine est la base des muscles et de la partie instantanément coagulable du sang ; 2° l'*albumine*, presque à l'état de pureté dans le blanc d'œuf, dans la substance nerveuse, dans la sérosité du sang ; 3° la *caséine*, abondante dans le lait ; 4° la *gélatine*, journellement tirée par l'ébullition, sous forme de gelée, des pieds d'agneau, du jarret de veau ; la *chondrine*, fournie par les cartilages ; etc., etc.

Ces principes, vous les retrouvez dans le règne végétal avec la même composition et sous les mêmes noms : 1° La *fibrine végétale* ou *gluten*, à laquelle les céréales et un grand nombre de grains doivent leurs propriétés nutritives ; 2° l'*albumine végétale*, que vous mettez à contribution lorsque vous faites une émulsion à l'aide de certaines graines ou avec le suc des végétaux ; comme l'albumine animale, elle ne se coagule que sous l'action de la chaleur ; 3° la *caséine végétale* ou *légumine*, abondante dans les pois, les fèves, les lentilles, les haricots, laquelle, de même que la *caséine animale*, ne se coagule que lorsqu'on fait agir sur elle un acide ; etc., etc.

Les principes *non azotés* sont dans le règne animal : 1° l'huile animale et la graisse ; 2° le beurre ; 3° le sucre, etc.; et dans le règne végétal : l'*amidon* ou *fécule insoluble*, formant la plus grande partie de la substance des pommes de terre, du blé, des pois ; 2° la *dextrine*, ne différant de la fécule que par sa solubilité ; 3° le *sucre* ; 4° la *gomme* et divers mucilages ; 5° la *pectine*, principe gélatineux que l'on retire par l'ébullition, et sous forme de gelée, du jus de certains fruits ; 6° l'*huile*.

Cet exposé sommaire de la composition des aliments, je me suis efforcé de vous le présenter en termes usuels, connus, employés dans le langage familier; et de le rendre clair, compréhensible, accessible à tous, sans trop m'éloigner de la réalité scientifique : laissez-moi espérer que j'y ai réussi.

Des aliments, passons aux fonctions alimentaires, nutritives.

On ne saurait trop remarquer combien il est fréquent d'avoir à reconnaître que les façons de parler vulgaires et le plus anciennement usitées renfermaient l'explication de problèmes dont la science n'a donné la solution que tardivement et de nos jours. On dirait que souvent celle-ci ne fait que retrouver des vérités perdues, dont le langage populaire conservait le dépôt.

Chaque jour ne répétons-nous pas, pour exprimer qu'un être n'est pas mort : *Il respire, il est encore chaud;* et, dans le cas contraire : *Il ne vit plus, il est froid;* sans nous douter que c'est par la respiration que s'entretiennent la chaleur et la vie? Eh bien! la respiration introduit en effet dans les poumons l'air, c'est-à-dire l'oxygène qui, ainsi que cela se passe dans le fourneau des offices, agit sur les aliments préalablement dissous dans le sang, en y brûlant leurs parties combustibles, *calorifères*, et en vivifiant, c'est-à-dire en rendant propres à la nutrition, leurs parties *plastiques*, plus spécialement destinées à ce dernier usage.

En échange de l'oxygène *inspiré*, absorbé, les poumons *expirent*, rejettent un mélange d'oxygène et d'hydrogène, de l'eau sous forme de vapeur. Vous rendez visible cette vapeur, en projetant votre haleine sur une glace ou sur tout autre corps froid et poli. Ils rejettent encore un autre mélange de ce même oxygène et de carbone, l'*acide carbonique*. Vous pouvez constater la présence de l'acide carbonique dans l'air expiré en soufflant avec un tube dans une solution d'eau de chaux : cet acide gazeux a la propriété de troubler, de blanchir l'eau de chaux en y faisant naître un dépôt. Enfin les poumons exhalent de l'*azote*.

Ces produits expirés, vapeur d'eau, acide carbonique, gaz azote, se répandent incessamment dans l'atmosphère ; ils y sont repris par les feuilles des plantes, et les plantes puisent en eux les principaux éléments de leur vie végétative.

Par réciprocité, les plantes séparent l'oxygène de cette vapeur d'eau et de cet acide carbonique, retiennent l'hydrogène, le carbone et l'azote et exhalent, rejettent cet oxygène dans l'air ; sans ce retour, l'air demeurerait impur et deviendrait impropre à la respiration des animaux. « Ainsi, dit un illustre chimiste, entre l'air, les végétaux et les animaux, des échanges continuels se passent : la matière descend de l'air dans les plantes, pénètre par cette voie dans les animaux, et retourne à l'air à mesure que ceux-ci la mettent à profit.

« Les végétaux verts constituent le grand laboratoire de la chimie organique. Ce sont eux qui, avec du carbone, avec l'hydrogène de l'eau, et avec de l'ammoniaque (alcali volatil, composé de 2 volumes d'azote, et 6 volumes d'hydrogène), construisent lentement toutes les matières organiques les plus composées.

« Les animaux s'assimilent, en les absorbant, les matières organiques formées par les plantes. Ils défont peu à peu ces matières et les ramènent à l'état d'acide carbonique, d'eau, d'azote, d'ammoniaque, ce qui permet de les restituer à l'air.

« En brûlant ou en détruisant ces matières organiques, les animaux produisent toujours de la chaleur, qui, rayonnant de leur corps dans l'espace, va remplacer celle que les végétaux avaient absorbée.

« Ainsi, tout ce que l'air donne aux plantes, les plantes le rendent aux animaux, les animaux à l'air ; cercle éternel dans lequel la vie s'agite et se manifeste, mais où la matière ne fait que changer de place. » (Dumas, Leçon de clôture du cours de chimie organique professé à la Faculté de Médecine de Paris, 1841.)

Les mêmes éléments doivent se rencontrer et dans les organes destinés à l'entretien de la vie et dans les aliments destinés à l'entretien des organes (Plenck). Cette proposition semble toucher à la naïveté, tant elle est naturelle, évidente. Cependant, si l'on descend dans son examen, on découvre des merveilles sur lesquelles je ne saurais trop appeler votre attentive curiosité.

Prenons pour premier exemple un œuf à la coque ; voici probablement tout ce qu'il vous a présenté jusqu'ici ce mets d'un usage journalier : une mince enveloppe calcaire, et, cette enveloppe ouverte à l'une de ses extrémités par une cassure circulaire, une pellicule membraneuse contenant un liquide glaireux, clair, laiteux ou coagulé et blanc, selon le plus ou moins de temps que l'œuf a séjourné dans l'eau bouillante ; et, au centre, un sphéroïde à demi solidifié ou devenu tout à fait solide, lorsque la coction poussée trop loin a durci et le *jaune* et le *blanc*. Vous êtes-vous demandé comment le poulet qui s'étale et fume sur le réchaud voisin a pu naître, s'organiser et grandir dans l'intérieur de cet œuf et, au bout de 21 jours de couvage, briser la coquille et en sortir couvert du duvet d'une plume naissante, armé de bec et de griffes, affermi sur ses *crosses*, agitant ses ailes et battant l'air à l'aide des muscles qui garnissent ses cuisses et son poitrail et qui constituent la chair délicate, recherchée des gourmets? A quels matériaux le poussin a-t-il emprunté les éléments de cet organisme si complet, si ce n'est aux matériaux qu'il a trouvé dans la prison totalement close où il a vécu renfermé, à l'œuf? Il fallait donc que l'œuf contînt les substances à l'aide desquelles se sont formés les divers tissus de la volatile, muscles, tendons, os, peau, etc. Or, l'œuf est un des types naturels de l'alimentation les plus complets. En effet, le blanc représente une solution assez concentrée d'albumine et renferme presque toujours du sel (chlorure de sodium) ; le jaune représente une émulsion formée d'une huile particulière (huile d'œuf), laquelle contient des matières animales, du soufre, du phosphore uni à la chaux, de l'extrait de viande, et des traces d'ammoniaque (alcali volatil), de matière azotée, de fer, etc... Vous retrouvez ici les noms des éléments organiques que j'ai énumérés plus haut. La fécondation et la vie ont mis ces matériaux en œuvre et d'un œuf elles ont fait un poulet.

Un second exemple :

Que de fois, heureuse mère, n'avez-vous pas contemplé durant des heures entières votre beau R....., suspendu au sein de sa nourrice, sans pouvoir en détacher vos yeux humides des plus douces larmes ! Ces blonds cheveux qui descendent en boucles d'or sur son cou d'albâtre, ces cils qui se recourbent sur ses mobiles paupières, ces yeux qui s'ouvrent plus largement à la lumière et dont l'azur reflète votre tendresse et semble la reconnaître en y répondant par un sourire, ces dents dont l'émail pointe entre le corail de ses lèvres, ces chairs qui s'élèvent, s'arrondissent et se creusent de plis profonds, ces bras déjà assez forts pour saisir vos mains, tandis que les jambes plus fermes s'exercent à la marche par petits pas de vos genoux à votre poitrine et de votre poitrine à vos lèvres, devant ces trésors que vous couvrez de baisers, vous êtes-vous jamais écrié : Grand Dieu,

comment donc s'est produit ce chef-d'œuvre d'harmonieuse structure, ce prodige d'une beauté si parfaite ? Qui me dira le secret d'un développement aussi
rapide que régulier ? Quel en est le principe ? Où en
trouver la loi ? Je ne vois pour y suffire que la goutte
de lait qui jaillit, tremble et roule sur le sein de la
nourrice, cette perle d'opale qui s'échappe et tombe
des lèvres du nourrisson ou s'arrête dans les fosset-
tes de son menton ou de ses joues, comme la rosée
sur les pétales d'une fleur. Eh ! quoi ! tout un enfant
serait contenu dans une goutte de lait ?

Oui, Madame, dans une goutte de lait. Il n'est pas
né, mais il se nourrit, se fortifie, s'accroît d'une goutte
de lait ajoutée à mille gouttes de lait.

Cette goutte de lait contient de la caséine, du
beurre, du sucre, des sels alcalins (soude et potasse),
de la chaux, du phosphore, du fer, etc. L'aliment
azoté y est représenté par la caséine ; les aliments non
azotés par le beurre et le sucre ; et il s'y trouve en
outre en abondance l'eau et des sels dont le besoin
n'est pas moins impérieux dans l'alimentation de l'enfant.

Vous retrouvez donc ici les aliments respiratoires
et combustibles et les aliments plastiques, nutritifs,
avec lesquels j'ai pris soin tout d'abord de vous faire
faire connaissance..

Cette constitution physiologique du lait se rapproche de celle du sang, avec lequel le lait a d'ailleurs

une grande analogie de propriétés et d'effets physiologiques. Le lait nourrit actuellement, à lui seul, l'enfant, comme le sang avant que l'enfant vît le jour; le premier continue l'œuvre commencée par le second, à ce point que, les confondant entre eux, on pourrait dire que le lait n'est que du sang blanc et le sang du lait de couleur vermeille.

Ces vérités scientifiques, peut-être toutes nouvelles pour vous, sont faites pour vous causer quelque surprise. Laissez-moi croire qu'elles ont aussi assez d'intérêt pour éveiller votre curiosité et la soutenir. J'y compte et je poursuis.

La goutte de lait et la goutte de sang ont leur analogue dans le grain de blé ; la forme diffère, non le fond ; il y a même plus qu'analogie, il y a identité.

L'analyse de la farine des céréales fournit en effet de l'albumine, de la fibrine, de la caséine, de la glutine, des matières grasses, de l'amidon, de la dextrine (amidon soluble), de la glucose ou sucre de fécule, du fer, etc. Or, les quatre premières substances appartiennent à la famille des produits azotés, qui seuls contiennent des aliments assimilables (plastiques). Les matières grasses, féculentes et sucrées fournissent à la combustion qui entretient la chaleur animale. Enfin la farine contient encore du phosphate de chaux (acide phosphorique et chaux), sel inorganique qui domine dans la composition du système osseux. Ajoutons que la fibrine, l'albumine et la caséine végétales sont identiques, par la nature et la proportion de leurs éléments (carbone, hydrogène, oxygène, azote), avec les substances de même nom que fournissent les matières animales ; que la même identité existe entre la glutine, l'albumine et la caséine, et vous conclurez que l'homme doit trouver dans les céréales un aliment complet, puisqu'elles lui offrent les matériaux immédiats nécessaires à la régénération du sang et à la combustion respiratoire (Michel Lévy).

Ne laissez pas passer inaperçue la présence du fer dans le lait, le sang, le blé, ces aliments types, où l'analyse chimique en a constaté les traces ; il joue un rôle important parmi les éléments constitutifs de notre organisme, qui privé de fer dépérit et se décompose.

M. Boussingault a retiré de 100 grammes de sang : chez l'homme, 54 milligrammes de fer ; chez le bœuf, 55 ; chez le porc, 59 ; chez le poulet et l'oie, 37 ; chez la dinde, 33 ; chez le canard, 34 ; chez la grenouille, 42.

La chair du bœuf en contient 5 milligrammes ; celle du veau, 3 ; celle du poisson, 2 ; le lait de vache, 2 ; les œufs de poule, 6 ; le pain de froment, 5 ; les haricots blancs, 7 ; les lentilles, 8 ; l'avoine, 13 ; la pomme de terre, 2 ; les feuilles vertes du chou, 4 ; le vin rouge de Beaujolais, 10 ; le vin blanc d'Alsace, 8 ; la bière, 4. (Comptes-rendus de l'Académie des sciences, 17 mai 1872, n° 32.)

Rien n'est plus rationnel que le conseil donné si souvent aux personnes pléthoriques : *Mangez moins de pain, le pain fait trop de sang.* La sagesse populaire est d'accord avec la raison scientifique, et l'une et l'autre trouvent, dans un ordre plus élevé, leur justification dans les paroles du Maître qui, résumant et symbolisant la nourriture matérielle de l'homme dans un seul aliment, lui ordonne de la demander à Dieu sous la forme du pain : *Notre Père qui êtes aux cieux, donnez-nous aujourd'hui notre pain de chaque jour !*

Le pain quotidien que l'on mange à Avignon a de la réputation ; il rivalise avec celui d'Aix, d'Essonne, etc. Préparé avec soin, et fait de farines mélangées dans lesquelles le pur froment, la *seissette* d'Arles, entre pour la plus grande part, il présente tous les caractères voulus : une croûte ferme et cassante, d'un jaune d'or ou brunâtre ; une mie blanche, élastique, criblée d'yeux ; une odeur et une saveur appétissantes ; sa division en têtes arrondies, de moyenne grosseur, y fait entrer la croûte dans la meilleure proportion ; vieilli d'un jour, *rassis*, il n'a rien perdu des qualités qu'il possédait la veille, *frais.*

Dans beaucoup de ménages on le fait remettre au four peu de temps après la première cuisson ; ainsi *recuit* il est plus nourrissant sous un même volume, et, dépouillé d'un excès d'humidité, il se conserve mieux. A la longue, le pain se dessèche et devient trop dur ; tenu dans un lieu humide, il se couvre de moisissures.

C'était autrefois une tâche importante, une habitude générale, chère à nos ménagères, à la ville comme à la campagne, de pétrir elles-mêmes le pain de la semaine. Aujourd'hui le pain de boulanger, mieux levé, plus salé, mieux cuit, non moins savoureux, tend à se substituer, soit à la campagne, soit à la ville, *au pain de ménage*, excellent au fond, mais moins bien préparé.

Le premier, plus cher en apparence, possèderait, dit-on, des qualités nutritives supérieures, et, en fin de compte, ne serait pas peut-être plus coûteux.

Heureuses les contrées auxquelles la Providence assure, comme elle le fait à la nôtre, le pain de chaque jour !... A proximité de Marseille et de la Méditerranée, nos villes de Provence ont toujours été des premières à recevoir, en cas de manque de récolte, le blé emprunté aux inépuisables greniers d'Odessa et de l'Amérique, échappant ainsi aux désastres qu'ont entraînés, il y a peu d'années encore, la disette et la famine dans des localités éloignées des chemins de fer et des grandes voies de communication.

On se prend à trembler, Madame, quand on songe que la France ne récolte pas, dans les années de production moyenne, la quantité de blé suffisante pour sa consommation.

Elle serait, suivant M. Haussmann, de 731,839

hectolitres par an. (Mémoire présenté à l'Académie
des sciences, etc. — Paris, 22 avril 1855.) Et que le
Midi de la France est, sous ce rapport, beaucoup
moins favorisé que le Nord ! Or, les disettes exercent
une influence sensible sur le nombre des mariages,
des naissances et des décès. Cette influence dépopu-
latrice ne se manifeste pas toujours immédiatement ;
souvent elle se fait sentir longtemps après la cessation de la disette, et, à vingt ans d'intervalle, elle se
retrouve d'une façon très marquée sur les jeunes gens
appelés au tirage par le recrutement. Mélier a démontré que l'année vigésimale correspondant à une
année de disette est toujours affectée d'un déficit plus
ou moins considérable. Telle fut l'année 1837, solidaire de l'année néfaste de 1817. (Mémoires de l'Académie de Médecine, t. X, p. 170.) Un naturaliste
célèbre a dit : *Là où croît un pain, naît un homme.*
Et il est certain que nulle cause n'est plus destructive
de la population que l'insuffisance des vivres, leur
rareté, leur haut prix et leur mauvaise distribution
(Michel Lévy). Toutes les fois que le prix du blé
augmente, la mortalité devient plus forte et réciproquement (Messance, *Recherches sur la population,*
1760). Un simple enchérissement, selon John Bar-
ton, une augmentation de quelques francs par setier
suffiraient pour enfler le chiffre des maladies, des décès et des admissions dans les hôpitaux (Observations faites de 1801 à 1810.) ·

Mélier a également prouvé dans ses recherches statistiques sur les subsistances que la justice a plus de vols à punir dans les années de cherté.

Vous voyez, Madame, par cet exemple, et ce n'est pas le seul, qu'à une question d'hygiène peut ainsi se rattacher une question de morale.

La liberté de la boulangerie n'a pas été partout favorable aux intérêts du consommateur, le prix du pain n'ayant pas subi une diminution en rapport avec le prix des céréales, chaque fois que celui-ci s'abaissait.

Le commerce de la boucherie est resté libre.

La consommation de la viande n'influe pas directement, il est vrai, comme celle du blé, sur le mouvement de la population. Mais son usage contribue à développer la force organique, la résistance au travail et, par conséquent, suivant que cette denrée entre plus ou moins dans le régime des classes populaires, celles-ci fournissent plus ou moins de maladies et de décès. En outre, l'usage du pain est en raison inverse de celui de la viande ; l'extension de cette dernière nourriture équivaut à une augmentation de produit des récoltes en céréales (Michel Lévy).

L'art culinaire varie de cent façons la préparation des viandes de boucherie qui servent de base aux aliments gras de nos repas : celles de bœuf, de mouton, d'agneau, de veau, de cochon ; celle de vache, dont la chair, quoique inférieure à celle de bœuf, s'en rapproche assez pour en usurper frauduleusement la place plus fréquemment qu'on ne le pense ; je passerai sous silence celle de cheval, dont les nécessités du siège n'ont que momentanément généralisé l'usage, et celles d'âne et d'ânon, abandonnées aujourd'hui, quoique trouvées exquises dans ces jours de jeûne et de souffrances.

Ce serait presque une impertinence que de dogmatiser sur les qualités des premières espèces citées, qualités connues de tous. Quelques passages empruntés au *Calendrier gastronomique* de Grimod de la Reynière sauveront par leur originalité la banalité du sujet.

« *Bœuf*. Chargés d'une graisse succulente, ses flancs recèlent ces *aloyaux* divins dont l'appétit se lasse moins que des mets les plus recherchés. La *culotte*, et plus particulièrement la *pointe*, produisent d'admirables bouillis. Le bœuf offre des ressources inépuisables pour varier les entrées et même les hors-d'œuvre d'une table bien servie. Il est une mine inépuisable entre les mains d'un artiste habile. C'est vraiment le roi de la cuisine. Sans lui point de potage, point de jus ; son absence suffirait pour affamer et attrister toute une ville. »

Lisez dans les *Classiques de la table* le menu d'un souper tout entier en bœuf, dicté par le maréchal de Richelieu lui-même, pendant la campagne du Hanovre, à son officier de bouche qui lui avait déclaré qu'il ne restait rien du tout à la cantine, si ce n'est un bœuf et quelques racines (p. 503).

« *Veau*. La viande de veau se mange à Paris plus succulente qu'en aucun autre lieu. Un soin tout particulier donné à l'éducation de ceux qu'on destine à la consommation est la première cause de cette suprématie ; une seconde cause est l'observation stricte des règlements qui défendent de mettre à mort cette intéressante créature avant l'âge de six semaines. Le morceau du rognon et celui d'après sont le plus délicat rôti que la boucherie puisse offrir. Le veau se prête à tant de métamorphoses que l'on peut sans l'offenser l'appeler le caméléon de la cuisine. »

C'est aussi vers l'âge de six semaines que le veau est sacrifié à l'abattoir. L'agneau rivalise avec le veau et ne lui est inférieur que par la taille.

« *Mouton*. Le gigot de mouton rôti n'est pas sans mérite, surtout si, attendu comme un quine à la loterie royale, mortifié comme un menteur pris sur le fait, et sanguinolent comme un cannibale, il conserve tout à fait son goût, sa tendreté et sa succulence. De longs ruisseaux de jus doivent sortir de ses flancs, lorsqu'on le dépèce ; ses tranches minces et d'un beau rouge incarnat seront alors délicieusement savourées.

« Heureux le mortel qui possède l'art de rôtir à point ! L'on trouve mille cuisiniers contre un parfait rôtisseur.--- Les grandes maisons de l'ancien régime, convaincues de cette vérité, avaient toujours, outre le cuisinier, un rôtisseur indépendant. — L'épaule, le carré, le filet, les cervelles, ainsi que les issues de mouton, sont l'objet d'une foule de préparations intéressantes. »

Nos vieilles cuisinières excellent à apprêter le *mouton en carbonade*, entouré de haricots cuits dans le jus. Les cuisinières de nos jours y échouent complètement. La carbonade se perd ! la carbonade est perdue !

« *Cochon*. C'est le prince des animaux immondes. C'est celui dont l'empire est le plus universel et les qualités les moins contestées : sans lui point de lard, et par conséquent point de cuisine ; sans lui point de jambons, point de saucisses, point d'andouilles, point de boudins noirs et par conséquent point de charcuterie ! Ingrats médecins, vous condamnez le cochon ; il est, sous le rapport des *indigestions*, le plus beau fleuron de votre couronne. Les cuisses et les épaules du cochon ont fait la fortune de deux villes, Mayence et Bayonne. Tout est bon en lui. — Par quel oubli coupable a-t-on pu faire de son nom une injure grossière ! »

Tout en s'empressant de reconnaître les grandes qualités de ce pachyderme, le bon goût de sa chair qui, salée et fumée, se conserve longtemps, les usages variés auxquels se prêtent ses diverses parties, les ressources qu'elles offrent à l'alimentation des campagnes, l'hygiéniste est tenu par devoir de constater qu'à l'état frais la viande de porc réclame des assaisonnements et ne convient même aux gens de travail et de peine que prise en petite quantité, et que, salée ou fumée, elle est plus difficile encore à digérer. Le médecin a des réserves bien autrement importantes à faire relativement aux altérations que subissent certaines charcuteries et qui engendrent des désordres graves chez ceux qui en font usage.

Je ne saurais surtout passer sous silence une maladie récemment observée et décrite, *la trichinose*, engendrée chez l'homme par l'usage de la chair de *l'animal qui ne se nourrit pas toujours de glands*, envahie, comme elle l'est trop souvent dans les viandes de porc salées provenant des États-Unis, par des vers d'une ténuité extrème, dont le nom est dérivé d'un mot grec qui signifie cheveu (τριχινος).

Le susdit, vorace et peu délicat, se jette sans répugnance sur le cadavre d'animaux morts, tels que rats, souris, blaireaux, fouine, putois, etc. Or, ces animaux, surtout ceux qui vivent à l'état sauvage, sont ceux dont la chair est le plus souvent trichinée. C'est en mangeant des rats trichinés que le porc se trouve, en général, infecté.

La trichine appartient *à ce règne des infiniment petits* dont nous voyons sur le champ du microscope le domaine s'accroître chaque jour, domaine où s'agitent des animalcules presque imperceptibles et cepenpendant plus puissants que ne l'étaient sans doute les monstres antédiluviens *du règne des infiniment grands* et souvent bien plus redoutables.

Dans la famille des trichines les femelles, dix fois plus nombreuses que les mâles, pondent des œufs qui éclosent dans leur corps, et elles mettent au monde, comme la vipère, des petits vivants, dont chaque ponte produit 200, 400 et même 1,000. Ces petits vers, bien plus fins qu'une pointe d'aiguille, introduits dans le canal digestif en percent les parois, s'insinuent dans les tissus et, envahissant le corps tout entier, y produisent une maladie le plus souvent mortelle.

Les trichines ont la vie dure : la décomposition putride de la viande trichinée ne les tue pas ; elles supportent un froid de — 20°, et il faut une température de 75° pour les faire périr.

Vous frémissez d'horreur ! Rassurez vous, Madame, le gouvernement vient d'interdire l'introduction des viandes de porc salées de provenance américaine. N'en intimez pas moins à votre cuisinière l'ordre de ne jamais servir sur votre table de la *chair suspecte* sans l'avoir soumise, par une haute température, à une coction complète et prolongée. Heureusement qu'en France on ne mange guère du lard cru et de la viande du porc crue.

C'est à l'aide du porc salé que nos campagnards animalisent leur maigre pot au feu, les légumes frais et secs prédominant dans leur régime alimentaire ; le mouton paraît rarement sur leur table ; le bœuf n'y figure qu'aux jours de grande fête. Nos citadins et nos villageois font un usage habituel de la viande de boucherie, mouton, agneau et même bœuf.

Le bouillon de bœuf ou de mouton le mieux préparé ne représenterait, d'après l'analyse chimique, qu'une faible proportion d'éléments nutritifs et aromatiques. Les légumes que l'on met dans le liquide élèvent à peine d'un dixième la proportion des matières azotées. (Chevreul.)

Par *infusion* dans le double de son poids d'eau bouillante, la chair de bœuf fournit ce que les Anglais appellent *thé de bœuf*. Le thé de bœuf est mieux supporté par les estomacs irritables ; il a autant de qualités que le bouillon, produit d'une coction prolongée, laquelle a seulement pour objet d'épuiser plus complètement la viande. Les *consommés* renferment sous un plus petit volume une somme moins exiguë de principes nutritifs ; ils sont lourds et ne conviennent pas aux convalescents. (Michel Lévy.)

La viande hachée très menu fournit à quantité égale plus de bouillon et de meilleure qualité. (Piedagnel.)

Pratiquement, le potage est une nourriture saine, légère, nourrissante et qui convient à tout le monde. Il réjouit l'estomac et le dispose à recevoir et à digérer. (Brillat-Savarin.) L'enfant, le paysan, l'ouvrier, le soldat, vivent presque uniquement de soupe. Estomacs neufs, énervés ou délicats, point d'exclusion de potage ; faites-vous-en servir une bonne assiette, si vous n'attaquez après qu'un ou deux plats ; même si l'œuvre est longue, ce n'est pas une préface sotte et barbare, comme on l'a dit, interposée fatalement entre les huîtres, le madère et le commencement du dîner. Mais dans ce cas qu'il soit léger, pris en petite quantité et assez seulement pour humecter et exciter le tube digestif. Faire route en grand dîner avec un bon potage en avant, c'est tout aventurer ; c'est la folie des folies. (De Cussy, *l'Art culinaire*.)

D'après Liébig, le procédé le plus avantageux et le plus expéditif pour obtenir le bouillon le plus fortifiant et le plus aromatique, consiste à délayer dans leur poids d'eau froide 500 grammes de maigre de bœuf que l'on a préalablement réduits en hachis, et de porter le tout lentement à l'ébullition avec addition de sel marin, d'oignon brûlé, etc. ; on a le soin de séparer l'albumine coagulée (écume). Le bouillon ainsi obtenu est d'une force supérieure à celui que l'on retire de la cuisson prolongée d'une même quantité de viande.

En faveur de cette recette, pardonnons au chimiste industriel sa pauvre invention de l'extrait de viande.

Après bon potage, mauvais bouilli ; le premier ne s'enrichit qu'aux dépens du second ; alors surtout le bouilli *n'est que de la chair sans son jus.*

Le rôtissage convient mieux au bœuf, au mouton,

aux viandes de tous les animaux à chair ferme et colorée, tels que les lièvres, les oiseaux, etc., etc. Tandis que leurs parties périphériques sont exposées *brusquement* à une température de 100° à 120°, l'intérieur, c'est-à-dire presque la totalité de leur masse, n'est échauffé qu'à 60 ou 65° ; la contraction ou le retrait des tissus dans les couches superficielles et la coagulation de leurs principes organiques (hématosine, albumine) s'opposent à l'évaporation et à la dessication de la masse centrale ; celle-ci est comme macérée par les sucs liquides, colorée par son hématosine qui reste à l'état fluide ; elle subit une température suffisante pour développer son arome (Michel Lévy).

La chair de veau, moins pourvue des mêmes principes aromatiques, exige une coction poussée plus loin dans sa masse intérieure (90° à 95°) et produisant dans ses couches superficielles une sorte de caramélisation caractérisée par le développement d'une teinte rousse et d'un parfum agréable. Il en est de même des oiseaux des champs qui fournissent à l'homme des substances riches en principes réparateurs. (M. L.)

La science nous apprend que la chair des oiseaux vivant en liberté est plus tendre mais moins digestive que celle des oiseaux domestiques, plus nutritive que celle des oiseaux à l'état sauvage. La chair des gallinacés (poulet, dindon) est plus digestible, mais moins nourrissante que celle des palmipèdes (canard, oie). Le degré de coloration de leur chair en indique assez bien les propriétés plus ou moins stimulantes, plus ou moins digestibles et nutritives.

L'engraissement modifie la chair des volailles de basse-cour, la rend plus tendre, mais moins légère. Les foies gras de canard et d'oie ont donné lieu à une industrie qui s'exerce en Alsace, dans le Périgord, à Toulouse.

Enfin, on doit aux oiseaux les œufs, l'un des produits les plus nutritifs sous un petit volume, les plus digestifs, les plus généralement usités, les plus associables avec les autres matières alimentaires. (M. L.)

Laissons au *gai savoir* gastronomique le soin de les caractériser au point de vue du relief qu'ils donnent aux repas.

Le coq d'Inde, un des plus beaux cadeaux que l'ancien monde ait fait au nouveau, est le plus gros et, sinon le plus fin, le plus savoureux de nos oiseaux domestiques (Brillat-Savarin). Le premier dindon qui parut sur nos tables fut servi aux noces de Charles IX. Montluc dit que le jeune roi mangea l'aile gauche. Cette belle espèce de volaille fut apportée du Paraguay par les Jésuites.

La dinde farcie aux truffes ou bourrée d'olives et de marrons, suivant le degré de fortune du ménage, est le rôti traditionnel et obligé du jour de Noël.

« Le poulet est le fils du coq et de la poule ; on le préfère à ses parents ; il forme à lui seul un rôti très présentable et dont l'embonpoint succulent réjouit trois sens à la fois : la vue, l'odorat et le goût (Grimod de la Reynière).

« Laissons le fils pour remonter à sa tante. Une poularde de Bresse (de Roquemaure ou de la Barthelasse) est l'un des plus beaux, des plus fins, des plus succulents rôtis qui aient jamais honoré la broche ; son parfum mêlé à celui de la truffe suffit pour embaumer le séjour d'un amphytrion. Gardez-vous de piquer la poularde destinée à la broche ; qu'une bonne barde de lard gras et onctueux soit tout son habillement ; c'est le plus décent et celui qu'elle préfère ; c'est déshonorer une poularde que de la manger autrement qu'à la broche. (G. de la R.)

« C'est déroger sans doute que de passer de la poularde à l'oie ; et pourtant bien jeune, bien grasse, bien tendre, elle a son mérite aussi. Levez son estomac en aiguillette, que vous imbiberez d'un jus de citron, d'un filet d'huile vierge et de moutarde aromatisées, et consultez ensuite les connaisseurs (G. de la R.).

« Le canard domestique paraît rarement à la broche sur une table recherchée ; sa modestie s'accommode mieux d'un lit de navets, de cardons ou de céleris fondus dans une braise succulente. Mais le canard sauvage, dont les principes sont plus exaltés, à la broche et cuit à point, est un manger succulent, de haut goût et d'un fumet apprécié.

« La sarcelle, qui se mange indifféremment en maigre et en gras, est de chair savoureuse, quoique moins amie de l'estomac. La gelinotte, oiseau solitaire, espèce de philosophe qui vit dans les bois d'où on ne le retire qu'avec peine, est un manger fort délicat, mais digne seulement des estomacs les moins vulgaires.

« Perdrix, perdreaux : aliment savoureux, sain, délicat, léger et d'une facile digestion. Leurs ailes entrent de prime abord dans le régime des convalescents.

« Bécasse : voilà le premier des oiseaux noirs et la reine des marais. Par son fumet délicieux, la volatilité de ses principes et la finesse de sa chair, elle est recherchée par les gourmets de toutes les classes. Ce n'est, hélas! qu'un oiseau de passage! mais on en mange pendant trois mois de l'année. Les bécasses à la broche sont, après le faisan, le rôti le plus distingué. On vénère tellement ce précieux oiseau, qu'on lui rend les mêmes honneurs qu'au grand Lama : des rôties mouillées d'un bon jus de citron reçoivent ses déjections et sont mangées avec respect par les fervents amateurs. (G. de la R.)

« Le faisan : c'est vraiment l'oiseau royal. Originaire de la Colchide, il est depuis longtemps naturalisé parmi nous; *sa haute distinction l'avait rendu l'objet des persécutions démocratiques.* Le sens du mot faisandé annonce assez que. le faisan doit être attendu ; on le suspend par la queue et on le mange lorsqu'il s'en détache. Ainsi suspendu le mardi gras, il est susceptible d'être embroché le jour de Pâques. » (G. de la R.)

J'allais me récrier ; mais un gourmet émérite pose la main sur ma bouche....

Donnons la volée aux petites gens de la race emplumée, caille, pluvier, râle, alouettes, rouge-gorge et becfigue, et ne retenons que l'ortolan, dont le goût est si exquis, mais le point de maturité si fugitif, et ne le retenons que pour avoir l'occasion de reproduire ce conseil d'un maître :

« Prenez par le bec ce petit oiseau, saupoudrez-le d'un peu de sel, ôtez-en le gésier, enfoncez-le adroitement dans votre bouche, mordez, tranchez tout près de vos doigts et mâchez vivement ; il en ruisselle un suc assez abondant pour envelopper tout l'organe, et vous goûterez un plaisir inconnu du vulgaire.» (Grimod de la Reynière.)

Le menu gibier envolé, irons-nous dans les parcs et les réserves de chasse poursuivre la grosse bête, le sanglier et ses petits marcassins à la chair très recherchée, compacte et nourrissante, plus délicate et plus facile à digérer que celle du porc (la hure du sanglier paraît sur nos tables les jours de grand gala, dans les repas de noces); le chevreuil, plus commun, dont l'émincé et le cuissot offrent une chair exquise et succulente entre un an et dix-huit mois ; le daim, qui abonde en Angleterre, et le cerf commun, dont la chair, vantée par Celse, n'est passable qu'au commencement de l'été ? Non, et mieux vaut n'arrêter au passage que le lièvre à la chair savoureuse, très nourrissante ; le levraut qui, mariné et faisandé, est un mets tendre et de facile digestion ; et ces petits lapins de *garrigues* marqués de feu, dont la chair faite des plantes sèches et aromatiques des collines de *Sérignan* acquiert une délicatesse et un fumet particuliers.

Toutes ces viandes exigent de l'estomac un certain effort ; mais l'éveil donné à l'odorat par leur fumet, au goût par leur saveur appétissante, est si vif, et *les cordes sont si bien mouillées* par le saupiquet à l'estragon et la poivrade aux truffes, leur véhicule obligé, que souvent elles passent avec plus de facilité que les viandes plus légères, fades, insipides, *sans vices ni vertus*.

Le poisson, sous le rapport de l'alimentation, tient le milieu entre la viande et les végétaux. Choisissez-le frais, d'aspect bien nourri, de tissu ferme, les ouïes rouges, parvenu à son développement entier, moins digestible alors, mais plus alimentaire et flattant davantage le goût ; recherchez le mâle à cause de sa laitance, la femelle à cause de sa chair plus délicate ; pêché loin des lieux bourbeux et des marécages, dans les endroits cailloutés et sablonneux, en haute mer et en pleine rivière plutôt que dans l'eau bourbeuse des fleuves et au-dessous des grandes villes.

Les poissons à chair blanche se détachant par écailles, de consistance moyenne et peu chargée de graisse, sont les plus digestibles ; tels le merlan, la dorade, le pagel, le loup, le turbot, la sole, la perche, le rouget, la truite, l'ombre-chevalier, la tanche, la sardine.

Les poissons à chair dense, colorée, sapide, plus ou moins infiltrée de graisse, constituent une excellente nourriture avec le secours des assaisonnements, mais qui ne convient pas également à tous les estomacs ; ainsi du thon, du brochet, du daine, de l'esturgeon, du maquereau, de l'alose, du saumon, que la rapidité des voies nouvelles a rapproché de nous.

La vapeur a mis aussi à notre portée, humide encore des flots de Cancale, l'huître qui, de moyenne grosseur, bien en chair sans être grasse, abondamment pourvue d'une eau limpide, par conséquent fraîche, l'écaille d'un beau blanc à l'intérieur, sert si agréablement de préface aux repas et facilite si bien aux estomacs convalescents le retour à un régime réparateur.

Non moins lourds à l'estomac qu'au plateau de la balance, les plus difficiles à digérer sont la lamproie, l'anguille (qui contient 63 pour 100 de graisse fluide) et quelques autres.

N'oublions pas la crevette, le petit crabe, destiné aux pileaux de riz, l'écrevisse recherchée surtout en mars et en avril, époque où elle est pourvue de ses œufs, à la chair digestible et restaurante ; le homard, écrevisse de mer, non moins estimé, d'une chair ferme et savoureuse ; et la langouste à chair plus dense encore et d'une digestion laborieuse. Dans la convalescence de ses maladies, le peuple affectionne une soupe faite avec les écrevisses et ces petites anguilles qu'il nomme *bouirouns*. En vertu de quelles idées? je l'ignore ; mais je sais bien et je dois faire observer que ce premier aliment est d'une digestion peu facile.

Les poissons desséchés, harengs, morues, anchois, etc., sont d'une grande ressource dans les ménages opulents, modestes ou pauvres.

L'analyse comparative de la chair de poisson et de la chair de bœuf a donné à Schutz les résultats suivants :

Fibrine, tissu cellulaire, nerfs et vaisseaux : viande de bœuf, 15 pour 100 ; chair de poisson, 12 pour 100 ; *albumine :* viande de bœuf, 4, 3 pour 100 ; chair de poisson, 5, 2 pour 100 ; le reste, *extraits, sels, eau,* etc., n'offre presque aucune différence.

Les apprêts les plus variés modifient les qualités diverses du poisson, comme celles de la viande ; il les accroissent, les atténuent, les corrigent.

De curieuses expériences ont été faites sur le degré de digestibilité des aliments comparés entre eux, grâce à des circonstances exceptionnelles qui se sont offertes aux expérimentateurs et ont été mises à profit par eux.

William Beaumont avait eu plusieurs années à son service un Canadien très robuste chez lequel l'existence d'une fistule, suite d'un coup de feu dans la région de l'estomac, permettait d'inspecter directement ce viscère et d'en retirer les matières alimentaires à toutes les périodes de la digestion.

Stevens exploita un bateleur hongrois qui faisait parade de manger des cailloux. Une sphère d'argent creuse, criblée de trous à peine perméables à la pointe d'une aiguille, garnie d'un diaphragme, servait de réceptacle aux substances à expérimenter ; le bateleur l'avalait et la rendait au bout d'un certain laps de temps.

Trousseau a essayé d'établir ainsi pour les principaux aliments l'échelle de leur digestibilité :

1° Les chairs des mammifères se digèrent un peu moins facilement que celles des oiseaux, beaucoup moins que celles des poissons ; rôties, elles sont plus digestibles que frites et encore plus que bouillies ; le bœuf se digère un peu plus facilement que le mouton, celui-ci que le porc, mais les différences ne sont pas très marquées ;

2° La volaille blanche se digère mieux que la volaille noire ;

3° Le poisson frais mieux que le poisson salé ;

4° Le laitage mieux que les aliments précédents,

hormis le poisson frais ; le lait cuit mieux que le lait cru ; la crème mieux que le beurre et le fromage ;

5° Les œufs de volaille sont à peu près aussi digestibles que le laitage ;

6° Les soupes de bœuf se digèrent aussi difficilement qu'aucun des aliments de la première catégorie (4 heures) ; les végétaux féculents sont aussi digestibles que le laitage, les œufs et les poissons ; le pain moins que la pâtisserie, la pomme de terre ;

7° Les fruits cuits sont les plus digestibles de cette catégorie ;

8° Les légumes frais ont le même degré de digestibilité que les chairs des oiseaux ;

9° Enfin, de tous les aliments passés en revue, les fruits sont les plus digestibles.

L'hygiène appliquée à ce point essentiel de l'art culinaire consisterait à tracer les règles à suivre dans l'appropriation de chaque apprêt à la nature particulière du sujet à apprêter. En thèse générale, l'apprêt doit avoir la qualité opposée à celle qu'il s'agit de modifier, de façon à ramollir ce qui est trop ferme, sécher ce qui est trop humide, échauffer ce qui est froid, etc. ; suivant le poisson, la sauce.

Le règne végétal n'enrichit pas nos officines avec moins de prodigalité ; inutile d'en énumérer tous les tributs ; bornons notre choix aux espèces les plus usuelles et signalons seulement parmi les légumes et les fruits ceux qui possèdent des qualités spéciales au point de vue de l'hygiène.

La plupart des légumes ont pour base un mucilage spécial : *visqueux et plus ou moins abondant* dans l'épinard, la poirée, la blette, l'endive, la chicorée blanche ou frisée, la laitue romaine, la mâche ; *sucré et aromatique* dans le salsifis, les pois verts, les haricots verts, la carotte, les navets, la scorsonère, l'artichaut ; *acide* dans l'oseille, interdite aux personnes disposées aux calculs et à la gravelle ; dans les choux, à la fibre plus résistante, d'une digestion pénible et souvent orageuse, redoutables aux estomacs délicats, aux dyspeptiques, aux convalescents ; dans l'aubergine, ou melongène, qui ne mérite ni les critiques adressées à de prétendus principes malfaisants ni les éloges donnés à des vertus imaginaires.

Chez d'autres prédomine la fécule : tels les lentilles, toujours bien accueillies dans un potage, sous une perdrix ou en salade, les pois secs, moins recherchés que les pois verts, les pois chiches plus denses et plus nourrissants, plus digestibles quand ils sont réduits en purée, les haricots secs, blancs, rouges, bruns, violets, panachés, tous, sous une livrée différente, excellents serviteurs, soit du riche, qui n'y touche qu'en hésitant, soit du pauvre qui leur donne une hospitalité libérale, sans souci de l'heure prochaine ; telle la patate, telle enfin la pomme de terre, apportée en 1586 de l'Amérique septentrionale par sir

Walter Raleigh et popularisée en France par les efforts de Parmentier et par le patronage de Louis XVI qui plaça à sa boutonnière la fleur de ce précieux tubercule ; la pomme de terre cultivable sous tous les climats, sous l'Équateur, en Sibérie, là où le seigle et l'avoine ne viennent plus, à toutes les hauteurs, quatre fois plus productive que le blé, et dont *la découverte a fait plus de bien pour le bonheur de l'humanité que la découverte d'une étoile.*

Que dirai-je des champignons comestibles ? Pour être convenablement élucidée, la matière demanderait un traité tout entier. A part l'agaric ordinaire, appelé à Paris *champignon de couche*, la morille et le mousseron, seules espèces dont la vente publique soit permise et scrupuleusement surveillée, je voudrais les tous proscrire, les tous chasser irrévocablement de nos marchés et de nos tables ; je ne ferais d'exception qu'en faveur d'un seul qui, par ses hautes qualités, compense tous les vices de ses congénères, et dont on peut dire *qu'il n'est pas si diable qu'il est noir,* bien au contraire ; je veux parler de la truffe, car ce tubercule est un véritable champignon. La France n'en connaît que trois variétés : celle du Périgord, celle de Bourgogne et celle de Provence, dont le parfum, la saveur et la délicatesse surpassent les qualités de la seconde et balancent les qualités hors ligne de la première. L'aristocratique truffe est de moins facile digestion que l'humble et populaire pomme de terre.

La gloire de la truffe est parvenue à son apogée. On n'oserait pas aujourd'hui avouer qu'on s'est trouvé à un dîner où il n'y avait pas de truffes. Un sauté de truffes est un plat dont la maîtresse de la maison devrait se réserver de faire les honneurs en petit comité ; bref, la truffe est le diamant de la cuisine (Grimod de la Reynière). Elle est rare et d'un prix élevé ; mais ce n'est pas d'elle que l'on pourra jamais dire, si ce prix vient à baisser, ce qu'une grande dame répondait : *Si la dentelle était à bon marché, croyez-vous qu'on voudrait porter de pareilles guenilles ?*

La famille des melons et des pastèques, dont la chair aqueuse, fondante, aromatique et sucrée, offre de si précieuses ressources à nos populations contre les chaleurs de juillet et d'août, sert de lien et de transition des légumes aux fruits proprement dits.

Reproduire le classement que l'on a fait de ces fruits me paraît suffisant pour en caractériser la nature et les propriétés et indiquer les bénéfices que l'hygiène pent en tirer. On les distingue en *fruits huileux*, dont l'amande ou le péricarpe recèle de l'huile : la noisette, les amandes douces, la noix de cacao, de cocotier, l'olive, la cornouille. Le cocotier se plaît dans les régions maritimes de la zone torride ; ses fruits, sans cesse renouvelés, contiennent avant leur entière maturité un liquide gommeux, susceptible de fermentation, et se convertissant, par l'effet de la maturité, en une amande huileuse, de telle sorte que les insulaires de la mer Pacifique trouvent dans le même arbre du sucre, du vin, de l'alcool, du vinaigre, du lait, du beurre, des cordes, des nattes, du bois !

En *fruits sucrés aqueux* : les raisins, cerises, fraises, mûres, pêches, abricots, poires, pommes, oranges, figues, prunes, ananas, dattes, jujubes, bananes ;

En *fruits sucrés acides* : les limons, citrons, grenades, groseille, épine-vinette ;

En *fruits astringents* : les coings, nèfles, caroubes, cormes ou sorbes. (Michel Lévy.)

Le sucre est l'élément le plus généralement, le plus abondamment répandu dans les fruits et les végétaux. Mais c'est la canne à sucre et la betterave qui fournissent la presque totalité du sucre cristallisable. La diffusion, l'abondance des matières sucrées implique l'importance de leur rôle dans l'alimentation; elles comptent en première ligne parmi les aliments respiratoires ; elles corrigent, elles rehaussent les qualités digestibles de beaucoup de substances ; elles facilitent la conservation des fruits ; elles améliorent les boissons aqueuses, aromatiques, acidules.

La consommation du sucre suit en France une progession rapidement croissante : de 1 kilogramme par tête qu'elle était en 1817, elle s'est élevée successivement à 2 kilogrammes en 1826, 3 kilogrammes en 1829, à plus de 6 kilogrammes 64 grammes en 1862, à 9 kilogrammes en 1868.

Le sucre, aliment essentiellement combustible, ne saurait à lui seul entretenir la vie ; les expériences des physiologistes ont maintes fois démontré que les animaux soumis au régime du sucre, de la gomme et de la fécule (la chimie fait avec de la fécule de la gomme, avec de la gomme du sucre, avec du sucre de l'alcool et réciproquement) pour toute nourriture succombent fatalement (Magendie, Tiedemann et Gmélin, Chossat, Lassaigne et Yvart) ; les agronomes savent très bien que le sucre seul constitue une alimentation insuffisante et que la betterave est impuissante à nourrir les bestiaux. (Thaër). Les habitants des Alpes-Maritimes, lorsqu'ils se nourrissent de figues sèches, à défaut de céréales, deviennent blêmes, faibles et valétudinaires. (Fodéra). Il en est de même de tous les aliments qui, comme le sucre, ne contiennent pas d'azote, de cet azote (base de l'alcali volatil) dont je vous ai exposé le rôle au début de cet entretien.

Il est peu de plats de dessert dans lesquels le sucre ne se combine avec les farines, les fécules, les œufs, le beurre et l'huile. Il est un des principaux auxiliaires de l'art des confiseurs et des pâtissiers. Fait constant, dit Grimod de la Reynière, les mets bien achevés sont sucrés. La pâtisserie a toujours été la partie des dîners destinés aux femmes, aux enfants

et aux vieillards. J'aimerais mieux, ajoute-t-il avec
une autorité que confirme la raison hygiénique, ne les
voir que dans les collations, les goûters et les sou-
pers. Les habiles, et ils font en cela preuve de prudence et de goût, n'y touchent pas ; ces pâtes cro-
quantes ont besoin d'être mangées à part ; elles sont
nourrissantes, il est vrai, mais les plus délicieusement
feuilletées n'ont que les apparences de la légèreté ;
elles ne flattent le palais qu'aux dépens de l'estomac.
A ce point de vue, le poëme de Gresset ne serait pas
seulement un chef-d'œuvre littéraire ; sa lecture devrait procurer non moins de profit que d'agrément ;
que de mères imprudentes dont les enfants ont eu le
sort de Vert-Vert !

« La pâtisserie est fort difficile à travailler, et fort
dangereuse ; ma conscience me force à l'attester. En
conséquence, disait Laguipierre, la profession est honorable. C'est un combat continuel. » (Grimod de la
Reynière.)

« Le charbon nous tue, ajoute Carème ; mais
qu'importe ? moins d'années et plus de gloire ! »

Le rôle que le sucre joue au dessert, le sel l'a rempli sur une non moindre échelle dans tout le cours
des premiers services. Le sel est le condiment par
excellence. Ce que les mets sont aux matériaux solides du sang, les boissons à ses parties liquides, le
sel l'est à ce qu'il y a de dynamique, de force active
dans l'acte digestif.

Les condiments sont les substances qui, ajou-
tées aux mets et aux boissons, leur donnent un
goût et un parfum agréables. Pour la plupart, ces
substances sont dépourvues de qualités nutritives,
mais outre qu'elles s'opposent à la trop prompte altération des aliments, elles corroborent l'estomac et
facilitent la digestion par une stimulation flatteuse
autant que nécessaire.

Ceux dont la vue seule ou l'arome *fait venir l'eau
à la bouche*, donnent une idée juste de leur action
sur l'estomac. Ils le provoquent à sécréter en plus
grande abondance les sucs qui lui sont propres, tout
comme ils ont sollicité la bouche à se remplir de salive.

Le sel de cuisine est un besoin pour l'homme ; le
goût universel dont il est l'objet est l'expression d'un
instinct (M. Lévy). Il est nécessaire à la composition
du sang, à celle de la salive, de la bile, qui lui doit
son alcalinité, etc. Le sel marin se rencontre dans
toutes les parties du corps humain, excepté dans l'é-
mail des dents (Ch. Robin et Verdeil, *chimie anatomique*).

La privation de ce condiment est surtout fâcheuse
pour les individus qui se nourrissent particulièrement
de matières féculentes ; leurs digestions en sont plus
laborieuses. Les herbivores, avides du sel, lèchent
avec délices les murs salpêtrés.

De 1830 à 1849, la consommation du sel n'était

en France que de 5 à 6 kilogrammes 1/2 par tête, chiffre évidemment insuffisant. La loi qui a réduit l'impôt des deux tiers a été accueillie par une augmentation immédiate dans la consommation. Celle-ci monte à 9 k. 02 en 1849 ; elle est depuis 1858 à 9 k. 08.

Les condiments acides, vinaigre, acides végétaux, citron, verjus, etc., pris en quantité très modérée et très étendus, excitent les glandes salivaires, réveillent l'appétit, tempèrent la soif, facilitent la dissolution des aliments et contribuent à rendre plus digestibles certaines substances, notamment les mucilagineux. Trop concentrés, et pris en trop grande quantité, ils finissent par affaiblir les organes digestifs, les troublent et les irritent, d'où la souffrance et l'amaigrissement.

Quant aux condiments âcres et aromatiques dont l'usage peut être également utile ou nuisible, suivant la mesure de leur emploi, il me suffira de les citer. L'ail, dont les délicats du Nord font petite bouche, l'ail non moins apprécié, non moins pratiqué par nos populations méridionales que par celles de la campagne romaine au temps de Virgile et d'Horace :

> Thestylis et rapido fessis messoribus æstu
> Allia serpillumque herbas contundit olentes.
>
> (Virgile, Egl. 2).

> Et Thestylis présente aux moissonneurs heureux
> L'ail et le serpolet qu'elle a broyés pour eux.

Le poireau, l'oignon, l'échalotte, etc., la moutarde dont s'enorgueillit Dijon, les boutons des fleurs du câprier, le girofle, la muscade, la canelle, le gingembre, indispensable aux habitants des régions équatoriales, le poivre, type des condiments âcres, correctif obligé de tout aliment fade, huileux, trop chargé d'eau et de mucilage, etc.

Gardons-nous d'oublier que tout condiment est un agent provocateur qui nous pousse à commettre des délits dont nous sommes justiciables au tribunal de l'hygiène et de la pathologie, et appliquons-nous à n'en tirer que du bénéfice, en ne cédant qu'avec sobriété à leurs excitations, en les appropriant aux conditions individuelles d'âge, de sexe, de tempérament, de santé, conditions résumées dans ce passage du *Traité d'hygiène* de Michel Lévy : « Les bilieux et les nerveux repoussent les condiments âcres, irritants, qui conviennent aux lymphatiques. Si le vieillard a besoin de réveiller ses forces digestives et recherche les délices aiguës du palais, il n'est pour l'enfant qu'un seul condiment, le sucre ; loin de lui les provocations prématurées qui, portées sur le tube digestif, retentiront sympathiquement dans le cerveau, etc. ; résistez aux appétences dangereuses de cet âge.

« Rappelez aux femmes, rappelez aux personnes délicates, mobiles, valétudinaires, que les condiments, qui charment d'abord leur sensualité, énervent le palais, le blasent, échauffent, constipent, ressuscitent les phlegmasies des organes digestifs, les exaspèrent et les enracinent, projettent vers la peau des irritations exanthématiques, etc.

« Mais combattez l'habitude de cette sobriété maladive, qui pèse les grains de sel ou de poivre et divise en demi-degrés l'échelle de la sensibilité gastrique.» (T. II, p. 11)

Ne commettons pas la faute de passer sous silence le fromage qui cumule à si juste droit les fonctions de condiment et celles d'aliment, et dont les espèces sont si diverses, si bien adaptées à toutes les exigences culinaires et sociales comme à tous les goûts. « Un dîner sans fromage est une belle à qui il manque un œil. » (Brillat-Savarin.)

Enfin, rappelons-nous que le nerf de la cuisine, après le jus, est le beurre dans le Nord, l'huile dans le Midi.

Du coup d'avant, et du coup d'après. Avant de s'introduire en France, le coup d'avant était fort en usage dans le Nord de l'Europe, surtout en Suède et en Russie. « C'est, dit M. de Cussy, un grand verre de vermouth, d'absinthe, de rhum ou simplement d'eau-de-vie, que l'on présentait à chaque convive pour le mettre en appétit. Les sentiments, ajoute-t-il, sont partagés sur ce coup ; les uns prétendent qu'une liqueur spiritueuse, prise avant le repas, crispe l'estomac bien plus qu'elle ne le dispose à digérer ; les autres affirment qu'elle le stimule et le prépare heureusement à de vigoureuses contractions. Sur ce point, nous abandonnons chacun à sa propre inspiration. »

L'hygiéniste ne doit pas se retrancher dans une telle réserve ; il ne peut, sans faillir à son devoir, mettre hors de blâme cette libation préliminaire et en admettre la très problématique innocence, qu'elle soit placée au début ou aux approches d'une lutte redoutée. L'athlète, digne de prendre part à une grande journée, doit y aller gaiement, armé d'un franc et légitime appétit, ouvert au besoin par un exercice léger et sans fatigue, la bouche fraîche, la dent humide, ému seulement par *l'horreur du vide* qui se fait et grandit dans son estomac impatient et lui crie : Va !

Tenez pour certain que le besoin de *ce coup d'avant* témoigne de l'insuffisance des forces, que cette habitude d'une excitation factice ne donne qu'une valeur de mauvais aloi, et loin d'y puiser un encouragement à réitérer des épreuves dont on ne sort que brisé et alourdi, tenez-le pour le présage assuré d'une prochaine défaillance et d'une ruine plus ou moins tardive, mais inévitable.

Il n'en est pas de même du *coup d'après* qui consiste dans un demi-verre de vin pris immédiatement après la soupe. Ce coup, ainsi placé, dispose très bien l'estomac à tout ce qui va suivre. A Paris, il passe pour tellement salutaire, que l'on dit proverbialement que le *coup d'après détourne un petit écu de la poche du médecin ;* il est vrai que les buveurs d'eau répliquent qu'il dirige une pièce d'or vers celle de l'apothicaire. Mais ceux-ci ne doivent pas avoir voix délibérative au conseil, surtout quand le Marsala de votre cave en fait les frais.

Mais cette parole que je viens de leur refuser, je la leur rends immédiatement, car le moment est venu de passer à l'étude d'une partie de notre alimentation non moins importante que les précédentes, celle des diverses boissons que la nature et l'art mettent à notre disposition et en première ligne à l'étude de l'eau. Sur ce point, leur compétence ne saurait être contestée.

La nécessité d'une bonne eau ressort de ce seul fait que l'eau entre pour les six ou les sept dixièmes dans le poids du corps humain.

L'eau potable doit être limpide, légère, aérée, sans odeur, d'une saveur fraîche, vive, agréable, ni fade, ni salée, ni douceâtre, ni acide, ni sulfureuse ; elle doit bouillir sans se troubler ni former de dépôts, cuire les légumes secs et la viande sans les durcir ; dissoudre le savon sans former de grumeaux, témoignant par là qu'elle ne contient que dans de justes proportions les sels qu'elle doit tenir en dissolution ; elle ne doit occasionner aucune sensation de pesanteur, aucun trouble dans l'estomac. Telles sont les conditions essentielles exigées par les médecins de tous les temps pour reconnaître aux eaux de source, de rivière et de puits, la qualité d'eau potable.

L'eau de pluie est la plus pure, mais comme boisson, elle est lourde, fade, indigeste ; elle manque de substances salines. L'eau de neige et celle de glace sont dans le même cas. L'eau distillée manque et de substances salines et d'air ; mais il est facile de la corriger de ce dernier défaut par le battage, le transvasement ; et du premier, en y ajoutant, et de même pour les précédentes, le chlorure et le sulfate de soude, les carbonates de chaux, de soude et de magnésie qui lui manquent.

L'eau de puits possède plus souvent les défauts que les qualités des eaux précédentes. La meilleure eau serait celle de rivière, si elle restait vierge des matières étrangères qui, près des villes, s'y mêlent et la vicient.

Les eaux des étangs, canaux, marais, etc., présentent à divers degrés tous les éléments pernicieux qui résultent de la stagnation et de la décomposition putride des matières organiques ; elles sont la source des maladies les plus dangereuses : typhus, fièvres pernicieuses, etc. Il faut placer dans la même catégorie les eaux qui communiquent avec les mares des villages, les féculeries, les usines à gaz, les égouts des villes, etc. Celles qui ont séjourné dans des conduites ou des réservoirs de plomb peuvent engendrer la *colique* dite *des peintres*.

Si nous considérons l'eau sous le rapport de sa température, nous dirons que prise chaude elle doit ses propriétés au calorique qu'elle transmet aux parois de l'estomac ; elle y fait affluer le sang ; absorbée, elle excite le système vasculaire, accélère les battements du cœur et s'épanche au dehors par la transpiration cutanée qui débarrasse le corps du calorique qu'elle lui a communiqué ; elle stimule à la fois l'organisme entier et l'appareil digestif en particulier (Michel Lévy). Les boissons aromatiques que l'on obtient en faisant infuser dans l'eau du thé, du tilleul, de la sauge, etc., n'ont pas un mode d'action différent. Dans le cours des repas, et pendant leur intervalle, l'eau chaude était pour les Romains un objet de sensualité. Dangereuses délices, s'écrie Haller, car l'abus des infusions chaudes affaiblit le ressort des tissus, brise l'appétit et les forces digestives.

Prise froide et bue en petite quantité, l'eau apaise la soif, relève les forces de l'estomac, modère momentanément, sans la supprimer, la transpiration trop active de la peau, restaure l'organisme entier par un sentiment instantané de bien-être.

L'eau frappée de glace, si agréable et si utile à l'heure des repas pendant nos étés torrides, n'expose à des accidents que si elle est bue en trop grande quantité à la fois et coup sur coup, le corps étant couvert de sueur, l'estomac vide et en plein travail de digestion laborieuse. « Si le physicien évite de verser de l'eau froide dans une cornue brûlante, de peur que le verre n'éclate, combien ne devons-nous pas prendre de précautions de peur de troubler ces admirables phénomènes d'hydraulique qui se passent au sein des tissus vivants ! » (Dr James.)

Mais la boisson par excellence, aussi agréable au palais que favorable à l'estomac, non moins propre à apaiser la soif qu'à fortifier l'esprit sans le troubler, sans vices mais non sans vertus, c'est le mélange d'une eau pure et d'un bon vin. Par ces temps d'épidémie oïdienne, en présence de la ruine accomplie sur nos coteaux et des ravages que le *phylloxera vastatrix* exerce dans tout le Midi, prions Dieu, Madame, de conserver à l'homme *cette boisson quotidienne* dans laquelle il trempe depuis des siècles *son pain de chaque jour !*

Ce bon vin, quelles doivent en être les qualités ? A cette question, l'École de Salerne répond : Le vin se juge d'après son bouquet, sa saveur, sa clarté et sa couleur. Pour être potable, il doit avoir au moins un an ; les vins nouveaux sont lourds, flatulents, indigestes ; les vins d'âge moyen, *adultes*, plus digestibles, plus moelleux, meilleurs en goût et en parfum ; l'extrême vieillesse les dépouille de leurs qualités, mais ne leur en donne point de mauvaises. La Provence, le Languedoc, le Roussillon, fournissent les plus capiteux ; la Gironde, les moins excitants, les vins toniques par excellence ; la Bourgogne, des vins qui, par leur qualité stimulante, tiennent le milieu entre les précédents, mais ne le cèdent à aucun sous le rapport de la saveur et de la digestibilité.

« Quelle que soit sa provenance, un vin de qualité première doit être parvenu à son degré de maturité, avoir une belle couleur, beaucoup de finesse, un bouquet très suave, de la force sans être fumeux ; il doit laisser l'haleine pure, la bouche fraîche, la tête libre. » (Julien, Topographie des vignobles.)

L'analyse fait connaître les quantités relatives d'alcool et d'eau contenues dans le vin et révèle ainsi le mode de sa principale action sur l'économie. Elle y constate en outre la présence du tannin, de l'albumine, de matières colorantes auxquelles il doit les teintes variées et l'éclat de sa robe ; de matières grasses, d'huiles essentielles qui le parfument et l'aromatisent ; des sels de chaux, de potasse, de soude, du tartre, du fer et de la silice.

Voici quelques indications sur la richesse en alcool des vins le plus fréquemment servis sur nos tables.

Le vin de Marsala contient 23 pour 100 d'alcool ; ceux de Madère, de Porto, 20 ; de Xérès, de Malaga, de Constance, de Bagnols, 17 ; de l'Hermitage blanc, de Sauterne, de Chypre, de Roussillon, 15 ; de Rivesalte, 14 ; de Champagne, de Grave, 12 ; de l'Hermitage rouge, de Côte-Rôtie, de Volnay, 11 ; de Bordeaux, 9 à 10 ; de Mâcon, de Chablis, 7.

En raison de l'alcool, des matières grasses, du su-

cre et des huiles qu'il contient, le vin est un aliment
essentiellement combustible, respiratoire. Cependant
la présence des matières azotées dans le vin ne nous
permet pas de borner son rôle dans les actes réparateurs, plastiques, de nutrition, à une simple excitation ; il contribue à restaurer nos tissus ; et ainsi se
trouve justifié l'aphorisme d'Hippocrate: *Le vin apaise
la faim.*

L'hygiène ne saurait conseiller à l'homme en santé
de s'abstenir de vin. Les personnes d'un tempérament
sanguin très prononcé, habituellement très pléthoriques, prédisposées aux congestions cérébrales, aux
insultes apoplectiques, celles dont le système nerveux
est d'une extrême irritabilité, celles dont les organes
hépathiques offrent un degré d'activité voisine d'un
état morbide, doivent n'user des boissons même le
plus faiblement alcoolisées, qu'aux doses les plus mo-
dérées. Au contraire, les personnes de complexion
faible, dont les chairs sont molles, le sang peu coloré, les allures apathiques, pourront en user plus
libéralement, mais sans excès. Hors le cas d'anémie,
de débilité, de lymphatisme excessif, il est rare que
les femmes se trouvent bien de l'emploi des boissons
fermentées trop indulgemment acceptées. L'orageuse
susceptibilité de leur système nerveux les repousse,
et, quand elles s'y adonnent, leur en fait sentir plus
fortement la funeste influence.

Aux enfants bien constitués et sains, de l'eau

pure ; aux enfants chétifs et débiles, de l'eau rougie ; jamais de vin pur dans l'enfance.

Avec l'âge, on peut augmenter la ration de vin. *C'est le lait des vieillards*, a-t-on dit ; soit, mais que les vieillards n'oublient jamais que *le vin porte à la tête* et que le sang n'a chez eux que trop de tendance à s'y porter. Je leur pardonnerais plutôt l'abus du café et du thé que l'usage immodéré du vin.

Malgré le mot de Mme de Sévigné : *Racine passera comme le café*, l'usage de la fève de Moka est devenu universel. Louis XIV fut le premier qui en prit en France. Il est devenu pour les femmes et un grand nombre d'hommes la base du premier repas du jour ; pour les mangeurs et même pour un grand nombre d'hommes sobres, l'auxiliaire obligé de la digestion ; pour les populations méridionales, presque un spécifique contre l'action débilitante des chaleurs ; pour les classes intellectuelles, une liqueur à laquelle le génie se plaît à reporter une partie de ses inspirations (M. Lévy). *Il me débétise*, disait Barthez.

La consommation du café était en France de 0 g. 750 par tête, en 1857 ; de 0 g. 783 en 1858 ; de 0 g. 950 en 1870.

Les grands mangeurs ont besoin d'un stimulant pour l'énorme labeur de leur digestion ; ils prennent du thé, quand leur estomac languit sous le poids des aliments. Les Chinois en usent largement pour y puiser une stimulation nécessaire dans un climat dont les chaleurs énervent et où pullulent les foyers d'infection paludique ; si les Anglais et les Hollandais s'en gorgent, c'est qu'ils vivent plongés dans une atmosphère brumeuse, froide et humide ; c'est qu'ils ont les chairs flasques et molles, le caractère lourd et phlegmatique. (M. L.) De ces simples indications, il est facile de déduire les vertus d'une tasse de thé et les conditions hygiéniques auxquelles ces vertus répondent. En France, on prend du thé par besoin et par mode. En 1867 il s'en est consommé en Angleterre 7 k. 759 par tête et en France 9 grammes ; c'est 186 fois moins.

Dans notre contrée, il n'est pas de ménage, si pauvre qu'il soit, qui ne boive du vin. Pendant les mois qui suivent l'époque des vendanges, dans les fermes à la campagne, à la ville dans les ménages d'agriculteurs, le vin est remplacé par la *piquette*, boisson résultant de la fermentation de l'eau jetée sur les grappes et le marc des raisins que le pressoir n'a pas dépouillés de tout le sucre et de tout l'alcool qu'ils contiennent ; boisson aigrelette, rafraîchissante, apéritive, qui, prise en trop grande quantité, est encore capable d'aiguiser une pointe d'ivresse.

Les plus raffinés préparent une boisson qui tient le milieu entre la piquette et le vin et que l'on nomme *mitadié*. Ils remplissent un tonneau de grains de raisin et d'eau, et, après une suffisante fermentation, ils retirent par le robinet placé au bas du tonneau une liqueur colorée, limpide, douée de quelque bouquet, qu'ils boivent plus ou moins étendue d'eau ; une quantité d'eau égale à celle du demi-vin tiré est versée chaque fois sur les couches supérieures.

Il me reste, Madame, à examiner la conduite que l'homme doit tenir dans cet acte de sa vie si souvent renouvelé, en face de ces innombrables et inépuisables tributs des trois règnes de la nature, dont l'art rehausse encore le prix et multiplie les charmes. Que doit-il, comment, combien peut-il manger ?

Il peut, il doit manger de tout. L'ensemble de son appareil digestif réunit les dispositions que l'on observe séparément chez les animaux qui ne se nourrissent que de végétaux et chez ceux dont la chair est le seul aliment. Son alimentation doit être mixte, composée de végétaux et de viande. Moitié agneau et moitié loup, l'homme doit être omnivore.

Ce privilége, qui est en même temps une obligation, démontrée par la science, l'était par la pratique de tous les temps et de tous les lieux. La vérité, vieille comme le monde, est dans les faits ; il faut des siècles pour que la science en trouve la raison.

Dans la Côte-d'Or, on avait essayé de réduire la ration des vendangeurs à une soupe et au pain, en leur laissant le droit de consommer du raisin à discrétion ; on ne tarda pas à reconnaître la nécessité d'y ajouter de la viande pour soutenir les forces et augmenter le travail.

En 1841, sur la ligne de Paris à Rouen, il a suffi de substituer le rosbif, le bœuf rôti, aux soupes et aux légumes dont se nourrissaient les ouvriers français, pour les mettre en état de faire des journées aussi productives en mains-d'œuvre que les ouvriers anglais.

La détermination pratique de la ration normale des aliments offrirait un intérêt de premier ordre à l'hygiène et à l'économie sociale. Malheureusement, ajoute Michel Lévy, toute fixation quantitative est nécessairement fausse ; la nature des aliments en étant le régulateur, suivant que l'aliment végétal ou l'aliment animal y prédomine, le régime entraîne des fixations bien différentes. En principe, la ration doit être proportionnelle à la dépense ; mais celle-ci présente des fluctuations aussi nombreuses que les causes qui agissent sur l'organisme et modifient la direction de la vie. Un sentiment instinctif partant de l'estomac suggère à tout homme la conduite qu'il lui convient de tenir relativement à son alimentation.

L'homme sain de corps et d'esprit, dit avec raison Moreau de la Sarthe, peut trouver dans ses sensations une mesure plus exacte que la balance de Sanctorius.

La nature nous fournit les aliments sous forme de combinaisons très diverses, à l'état brut pour ainsi dire. Nous devons être notre propre chimiste ; notre estomac est le laboratoire ; et cette sage nature a attaché à la fonction deux sensations spéciales, en manière d'aides préparateurs : l'une est l'appétit qui nous avertit du besoin de restaurer nos forces ; l'autre le goût, qui rend agréable l'accomplissement du travail réparateur.

Selon Payen, la ration d'entretien d'un homme sédentaire du poids de 62 kil. 541 (moyenne du poids d'un Français entre 20 et 60 ans) exigerait dans sa nourriture journalière 12 gr. 51 d'azote et 264 de carbone.

Le Dr Morache la porte dans ces conditions à 20 *grammes d'azote* et à 310 *grammes de carbone*, comme un minimum qui ne doit pas être dépassé. Mais l'adulte qui travaille a besoin, en moyenne, de 24 *grammes d'azote* et de 350 *grammes de carbone*; chiffres encore trop faibles pour l'homme qui se livre à un rude labeur. (*Hyg., milit.*)

Le régime le plus convenable est celui où l'usage de la viande s'associe à l'usage des végétaux dans des proportions qui varient suivant l'âge, le tempérament, le climat, la quantité d'efforts et de travail, etc. « La force du travail qu'un homme peut dépenser chaque jour peut se mesurer sur la quantité de matières plastiques qu'il consomme dans le pain et dans la viande. » (Liébig.)

Aujourd'hui que la loi militaire appelle tous nos enfants sous les drapeaux, il ne sera pas sans intérêt pour vous de connaître quelle est la composition de la ration du soldat français en temps de paix et celle

du soldat en campagne. Je les emprunte au traité
d'hygiène cité.

**Ration journalière du soldat français, en garnison
et à l'intérieur (1874)**

	Poids.	Azote.	Carbone.
Pain, 1 kilog. (750 gr. de pain de munition et 250 gr. de pain de soupe).............	1^k,000	12^g,00	300^g,00
Viande, 300 gr. (désossée, 240 gr.)........	0 ,300	7 ,20	26 ,20
Légumes frais (choux, carottes, etc.), approximativement, 100 gr.	0 ,100	0 ,31	5 ,50
Légumes secs (haricots, fèves, etc.) 30 gr....	0 ,030	1 ,30	14 ,30
TOTAUX........	1^k ,430	20^g ,81	346^g ,00

Ration du soldat français sur pied de guerre.

	Poids.	Azote.	Carbone.
Pain	1000^g	12^g,00	300^g,00
Ou Biscuit	750		
Viande fraîche (désossée 240 gr.)............	300	7 ,20	26 ,20
Légumes secs.........	60	2 ,60	28 ,60
Sucre	21	»	9 ,00
Café................	16	0 ,20	2 ,00
TOTAUX.......	1397^g	22^g,00	365^g,80
Ou.......	1147 + sel, 16 grammes.		

Le Dr Morache demande, au nom de principes hygiéniques logiquement démontrés, qu'elle soit augmentée.

Ration proposée pour le pied de guerre

	Poids.	Azote.	Carbone.
Pain, 1 kilogramme...	1000^g	12^g,00	300^g,00
Ou Biscuit............	750		
Viande fraîche, 500 gr. (désossée, 400 gr.)..	500	22 ,00	44 ,00
Légumes secs.........	60	2 ,60	28 ,60
Sucre...............	25	»	10 ,00
Café...............	20	0 ,25	2 ,50
TOTAUX......	1605^g	26^g,85	385^g,10
Ou.	1355 + sel, 16 grammes.		

En France, la consommation en viande n'est que de 28 kil. par an et par personne.

Elle est à Paris environ de	94 kil.
A Vienne en Autriche de...............	78 »
A Londres de......................	50 »
A Berlin de......................	48 »
A Rouen de.......................	45 »
A Lille de	42 »
A Avignon de	53 »

Notre cité doit donc être comptée au nombre des plus favorisées, sous le rapport de la quantité. Reste la question du prix.

A une époque qui n'est pas assez éloignée pour que la plupart de mes lecteurs en aient perdu le souvenir, sous le règne de la taxe, la viande de bœuf se vendait tout entière au même prix, sauf le filet qui, débité sans accompagnement du tissu graisseux, d'os, etc., se payait un peu plus du double.

Le prix était aussi le même pour toutes les parties charnues du mouton.

Un changement complet et des plus regrettables s'est opéré, depuis quelques années, dans le commerce de la boucherie. Affranchi de toute entrave, il ne s'est nullement amélioré au point de vue du profit et du bien-être des classes pauvres, les plus intéressées à manger de la viande en plus grande quantité, de la meilleure qualité et au prix le moins élevé possible.

Vous allez en juger :

Au 1er juillet 1872, *le taux de la viande*, établi d'après les mercuriales, en aurait fixé le prix de vente ainsi qu'il suit :

Bœuf........ .... 1 40 le kil.
Mouton..................... 1 50

Le même jour, aux diverses boucheries, le bœuf se détaillait, suivant la catégorie des morceaux, aux prix suivants :

Filet.................. .... 4 fr. le kil.
Viande sans os................ 2 20
Côte 1 80
Bouilli de grumeau............ 1 50
Bas morceaux................. 1 40

Et le mouton :

Côtelettes......................	2 40
Gigot	2 20
Épaule, poitrine et bas morceaux...	1 80

Le seul rapprochement de ces chiffres leur sert de commentaire et suffit à nous éclairer sur l'état de choses actuel. O progrès ! voilà encore une de ces surprises que tu nous ménages ! tu fais monter la démocratie dans le régime politique et descendre l'aristocratie dans le régime alimentaire.

A l'oisive richesse les morceaux de choix, au travailleur prolétaire les bas morceaux ; à ceux chez lesquels une moindre dépense de forces réclame une somme de réparation moindre et dont la table se charge de vingt mets supplémentaires la viande exempte de toute surcharge improductive ; à celui qui n'a pour accroître les principes nutritifs d'un pain de bonne qualité que l'appoint, souvent trop rare, d'une faible portion de viande, si nécessaire cependant à la production d'un travail utile et à l'accroissement des forces incessamment mises en jeu, à celui-là les plus maigres morceaux, appauvris encore par l'adjonction de non-valeurs, peau, tissus graisseux, os, tendons, etc.; *lou souquet, la réjouissance !* Les bas morceaux accrus de la *réjouissance !* L'ironie touche ici à la cruauté.

N'y a-t-il aucun remède à apporter à cette injuste, à cette déplorable situation ?

Ne serait-il pas possible, n'est-il pas urgent de revenir à l'état antérieur ?

Cette question de police alimentaire, ce n'est pas ici le lieu d'en développer toutes les conséquences et d'en rechercher les remèdes. Je me borne à la poser, en en signalant toute l'importance : *Caveant consules !*

A combien de villes ces observations ne sont-elles pas applicables !

Quant à la ration normale individuelle, j'ajouterai qu'à l'œuvre seule on connaît l'ouvrier. La main sur sa conscience.... gastrique, chacun saura, mieux que ne pourrait le lui tracer une formule générale, la limite tracée à l'étendue de ses droits par l'étendue de ses pouvoirs, c'est-à-dire à l'exercice de sa puissance digestive.

Le vénitien Cornaro, mort à cent ans, se contentait de 12 onces de nourriture solide par jour, avec 18 onces de vin.

Le maréchal de Villars avait un Suisse qui mangeait énormément. Le maréchal un jour le fit venir. Combien mangerais-tu d'aloyaux ? lui dit-il. — Ah ! Monseigneur, pour moi falloir pas beaucoup, cinq ou six au plus. — Et combien de gigots ? — De gigots ? pas beaucoup, sept à huit. — Et de poulardes ? — Oh ! pour les poulardes, pas beaucoup, une douzaine. — Et de pigeons ? — Oh ! pour ce qui est des pigeons, pas beaucoup, quarante, peut-être cinquante, selon l'appétit. — Et des alouettes ? — Des alouet-

tes ! Monseigneur, toujours. (Berchoux, *La Gastronomie*, p. 136.)

Entre ces deux extrèmes de sobriété et de gastro-
lâtrie également excessives et inimitables, les degrés
varient à l'infini ; néanmoins avec une tendance irrésistible à se rapprocher des sommets inaccessibles où
s'est élevé le Suisse de Villars, plutôt qu'à descendre
aux basses limites dans lesquelles s'est maintenu le
centenaire Cornaro.

Quel est le convive qui peut se flatter de n'avoir jamais outrepassé la mesure de ses forces ? A cet égard
je n'ajoute qu'une foi médiocre à l'aphorisme du professeur : *Les animaux se repaissent, l'homme mange,
l'homme d'esprit seul sait manger* (Brillat-Savarin).

L'homme d'esprit ? il parle trop bien et parle trop
pour ne pas manger d'une façon distraite, incohérente,
incorrecte. A mon avis celui-là seul sait manger que
Delille appelle *l'homme des champs*. Voyez le paysan
à table ; il a une heure devant soi pour son repas ; rien
ne le presse ; il doit se reposer en mangeant. Il prend
sur la huche un large pain *rassis*, à croûte épaisse,
à mie solide, très nourrissant sinon très blanc. Il n'y
porte le couteau qu'après avoir tracé sur le revers
avec la pointe le signe de la croix (un souvenir eucha-
ristique !). S'il l'arrose d'un vin faible, quelquefois
piqué, il le frotte vigoureusement et l'imprègne de
l'énergique arome d'une gousse d'ail, il le broie lentement, et met une heure à mâcher la frugale prébende

de porc, de fromage et de salade frais cueillie qu'un citadin ferait disparaître en vingt minutes.

Heureux celui qui pourrait parler comme l'un et qui saurait manger comme l'autre ! Rien de semblable dans nos festins.

Rappelez-vous, Madame, le nombre des victimes que vous avez vues tomber sur ce champ d'honneur qui est les antipodes de celui où la sobriété règne et gouverne. Certes, au point de vue du confort, du luxe, de la largesse, les amphitryons *font bien les choses*. Mais les lois de l'hygiène n'y sont-elles pas violées à chaque plat, les intérêts de la santé compromis à chaque pas ?

La première règle serait de mesurer la quantité aux besoins ; les besoins sont médiocres, la quantité est énorme.

Le commencement d'une bonne digestion doit se faire dans la bouche. L'aliment longtemps broyé, lentement imprégné de salive est déjà à demi digéré. Mais assailli par les offres incessantes des servants, sollicité par le sourire engageant de la maîtresse de séant, le convive haletant précipite les morceaux dans ce vestibule du sanctuaire gastrique ; ils n'y font que passer. L'action doit être vive, lestement menée; que faire ? évidemment tordre et avaler.

La charge devrait aller en s'allégeant à mesure qu'elle s'accumule ; aller des mets lourds aux légers ; c'est le contraire qui arrive. Au lieu d'un rôti on en

sert deux, et on les flanque (ainsi le veut aujourd'hui
le caprice de la mode) de pâtés froids et de terrines,
de puddings et de gâteaux fourrés ! La prudence crie :
Hâte-toi lentement ; prends de ceci ; laisse cela !
Mais tout est exquis ! comment faire un choix ? On
hésite. Des vins généreux échauffent le cœur ; la variété réveille le goût ; la jouissance est près, le péril
loin, le piège caché mieux que sous des fleurs ; la
victoire, que dis-je ? la défaite même est honorable.
On va, tête baissée, en avant ! Que voulez-vous ? les
gourmands ont aussi leur bravoure et leur point d'honneur : *Ils meurent, ils ne se rendent pas !*

Disciples austères d'Esculape, éloquents défenseurs
des droits de l'hygiène, interprètes éloquents des saines doctrines, docteurs (qui d'ailleurs prêchez si mal
d'exemple!), c'est en vain que vous avez élevé la voix
au nom des droits imprescriptibles de la santé ; en
vain avez-vous montré à ces nouveaux Damoclès l'é-
pée de l'indigestion suspendue sur leur tête ; en vain
avez-vous tracé du doigt sur le mur de la salle cette
menace mille et mille fois justifiée : *Plus occidit gula
quam gladius ; la table fait périr plus de monde que
ne le fait la guerre;* votre voix sera méconnue, l'épée
bravée, la menace oubliée, et vous suivrez vous-mê-
mes la foule, dès que retentiront ces mots sacramen-
tels et magiques : *Madame est servie !*

NON IN SOLO PANE

« L'homme ne vit pas seulement de pain, mais de toute parole qui sort de la bouche de Dieu. » *Non in solo pane vivit homo, sed in omni verbo quod procedit de ore Dei.* Cette réponse du Sauveur à l'esprit de ténèbres, Avignon l'a toujours religieusement comprise ; en tout temps, Avignon y a conformé sa pensée et ses actes.

Je le dis à son honneur, la vieille cité papale n'a jamais oublié qu'elle devait fournir à ses enfants à la fois et la nourriture de l'âme et la nourriture du corps, ce qui fait l'âme pure, ce qui fait le corps sain, la bonne parole unie au bon froment.

Toutes les recherches auxquelles je me suis livré à travers les époques antérieures, tous les matériaux que j'ai recueillis pour servir à la composition de ce nouvel entretien, mettent en pleine lumière et attestent que dans *la bonne ville* l'homme n'a jamais vécu, ne vit pas, ne vivra jamais de pain seul, mais de toute parole sortie de la bouche de Dieu.

Un tel passé donne des garanties que l'avenir ne démentira pas. Que l'on ne soit donc pas étonné si c'est avec un légitime orgueil et la joie au cœur que je reprends aujourd'hui la plume, presque tenté de faire comme Brutus, alors qu'il imprima sur la terre sacrée de Rome le baiser destiné à sa mère.

En l'an de grâce 1880, la ville d'Avignon a inscrit dans son budget, au crédit de ses établissements d'instruction publique, la somme de....   99,827 fr. près de la huitième partie de ses revenus qui ne s'élèvent qu'à. . . . . 850,000 fr.

Cette somme de 99,827 fr. est répartie entre divers chapitres, suivant la nature, le degré et les besoins de l'instruction donnée.

Je ne crois pas nécessaire de chercher un autre cadre aux diverses branches de l'enseignement que je vais passer successivement en revue.

Je prends mes exemples dans Avignon qui me paraît offrir le type moyen des principales villes de France.

SALLE D'ASILE

« Cette institution, dit M. le docteur Theuvenin, de Lille, est un immense bienfait pour les enfants des ouvriers : elle permet aux mères de se livrer à toute espèce de travail ; elle garantit les enfants du danger du vagabondage ; elle leur inculque des idées d'obéissance et d'exactitude ; elle les garantit, pendant l'hiver, du froid qu'ils pourraient éprouver chez leurs parents ; elle leur permet de respirer un air plus pur que dans leur propre domicile ; elle les habitue, dès le bas âge, à recevoir quelques principes d'éducation; elle force les mères à laver, à nettoyer leurs enfants, qu'elles laisseraient dans un état de saleté, sans cette circonstance. » (*Annales d'hygiène* 1847; t. XXXVI, p. 93).

La création de ces utiles établissements est due à Oherlin, pasteur protestant dans les Vosges; elle date du siècle dernier; elle a été introduite et patronnée en France par Madame la marquise de Pastoret et M. Cochin. Les enfants des deux sexes peuvent y être admis de deux à six ans révolus; l'institution forme le passage de la crèche, premier asile où la charité recueille, tous les jours ouvrables et pendant les heures de travail, les enfants au-dessous de deux ans appartenant à des mères pauvres, de bonne conduite et travaillant hors de leur domicile, aux écoles primaires qui n'admettent l'enfant que lorsqu'il a dépassé sa sixième année.

Les leçons et les exercices moraux ne durent jamais plus de dix à quinze minutes, et sont toujours entre-mêlés d'exercices corporels.

Les salles d'asile sont situées au rez-de-chaussée; elles sont planchéiées et éclairées, autant que possible, de deux côtés par des fenêtres fermées avec des châssis mobiles.

Les dimensions des salles d'exercices doivent être calculées de manière qu'il y ait au moins deux mètres cubes d'air pour chaque enfant admis.

A côté de la salle d'exercices, il y a un préau destiné aux repas et aux récréations.

Un ou plusieurs médecins nommés par le maire visitent, au moins une fois par semaine, les salles d'asile publiques.

Le département de Vaucluse ne compte que 26 salles d'asile.

« La tenue de nos salles (M. l'Inspecteur d'Académie le constate dans son rapport au Préfet sur la situation de l'instruction primaire dans le département de Vaucluse pendant l'année 1871), est, en général, satisfaisante; nous n'avons pas, dit-il, des salles d'asile médiocres, encore moins de mauvaises. Les directrices de ces écoles du jeune âge se distinguent par le zèle et les soins dont elles entourent leur intéressante population ; quelques-unes peuvent manquer d'aptitude, mais elles sont toutes égales par le dévouement. »

Avignon ne possède que deux salles d'asile ; il faudrait en quadrupler le nombre ; l'autorité s'en occupe. En attendant, pour remédier à cette insuffisance autant qu'il est en son pouvoir, l'administration municipale permet exceptionnellement l'admission dans les écoles primaires d'un certain nombre d'enfants pris parmi ceux dont l'âge se rapproche le plus de la limite règlementaire.

Pour les autres s'ouvrent cinq à six *garderies*, sorte de diminutifs de la salle d'asile, créées par l'industrie privée, où de braves femmes, la plupart avancées en âge, plus riches de cœur que d'esprit, connaissant mieux le *Pater* que la grammaire, abritent, surveillent, instruisent et moralisent de douze à quinze enfants, dont elles s'efforcent, souvent avec plus de conscience que de succès, de débarbouiller le visage et l'intelligence en échange d'une modique rétribution scolaire de 5 à 10 centimes par jour.

Qu'il ne se commette pas dans ces chambrées supplémentaires plus d'une faute contre les règles de la syntaxe, plus d'une infraction aux lois de l'hygiène, je n'en jurerais pas. Est-ce une raison pour en méconnaître les services et en nier l'utilité ? Non, certes ; et, pour ma part, je voudrais que ces garderies fussent encouragées, subventionnées même, à la condition que l'autorité les soumît au contrôle d'une paternelle inspection et à la surveillance de dames patronnesses et des médecins du voisinage. Quelle mère ne s'empresserait d'accepter cette mission ? Quant à mes confrères, je n'hésite pas à me porter garant de leur concours ; je connais de longue main l'étendue de leur charité.

Nous, autrefois, nous appelions ces braves femmes du même nom que la sœur de notre père, la *tatan*. N'était-ce pas plus gracieux en même temps que plus tendre ? Ceux de mes anciens camarades de *robe* qui vivent encore n'ont pas plus oublié que moi cette maison de la rue Dorée, où le survivant d'une famille noble, ruinée par la Révolution, nous réunissait autour d'un vieux fauteuil de velours d'Utrecht, nous dominant de sa haute taille, la tête immobile sous ses cheveux blancs bouclés en rouleaux sur les tempes, l'œil terrible sous des sourcils olympiens, nous faisant, haut le verbe et la férule, entrer bon gré mal gré dans la cervelle l'épellation des voyelles et des consonnes et les scabreuses combinaisons du b-a-ba ; tandis que Mme de Beaulieu tempérait les sévérités du maître par les témoignages incessants de son inépuisable bonté. Petite, un peu voûtée, très alerte encore, attifée d'antiques caracos usés mais toujours propres, sa chevelure grise coiffée d'une calèche à dentelles, noire ou blanche, l'œil bienveillant, le sourire sur les lèvres, elle allait sans cesse de l'un à l'autre, glissant en silence plutôt que marchant, aidait notre mémoire trop paresseuse en nous soufflant à demi-voix, abritait de la foudre nos mains tremblantes, essuyait nos larmes et, pressentant les défaillances de nos enfantines terreurs, nous entraînait hors de portée, en toute hâte, mais hélas ! pas toujours à temps. Elle passait l'éponge sur toutes nos peccadilles ! Mme de Beaulieu nous aimait et, mieux encore, elle nous apprenait à nous aimer les uns les autres.

Nous apportions dans un petit panier notre déjeuner, notre goûter et, les jours de mauvais temps, notre dîner. Tous les paniers étaient rangés en ordre derrière l'estrade où trônait M. de Beaulieu. A l'entrée le contenu était loin d'être le même dans chacun des paniers ; à l'heure du goûter, les parts se trou_ vaient égalisées. Tout d'abord la gourmandise en murmurait ; mais le cri du cœur la dominait bien vite et ce n'était même pas sans plaisir que les plus sybarites mordaient à belles dents dans le pain bis de leurs rustiques camarades.

Madame de Beaulieu était plus qu'une tante : c'était une seconde mère. Savoir être une seconde mère, c'est posséder la science première de l'hygiène d'une salle d'asile.

INSTRUCTION PRIMAIRE

La loi du 15 mars 1850 sur l'enseignement (art. 36 et 37) impose aux communes l'obligation d'entretenir une ou plusieurs écoles primaires et de fournir à l'instituteur un local convenable, le mobilier de la classe et un traitement.

La première chose à rechercher pour l'établissement d'une école, c'est un lieu central, d'un accès facile, et bien aéré. Quant à la maison, elle doit être simple et modeste, mais commode, isolée de toute habitation bruyante ou malsaine qui exposerait les enfants à recevoir des impressions, soit morales, soit physiques, non moins contraires à leurs mœurs qu'à leur santé. La salle de classe doit être construite sur cave, planchéiée, bien éclairée, accessible aux rayons du soleil, et telle surtout que la disposition des fenêtres, garnies chacune d'un vasistas, permette de renouveler l'air facilement. Il est à désirer qu'il y ait une cour fermée ou préau pour réunir les élèves avant la classe et les garder en récréation.

Les dimensions de la classe doivent être proportionnées à la population scolaire. Cette population se détermine en prenant le nombre des enfants de 7 à 13 ans dans les communes où il y a des salles d'asile, et de 5 à 13 ans dans toutes les autres.

L'aire de la classe doit présenter, par élève, une surface d'un mètre carré et une hauteur de quatre mètres, ou à la rigueur de trois mètres trente centimètres.

Dans les écoles mixtes, il faut veiller à ce que la classe soit divisée par une cloison en deux parties, l'une pour les garçons, l'autre pour les filles. Dans toutes les écoles, les lieux d'aisance doivent toujours être en vue de l'estrade du maître ; et divisés en deux cabinets distincts et isolés l'un de l'autre, dans les écoles réunissant les deux sexes. (*Circ. Inst. publ.*, 30 juillet 1858.)

Le mobilier de la classe doit se composer : 1° de tables au plan légèrement incliné, larges d'environ quarante centimètres, et ne contenant qu'un rang d'élèves, de sorte qu'ils se trouvent tous en face du maître ; 2° de bancs attachés aux tables ; 3° de tableaux noirs destinés à des exercices d'écriture, d'orthographe, de calcul et de dessin linéaire. Sur une partie du mur appropriée à cet effet seront tracées des maximes religieuses et morales, les mesures usuelles du système métrique, la table de multiplication, les cartes géographiques de la France et du département.

Les communes doivent, en outre, procurer aux élèves indigents le papier, les plumes, l'encre et les livres nécessaires à l'enseignement ; car, si ces objets ne leur étaient pas donnés, ils ne pourraient profiter de l'instruction que la loi a voulu leur assurer.

L'enseignement primaire a pour objet les connaissances élémentaires propres à concourir à la première éducation religieuse, morale et intellectuelle des enfants.

L'instruction a toujours été donnée dans nos écoles communales à titre gratuit. « Dès l'année 1703, l'institut des Frères des écoles chrétiennes, appelé dans cette ville par Marie de Siffrédi, épouse de Madon de Château-Blanc, prit en main la direction de l'instruction primaire, abandonnée jusque là entre les mains de quelques mercenaires. En 1754, ils avaient à Avignon trois écoles renfermant environ 600 élèves. » (P. Achard.) Le vénérable de La Salle y enseigna lui-même en 1711. Après les troubles de la révolution, les Frères furent rappelés à Avignon, en 1811, et depuis, « grâce à la bienveillance et aux encouragements de la population, leurs établissements s'y sont multipliés et ont joui d'une prospérité toujours croissante. »

Il ne serait pas inutile peut-être de rappeler l'essai tenté et les sacrifices faits en 1830, pour organiser un enseignement, je ne dis pas laïque, mais donné par des instituteurs laïques. Le désordre et la ruine ne tardèrent pas à miner par la base *La Mutuelle*, institution qui, mieux surveillée, mieux dirigée, maintenue dans la religieuse observation des principes établis dans la loi du 28 juin 1833, une des œuvres qui font le plus d'honneur à M. Guizot, aurait pu s'affermir et prospérer ; malheureusement, à peine planté, l'arbre fut piqué à sa racine par le ver rongeur de la politique ; il devait périr : il périt.

Espérons que le souvenir de ce passé, déjà lointain, servira d'exemple et ne sera pas perdu pour l'avenir ; et que les maîtres de nos nouvelles écoles laïques (celle de garçons fondée en 1867, et celle des filles ouverte en 1872) continueront à considérer leurs aînés dans la carrière, non comme des ennemis que l'on doit renverser, mais comme des rivaux que l'on doit estimer et aimer ; et que, rivalisant avec eux de zèle, de dévouement, d'abnégation, ils s'appliqueront uniquement à les égaler, à les surpasser même, dans l'art difficile d'instruire et de moraliser l'enfance, et qu'animés surtout des mêmes sentiments religieux, ils n'oublieront jamais que *l'homme ne vit pas seulement de pain, mais de toute parole qui sort de la bouche de Dieu.*

Au milieu des révolutions qui agitent périodiquement la France et des bouleversements qui la mettent si souvent en péril, s'il est un terrain qui dût être placé, d'un commun accord, à l'abri de toute secousse et neutralisé comme un port franc, certes, c'est celui de l'instruction publique, où s'ébauche l'éducation des êtres qui nous sont les plus chers, où s'affermissent les pas inexpérimentés de nos jeunes enfants. Et c'est un de ceux où le vent des disputes se déchaîne avec le plus de violence et que menacent d'une lamentable désorganisation les injustes attaques de la passion la plus aveugle.

Le but à atteindre ne peut qu'être le même pour tous : accroître incessamment la masse de l'instruction répandue, en élever le niveau jusqu'aux limites du possible, et faire tourner les progrès successivement réalisés à l'amélioration de chacun et à la moralisation de tous.

Eh bien ! ce champ où nos pieds devraient se toucher afin de s'affermir, où nos mains devraient se joindre afin de se fortifier, est devenu une arène dans laquelle se heurtent des divergences irréconciliables et d'irritantes discussions, depuis qu'on a fait dégénérer un intérêt de foyer domestique, une question de famille communale en une affaire de rivalité politique et de théories sociales. Ce devrait être un instrument de culture intellectuelle et morale, un instrument de paix ; on l'a changé en une arme de parti, en un engin de guerre sous la formule une et indivisible : *Instruction obligatoire, gratuite et laïque.*

Les relations de notre société moderne ont rapproché les hommes des divers cultes par les liens d'une estime mutuelle ; la charité les unit et les confond dans ses innombrables œuvres; toute haine religieuse a disparu. Pourquoi ne pas mettre en présence les écoles laïques et les écoles congréganistes partout où la lutte peut être établie ? Pourquoi dépouiller l'enseignement pédagogique de l'enseignement religieux, au lieu de les maintenir unis, sous la réserve d'un respect absolu pour chaque culte, lorsque plusieurs cultes seront en présence, des écoles spéciales ne pouvant être accordées à chaque culte qu'exceptionnellement et dans les grandes villes ?

Multiplions les écoles ; élevons le niveau intellectuel des maîtres en même temps que nous améliorerons leur position matérielle. Et, condition essentielle pour le succès de l'œuvre, qu'appel soit fait à tous les hommes de bonne volonté, à toutes les lumières, à tous les dévouements, sans distinction de parti, de culte et de position sociale.

A l'action trop exclusive de l'autorité substituons l'action commune ; à la réglementation, l'initiative; à l'isolement, l'association, la puissance irrésistible d'une ligue pour l'enseignement libre à tous les degrés.

Ne touchez pas à l'arche sainte, je vous en conjure, au nom de la liberté qui a toutes mes sympathies, toutes mes espérances, ma foi tout entière.

La liberté suffit pour résoudre toutes les difficultés.

Je ne voudrais pas quitter cette instruction primaire sans reporter un instant mes regards vers son passé et sans faire connaître ce qu'elle était dans cet ancien régime si peu connu, si mal jugé, si injustement calomnié.

M. Paul Achard, ce guide si obligeant et si sûr, que l'on est heureux de suivre, toutes les fois que l'on veut explorer nos anciennes annales, me fournit à ce sujet les plus curieux documents :

« On pourrait croire, dit-il, que l'instruction primaire, abandonnée sans direction aux mains de quelques mercenaires, était nulle dans la plupart des bourgs et des villages qui forment aujourd'hui le département de Vaucluse. Il n'en était cependant pas ainsi. Dans les temps les plus reculés, non seulement chaque chapitre entretenait une école, mais les conciles obligeaient chaque curé à remplir par lui-même ou à faire remplir les fonctions de l'enseignement. *Quisque presbiter qui plebem regit, clericum habeat... qui scholam possit tenere.* » (*Décrétales*, chap. II, titre I*er* du livre III*e*.)

« Quand l'instruction passe aux mains d'un instituteur spécial, le curé le contrôle et le surveille. Les plus grandes précautions sont prescrites dans le choix des personnes de science et de mœurs éprouvées, auxquelles on confie la direction des *petites écoles*.

« A Avignon et dans le Comtat-Venaissin, l'école primaire paraît avoir dû sa création autant à l'initiative municipale qu'à l'inspiration du clergé. Les documents que nous avons pu recueillir jusqu'à ce jour établissent que l'instituteur est plus souvent laïc qu'ecclésiastique, et que c'est de la caisse municipale qu'il tire principalement ses moyens d'existence. Toutes les fois qu'il se présentait plusieurs compétiteurs pour une même école, le conseil de la commune ouvrait un concours, et les syndics ou consuls donnaient l'investiture au plus digne.

« La ville payait le loyer de la maison où se tenaient les écoles et faisait toucher à l'instituteur une redevance de dix écus à laquelle les Juifs étaient tenus.

« Généralement dans les petites localités on donnait à l'instituteur une chambre dans la maison commune, on lui fournissait le local de l'école, et il touchait sur les fonds municipaux une subvention qui, au XVIe siècle et au XVIIe, ne dépassait guère douze écus par an. La rétribution scolaire lui était en outre entièrement acquise. Il était enfin nourri par douze pères de famille qui l'admettaient à leur table pendant un mois chacun. Tant que la difficulté des communications empêcha d'envoyer au dehors des jeunes enfants, les chefs de famille se disputèrent l'instituteur, à cause des préceptes qu'il donnait à la famille pendant les repas ; mais à mesure que les parents aisés purent envoyer leurs enfants chercher l'instruction au dehors, il ne resta plus dans les villages que les journaliers qui eussent dû désirer le maître d'école, mais ils n'avaient pas les moyens de le nourrir, ou bien le nourrissaient si mal qu'il ne voulait plus ce mode d'alimentation.

« Quant à la rétribution scolaire, nous voyons qu'en 1527 l'usage était à Caderousse que les enfants et les *jeunes* payassent un sou par mois. Les grammairiens en payaient deux; les grands, trois, à Courthézon (1570). En 1572, la commune de Gadagne exigea que son instituteur instruisît *gratis* les enfants pauvres, sauf à traiter de gré à gré avec les parents des autres. Le traité que la commune de St-Saturnin-d'Apt fit en 1577 avec l'instituteur, nommé François, contient, outre l'indication du chiffre de la rétribution scolaire, un renseignement sur la manière dont l'enseignement était gradué : les enfants, dit-il, qui seront à l'*a, b, c,* ou *à la croix de Dieu,* paieront chacun un sou par mois ; ceux qui seront au bout des *sept psaumes qui approchent de Notre-Dame,* en payeront deux, et les grammairiens trois.

« Au siècle suivant, le prix des leçons avait été porté à six sous par mois. Le traité que la commune de Lapalud fit le 23 septembre 1601 avec Esprit Jacques est le plus libéral de tous ceux que nous connaissions. Il stipule que, moyennant 45 écus de gages, ce précepteur suffira à sa nourriture et à toutes ses autres dépenses et qu'il *ne pourra prendre argent des enfants qui iront à l'école, lesquels sera tenu instruire bien et dûment.*

« Nous trouvons dans les délibérations de la commune de Gadagne la première mention d'un *rôle de la rétribution scolaire* : en 1672, le vice-légat autorisa les consuls de cette commune à dresser un rôle des enfants en âge d'aller à l'école et de lever sur leurs parents la rétribution qui était ordinairement payée au maître. » (*Annuaire administratif, statistique et historique du département de Vaucluse, année* 1860.)

Cette modique rétribution n'est encore aujourd'hui que de 1 fr. 50 en moyenne ; et si l'on tient compte de la différence de la valeur monétaire et du renchérissement de toutes choses, on verra que les maîtres d'école autrefois n'auraient pas beaucoup à envier le sort des instituteurs d'aujourd'hui.

INSTRUCTION SECONDAIRE

Ai-je besoin de rappeler que l'instruction secondaire est celle qui se donne, dans les établissements subventionnés par l'État et dans des institutions libres, à des jeunes gens dont la plupart se destinent aux professions dites libérales (armes, médecine, droit, etc.), par opposition aux professions manuelles ? L'intelligence devant être l'instrument de leurs futurs travaux, l'instruction secondaire a pour but de les initier au maniement de cet outil délicat. De temps immémorial, elle y procède par l'enseignement graduellement progressif des belles lettres et des sciences, en empruntant à l'antiquité la langue latine et la langue grecque, dont elle étudie les formes, les règles et les beautés dans les immortels chefs-d'œuvre que Rome et Athènes semblent avoir eu mission de léguer à la postérité comme des modèles incomparables, des types en quelque sorte révélés, que l'esprit humain peut bien atteindre, mais qu'il ne saurait surpasser.

« Elle nous présente pour guides et pour modèles les plus éclairés et les plus sages de l'antiquité, qu'on peut bien appeler en ce sens avec Sénèque les maîtres et les précepteurs du genre humain. En nous prêtant leur discernement et leurs yeux, elle nous fait marcher avec sécurité à la lumière que portent devant nous ces guides choisis, qui, après avoir passé par l'examen rigoureux de tant de siècles et de tant de peuples, et avoir survécu à la ruine de tant d'empires, ont mérité, par un suffrage unanime, d'être pour tous les âges suivants les arbitres souverains du bon goût, et les modèles achevés de ce que la littérature a de plus parfait. » (Rollin, *Traité des Études*, l. I, p. vij.)

L'instruction secondaire abreuve encore les générations modernes à ces sources vives qui remontent à travers la Renaissance et le Moyen Age jusqu'au portique de l'Académie et au jardin du Lycée, immortalisés par le spiritualisme du divin Socrate et l'enseignement syllogistique du sévère Aristote. Quoiqu'il y eût, bien avant le XIIIe siècle, à Paris et dans le reste de la France, des écoles florissantes, que rappellent

les noms de Guillaume de Champeaux, Abeilard,
Pierre Lombard, etc., l'Université de Paris ne fut
fondée qu'en l'an 1200 par Philippe-Auguste. Dotée
de sommes considérables, et armée de privilèges par
les souverains, elle put, pendant le XIVe siècle et le
XVe, régner sans partage ; elle reçut de Charles V le
titre de *fille aînée des rois* et prit rang dans les céré-
monies publiques immédiatement après les princes du
sang. Attaquée, dès son origine, dans son monopole,
par les ordres religieux (les Dominicains et les Francis-
cains au XIIIe siècle et au XIVe, les Jésuites au
XVIe), elle finit par être contrainte à partager avec eux
le droit d'enseigner qu'elle leur contestait.

Supprimée en 1790, elle fut rétablie en 1808, par
un décret de Napoléon Ier et instituée, sous le nom
d'Université de France, comme corps enseignant unique, qui embrassait tout l'Empire et qui, avec l'enseignement supérieur, contenait l'instruction secondaire.

A ceux de mes lecteurs qui désireraient connaître
quelques-unes des phases de la vie universitaire pendant les siècles qui suivirent sa création, je crois devoir indiquer la notice publiée par M. Paul Achard
dans son *Annuaire administratif, statistique et historique du département de Vaucluse pour l'année*
1854 ; ils en trouveront les traits principaux dans un
tableau très original et très complet, quoique resserré
dans la limite du Comtat-Venaissin.

Mais il est un point qui me paraît d'une importance capitale, et qui ne saurait être mis dans une trop pleine lumière, je veux parler de l'esprit qui avait présidé à la fondation de l'Université de Paris. Et pour ce faire, je n'ai qu'à interroger les écrits d'un de ses plus dignes recteurs, le bon Rollin, fils d'un pauvre coutelier, d'abord boursier, bientôt un des professeurs les plus célèbres du Plessis.

« L'Université de Paris, fondée par nos rois de France pour travailler à l'instruction de la jeunesse, se propose, dit-il, pour cet emploi si important, trois grands objets, qui sont : la science, les mœurs, la religion. Elle songe premièrement à cultiver l'esprit des jeunes gens, et à l'orner par toutes les connaissances dont ils sont alors capables. Ensuite elle s'applique à rectifier et à régler le cœur par des principes d'honneur et de probité pour en faire de bons citoyens ; enfin, elle tâche d'achever et de perfectionner ce qu'elle n'a fait qu'ébaucher jusque-là, et elle travaille à mettre, pour ainsi dire, le comble à son ouvrage, en formant en eux l'homme chrétien. » (*Traité des études*, t. I, p. 1.)

Cette haute mission, cette fonction sociale de premier ordre, deux corps enseignants sont spécialement appelés à la remplir à Avignon : le Lycée et l'École libre de St-Joseph.

Les élèves du Lycée sont répartis en trois divisions : une *division élémentaire*, pour préparer les enfants à l'enseignement secondaire ; une *division de grammaire*, commune à tous les élèves, et une *division supérieure*, où les lettres et les sciences forment la base de l'enseignement. Les élèves de toutes les classes élémentaires jusqu'à la classe de philosophie, participent à des conférences sur la religion et la morale, dont le programme est dressé par Mgr l'Archevêque.

Il suffit de jeter les yeux sur l'un des programmes des prix que tout le monde a eus entre les mains pour juger du nombre et de la variété des matières enseignées et de l'importance numérique du personnel administratif et enseignant placé à la tête de l'établissement. A ses côtés fonctionne un bureau d'administration recruté dans les premiers rangs de la magistrature, du commerce et de diverses administrations.

« C'est une bonne drogue que la science, dit Montaigne ; mais nulle drogue n'est assez forte pour se preserver sans alteration et corruption, selon le vice du vase qui l'estuye. » (*Essais*, liv. I, ch. XXIV.) Pour ce qui est du Lycée d'Avignon et des professeurs qui s'y sont succédé, combien n'en avons-nous pas vus, dignes d'être admis dans nos salons, d'avoir accès dans nos familles et part à notre amitié, vivre et vieillir entourés de l'estime publique, honorants et honorés, et desquels nous pouvons dire ce que Rollin a dit des bons maîtres : « Ils estimaient peu les sciences si elles ne conduisaient à la vertu ; ils comptaient pour rien la vaste érudition, si elle était sans probité ; ils préféraient l'honnête homme à l'homme savant ; et, en instruisant les jeunes gens de ce que l'antiquité a de plus beau, ils songeaient moins à les rendre habiles qu'à les rendre vertueux, bons fils, bons pères, bons maîtres, bons amis, bons citoyens. » (Loc. cit., t. I, p. XVII.)

Ouvriers de l'heure présente, ils n'avaient pas perdu de vue le but assigné à l'Université de Paris par les rois de France, ses fondateurs : travailler à l'instruction de la jeunesse, se proposant pour cet emploi si important trois grands objets, qui sont la science, les mœurs, la religion.

Pour donner à l'esprit des jeunes gens la culture qui doit l'orner de toutes les connaissances qu'ils sont capables d'acquérir à cet âge, l'Université de Paris crut devoir imiter, je le répète, l'exemple que l'antique Rome lui avait donné. En effet, ce fut par l'étude de la langue grecque que les Romains vinrent à bout de conduire les arts et la langue latine même à ce point de perfection où l'on sait qu'ils furent amenés du temps d'Auguste, et par là de procurer à leur empire une gloire ni moins solide, ni moins durable que celles de leurs conquêtes. (Rollin.) On sait que l'Université servit d'asile à plusieurs de ces savants, que la ruine de l'Empire d'Orient fit passer dans l'Italie et la France. Il était donc naturel qu'ayant entre ses mains les chefs-d'œuvre littéraires d'Athènes et de Rome, elle choisît l'étude de la lan-

gue grecque et de la latine pour exécuter le premier
des trois grands projets qu'elle s'était proposés. Cette
voie, qui avait son point de départ à l'Athènes de
Périclès, conduisit la France au siècle de Louis XIV,
comme elle avait conduit la Rome païenne au siècle
d'Auguste, et récemment la Rome des Apôtres au
siècle non moins illustre de Léon X.

Les méthodes mises en honneur par l'Université
ont présidé à l'enseignement et à l'éducation, je ne
dirai pas en France seulement, mais dans l'Europe
entière, pendant plus de trois siècles, et elles règnent
encore, respectées et intactes, dans le plus grand
nombre des Universités étrangères. Sous l'empire
des idées révolutionnaires, par suite d'un mépris plein
d'aveugle ignorance pour tout ce qui tient aux œuvres
de l'ancien régime, le champ universitaire n'a cessé
d'être livré, depuis un siècle, à de périlleuses expé-
rimentations. Sous prétexte de l'améliorer en l'accom-
modant aux exigences de la société moderne, on y
multiplie de nouvelles cultures, on y introduit outre
mesure des semences hétérogènes, on y fait subir aux
anciennes de telles mutilations, que sur la part de
plus en plus rétrécie qui leur était faite, les vieux
troncs ont été ébranlés, les racines séculaires n'y ont
plus trouvé qu'une nourriture incomplète et adultérée.
Leur sève a dès lors coulé moins abondante et moins
pure, leurs fleurs se sont étiolées, leurs fruits rabou-
gris ont avorté.

L'esprit, quelle que soit son élasticité, n'a pas une expansion sans limite. Par une loi qui lui est commune avec les métaux les plus précieux, avec l'or lui-même, l'instruction, étendue sur un trop grand nombre de sujets, a perdu de sa profondeur et de sa solidité ; et des plaintes incessantes se sont élevées des bouches les plus autorisées pour signaler l'inconsistance des études classiques et l'abaissement de leur niveau ; les Grands-Maîtres en ont douloureusement fait l'aveu dans les hautes solennités.

Que l'on ait jeté un cri d'alarme, je le conçois ; mais de surprise ! oubliait-on que l'on avait traité l'Université, comme un corps taillable à merci, *experientias facientes in animâ vili?* Ce dont on aurait dû s'étonner, c'est qu'elle ne fût pas morte sous le scalpel des expérimentateurs. Je me bornerai à l'appréciation d'une seule de ces expériences, la plus récente, l'installation dans les lycées de *l'enseignement professionnel*, qui n'a fait que reproduire, sans l'améliorer, celui des études commerciales. J'aurais trop beau jeu, si je parlais de la bifurcation qui, en les écartelant, estropiait du même coup, si elle ne les tuait, les lettres et les sciences, et qui bientôt jugée et condamnée *tomba aux applaudissements des corps enseignants et de la France.* (Paroles de M. Duruy.)

Quel était le but poursuivi par l'ancienne Université ? je l'ai déjà montré : « Satisfaire pleinement les plus hautes aspirations de l'intelligence et les exigences les plus strictes de la raison ; tenir l'âme et l'esprit constamment élevés vers les hautes régions et écarter de son sein cet esprit de hâte funeste qui fait déserter prématurément les écoles et finirait par transformer en un je ne sais quoi sans honneur et sans nom les grandes classes d'humanités, celles où l'enfant se fait homme, où, au contact des belles choses de l'art et de la pensée, l'intelligence reçoit une secousse qui la fait s'élever, et à prévenir en la combattant une désertion des études classiques, d'où résulterait avec le temps dans l'esprit, en France, un affaissement irrémédiable. » (M. Duruy.)

Et c'est le Ministre même dont je viens de transcrire presque textuellement les paroles, qui a introduit dans la place le nouvel ennemi, et attaché au flanc de chaque lycée cet enseignement spécial et professionnel que son devoir était de tenir loin du sanctuaire confié à sa garde. Avait-il donc perdu le souvenir de la génération qui avait fourni ses camarades de collège ? Il lui eût suffi comme à moi de reporter les yeux sur ses anciens condisciples pour y trouver d'irrécusables enseignements. C'est après avoir été courbés sous l'ancienne discipline scolastique qu'il les eût vus, les uns s'élever par leurs travaux et se maintenir sur les sommets de la société ; les autres, rarement par suite d'une infériorité réelle de l'intelligence, le plus souvent par une paresse mal combattue, se détourner prématurément des études latines et grecques, tenues à tort pour inutiles dans la carrière commerciale et industrielle, et ne pas tarder à reconnaître la faute commise par eux et à éprouver d'amers regrets, se sentant frappés d'une pauvreté que de tardifs efforts et une opulente fortune n'ont pu réparer.

Je me suis toujours vainement demandé pour quelles catégories de mes concitoyens cet enseignement spécial était un besoin urgent, absolu.

Ce n'est pas pour les artisans. Les exercices d'atelier en sont exclus. Or, à 12 ans, le fils de l'ouvrier a terminé son instruction primaire, fait sa première communion, et dans ses mains l'outil de l'apprentissage doit remplacer la plume de l'école, afin qu'à 16 ou 17 ans il soit en mesure de subvenir à ses besoins et d'aider sa famille.

C'est encore moins pour ceux qui se destinent à des professions libérales.

Restent les professions non libérales, l'industrie, le commerce, l'agriculture. Quant à cette dernière, s'agit-il de la petite culture? elle est dans les mains du paysan, auquel suffit l'école du village, et elle doit y rester. S'agit-il de la grande culture? elle ne peut être que surveillée par des hommes à qui une fortune considérable et un rang élevé imposent une éducation complète par nécessité autant que par devoir.

Il ne peut donc plus être question que des diverses branches de l'industrie et du négoce pratiqués sur une échelle plus ou moins étendue. Les hommes de

cette catégorie se recrutent soit parmi les fils d'artisans, soit parmi des ouvriers doués d'aptitudes exceptionnelles ; or, depuis soixante ans, nul d'entre eux
n'a frappé en vain à la porte de nos lycées ; à défaut
de sacrifices venus spontanément de leur famille, les
bourses créées par les communes, le département et
l'État, leur en ont toujours libéralement ouvert les
portes ; et, au sortir du lycée, loin d'avoir à reprendre
le métier de leur père, dans lequel le surcroît d'instruction reçue leur serait plus nuisible qu'avantageux,
ils trouvent un libre accès à des carrières où ils rougi-
raient eux-mêmes des imperfections inséparables
d'une éducation spéciale, c'est-à-dire partielle, tron-
quée. Créer pour les classes industrielles et commer-
çantes un enseignement spécial, restreint, et les y attirer par l'attrait d'études plus faciles et d'une moindre
durée, me paraît donc constituer au premier chef un
danger pour elles. Les placer sous le même toit, côte
à côte avec l'enseignement classique, est un péril plus
grand encore. N'est-ce pas renouveler l'épreuve, et sur
une échelle bien autrement étendue, de cette demi-
éducation donnée dans les classes de commerce, et de
cette bifurcation, dont on a si éloquemment stigmatisé
les funestes résultats ; n'est-ce pas pousser le lycée
entier, sur la pente de la paresse, au travail hâtif, et
même à la désertion ; n'est-ce pas abaisser sous le
niveau égalitaire d'une commune médiocrité et les
dégénérés des professions libérales et ces élus de l'in-

dustrie et du commerce qui, dans nos assemblées communales, départementales et législatives, tiennent entre leurs mains les destinées de la nation ?

Laissez l'initiative privée courir les hasards de cette demi-instruction ; hâtez-vous de ramener nos lycées dans leur voie légitime et de les relever au rang que continuent à occuper nos facultés et nos hautes écoles dans les sciences, les belles-lettres et les arts. Que l'Université accepte la lutte avec les écoles libres ; je le conçois ; mais qu'elle jalouse certains établissements créés par un institut religieux comme intermédiaires entre l'instruction primaire et l'instruction secondaire et veuille leur faire concurrence, c'est ce que je ne puis admettre. En a-t-on redouté l'influence religieuse? y a-t-on vu poindre un danger politique ? peut-être. Mais cette crainte, aussi puérile qu'injuste, devait-elle être telle que l'on dût s'exposer à être accusé de déserter une mission plus haute, déjà plus de trois fois séculaire, le sacerdoce scientifique, moral et religieux des ancêtres, pour s'abaisser à l'entreprise, à une affaire de caisse, et tomber dans le mercantilisme ?

J'ai traité ici longuement, trop longuement peut-être, cette question, parce qu'elle est toute actuelle, que je la crois capitale et que j'y trouve une des causes les plus puissantes de notre décadence scolaire.

L'École libre de St-Joseph s'est moins écartée des saines traditions. L'étude du grec et du latin sur le premier plan et des sciences exactes sur le second est restée la base de l'enseignement ; mais là aussi, sous l'empire de la *dureté des temps,* sous la pression des exigences des familles, par nécessité d'être ou de n'être pas, on a été forcé d'apporter des tempéraments aux méthodes les mieux éprouvées, et à se relâcher de la discipline de la maison, de cette discipline austère, rigide, mais salutaire, qui doublait les forces intellectuelles et les relevait, comme font les inflexibles tuyaux qui retiennent l'eau un instant captive pour la rendre capable de jaillir plus haut vers le ciel.

Selon l'ancien usage, c'était une grammaire écrite en latin que l'on mettait entre les mains des débutants pour leur enseigner la langue latine, et ceux de leurs premiers élèves qui ont été soumis à ce procédé reconnaissent qu'ils lui doivent la solidité et la persistance des fruits qu'ils en ont retirés.

Au reste, ce n'était pas agir à l'égard d'une langue morte autrement que le font certaines familles riches et mêmes aisées qui confient leurs enfants, presque au sortir du berceau, à une bonne anglaise ou allemande.

C'est à ce régime que fut soumis Michel Montaigne, l'auteur de ces *Essais* qui nous font goûter avec un charme si pénétrant toute la moelle des œuvres de la Grèce et de Rome dont ils sont nourris, relevée par ce que l'esprit français a déjà de plus vif, de plus indépendant, de plus prime-sautier.

« Tant y a, écrit-il, que l'expedient que mon père y trouva, ce feut qu'en nourrice, et avant le premier desnouement de ma langue, il me donna en charge à un allemand, qui depuis est mort fameux médecin en France, du tout ignorant de nostre langue, et tresbien versé en la latine. Cettuy cy, qu'il avoit fait venir exprez, et qui estoit bien cherement gagé, m'avoit continuellement entre les bras. Il en eut aussi avecques luy deux aultres moindres en sçavoir, pour me suyvre, et soulager le premier : ceulx cy qui ne m'entretenoient d'aultre langue que latine. Quant au reste de sa maison, c'estoit une regle inviolable que ny luy mesme, ny ma mère, ny valet, ny chambriere, ne parloient en ma compaignie qu'autant de mots de latin que chascun avoit apprins pour iargonner avec moy. C'est merveille du fruict que chascun y feit : mon pere et ma mere y apprindrent assez de latin pour l'entendre, et en acquirent à suffisance pour s'en servir à la necessité, comme feirent aussi les aultres domestiques qui estoient plus attachez à mon service. Somme, nous nous latinizasmes tant, qu'il en regorgea iusques à nos villages tout autour, où il y a encores, et ont prins pied par l'usage, plusieurs appellations latines d'artisans et d'utils. Quant à moy, i'avoy plus de six ans avant que i'entendisse non plus de françois ou perigordin que d'arabesque ; et, sans art, sans livre, sans grammaire ou precepte, sans fouet, et sans larmes, i'avois apprins du latin tout aussi pur que mon maistre d'eschole le sçavoit : car ie ne le pouvois avoir meslé ny alteré. Si par essay on me vouloit donner un theme, à la mode des colleges ; on le donne aux aultres en françois, mais à moy il me le falloit donner en mauvais latin pour le tourner en bon...... Mon pere m'envoya environ mes six ans au college de Guienne tresflorissant pour lors, et le meilleur de France :... mais tant y a que c'estoit tousiours college. Mon latin s'abastardit incontinent ; ... et ne me servit cette mienne inaccoustumee institution, que de me faire eniamber d'arrivee aux premieres classes ; car à treize ans que ie sortis du college, i'avois achevé mon cours (qu'ils appellent), et, à la verité, sans aulcun fruict que ie peusse à present mettre en compte. » (*Essais*, l. I, c. XXV.)

Le latin appris sans livres, sans grammaire ou sentence, sans fouet !

On ne donnait plus le fouet chez les Révérends Pères et la cage à barreaux de bois, qui servait de prison au Lycée, a été depuis longtemps livrée aux flammes. Mais dans l'une et l'autre institution les grammaires foisonnent où la règle posée est immédiatement étouffée sous l'avalanche des exceptions, où les matières sont invariablement distribuées par ordre et par année, comme au temps où un ministre pouvait dire, montre en main : *Dans un quart d'heure, toutes les classes de troisième vont traduire cette page d'Horace, et le voyage d'Énée aux*

*Champs-Élysées va être lu simultanément par toute
la jeune génération de Nice à Dunkerque et de Metz
à Bayonne*. L'enseignement libre a dû transiger avec
l'enseignement officiel, et dans l'un comme dans l'autre le troupeau tout entier est aujourd'hui poussé,
entraîné vers un terme suprême auquel n'arrive encore que le plus petit nombre, le *baccalauréat*.

Dans l'un comme dans l'autre établissement, esclaves d'une égale et tyrannique nécessité, rivés au
même boulet, les maîtres ne sont plus libres de travailler uniquement à faire des hommes, mais réduits
à poursuivre pour toute gloire l'honneur de fabriquer
par an le plus grand nombre de bacheliers possible.

Comme criterium de l'instruction acquise, le baccalauréat est reconnu depuis longtemps être d'une
imperfection indéniable. Certes, on ne peut refuser à
l'État le droit d'exiger de ceux qui se présentent à
l'entrée des carrières administratives un titre attestant la réalité et le degré d'une instruction préalable.
Il est permis aujourd'hui d'affirmer que les épreuves
du baccalauréat n'offrent pas sous ce rapport une précision suffisante.

Il est temps que l'Université cherche et trouve un
instrument meilleur dont ce n'est pas ici le lieu de
rechercher et même seulement d'indiquer la nature.

Mais il est surtout d'une urgence flagrante qu'elle
renonce à ses perpétuelles variations dans les programmes et les méthodes ; tantôt augmentant le rôle

du grec et tantôt le diminuant ; tantôt universalisant le programme de l'histoire et tantôt le restreignant, le mutilant sur le lit de Procuste ; tantôt donnant à la philosophie un développement outré, sans parler des allures suspectes, tantôt la resserrant à l'étouffer dans quelques notions sèches et insuffisantes ; tantôt enfin reléguant le thème dans un coin honteux et supprimant complètement le vers latin, oubliant que « tout ainsi que la voix, comme disait Cléanthes, contraincte dans l'estroict canal d'une trompette, sort plus aiguë et plus forte ; ainsi me semble il que la sentence, pressée aux pieds nombreux de la poësie, s'eslance d'une plus vifve secousse. » (Montaigne, *Essais*, l. 1, ch. XXV.)

Qu'elle retranche de l'arbre les greffes gourmandes et stériles qui appauvrissent le tronc sans enrichir les branches, instruction commerciale, instruction bifurquée, instruction professionnelle ; et qu'elle revienne aux traditions et à la discipline littéraire et scientifique du passé, pur de tout mélange, à la simple, à la belle ordonnance dont Rollin a exposé le but et les méthodes dans son admirable *Traité des Études*, si peu lu aujourd'hui, et que maîtres et élèves devraient avoir sans cesse entre les mains comme la charte, j'oserais dire comme l'Evangile de l'enseignement littéraire, moral et religieux. Ce retour me semble être pour elle une question de résurrection et de vie. C'est sur ce terrain jadis formé et longtemps fécondé par elle, qu'elle doit poser de nouveau et raffermir ses pieds ; et comme Antée, elle y retrouvera la force qu'elle a perdue. Sans ce retour, elle risque d'être vaincue dans la lutte qu'elle soutient contre l'enseignement libre dans laquelle, depuis 50 ans, elle s'est épuisée en tentatives mesquines et avortées, allant à la dérive dans une voie qui n'a de progressif que le nom.

Je prévois que plus d'un lecteur va jeter les hauts cris. Eh ! quoi ! vous voulez un retour au passé et vous le conseillez comme un pas à faire en avant ! Une reculade posée comme la condition d'un progrès à accomplir ! Mais c'est une apologie d'un régime à jamais condamné ! Oui, c'est tout cela, et dût tout cela vous paraître un jeu d'esprit, une gageure paradoxale, des chiffres et des témoignages irrécusables n'en démontreront pas moins la légitimité des conseils qui vous effarouchent et la vérité d'une thèse dont l'étrangeté vous révolte. Ces chiffres, je les prends dans des documents statistiques non suspects de partialité ; ces témoignages, je les puise à une source universitaire.

En 1842, le nombre total des jeunes gens recevant en France l'instruction secondaire de toute catégorie s'élevait à 118,242 ; en 1866, il a été porté à 155,000, chiffre rond, l'augmentation n'ayant été que de 3 0/0 en 24 ans.

Le chiffre de 118,242 se décomposait ainsi qu'il suit :

Les élèves des établissements secondaires dirigés par les RR. PP. Jésuites, Maristes, Basiliens, etc., étaient au nombre de...................... 30.744

et ceux des grands séminaires au nombre de 24.111

faisant en tout......................... 54.855
élèves ecclésiastiques ; et les élèves de l'Université au nombre de................. 63.291

(*Bulletin du Ministère de l'Instruction publique*).

« Le nombre proportionnel des jeunes gens qui reçoivent l'instruction libérale, tant séculière qu'ecclésiastique, écrit M. Block, était plus élevé sous l'ancienne monarchie qu'il ne l'était en 1842.

« En 1763, 562 établissements d'enseignement secondaire renfermaient 72,747 élèves, soit 2,90 pour 100 sur une population totale de 25 millions d'habitants.

« En 1842, nos 1,374 établissements d'instruction secondaire renfermaient 69,341 élèves, avec les 7,450 élèves des grands séminaires ; le rapport des élèves à la population totale n'était que de 2,4 p. °/₀ sur une population totale de 34 millions.

« Mais sous l'ancienne monarchie, il y avait pour l'instruction classique des moyens de gratuité qui n'existent plus aujourd'hui au même degré. En effet, en 1789, sur 72,247 élèves entretenus dans les établissements d'enseignement secondaire, 32,432, soit plus de la moitié, recevaient une instruction gratuite. » (*Statistique de la France*).

« Les États de Tours et les États de Blois, notamment, avaient établi ce grand fait que la France ecclésiastique était divisée en 120 mille paroisses. Or, 120 mille paroisses, c'étaient 120 mille écoles, car chaque pasteur avait son école et chaque école avait son instituteur, acolyte du prêtre, et ceci sans compter les écoles des communautés, des cathédrales et des Universités, ce qui dit suffisamment que s'il n'y avait pas alors une loi politique prescrivant l'obligation d'envoyer les enfants à l'école, il y avait une constitution de société qui enveloppait toutes les familles et leur faisait un devoir d'instruire les enfants, une prescription souveraine, universelle, dont la sanction n'avait nul besoin de mesquines pénalités. » (Laurentie, l'*Union*, numéro du mardi 30 avril 1872.)

Dans ces écoles, une notable partie des jeunes gens recevaient l'instruction classique, ainsi qu'on peut s'en convaincre en lisant la biographie des personnages de cette époque, même de ceux qui se sont illustrés dans une carrière autre que celle des lettres.

Parmi les hommes que formait l'ancien régime universitaire, permettez-moi d'en choisir un, qui en est l'expression la plus haute, l'ouvrage le mieux achevé. Je le laisse se peindre lui-même :

« Avec mon précepteur Jean Maludan, limousin, homme savant, choisi pour sa vie innocente, et mon frère puîné Jean-Jacques de Mesme, je fus mis au collège de Bourgogne dès l'an 1542 en troisième classe ; puis, je fis un an peu moins de la première. Mon père disait qu'en cette nourriture du collége il avait eu deux regards : l'un à la conservation de la jeunesse gaie et innocente ; l'autre à la discipline scholastique, pour nous faire oublier les mignardises de la maison, et comme pour nous dégorger en eau courante. Je trouve que ces dix-huit mois de collége me firent assez bien. J'appris à répéter, disputer e haranguer en public ; pris connaissance d'honnêtes enfants dont aucuns vivent aujourd'hui ; appris la vie frugale de la scholarité, et à régler mes heures : tellement qu'en sortant de là, je récitai en public plusieurs vers latins et deux mille vers grecs, faits selon l'âge ; récitai Homère par cœur d'un bout à l'autre. L'an 1545 je fus envoyé à Toulouse pour étudier en lois avec mon précepteur et mon frère, sous la conduite d'un vieil gentilhomme tout blanc qui avait longtemps voyagé par le monde. Nous fumes trois ans auditeurs en plus étroite vie et pénibles études, que ceux de maintenant ne voudraient supporter. Nous étions debout à quatre heures, et après avoir prié Dieu, nous allions à cinq heures aux études, nos gros livres sous le bras, nos écritoires et nos chandeliers à la main. Nous oyons toutes les lectures jusques à dix heures sonnées sans intermissions ; puis venions dîner, après avoir en haste conféré demi heure ce qu'avions écrit des lectures. Après dîner nous lisions par forme de jeu Sophocles, ou Aristophanes, ou Euripides, et quelquefois Démosthènes, Cicero, Virgilius, Horatius. A une heure, aux études ; à cinq, au logis, à répéter et voir dans nos livres les lieux allégués jusques après six. Puis nous soupions, et lisions en grec ou en latin. Les fêtes à la grand'messe et aux vêpres. Au reste du jour un peu de musique et de pourmenoir. Quelquefois nous allions dîner chez nos amis paternels, qui nous invitaient plus souvent qu'on ne nous y voulait mener. Le reste du jour aux livres et avions ordinaires avec nous Hadrianus Turnebus et Dionisius Lambinus, et autres savants du temps. » *(Mémoires manuscrits d'Henri de Mesmes.)*

« J'ai cru devoir insérer ici tout entier ce morceau précieux, écrit Rollin, non pour le proposer aux jeunes gens comme un modèle qu'ils devraient imiter, notre siècle énervé par les délices et par le luxe n'étant plus capable d'une éducation si mâle et si vigoureuse ; mais pour les exhorter à le suivre au moins de loin, à s'endurcir de bonne heure au travail, à mettre à profit ces premières années de la jeunesse, à faire cas de l'amitié des gens de lettres, à ne pas regarder comme perdu le temps que l'on donne à entendre les auteurs grecs, et à se bien persuader que c'est par de telles études qu'on se met en état de faire honneur à sa patrie, d'en remplir dignement les premières places, et de faire revivre ces nobles sentiments de générosité et de désintéressement, qui ne subsistent presque plus que dans les livres et dans l'histoire ancienne.

« On sentait bien alors que tout ce qui va à la perfection des sciences contribue à la splendeur et à la gloire d'un État. » (Rollin, t. I, p. 87 et suivantes.)

Je ne puis résister à la tentation de reproduire ici un document relatif à une époque bien antérieure au XVI° siècle et qui semblerait légendaire s'il n'était pas appuyé par un témoignage d'une irrécusable autorité, celui d'un évêque historien :

La langue grecque et la langue latine étaient si familières au peuple d'Avignon, qu'on y chantait les offices à deux chœurs en alternant les versets chacun dans ces deux langues. (*Annales d'Avignon* par le marquis de Cambis-Velleron. Manuscrits de la Bibliothèque Requien.)

A l'appui de ce fait, Grégoire de Tours nous apprend que, vers la fin du VI° siècle, Clotaire I°ʳ, roi de France, ayant nommé Domnulus à l'évêché d'Avignon, celui-ci refusa, alléguant qu'il n'était pas assez instruit pour remplir les fonctions épiscopales dans une ville où se trouvent des sénateurs sophistes et des juges philosophes. (*Historia Francorum*, livre VI, cap. IX.) (P. A.)

Que l'Université y prenne garde et qu'elle veuille bien se remettre en mémoire la fable de *la Lice et sa compagne*. Trop compatissante à de prétendus besoins de la société moderne, elle a commis l'imprudence, je crois l'avoir prouvé par tout ce qui précède, de laisser des hôtes nouveaux mettre *un pied chez elle;* ils en ont *déjà pris quatre*, et le jour n'est pas loin peut-être où les anciens maîtres du logis seront forcés de déguerpir. Sa condescendance pour d'exigeants voisins lui est-elle au moins profitable? loin de là. Et sans la tenir pour l'unique cause des pertes essuyées par les établissements universitaires, j'estime qu'elle n'en a pas été une des moindres. Et la preuve je la prends dans la situation de plus en plus prospère des institutions rivales qui, tout en déviant des sentiers plus larges et plus élevés suivis dans les temps antérieurs, sont restées plus fidèles au culte des lettres et des sciences, soigneusement garanti de toute intrusion de ces hôtes faméliques admis au banquet universitaire.

L'internat en tout temps, et surtout de nos jours, a soulevé d'ardentes discussions. On l'accuse de transformer l'école en *une usine uniformément et routinièrement machinée, en une caserne démoralisante, en un lugubre couvent, en une homicide prison.* Dans une de ses poésies spirituelles et badines, l'auteur de *Vert-Vert* était allé plus loin : *un enfer !*

> Un peuple de jeunes esclaves
> Dans un silence rigoureux,
> Des pleurs, des plaintes, des entraves,
> Un séjour vaste et ténébreux, etc.
>
> . . . .
>
> . . . .
>
> A ce parallèle grotesque,
> Moitié vrai, moitié romanesque,

les adversaires actuels de l'internat ne voudront pas retrancher un trait ; ils y retrouveront une peinture fidèle de ces lieux maudits « à la faveur desquels, disent-ils, les familles rivalisent à qui se débarrassera le plus vite de leurs enfants, plutôt que de consentir à modifier leurs habitudes pour les garder sous le toit paternel, comme impatients de les soustraire à ce foyer domestique où les bons conseils, les pieux exemples, la quotidienne influence d'une famille chrétienne laisse au cœur du jeune homme les plus salutaires impressions ; et cela pour les parquer en un troupeau commun, courbé sous la verge d'un despotisme odieux, abruti dans un système d'éducation contre nature, qui, au lieu d'élever l'homme et le chrétien, ravale indignement l'un et l'autre, faisant de l'enfant libre un vil esclave, de l'âme humaine un mécanisme inerte et sans vie. »

A ces exagérations qui dépassent la justice, à cette critique virulente qui touche à la calomnie, la raison calme et impartiale répond que l'institution a été imitée, non pas au XVI° siècle, mais au Moyen-Age, de ces *monastères du Midi de la Gaule, de ces écoles philo-*

sophiques du christianisme où l'on méditait et où l'on enseignait (Guizot, *Histoire de la civilisation*), asiles qui, pour la plupart ouverts par la charité à l'indigence, répondait dès lors et répond encore à des besoins réels, constants, plus impérieux de nos jours, où l'internat est devenu la règle, qu'aux époques antérieures où il n'était que l'exception.

Tous les enfants n'étaient pas et ne sont pas dans les conditions de rang et de fortune qui leur permettent d'être conduits aux cours par *un précepteur non moins savant que bien gagé* et qui, au lieu de ces *colleges qui abbrutissent*, ont, pour en tenir lieu, *un cabinet, un jardin, la table et le lit, la solitude, la compaignie le matin et le vespre.* (Montaigne, *Essais*, liv. I, chap. XXV.)

Je ne me hasarderai pas à remettre ici en un plein jour la vie libre et misérable des clercs de la Basoche ; je préfère reproduire le naïf et charmant tableau que Marmontel nous a laissé de cette vie d'externe telle qu'elle se pratiquait encore au XVIIIe siècle :

« Je fus logé, dit-il, selon l'usage du Collége (il s'agit du collége que dirigeaient les Jésuites à Mauriac), avec cinq autres écoliers, chez un honnête artisan de la ville ; et mon père, assez triste de s'en aller sans moi, m'y laissa avec mon paquet et des vivres pour la semaine. Ces vivres consistaient en un gros pain de seigle, un petit fromage, un morceau de lard et deux ou trois livres de bœuf ; ma mère y avait ajouté une douzaine de pommes. Voilà, pour le dire une fois, quelle était, toutes les semaines, la provision des écoliers les mieux nourris du collège. Notre bourgeoise nous faisait la cuisine, et pour sa peine, son feu, sa lampe, ses lits, son logement, et même les légumes de son petit jardin qu'elle mettait au pot, nous lui donnions par tête vingt-cinq sous par mois, en sorte que, tout calculé, hormis mon vêtement, je pouvais coûter à mon père de quatre à cinq louis par an. L'enfant qui, loin de sa famille, semblait, hors de classe, être abandonné à lui-même, ne laissait pas d'avoir parmi ses camarades des surveillants et des censeurs. On travaillait ensemble et autour de la même table ; c'était un cercle de témoins qui, sous les yeux les uns des autres, s'imposaient réciproquement le silence et l'attention. » (*Mémoires d'un Père*, t. I.)

Au-delà du Rhin, le casernement est inconnu dans l'enseignement à tous les degrés ; il n'existe d'internat ni dans les lycées, ni dans les écoles normales, ni dans les écoles polytechniques. Les étudiants en théologie, tant catholiques que protestants, suivent les cours de l'Université, et jouissent de la même liberté que les étudiants en droit et en médecine.

En France, l'usage contraire a prévalu, et cette persistance chez les parents, dans toutes les classes de la société, à préférer l'internat, semble indiquer que, dans l'opinion générale, un collège (j'entends un bon collège) peut devenir « comme une seconde famille, où l'affection mutuelle rend également faciles le commandement et l'obéissance, où l'enfant se soumet avec confiance au maître qui ne le gouverne qu'avec respect. Une telle obéissance inspirée par la foi, révérant Dieu dans les parents et les maîtres, loin d'abaisser les caractères, les ennoblit ; loin de briser les volontés, les exerce, les façonne, les fortifie, comme une main habile et prudente assouplit, sans le rompre, un ressort d'acier ; c'est une hygiène, une gymnastique nécessaire pour instaurer l'homme tout entier, un salutaire exercice, sans lequel ni l'esprit ne se forme, ni la volonté ne se règle, ni la santé elle-même n'est assurée ; en un mot, un moyen employé pour que l'écolier devienne bon, pour qu'il devienne fort et soit à son tour un homme de volonté, un homme de cœur, fidèle aux lois de sa conscience, de son pays et de son Dieu. » (Ch. Clair. *Études littéraires, historiques et religieuses*, Juillet 1869.)

Si l'on ne peut nier que des influences politiques aient pesé sur l'organisation des lycées, il est cependant certain que les mœurs publiques s'y sont fait sentir davantage ; et, en première ligne, les conditions nouvelles de la vie sociale, les exigences absorbantes de l'industrie, l'exiguïté des logements, la longueur des distances au sein des grandes villes, le manque d'éducation première et ses conséquences chez les parents arrivés à la fortune, restés étrangers aux lettres et aux sciences, la facilité des communications, la nature des occupations qui font une existence nomade aux Français emportés dans un mouvement perpétuel par le tourbillon des affaires ou des plaisirs. Dans ces conditions, le collège est peut-être pour l'enfant un port plus sûr que ne le serait la maison paternelle.

L'hygiène est loin de nier les dangers que pourraient faire courir à l'enfance et à la jeunesse la réclusion inhérente à l'internat et le séjour dans un lieu et dans un air limités ; elle ne cesse de les rechercher, en y exerçant une surveillance journalière, de les signaler, de les prévenir et de les combattre.

Ce n'est pas elle qui contredira ces paroles de Fénelon :

« Laissez donc jouer l'enfant et mêlez l'instruction avec le jeu ; que la sagesse ne se montre à lui que par intervalle et avec un visage riant ; gardez-vous de le fatiguer par une exactitude indiscrète.» (*De l'Éducation des filles*, ch. V.)

Elle répète avec Montaigne : « Ce n'est pas assez de luy roidir l'âme ; il faut aussi roidir les muscles.

« Les ieux mesmes et les exercices seront une bonne partie de l'estude : la course, la luicte, la musique, la danse, la chasse, le maniement des chevaulx et des armes. Ie veulx que la bienseance exterieure, et l'entregent et la disposition de la personne se façonne quand et quand l'ame. Ce n'est pas une ame, ce n'est pas un corps, qu'on dresse ; c'est un homme : il n'en fault pas faire à deux ; et, comme dict Platon, il ne fault pas les dresser l'un sans l'autre, mais les conduire egualement, comme une couple de chevaulx attelez à mesme timon ; et, à l'ouyr, semble il pas prester plus de temps et plus de sollicitude aux exercices du corps, et estimer que l'esprit s'en exerce quand et quand, et non au contraire ? » (*Essais*, l. I, c. XXV.)

Montaigne veut encore que dès l'enfance l'écolier soit endurci « à la sueur et au froid, au vent, au soleil, et aux hazards qu'il luy fault mespriser ; ostez luy toute mollesse et delicatesse au vestir et coucher, au manger et au boire ; accoutumez-le à tout ; que ce ne soit pas un beau garson et dameret, mais un garson vert et vigoreux. » (*Ibidem.*)

Si l'on ne se borne pas à examiner la situation particulière de telle ou telle famille et des classes privilégiées, mais l'ensemble de la société, on sera forcé d'avouer que le collège offre des ressources en plus grand nombre et moins défectueuses pour arriver à la solution du problème posé et réaliser la meilleure éducation morale et physique, selon le vieil axiome : *Mens sana in corpore sano.*

Dans ce but, une large part est faite aux exercices du corps par une distribution du temps sagement combinée entre les heures d'études et celles de récréation, laquelle pondère et équilibre le travail de l'esprit et celui du corps ; et, à part la chasse et le maniement des *chevaulx*, satisfaction y est donnée aux désirs exprimés par Montaigne avec tant d'originalité.

Le lever matinal, le menu des repas substantiel et frugal, une propreté toute militaire, la multiplicité périodique des heures consacrées au délassement et aux divertissements, la variété des jeux, cerceau, marelle, ballon, corde, grandes parties de saut, de barre ou de paume, lutte des chars, etc.; dans des cours spacieuses, pleines de mouvement et de vie, toute une gymnastique naturelle et instinctive à côté de la savante *somascétique* instituée selon les données de la physiologie et les lois de la statique; tout cela forme un système rationnel et complet d'hygiène physique, un mécanisme irréprochablement coordonné, dont le jeu est entretenu et le travail rendu fécond par une chose essentielle et qui manque partout ailleurs : *la régularité*. C'est cette régularité qui seule explique le chiffre relativement peu élevé des maladies et des décès dans les internats, et l'immunité dont ils ont joui au milieu des grandes épidémies, telles que le choléra, entre autres. Lorsqu'il m'arrive de passer dans le voisinage d'un de ces établissements à l'heure des récréations, je ne manque jamais de ralentir le pas et de prêter une oreille attentive au bruit qui s'en échappe. J'aime à juger de la santé physique et même morale qui y règne d'après l'intensité et la persistance des clameurs qui s'élèvent de la foule bruyamment agitée.

« Faire jouer les écoliers n'est point une tâche aussi facile qu'il semblerait d'abord. Pour que la cour de récréation soit pleine de cris joyeux, de mouvement et de vie, il ne suffit pas de l'ombrager de beaux arbres, de lui donner un riant aspect, ou de multiplier les heures consacrées au délassement. Si la paresse n'habitait que la classe! Mais elle suit dans les cours cet enfant que des habitudes nonchalantes contractées dans le premier âge, ou des goûts de conversations plus ou moins louables, clouent au pied d'un arbre ou le long d'un mur. Ici, se forme un groupe obstinément immobile ; là, des promeneurs isolés, si l'on n'y prend garde, échappent à une surveillance qui n'est jamais superflue. Exciter l'écolier au jeu, sans rigueur; l'intéresser à ce qu'il fait en s'y intéressant soi-même ; se mêler à des débats enfantins, sans compromettre l'autorité du maître ; varier les divertissements, pour prévenir le dégoût et l'ennui ; tout conduire sans avoir l'air de rien imposer ; encourager les plus ardents par une parole, un regard ; donner aux bons joueurs les meilleures notes, comme on fait aux bons travailleurs ; tout cet ensemble de douceur, de dignité et d'abandon, de prévoyance et d'industrie, suppose un homme habile et sage, plus que cela, un homme dévoué, qui, ne marchandant ni son temps ni sa peine, consente à se faire petit avec les petits, enfant avec les enfants. » (Ch. Clair, *loc. cit.*)

Celui qui a esquissé ce portrait d'un bon maître d'études, doit en offrir en lui un modèle achevé. Il appartient à cette Compagnie de Jésus, dont les membres tiennent à un égal honneur de remplir les modestes fonctions de surveillant et de professer les hautes classes, tour à tour et indifféremment. Ce passage alternatif des plus hautes fonctions aux plus modestes n'est-il pas une des causes les plus puissantes de leur succès dans l'enseignement ?

Les élèves des divisions supérieures, *les grands*, oublient trop l'importance de ces exercices corporels, les avantages de cette dépense musculaire ; ils croient de leur dignité de laisser aux plus jeunes les divertissements qui amusèrent leur enfance et la fortifièrent, et qui leur seraient si utiles et même si nécessaires par la révulsion qu'ils opéreraient sur la partie matérielle de leur être, au moment où leur cerveau est en ébullition continuelle de travail, à la veille des dernières épreuves.

Ne pourrait-on pas suppléer à ce défaut de mouvement et tourner, sinon attaquer de front, leur vaniteuse résistance en multipliant pour eux les promenades au grand air, sur les bords de nos rapides cours d'eau, le long des chemins ombragés qui sillonnent nos vertes campagnes, sous la conduite de leur maître de rhétorique ou de philosophie, sous ce beau ciel de la Provence qui rivalise souvent de calme et de pureté avec le ciel de la Grèce ?

Ainsi faisai. Socrate, lorsque, entouré de ses disciples, il suivait le cours de l'Ilissus jusqu'à quelque endroit solitaire, « marchant dans le courant même et s'y baignant les pieds, selon la saison et l'heure du jour ; trouvant de l'ombre, une brise légère et de l'herbe pour s'asseoir, même pour s'y coucher, sur ces bords où Borée, dit-on, enleva la nymphe Orithye, et dont l'onde semble sourire, pure et transparente ; là où passe le fleuve pour aller au temple de Diane chasseresse.

« Par Junon ! la belle retraite ! comme ce platane est large et élevé ! Et ce gattilier, que de magnificence dans son tronc élancé et dans sa tête touffue ! Il semble fleurir à souhait pour embaumer ces lieux. Est-il rien de plus charmant que cette source qui coule sous ce platane ? Nos pieds qui s'y baignent en attestent la fraîcheur. Cette retraite est sans doute consacrée à quelques nymphes et au fleuve Achéloüs, à en juger par ces figures et ces statues. Ne semble-t-il pas que la brise qui y souffle a quelque chose de suave et de parfumé ? Il y a dans le chant des cigales je ne sais quoi de vif et qui sent l'été. Mais ce qui me charme le plus, ce sont ces hautes herbes qui nous permettent de reposer mollement notre tête, en nous couchant sur ce terrain doucement incliné. » (Platon, *Phèdre*.)

Je m'arrête ici, laissant mes lecteurs en face et sous le charme d'un paysage que l'on dirait tracé par le pinceau d'Apelles.

J'écrivais ces pages en 1877. Depuis lors, il s'est

fait une transformation importante dans l'éducation parisienne, dont la statistique des dix dernières années démontre le mouvement incessamment progressif. Ce n'est plus l'internat qui est en faveur à Paris, c'est *l'externat surveillé* ou *recommandé*, genre d'éducation qui enlève les enfants à leurs parents, suivant l'âge, à 7, 8, 9 heures du matin, et les remet le soir en contact avec leur famille. Tous les pères soucieux de procurer à leurs enfants les avantages combinés de l'instruction en commun et de l'éducation familiale, s'y montrent de plus en plus partisans de ce système mixte. Un emprunt de quelque étendue fait à un intéressant mémoire présenté par M. O. Gréard, de l'Institut, vice-recteur de l'Académie de Paris, au Conseil académique, dans la session de septembre 1880, et inséré dans le numéro du 20 octobre de la *Revue politique et littéraire*, fera connaître à mes lecteurs les phases et l'importance de ce mouvement, en même temps qu'il servira de justification aux vues que j'ai exposées moi-même :

« Il faut tenir compte de nos mœurs ; il y a quatre cents ans que l'internat est notre régime d'éducation nationale. On ne modifie pas en un jour une pratique séculaire. Nous aurons fait un pas considérable, presque décisif, le jour où il ne sera plus créé d'internat que hors des villes. Les écoles de l'Angleterre, Oxford, Harrow, Rugby, Saint-Paul, ont toutes été placées à la campagne, au sommet ou au pied de collines boisées ; de vastes prairies les entourent ; des cours d'eau les traversent ; de tous les côtés l'horizon s'ouvre libre et riant. Nous ne demandons rien au surplus que n'offre déjà notre lycée de Vanves avec ses vastes préaux, ses beaux ombrages, ses eaux jaillissantes, son manège, sa salle d'armes, son bassin de natation. Tels nous voudrions voir les établissements dont nous avons proposé la création à Drancy et à Saint-Mandé. Notre clientèle ne se refusera pas à nous suivre. Vanves n'avait été organisé primitivement que pour les classes élémentaires. Ce sont les familles qui ont demandé que leurs enfants pussent y rester, d'abord jusqu'à la cinquième, puis jusqu'à la quatrième, et cela, alors que la multiplication des moyens de transport n'avait pas comme aujourd'hui facilité les relations. Les professeurs ne nous manqueront pas non plus, pour peu que, par une équitable élévation des traitements, on les dédommage du sacrifice des ressources qu'ils trouvent à Paris, et que des bibliothèques largement pourvues leur fournissent des moyens de travail. Combien deviendraient par cela même possibles et faciles dans notre système d'éducation nationale des améliorations que ne permet pas la discipline nécessairement concentrée des internats urbains !

« ..... S'il est indispensable de maintenir l'internat en le modifiant pour parer a des nécessités que l'État ne doit point méconnaître, il est certain que l'institution, indépendamment de toutes les objections de principe qu'elle soulève, n'est plus en harmonie avec les conditions et les exigences de la vie moderne. La société qui l'a créée au XVI⁰ siècle, l'avait faite à son image et en vue de ses besoins. Les collèges n'étaient ouverts qu'en petit nombre. On y élevait la jeunesse pour l'Église et pour la robe. Le recueillement d'une vie presque monastique servait les vocations qu'elle devait développer, souvent même faire naître. L'uniformité absolue des règles, des doctrines, des exemples, qui était le fondement de cette éducation, ne rencontrait aucune résistance, n'éveillait aucune inquiétude dans les familles, profondément imbues des maximes d'une raison d'Etat, d'une religion d'Etat.

« Tel n'est pas le caractère de la société du XIX⁰ siècle, civilement et politiquement émancipée, passionnément jalouse de son indépendance, avide d'instruction, où tout est ouvert à tous, où le père de famille n'abdique aucun de ses droits, où l'enfant doit être préparé de bonne heure à la bataille de la vie. C'est l'éducation de l'externat qui répond à cet état des mœurs. Moins coûteux à créer, sinon à entretenir, il peut être multiplié plus vite et plus aisément mis à la portée de tous. En assurant à l'enfant les avantages du travail réglé, de l'émulation, des camaraderies aimables et utiles, il ne le sépare pas du monde où il est appelé à se faire sa place. Enfin il laisse à la famille sa part légitime et nécessaire d'action.

« Ainsi le comprend la famille elle-même. Près de

la moitié de nos élèves, 3001, ou 44,86 pour 100,
n'avaient eu, avant d'entrer au lycée, d'autre direction
que celle de la famille ; et au lycée, 3210, ou 46,33
pour 100, sont demeurés, comme externes surveillés
ou comme externes libres, sous la direction de la
famille.

« Une modification notable s'est produite, sous ce
rapport, depuis vingt ans dans nos mœurs scolaires.
A Louis-le-Grand, par exemple, de 1860 à 1880, le
rapport de l'internat à l'externat a baissé de 64 p. 100
(exactement 64,33) à 44 pour 100 (exactement 43,92) ;
tandis que le rapport de l'externat s'est élevé de 35 à
56 (exactement 35,53 à 55,99), soit une différence de
plus de 20 pour 100. A Charlemagne, le nombre des
externes de pension est descendu de 74,31 à 38,52 ;
celui des externes libres, qui était de 25, a atteint
61,41. A Fontanes, la proportion des externes de pension qui était de 46,96 n'est plus que de 34,66 ; celle
des externes libres, qui n'était que 38,53, dépasse
maintenant 65 (exactement 65,27). Rollin, qui n'était,
rue des Postes, qu'un pensionnat, doit sa prospérité
actuelle aux externes qui concourent aujourd'hui pour
plus de moitié (56,09 pour 100) à sa population.

« Une forme de l'externat mérite d'être particulièrement signalée : c'est celle qui, sous le nom d'externat surveillé, permet à l'enfance de participer à tous
les exercices du lycée sans renoncer à la vie de la famille où il rentre le soir, après sa journée de travail.

L'institution a pris naissance à Fontanes. Introduite à Charlemagne, elle s'y est rapidement développée : de 72 en 1860, le nombre des externes surveillés s'est élevé à 219, soit à près de 25 pour 100 (exactement 23,77) de l'effectif total. Aussi est-ce sur ce principe qu'ont été fondées un certain nombre d'écoles nouvelles — les écoles Bossuet, Fénelon, Massillon — qui envoient leurs élèves dans nos classes. L'enseignement libre peut trouver dans ce système d'éducation mixte une forme de rajeunissement. Il répond à des préoccupations de l'ordre le plus grave et le plus délicat.

« Il n'est pas d'institution parfaite. Si l'un des dangers de l'internat est de trop isoler l'enfant de la famille, l'externat libre proprement dit a, de son côté, l'inconvénient de lui en faire partager avant l'heure les émotions, les soucis, les plaisirs. Il peut en résulter une maturité précoce qui n'est pas la bonne. Les pédagogues les plus résolus à réclamer l'intervention de la famille dans l'éducation lui fixent ses limites. Montaigne, qui parle de l'internat en fils de grand seigneur qu'on ne réveillait qu'au son de la flûte, ajoute que « ce serait une grande simplesse de livrer un enfant à la direction de son père ou de son gouverneur. » Un de ses contemporains, le président Henri de Mesmes, disait dans le même sens que rien ne vaut pour l'enfant « la conversation de la jeunesse gaie et innocente et la règle qui le fait dégorger en eau courante. » Telle est aussi la pensée de Rollin. Après avoir remarqué qu'il n'y a que deux manières en usage d'élever la jeunesse « qui sont de mettre les enfants pensionnaires au collège ou de les instruire chez soi », il se demande s'il n'y en aurait pas une troisième, « laquelle consisterait à les faire profiter des avantages du collège en maintenant le lien avec la maison paternelle. » Ce procédé intermédiaire qu'il cherchait, l'externat surveillé l'a réalisé. Il conserve l'enfant à la famille, tout en l'assujettissant à cette discipline de l'existence commune, de l'existence de son âge qui est le véritable apprentissage de la vie. »

Peut-être devrais-je, pour compléter cet entretien, soumettre à un rapide examen ce qui a trait à l'éducation des filles. On peut répéter aujourd'hui encore, sans rien exagérer, ce que disait Fénelon, il y a près de deux siècles : « Rien n'est plus négligé que l'éducation des filles. S'il est vrai qu'il faut craindre d'en faire des savantes ridicules, en les engageant dans des études dont elles pourraient s'entêter, s'ensuit-il qu'il ne faut pas fortifier leur esprit d'ordinaire plus faible que celui des hommes ? N'ont-elles pas des devoirs à remplir qui sont le fondement de toute la vie humaine ? Ne sont-ce pas les femmes qui ruinent ou qui soutiennent les maisons, qui règlent tout dans le détail des choses domestiques, et qui, par conséquent, décident de ce qui touche le plus à tout le genre humain ? Par là, n'ont-elles pas la principale part aux bonnes ou aux mauvaises mœurs de presque tout le monde ? Une femme judicieuse, appliquée et pleine de religion, n'est-elle pas l'âme de toute une grande maison ; n'y met-elle pas l'ordre pour le bien temporel et pour le salut ? Les hommes mêmes qui ont toute l'autorité en public, peuvent-ils par leurs délibérations établir quelque bien effectif, si les femmes ne les aident à l'exécuter ? » (Fénelon, *Éducation des filles*, ch. I.)

C'est surtout dans l'éducation des enfants que les femmes jouent un rôle pour lequel la nature leur a donné des qualités que l'homme ne possède pas au même degré, la douceur, la patience, une tendre sollicitude, l'insistance persuasive, une légèreté de main qui font mieux passer de leurs lèvres à l'oreille du naissant écolier l'enseignement et le précepte, comme le lait du sein de la mère à la bouche avidement entr'ouverte du nourrisson.

Si l'instruction qu'elles reçoivent elles-mêmes était plus variée, plus étendue, dirigée en vue de nouvelles tâches que je voudrais leur voir confiées, que de services ne rendraient-elles pas à leurs jeunes fils, en dirigeant, en soutenant leurs pas incertains, chancelants, souvent découragés, aux abords si difficiles, si arides, des études scolaires ! Ce n'est pas à elles qu'il est besoin de rappeler que l'*homme ne vit pas de pain seulement, mais de toute parole qui sort de la bouche de Dieu ;* avec quelle religieuse attention ne s'appliqueraient-elles pas à mêler aux éléments littéraires ces principes de foi et de morale qui, à toutes les époques de l'existence, retrouvent dans leurs racines premières une force cachée ; cette force, à un moment donné, peut chanceler, mais elle ne s'épuise pas tout entière et ne périt jamais !

Peut-être dans un entretien ultérieur serai-je amené à étudier l'influence qu'exerce dans le ménage la supériorité ou le défaut de culture intellectuelle que l'épouse y apporte.

Je ne puis ici qu'indiquer du doigt les problèmes qui se rattachent à l'éducation des filles.

Dans toute ville qui fait bien les choses, et qui offre à ceux qui ont faim et soif d'instruction des tables scolaires libéralement pourvues et excellemment *servies*, aucun des conviés ne devrait manquer au festin. Tous sont appelés ; cependant il y reste encore un grand nombre de places inoccupées. C'est à tous ceux d'entre nous qui jouissent de quelque influence sur l'esprit et le cœur de la partie illettrée de leurs concitoyens d'unir et de coordonner leurs efforts pour combler au plus tôt les vides, en gourmandant la paresse des pères, en stimulant l'amour-propre des mères, en secondant l'ardeur des enfants. Ne perdons aucune occasion de faire comprendre aux uns et aux autres « qu'il est des connaissances essentielles, nécessaires à tous les états, dans tous les temps, et auxquelles rien ne peut suppléer, parce qu'elles comprennent tout ce que l'homme doit savoir et faire, sous peine d'être dégradé et malheureux. »

« Ces connaissances se réduisent à trois : 1° la religion *par laquelle nous devons commencer, continuer et finir*, parce que nous sommes de Dieu, par lui et pour lui ; 2• la morale, pour connaître soi-même et les autres, ce que l'on peut et ce que l'on doit dans les cas divers où il plaît à la Providence de nous placer ; 3° la physique, pour prendre une idée de la nature et de ses opérations, de notre propre corps, de ce qui fait la santé ou la maladie, et des arts divers qui augmentent l'aisance et adoucissent les mœurs.

« L'homme a une âme à perfectionner, des devoirs à observer et une autre vie à prétendre. Il est sous la main de Dieu, lié à une société et chargé de lui-même. Or, le premier commandement de Dieu est qu'on lui rende hommage de toutes ses facultés en travaillant selon l'ordre de la Providence. La première loi de toute société est qu'on lui soit utile pour acheter, par des services, les avantages qu'elle procure. Le premier conseil de l'amour-propre (qui n'est que l'amour de soi réglé par la raison, comme cela est reçu dans la langue philosophique), est d'augmenter son bien-être par l'aisance que la raison permet et la considération que le mérite attire.

« Il faut adorer Dieu, aimer les hommes et travailler à leur bonheur pour le temps et pour l'éternité. Religion, morale, physique, *ces trois objets* se

présentent sans cesse et *ne se séparent jamais.* »
(*Traité de l'Éducation publique.*)

Est-ce un prêtre, un congréganiste, un clérical qui m'a fourni cette page où notre sujet se trouve résumé en si bons termes ? Non, c'est à un philosophe du XVIIIe siècle, à un encyclopédiste, je pourrais dire même un matérialiste, un athée, si la force de la vérité n'avait arraché ces lignes à sa plume inconséquente, c'est à l'auteur du *Neveu de Rameau*, à Diderot lui-même, que j'emprunte cet éloquent commentaire de la parole divine que j'ai transcrite en tête de cet entretien et que je répète en le terminant : *Non in solo pane.*

PHILÉMON ET BAUCIS

Commentaire

Ni l'or ni la grandeur ne nous rendent heureux.

C'est par ce vers, cité à l'égal d'un proverbe, c'est par cette vérité universellement reconnue et non moins universellement mise en oubli, que La Fontaine commence la traduction du conte d'Ovide ajoutée au recueil de ses Fables. Ce recueil, il n'est aucun de mes lecteurs qui ne l'ait en sa possession et qui ne puisse, en y relisant l'histoire de Philémon et de Baucis, se remettre sous les yeux les divers épisodes et les mille traits charmants dont est semé ce récit, le plus intéressant peut-être de l'auteur des *Métamorphoses*.

Je n'emprunterai à la Fable que les points spéciaux qui peuvent servir de texte à la question du mariage, étudiée sous le rapport hygiénique, tant dans ses avantages moraux que dans ses avantages physiques. Me bornant à indiquer la traduction où La Fontaine se montre, comme toujours, créateur à un si haut degré, même lorsqu'il imite, je suivrai, pour le commenter, le texte latin, moins connu du lecteur, en me servant de la traduction en prose, aussi exacte qu'élégante, qu'en a donnée E. Gros dans la collection des auteurs latins de Panckoucke.

« La puissance des habitants du ciel est immense et ne connaît pas de bornes : tout ce que les dieux veulent s'accomplit à l'instant. Sur les côteaux de Phrygie s'élève un chêne auprès d'un tilleul. Non loin est un étang, jadis terre peuplée d'habitants, maintenant retraite des plongeons et des foulques, amies des marais. Jupiter, sous les traits d'un mortel, visita ce séjour : le dieu du caducée accompagna son père, après avoir déposé ses ailes. Ils se présentèrent à mille cabanes, demandant un asile et quelques instants de repos ; une impitoyable barrière leur en ferma l'entrée. Une seule les reçut : elle était pauvre, couverte de chaume et de roseaux. C'est là que la pieuse Baucis, alors blanchie par les ans, et Philémon, qui était du même âge, s'unirent ensemble dans leur jeunesse ; ils y vieillirent ensemble. Résignés à la pauvreté, ils surent en alléger le poids, et lui ôter son amertume. Chez eux, ne cherchez ni maîtres ni esclaves ; seuls, ils composent leur maison ; chacun y exécute les ordres qu'il a donnés lui-même. »

Philémon et Baucis étaient donc unis par les liens du mariage.

De toutes les institutions sociales, le mariage est

la plus ancienne et la plus universelle ; son origine remonte à la création même de l'humanité. Dans les premiers âges du monde, l'accroissement de la population était le premier besoin des sociétés naissantes. On peut dire qu'il était le vœu même du Créateur et l'accomplissement de cette parole enseignée dans la Genèse : *Crescite et multiplicamini et replete terram. Croissez, multipliez et remplissez la terre.*

« Dieu avait fait l'homme à son image et ressemblance et il l'avait créé mâle et femelle.

« Mais il ne se trouvait point d'aide pour Adam qui lui fût semblable.

« De la chair même d'Adam Dieu forma la femme et la lui amena.

« Alors Adam dit : Voilà maintenant l'os de mes os, et la chair de ma chair.

« C'est pourquoi l'homme quittera son père et sa mère et s'attachera à sa femme, et ils seront deux dans une même chair. » (*Genèse.*)

Au sens de ces dernières paroles, le mariage, en rapprochant l'homme et la femme, en les unissant, en les confondant dans la communauté d'une vie nouvelle, serait en quelque sorte un retour à la création primitive qui avait fait un seul être des deux êtres ultérieurement séparés.

Dans l'antiquité grecque, l'institution du mariage ne fut pas distraite de la religion domestique, de la religion du foyer et des ancêtres. Pour devenir prêtresse de ce foyer, auquel la naissance ne l'attachait pas, il fallait à la jeune fille une sorte d'ordination et d'adoption. Le mariage était la cérémonie sainte qui devait produire ces grands effets. Cette religion apprenait [à l'homme que l'union conjugale est autre chose qu'un rapport de sexes et une affection passagère, et elle unissait deux époux par le lien puissant du même culte et des mêmes croyances. La cérémonie des noces était d'ailleurs si solennelle et produisait de si graves effets, qu'en général elle n'était permise et possible que pour une seule femme dans chaque maison. (Voir Fustel de Coulanges, *La Cité antique*.)

Pour qu'une république soit bien organisée, écrivait Platon, les principales lois doivent être celles qui règlent le mariage. (*Les Lois*, 4.)

Le mariage romain ressemblait beaucoup au mariage grec. Le droit romain permettait bien le divorce; mais la dissolution du mariage religieux était fort difficile. Pour cela, une nouvelle cérémonie sacrée était nécessaire, car la religion seule pouvait délier ce que la religion avait uni. Les deux époux qui voulaient se séparer paraissaient pour la dernière fois devant le foyer commun ; un prêtre et des témoins étaient présents. On présentait aux époux, comme au jour du mariage, un gâteau de fleur de farine. Mais, au lieu de le partager, ils le repoussaient. Puis, au lieu de prières, ils prononçaient des formules d'un caractère étrange, sévère, haineux, effrayant, une sorte de malédiction par laquelle la femme renonçait au culte et aux dieux du mari. Dès lors, le lien religieux était rompu. La communauté du culte cessant, toute autre communauté cessait de plein droit, et le mariage était dissous. (Festus.)

En France, le mariage, dépouillé du caractère religieux dont il était autrefois revètu, a cessé, depuis la Révolution, d'être aux yeux de la loi civile un sacrement et il peut être défini aujourd'hui :

La société légitime de l'homme et de la femme qui s'unissent par un lien indissoluble pour perpétuer leur espèce, pour s'aider à supporter le poids de la vie et pour partager leur commune destinée. (Rogron.)

L'indissolubilité est absolue.

Aux yeux de l'Église, le mariage est un sacrement qui établit une sainte et inséparable société entre l'homme et la femme, qui leur donne la grâce de vivre en union et en paix, d'élever leurs enfants dans la crainte de Dieu, de supporter avec patience les incommodités de cet état et de se garder l'un à l'autre une fidélité inviolable. (*Catéchisme du diocèse d'Avignon.*)

Le christianisme n'est donc pas venu changer l'ancien état de choses, mais le continuer et le compléter. La loi religieuse diffère néanmoins de la loi civile française en un point capital : l'indissolubilité du lien n'y est pas absolue. Par exemple, si les conditions premières faisaient défaut chez l'un des époux, le mariage pourrait être déclaré nul.

Cette institution primordiale et universelle n'a jamais cessé d'être en honneur chez tous les peuples, dans tous les temps et sous toutes les latitudes.

Cependant « l'histoire nous offre deux époques mémorables, depuis les Romains jusqu'à nos jours, où le discrédit du mariage dégrada la société et compromit son existence : la première époque fut une époque d'extrême civilisation ; la seconde, une époque d'extrême barbarie. »

J'ai copié ces dernières lignes dans le *Traité du Mariage*, par Troplong. Dois-je me borner à analyser la suite ? Puis-je céder à la tentation qui me sollicite à reproduire à peu près en entier les pages saisissantes où l'éminent jurisconsulte trace en grand historien le tableau de ces deux époques ? Je me décide à en enrichir ce modeste entretien. Au lecteur à m'absoudre ou à me blâmer.

« Là, le monde était païen ; Auguste régnait à Rome, et tous les efforts de la philosophie et de la loi furent trop faibles pour rendre au mariage sa dignité. Ici, le monde était catholique, les papes régnaient à la place des empereurs, et le christianisme, plus puissant que la sagesse humaine, sauva le mariage, la famille, la société.

« C'est assurément un des travers les plus curieux

de l'esprit humain que les abus du divorce et les
honneurs de l'état célibataire qui signalèrent la fin de
la République romaine, ainsi que le règne des premiers empereurs. Le divorce était une mode et une
spéculation, le mariage un essai passager et une courte
fantaisie. Mais ce qui est plus singulier encore que
cette légèreté, si surprenante chez un peuple qui
passe pour si constant, c'est la faveur du célibat,
c'est la popularité de la vie libre, à côté et comme
conséquence de ce relâchement du lien matrimonial.
Il semble que plus le mariage est indissoluble, plus
il a des chaînes effrayantes pour les esprits changeants
(qui ne sont pas les moins nombreux) ; et qu'au contraire, plus le mariage est facile à rompre, plus il tente
les cœurs légers qui craignent de longs engagements.
Eh bien ! c'est un phénomène contraire qui se manifeste à Rome. Autant le mariage y était facile et précaire, autant il inspira d'éloignement à la foule éprise
du célibat : d'où l'on pourrait conclure que le mariage est une de ces choses qui attachent en raison
de la contrainte qu'elles imposent.

« Au moyen âge, ce ne fut pas le célibat qui fit
la guerre au mariage, ce fut la pluralité des mariages
et le concubinat. Le célibat, revêtu d'un caractère austère, ne fut qu'une loi difficile, imposée aux ecclésiastiques dans des vues de perfection ; il n'était pas un
état hostile dont les institutions de la famille eussent
à s'inquiéter. Mais les répudiations, les divorces et le

concubinage, répandus dans toutes les classes, et encouragés par les scandales des rois et des grands, furent la plaie de l'époque et la cause du trouble dans les unions, de la perturbation dans l'état civil, et d'une effroyable dissolution dans les mœurs. L'Église lutta ; elle s'arma des décrets des conciles et des foudres de l'excommunication. Elle agit par la persuasion et par la terreur des peines. Le mariage resta victorieux. Il s'éleva à la véritable hauteur où l'a placé le christianisme. A la faveur de cette restauration, il est resté un sacrement dans l'ordre spirituel, et un lien indissoluble dans la loi. C'est un des plus grands services que l'Église ait rendus à la civilisation moderne.

« La France en recueille aujourd'hui les fruits, et elle les recueille avec reconnaissance pour les philosophes chrétiens qui, de bonne heure, ont déposé dans son éducation la semence de cette bonne doctrine. C'est, en effet, une justice à rendre à la nation française que l'accord des convictions populaires avec les rigoureuses prescriptions de la religion et de la loi, sur la question du mariage. La nation française croit avec une foi profonde à la sainteté de l'union conjugale, à son utilité sociale, au caractère légalement et nécessairement exceptionnel dont elle est revêtue par rapport aux autres contrats, aux devoirs réciproques attachés à cet engagement de toute la vie. Ce n'est pas là une conviction superstitieuse et crédule : où sont aujourd'hui les superstitions ? où sont les idoles qu'adorent par faiblesse les consciences subjuguées ? C'est la raison, l'honnêteté, la pudeur qui parlent en faveur du mariage ; la France n'a jamais été sourde à leur voix. » (Troplong, *Du contrat de mariage et des droits respectifs des époux.* Préface, iij.)

A l'indissolubilité devait répondre, comme conséquence corrélative et forcée, une liberté non moins absolue. En effet, le mariage est par excellence l'acte le plus libre de la vie. Ce n'est pas le prêtre devant la rampe du sanctuaire, ni l'officier de l'état civil devant la table de la mairie, qui lient les deux époux, c'est le consentement exprimé par le jeune homme et par la jeune fille dans l'indépendance la plus complète de leur volonté. Le rôle de l'officier de l'état civil se borne à recevoir le serment qui les engage à être désormais l'un à l'autre ; il l'enregistre et lui assure des conséquences déterminées par la loi ; la seule mission du prêtre est de le bénir et de l'inscrire au ciel. Ils n'en sont l'un et l'autre que les témoins officiels, au même titre que les parents et les amis, désignés par les parties contractantes, qui les accompagnent et les assistent. Des formalités préalables et indispensables, sous peine de nullité, assurent à l'expression de cette volonté la réflexion et la maturité, en même temps qu'elles appellent sur ce contrat, par la plus grande publicité, le contrôle des tiers dont elles sauvegardent ainsi les droits.

Les noms des fiancés restent affichés dix jours pleins à la porte de la maison commune. La promesse de mariage est publiée du haut de la chaire trois fois, de huit jours en huit jours.

L'acte civil est dressé, la bénédiction nuptiale est donnée, portes ouvertes, toute facilité d'accès accordée à la foule.

Le *oui* solennel doit être prononcé à haute voix, de manière à être entendu de l'assistance.

L'acte ne saurait être à un plus haut degré libre, réfléchi, public. La durée de l'affichage ne peut être abrégée. Pourquoi les publications de l'Église peuvent-elles l'être? c'est, à mon sens, une tolérance regrettable.

Que j'aime mille fois mieux ces trois appels faits à l'attention publique, ces promesses trois fois jetées du haut de la chaire et livrées au jugement des auditeurs, à l'instar de ces gants lancés par les chevaliers au milieu de l'arène comme un gage d'honneur et un défi ! Combien me plaît aussi cette habitude de l'ouvrier pauvre et honnête de se rendre à la mairie et au temple en plein jour et à pied, suivi de deux files de conviés riantes et parées ; tandis que la mode et une fausse pruderie ont fait prévaloir, dans les classes élevées et même dans les familles seulement aisées, le bon ton des mariages à la clarté du gaz municipal et des cierges paroissiaux, à une heure avancée de la nuit ! Je regrette aussi de rencontrer plus rarement ces promenades d'une noce populaire à travers les rues les plus fréquentées, en plein soleil, par le chemin le plus long, le marié tenant à son bras sa compagne rougissante, et la présentant à ses concitoyens, amis et ennemis, comme pour consacrer par le suffrage public la légitimité et l'honorabilité du nouveau mariage.

Le code a pu séparer l'acte civil de l'acte religieux et subordonner même le second au premier. Plus fortes et peut-être mieux inspirées que ne l'a été le législateur, les mœurs ne les ont pas isolés l'un de l'autre : la mairie est restée le vestibule de la maison de Dieu ; et, dans cet entretien, si je n'avais pas la faculté de conserver à l'union des époux le double caractère de contrat civil et de sacrement, je ne me croirais point autorisé à en donner la définition suivante, comme étant le résumé de ses résultats hygiéniques moraux et physiques :

Des trois états civils dans lesquels peuvent se trouver l'homme et la femme, parvenus à l'âge adulte, mariage, célibat, veuvage, le premier est le plus favorable à la santé, à la moralité, à la longévité.

Pourquoi faut-il que cette liberté garantie aux futurs conjoints par la loi qui va les étreindre dans les anneaux d'une chaîne inflexible, trouve dans nos mœurs, nos coutumes, nos travers et nos vices, tant d'obstacles qui en gênent l'exercice et en paralysent les bienfaits, à savoir le rôle trop effacé, la soumission trop absolue, les exigences imposées par une civilisation raffinée à l'excès, où la jeune fille est maintenue pendant les préliminaires du mariage ; ainsi que les préoccupations si exclusives de rang et de fortune, et les préférences exagérées accordées à la beauté du visage et aux charmes extérieurs de la personne !

Les Grecs, si amoureux de la forme et qui nous ont laissé, en sculpture, des chefs-d'œuvre, réalisation immortelle de ce que l'idéal rêve de plus parfait, étaient loin, dans le choix d'une épouse, de s'attacher uniquement à la beauté du corps ; ils y tenaient grand compte des qualités de l'âme.

« La paille, dit Plutarque, s'enflamme aisément, mais son feu s'éteint aussi vite qu'il s'allume, à moins qu'on n'y ajoute une matière propre à l'entretenir. Si l'amour n'est excité que par la beauté du corps, il court risque de passer comme elle ; il faut qu'il ait sa source dans le cœur et qu'il unisse les âmes pour produire une affection durable. »

L'épisode de Circé, dans Homère, mettant en présence de la beauté physique le sage Ulysse et ses trop sensuels compagnons, montrait à quel degré de dégradation et d'abrutissement tombent ceux qui se laissent aller, sans lutte ni mesure, aux enivrements de ses philtres corrupteurs ; tandis que, résistant à ses charmes les plus séduisants et à ses plus puissantes étreintes, le prudent et vertueux roi d'Ithaque conservait intactes sa raison et sa liberté, et forçait l'enchanteresse à rendre à leur forme première ceux qu'elle avait changés en animaux immondes.

C'est dans un milieu tout opposé que se passent les divers épisodes du conte d'Apulée. Psyché aime, Psyché est aimée ; mais il est interdit à ses yeux de contempler celui qu'elle aime. Une voix émue fait entendre à son oreille des paroles qui la troublent et l'enchantent. Comment est faite la bouche qui lui répète les plus doux serments ? elle l'ignore. Une main caressante se joue dans ses cheveux et effleure son sein ? ses mains s'agitent et ne peuvent la saisir. Un souffle tiède et pur glisse sur son front incliné, effleure ses paupières demi-closes et se pose sur ses lèvres qui frémissent et s'entr'ouvrent ; d'où vient-il ?

La jeune fille s'éveille, s'éprend, s'attache et se donne à l'être adoré dont elle ne connaît ni l'aspect, ni la forme, et dont l'âme seule se révèle à son âme. Mais dès que la lampe allumée pendant le sommeil de l'Amour a mis Psyché en présence de son époux, la réalité qui succède au rêve fait chèrement payer à l'imprudente la vue enivrante de l'incomparable mais matérielle beauté dont ses regards curieux ne peuvent se détacher.

De la fable et du mythe, descendons aux conditions de la vie ordinaire. Tout en convenant qu'*un beau visage est le plus beau des spectacles* (La Bruyère), la raison dit qu'il est de la dernière imprudence de placer dans une union bien équilibrée la beauté, prise en soi, au premier rang. Peut-on regarder comme une assurance de bonheur et une garantie pour l'avenir, une chose si fragile que le moindre accident, une étincelle de feu, un atome variolique peuvent frapper d'un irréparable outrage ? Que seraient les plus brillantes pétales d'une fleur, si leur chute ne laissait apparaître, déposée au sein de son calice, une liqueur suave et féconde ?

Chez le mari, la beauté est trop souvent funeste à la paix du ménage ; elle est tout au moins un superflu que doivent compenser des qualités plus solides.

Que de femmes incomparablement belles devant qui, sans être un fin renard, on peut s'écrier à coup sûr : belle tête, vraiment, mais de cervelle point et de cœur pas davantage ! Tandis que telles qui passent pour n'être ni laides ni jolies et qui même sont décidément laides, rachètent largement les imperfections de leurs traits par les agréments de l'esprit, l'aménité du caractère, la bonté du cœur et la *grâce plus belle encor que la beauté*. Rien de plus vrai, et cependant le jeune homme à marier se laissera toujours prendre aux enivrantes séductions d'un beau visage et au piquant attrait d'un joli minois !

M'autorisant du silence d'Ovide, j'ai supposé que dans la recherche d'une compagne, Philémon ne s'était pas uniquement attaché à la beauté physique et que, de son côté, Baucis avait tenu plus haut dans son estime la beauté morale. Le narrateur se montre très explicite sur un autre point non moins important. Il nous dépeint ce couple d'une si aimable vertu, vivant encore au déclin de leurs jours dans la pauvreté, mais dans une pauvreté décente qui touche de très près à l'aisance.

« A peine les dieux ont-ils touché ces humbles pénates ; à peine ont-ils baissé leur front pour passer sous la porte, que le vieillard leur offre, pour se reposer, un siège sur lequel Baucis, attentive, jette un tissu grossier. Ensuite, elle éloigne du foyer la cendre encore chaude, ranime le feu de la veille, lui donne pour aliment des feuilles et des écorces ; enfin, la flamme jaillit sous son souffle haletant. Bientôt elle apporte d'arides rameaux détachés du toit rustique, et quelques éclats de bois qu'elle met en morceaux : elle les place sous un vase d'airain, et dépouille de son enveloppe les légumes cueillis par son époux dans le jardin qu'arrose une source. Philémon, armé d'une fourche à deux dents, enlève le vieux lard suspendu à une poutre noircie par la fumée, et qu'ils gardaient depuis longtemps : il en coupe une mince parcelle et la plonge dans le vase bouillant où elle va se ramollir. Cependant, par de doux entretiens, ils s'efforcent de rendre insensibles les heures de l'attente, et d'empêcher les hôtes de remarquer le retard. Ils avaient un bassin de hêtre, qu'un clou fixait au mur par son anse recourbée. Philémon le remplit d'eau tiède, et lave les pieds des dieux pour les délasser. Là, se trouvait aussi un lit dont le corps et les pieds étaient en saule, et couvert d'une natte de jonc. Les deux époux étendent sur ce meuble un tapis qu'ils déployaient seulement aux jours de fête ; et cependant il était grossier, maltraité par le temps, digne enfin d'un tel lit. Les dieux prennent place. Baucis empressée, mais chancelante sous le faix des ans, dresse une table dont le troisième support était plus court que les autres : le débris d'un vase sert à étayer sa pente. Après en avoir fait disparaître l'inégalité, Baucis essuie la table et la frotte de menthe ; puis, elle sert, dans sa pureté native, le fruit de Minerve, aux deux couleurs, des cormes que l'automne avait vu plonger dans un vin mousseux, la laitue, le raifort, du lait caillé, des œufs rapidement tournés sous la cendre à peine tiède ; tout cela dans des vases d'argile. Elle apporte une cruche du même métal et des tasses de hêtre qu'une cire diaphane a polies. Alors arrive le potage bouillant et avec lui un vin qui ne compte point de longues années : quelques instants après, ils sont remplacés par le second service, composé de noix et de figues mêlées aux fruits ridés du palmier. Là, paraissent la prune, la pomme dont le parfum inonde de larges corbeilles, le raisin cueilli sur les tiges pourprées de la vigne : au milieu, brille le miel, comme un rayon doré ; mais rien n'est comparable à l'air des vieux époux et à leur zèle industrieux. »

Pauvreté, richesse, perfides écueils placés à l'entrée du port, sur lesquels vient se heurter et se briser avec une égale fréquence la nef qui porte les destinées du couple futur. Dot nulle ! dot superbe ! ne sont-ce pas là les conditions extrêmes, diverses dans leur nature, pareilles dans leurs résultats, qui opposent le plus souvent aux sages conseils de l'hygiène matrimoniale l'obstacle le plus difficile à surmonter ?

Le classique bandeau de l'Amour ne produit pas un aveuglement plus complet que ne le fait celui dont l'Avarice accumule les plis épais. C'est bien en vain que la voix du médecin se fait entendre !

> La pâle est aux jasmins en blancheur comparable ;
> La noire à faire peur, une brune adorable ;
> La maigre a de la taille et de la liberté ;
> La grasse est dans son port pleine de majesté ;
> La malpropre sur soi, de peu d'attrait chargée,
> Est mise sous le nom de beautée négligée ;
> La géante paraît une déesse aux yeux ;
> La naine, un abrégé des merveilles des cieux ;
> L'orgueilleuse a le cœur digne d'une couronne ;
> La fourbe a de l'esprit, la sotte est toute bonne ;
> La trop grande parleuse est d'agréable humeur ;
> Et la muette garde une honnête pudeur.
> (Molière, le *Misanthrope*, imité de Lucrèce).

Mais, la jeune fille, au sujet de laquelle vous me consultez, ne boîte-t-elle pas ? — Oh ! docteur, à peine, comme Mademoiselle La Vallière. — A-t-elle la taille bien droite ? — Peut-être un peu tournée à gauche ; elle a l'habitude de se pencher de ce côté en tenant la harpe, dont elle joue admirablement. — N'avez-vous pas été frappé du volume exagéré de

son cou ? — En effet ; mais c'est qu'elle chante trop ;
sa voix est si belle ! — La coloration de ses pommet-
tes me paraît bien vive ? — Effet d'une timidité extrême ; un rien la fait rougir. — Je crains les suites
de cette petite toux sèche, habituelle... — Bast !
nous dirigerons notre voyage de noces vers les Pyré-
nées : quelques semaines à Cauterets, l'hiver à Naples, l'été en Suisse. — Mais alors, elle est fort riche ? — Oui, docteur. — Que ne me le disiez-vous
tout d'abord !

La jeune fille est-elle pauvre, c'est la même scène,
en sens inverse.

Virtus post nummos ! sanitas post nummos ! La
fortune avant la vertu ! la santé après la fortune !

Et cependant, s'il est un point dans le domaine de
l'hygiène où l'accord doit se faire entre les qualités
physiques et les qualités morales, c'est en ce qui concerne l'hygiène du foyer domestique. Là, plus qu'ailleurs, les défauts de caractère, à plus forte raison
les vices du cœur exercent sur les époux une influence
funeste, d'autant plus prépondérante qu'elle est de
tous les instants.

Il pourra sembler, au premier abord, qu'en rappelant avec quelque développement les règles qui doivent présider aux actes ordinaires de leur vie en
commun, à leur manière d'être dans leurs rapports
mutuels, à l'accomplissement de leurs devoirs réciproques, je m'écarte du champ limité où peut se mou-

voir le médecin et que je pousse trop avant dans celui que le moraliste se réserve : il n'en est rien ; et
le nombre est grand des troubles fonctionnels et des
altérations profondes de l'organisme qui ont leurs racines premières et leurs causes incessantes dans les
agitations de l'esprit et dans les déchirements du
cœur. Le corps ne saurait être sain si l'âme est malade : la santé résulte de leur harmonie.

Les sages de l'antiquité ne tenaient pas, à ce sujet,
un langage différent de celui que nous font entendre
les philosophes chrétiens :

« Il faut, disait Socrate, conseiller aux jeunes gens,
s'ils sont laids, de corriger leur laideur par la vertu ;
s'ils sont beaux, de ne point souiller leur beauté par
le vice. Une femme sensée, ajoute Plutarque, doit
profiter de cette leçon et se dire, si elle est laide :
Que sera-ce si je manque encore de prudence ? et si
elle est belle : Combien par la vertu n'ajouterai-je pas
à mes charmes ? Car il est plus glorieux d'être aimée
pour les belles qualités de l'âme que pour les qualités
du corps seulement.

« Les anciens plaçaient Mercure auprès de Vénus
et, par là, ils voulaient faire entendre que de bonnes
et douces paroles peuvent seules rendre le mariage
agréable. » (Plutarque, *Préceptes du mariage.*)

« L'accord à deux tons, dit-il encore, prend toujours
le son du plus grave. Ainsi dans un ménage bien réglé, tout se fait d'un commun accord, mais tout pa-

raît s'exécuter d'après les desseins et la volonté du
mari. » (Loco cit.)

Ne murmurez pas, Mesdames ; la musique moderne
a introduit dans les gammes mineures la note sensible ; elle en détermine le ton ; c'est à vous de la faire
vibrer. Et vous y réussirez à coup sûr, si, vous remettant en mémoire le passage suivant des caractères de La Bruyère : « Un beau visage est le plus beau
des spectacles, et l'harmonie la plus douce est le son
de la voix de celle qu'on aime, » vous réglez vos paroles sur les préceptes que je viens de rappeler.

Est-ce assez de ne s'être pas marié d'après les
yeux seulement, car ils sont de mauvais guides pour
sonder le cœur, et de s'être demandé, non si le chiffre
de la fortune est élevé, mais si la personne dont on a
fait choix possède les qualités essentielles pour notre
bonheur ? Un des obstacles les plus invincibles à ce
bonheur, celui qui dépose dans toute union mal as-
sortie, dans celles où un écart très grand existe dans
la classe et la position sociale des époux, dans ce
qu'on appelle encore une mésalliance, un germe impérissable de froissements, de froideur, de regrets et
d'abandon : ce sont sans contredit les différences d'é-
ducation première et d'instruction.

La simple inégalité de culture intellectuelle, qui
existe si communément en France entre les époux les
mieux assortis sous le rapport du rang et de la naissance, me paraît être une des causes principales de

ces absences quotidiennes, de ce besoin de vivre au dehors, devenu général et invétéré chez la plupart des maris. Le cercle et le café ont tué les salons et la veillée. Quelle est la femme aujourd'hui qui sache retenir son époux au coin du foyer domestique et abréger avec lui les heures de la soirée par une causerie tour à tour grave et enjouée, je ne vais pas jusqu'à dire instructive ? Les femmes n'y songent même pas.

M. Legouvé disait naguère dans une conférence publique : « L'instruction est un lien entre les époux, l'ignorance une barrière. » Rien n'est plus vrai.

Les maris, de leur côté, ne font aucun effort pour élever le niveau intellectuel de leur compagne. En est-il un seul qui consentît à écouter et à mettre en pratique les sages conseils donnés, il y a dix-neuf siècles, par le philosophe de Chéronée ?

« Embellisez vos mœurs, Pollianus, en pratiquant les divines leçons de la philosophie. A la manière des abeilles, butinez pour votre femme ce que vous jugerez lui pouvoir être utile, et rendez-lui amis et familiers les meilleurs propos et les meilleurs livres, en les lui apportant vous-même ; recueillez, amassez de tous côtés, car maintenant vous lui tenez lieu de père, et de frère, et de mère vénérée. Il n'est rien, en effet, de plus honorable pour un mari, que d'entendre sa femme lui dire : « Vous êtes mon précepteur et mon maître en philosophie et en toutes belles sciences. » L'étude a pour premier avantage de détourner les femmes de toutes occupations indignes d'elles. Une mère de famille qui s'appliquera aux lettres et aux sciences, aura honte de danser, et celle qui saura se plaire dans la lecture des sublimes écrits de Platon et de Xénophon n'ajoutera jamais foi aux enchantements des sorciers.

« Et vous, Eurydice, nourrissez votre âme des préceptes de vertu que nous ont laissés les plus grands philosophes..... Vous ne pouvez porter, il est vrai, ni les perles de celle-ci, ni les robes de soie de celle-là, car vous n'avez pas leur opulence ; mais les ornements des Théano, des Cléobuline, des Cornélie, et de tant d'autres femmes célèbres, vous pouvez, sans qu'il vous en coûte rien, les acquérir et vous en parer, de manière à vivre heureuse et honorée. » (*Loco cit.*)

Cet intérieur menacé d'une désertion prochaine, la jeune mariée doit apporter un soin jaloux, une ingénieuse habileté à le rendre paisible et attrayant. La Vénus d'Élide, œuvre de Phidias, avait le pied sur une tortue pour montrer l'empire de la femme sur sa maison. Ce petit royaume a été longtemps le but de ses rêves. Elle doit y régner beaucoup et y gouverner un peu. Sa tâche est d'y faire tourner toute chose à son propre honneur et au plus grand avantage de tous. L'application des préceptes développés dans les pages précédentes est une œuvre commune qui exige pour être menée à bien le concours des deux conjoints. Mais l'ordre matériel y est plus directement sous sa dépendance, ainsi que l'économie, l'arrangement et, disons-le mot, la propreté ; la propreté, ce luxe des ménages les plus pauvres, la propreté qui égale le *lit de saule* aux couches de chêne sculpté, le paillis des chaumières au marbre des palais.

Tout, dans la cabane de Baucis, respire les charmes de la propreté : elle y rit aux yeux.

Le soin de sa personne, la garde-robe du mari, la toilette des enfants sont les conditions premières du bien-être et de la santé ; la maîtresse du logis ne doit pas l'oublier. La négligence, l'incurie sur ce point engendrent une foule de maladies. Bien plus, l'abandon inconsidéré d'une certaine recherche dans les ajustements, dont la jeune fille ne se départ guère, mais que la femme remplace souvent par un laisser aller insouciant, par un négligé trop modeste, ou qu'elle sacrifie aux occupations et aux charges croissantes du ménage ; cet abandon justifié, mais imprudent, entraîne pour sa tranquillité et son bonheur des conséquences dont je trouve un exemple dans un des souvenirs restés les plus présents à mon esprit.

Je n'ai pas connu de jeune fille plus agréable à voir que R. X., simple mais très habile ouvrière. Elle était citée pour le soin qu'elle donnait à sa toilette modeste et d'un ajustement irréprochable. Que de fois la rencontrant sur mon passage et frappé de sa tenue correcte, n'avais-je pu me défendre d'accompagner des yeux cette charmante enfant, suivant toujours d'un pas agile la ligne droite, le regard en avant, jamais à droite ni à gauche, ni en arrière, sous une coiffe de piqué blanc, sans attifets, les chevelières nouées sous le menton ou livrées au vent, selon le temps ou la saison, les cheveux lissés en bandeaux noirs sur les tempes et ramenés drus et serrés au sommet du cou et sur la tête, sans qu'il fût permis à une seule boucle de s'égarer en tirailleur ; le corsage pressant la taille, haut monté, laissant tout deviner, rien à découvert. Peut-être qu'à la rigueur, la robe était un peu courte ; mais le pied était si bien chaussé, la cheville si déliée, les bas si inflexiblement tirés sans pli ni tache, que la critique renonçait à y mordre.

Par une bonne fortune qui n'est pas donnée à toutes les filles, R. X. épousa un des plus beaux garçons de la cité. Il semblait que rien ne pût accroître la beauté du jeune couple, jusqu'au jour où deux superbes enfants vinrent y ajouter encore en le complétant par deux têtes roses, souriantes et joufflues, portraits vivants l'un du père, l'autre de la mère. Le dernier né faillit périr à l'époque de la première dentition. Appelé à le soigner, je fus, une fois de plus, témoin ému de tout ce que peuvent la tendresse et le dévouement d'une mère.

L'enfant guéri, je fus frappé des changements qui

s'étaient produits chez la mère. Je l'assurais en vain que tout danger, toute cause de crainte avaient disparu. Ses larmes coulaient encore, furtivement répandues, il est vrai, mais faciles à surprendre. L'infidélité du mari les faisait couler, la jalousie avait sai s la jeune femme au cœur. J'observai.

A quelque temps de là, je crus pouvoir lui dire : Vos enfants sont irréprochablement tenus, leur linge, comme leur corps, amoureusement lavé ; votre chambrette, meubles, ustensiles, rideaux et vitres, reluit. Mais vous avez, ce me semble, négligé le plus essentiel. — Et quoi ? M. le Docteur ? — Vous-même. — Comment cela ? — Vous souvenez-vous du temps, si peu éloigné, où vous étiez jeune fille ? — C'était le bon temps, il ne reviendra jamais. — Essayez. Reprenez de votre personne et de vos ajustements le soin qui les rendait si séduisants dans leur simplicité et dont une extrême propreté faisait le charme principal. Vos bas ont plus d'une maille brisée, vos souliers sont éculés, vos cheveux s'en vont à la diable, et les brins de paille que j'y aperçois, s'ils ne leur enlèvent rien de leur luxe et de leur souplesse, leur rendent moins de service que la brosse humide qui les lissait et les lustrait si bien autrefois. La propreté et l'arrangement sont, croyez-moi, des vertus conjugales de second ordre ; et peut-être, en hygiéniste autant qu'en moraliste, devrais-je dire de premier ordre.

Vous vaut-elle ? — Ce n'est pas à moi de le dire, mais il me semble bien que non. — Essayez de mon remède. Il n'est pas bien difficile à employer.

Le remède opéra. Le mari, mis en éveil par le renouveau de la toilette et de la beauté de sa femme, fut vu en embuscade derrière l'ormeau voisin ou dans l'enfoncement d'une porte obscure, à la nuit tombante. Il ne surprit, et ne pouvait surprendre aucune trahison ; il n'avait à rougir que de lui-même.

A six mois de là, R. X... vint m'apporter honoraires et remerciements ; elle était toute pimpante et radieuse. — Eh bien ? — J'ai été obligée de sevrer mon deuxième un peu à la hâte ! — Diable ! hôte nouveau, surcroît de dépense. — Quand la joie est au cœur, les doigts sont agiles ; j'ai repris mes aiguilles, ma brosse et mon lissoir, et mon mari vient d'être accepté pour associé par son patron qui le menaçait, il y a un an, de le mettre à la porte. Merci, M. le Docteur, merci, et, votre servante. — Vous me tournez sitôt les talons ? — A la seule intention de vous montrer qu'il n'y a plus à mes bas de mailles à reprendre.

« Cependant la cruche plusieurs fois tarie se remplit d'elle-même et le vin renaît spontanément. A ce spectacle nouveau, étonnés et tendant une main suppliante, Baucis et le timide Philémon demandent grâce pour le repas et ses modestes apprêts. Une oie restait, gardienne de la cabane ; ils se disposaient à

l'immoler à leurs célestes hôtes ; la volatile, fuyant d'une aile rapide, fatigue leurs pas retardés par la vieillesse et leur échappe longtemps. Enfin, elle cherche un asile auprès des immortels qui défendent de la tuer : « Nous sommes habitants des cieux, di-
« sent-ils ; vos voisins vont recevoir la juste peine
« de leur impiété. Seuls, vous serez à l'abri de notre
« vengeance. Quittez cette demeure, marchez sur
« nos traces, et suivez-nous sur la cime de la monta-
« gne. » Ils obéissent ; un bâton soulage leurs vieux ans, et lentement ils gravissent avec effort la côte voisine. Déjà le faîte n'était plus qu'à la distance qu'une flèche franchit dans son vol, ils se retournent et voient les ondes épandues au loin sur la plaine ; leur cabane seule subsiste. Frappés d'étonnement, ils déplorent le sort de leurs voisins : tout à coup, l'humble chaumière, naguère trop étroite pour deux maîtres, est changée en un temple : les vieux troncs qui lui servaient d'appui font place à des colonnes : le chaume prend la couleur de l'or qui couvre aussi le toit, les portes se chargent de ciselures, et le sol est pavé de marbre. Au même instant, de la bouche du fils de Saturne, tombent ces bienveillantes paroles :
« Dites-moi, vieillard, amis de la justice, et vous,
« femme digne d'un tel époux, quels sont vos dé-
« sirs ? »

« Après un moment d'entretien avec Baucis, Phi-lémon fait connaître le vœu qu'ils ont formé : « Nous

« voudrions être vos prêtres pour veiller sur ce tem-
« ple ; et puisque notre vie s'est écoulée au sein de
« la concorde, puisse la même heure y mettre fin !
« Puissé-je ne point voir le bûcher de mon épouse ;
« puissé-je aussi ne pas être déposé par elle dans le
« tombeau. » L'évènement répond à leur souhait.
Ils furent préposés à la garde du temple toute leur
vie. »

La cabane est changée en temple, Philémon et
Baucis devinrent des prêtres de Jupiter.

J'ai fait connaître au commencement de cet entretien
comment, dans l'antiquité grecque, le mariage asso-
ciait la jeune fille au culte transmis par les ancêtres à
celui dont elle devenait l'épouse. Cette consécration,
qui l'initiait aux pratiques religieuses du nouveau
foyer domestique, n'était pas sans analogie avec la
doctrine du christianisme qui élève le mariage à la
hauteur d'un sacrement ratifié par Dieu. La loi morale et les préceptes de l'hygiène eussent été sans règle et sans puissance pour lutter contre des forces hostiles et d'incessantes révoltes, si elles n'eussent pris
le sentiment religieux pour point de départ, pour
guide et pour soutien.

En même temps que le Créateur disait à l'homme
et à la femme : Croissez, multipliez et remplissez la
terre, il les poussait l'un vers l'autre par un irrésistible attrait dont participe, d'ailleurs, dans le même

but et à des degrés divers, l'incommensurable série des êtres vivants.

C'est cette force destinée à étendre, à renouveler et à perpétuer incessamment l'œuvre de la création première que le poëte a chantée dans ces magnifiques vers :

> *Æneadum genitrix, hominum divumque voluptas,*
> *Alma Venus, cœli subter labentia signa*
> *Quæ mare navigerum, quæ terras frugiferentes*
> *Concelebras; per te quoniam genus omne animantum*
> *Concipitur visitque exortum lumina solis :*
> *Te, dea, te fugiunt venti, te nubila cœli*
> *Adventumque tuum ; tibi suaves dædala tellus*
> *Submittit flores ; tibi rident æquora ponti,*
> *Placatumque nitet diffuso lumine cœlum.*
> *Nam simul ac species patefacta est verna diei,*
> *Et reserata viget genitabilis aura Favoni ;*
> *Aeriæ primum volucres te, Diva, tuumque*
> *Significant initum, percussæ corda tua vi :*
> *Inde feræ pecudes persultant pabula læta,*
> *Et rapidos tranant amnes ; ita capta lepore*
> *Illecebrisque tuis, omnis natura animantum*
> *Te sequitur cupide, quo quamque inducere pergis :*
> *Denique per maria ac montes, fluviosque rapaces,*
> *Frondiferasque domos avium camposque virentes,*
> *Omnibus incutiens blandum per pectora amorem,*
> *Efficis ut cupide generatim sæcla propagent.*
>
> (T. Lucretii Cari, *De rerum Natura*,
> liber primus, vers. 1.)

Suprême Déité, mère de nos aïeux,
Vénus, charme éternel des hommes et des dieux,
Du haut de l'empirée, ô Vénus, tu fécondes
Les abîmes des flots, et les cieux et les mondes.

A ton aspect, l'orage apaise ses fureurs,
L'aquilon fuit ; nos champs se couronnent de fleurs ;
L'Océan te sourit ; l'air s'anime, s'épure,
Et ton souffle embaumé rajeunit la Nature.
Quand les zéphirs légers, précurseurs des beaux jours,
De leur fertile haleine éveillent les amours,
L'oiseau mélodieux t'annonce à nos bocages ;
La foule des troupeaux en de frais pâturages
Bondit, court et franchit le fleuve impétueux.
Dans nos veines circule un feu voluptueux :
Les monstres des déserts, des forêts, des montagnes,
Cherchent, en rugissant, leurs farouches compagnes.
Tout s'unit sur la terre, aux cieux, au sein des eaux.
Et le monde renaît en des êtres nouveaux.
(Lucrère, De la Nature des choses,
de Pongerville).

A cette force aveugle qui sème les générations, déjà la sagesse païenne avait tracé son cercle et posé ses limites.

« Il y a deux Vénus, disait Platon, l'une plus âgée, fille du Ciel ; nous l'appelons Vénus Uranie ou céleste ; l'autre, plus jeune, fille de Jupiter et de Dionée, nous l'appelons Vénus Pandémon ou populaire. Des deux Amours qui sont les ministres des deux Vénus, il faut nommer l'un céleste, l'autre populaire.

« L'Amour qui accompagne la Vénus céleste n'a pas les sens fougueux de la jeunesse ; il s'attache à l'âme, et l'amour d'une belle âme reste fidèle toute la vie, car ce qu'il aime est durable.

« L'Amour populaire est populaire aussi ; il règne plutôt parmi ceux qui aiment sans choix, plutôt le corps que l'âme et qui n'aspirent qu'à la jouissance. »

Aimables fictions du génie de la Grèce, que de vérités vous cachez sous le voile transparent de vos poétiques fables ! Et avec quelle justesse se trouve justifiée dans la double théodicée qui précède cette belle parole du fils de Sophronisque : Dieu nous a donné deux ailes pour nous élever jusqu'à lui : la raison et l'amour ; sans leur concours simultané et coordonné, pas de mouvement harmonieux, pas d'essor soutenu, mais une suite de désordres et de chutes.

La religion ancienne avait prêté aux noces son intervention ; la religion nouvelle la lui imposa.

« La philosophie du mariage, dit Troplong, fut conçue par le Christianisme avec une profondeur dont aucun système religieux ne saurait approcher. Il arracha la couronne à la Vénus génitrice, et cette reine de la chair dut obéir à une raison divine et n'en être que l'instrument. En vain le matérialisme païen l'avait déifiée comme l'âme de l'Univers: elle n'est plus, désormais, que l'âme des sens, l'âme inférieure, et ses désirs charnels furent gouvernés par la modération des désirs de l'esprit.

« En faisant ainsi dominer le spiritualisme dans les rapports des époux, en plaçant le premier anneau de la chaîne qui les unit au-dessus des régions terrestres, le Christianisme accomplit une œuvre éminemment hygiénique ; par la réforme du mal moral, il resserra l'empire du mal physique. »

La science, la morale et la religion sont sur ce point en communion parfaite ; elles s'appuient sur les mêmes principes et tiennent le même langage. Il en est tellement ainsi, qu'au lieu d'emprunter à un traité d'hygiène ses préceptes les plus formels et les plus précis, il me suffira de faire passer dans les lignes suivantes quelques pages d'un sermon prononcé sur cette matière délicate par un des maîtres de la chaire de vérité, le logique et austère Bourdaloue. Par là, je mettrai à ma plume une telle garde qu'il ne s'en échappera aucun terme dont la malice puisse abuser.

« Dans le mariage, il faut concilier deux choses dont l'accord est très difficile, qui ne se trouvent presque jamais ensemble, qui, dans l'estime des hommes, paraissent incompatibles et sans lesquelles, cependant, il n'est pas possible d'être sauvés (et de conserver la santé), car il s'agit d'accorder la licence conjugale avec la continence.

« Rien de plus sujet que le mariage aux excès d'une passion sans règle et sans retenue. Le premier péril est donc l'incontinence des mariages.

« Or, le mariage est un état de chasteté et de continence aussi bien que le célibat, quelque différence qu'il y ait, d'ailleurs, entre l'un et l'autre. Il y a dans le mariage des lois établies de Dieu, et qu'il n'est pas permis de transgresser ; tous les désordres qui s'y

commettent, bien loin d'être excusés, et en quelque
manière justifiés par le sacrement, tirent de là même
une malice et une difformité toute particulière ; c'est
que vous avez en cela une conscience qu'il faut écouter et qui vous jugera devant Dieu ; enfin, selon saint
Jérôme, des trois espèces de chasteté, savoir : celle
de la virginité, celle de la viduité, et celle du mariage, la chasteté conjugale, quoique la plus impar-
faite, est néanmoins la plus difficile ; pourquoi ?
parce qu'il est bien plus aisé, dit ce saint docteur, de
s'abstenir entièrement, que de se modérer, et de renoncer absolument à la chair, qui est notre ennemi
domestique, que de lui prescrire des bornes et de la
réprimer. » (Bourdaloue, *Dominicales*, sermon sur l'é-
tat de mariage).

Toute l'hygiène du mariage est dans ces clartés
jetées sur ses mystères les plus secrets avec une hardiesse qu'autorise et purifie la source divine, d'où
l'orateur chrétien les fait jaillir.

« Si l'attrait qui rapproche les deux sexes était
livré au délire des sens, la dégradation de l'espèce
serait bientôt en proportion de sa dépravation. Les
nuits coupables chargent l'âme de leurs souillures et
le corps du poids de leurs excès. Elles hébètent l'intelligence, empoisonnent les sources de la santé et
enivrent la vie d'une coupe fatale qui en abrège la
durée. Les fils qu'elles engendrent, atteints dans
leur constitution par les infirmités précoces de leur

parents, sont plutôt l'affliction que l'espoir et l'élément réparateur des familles et de la société. » (Troplong, loco cit.)

Un seul exemple : les enfants conçus par un père en état d'ivresse sont prédisposés, entre tous, au mal caduc.

Le mariage ne saurait donc être sain et fécond que si la vie des époux s'écoule toujours pure, toujours inaccessible aux bouillonnements tumultueux que la plus irrésistible des passions soulève dans le cœur de l'homme où le souffle divin n'a anéanti qu'à demi le limon originel ; ainsi, après s'être unies et confondues, les eaux d'Alphée et d'Aréthuse conservent leur calme et leur douceur au sein de la mer salée et orageuse qu'elles traversent.

La suite de ce travail s'appuiera sur des documents d'une valeur que tout le monde appréciera et qui donneront aux divers points que je passerai successivement en revue une base solide entre toutes, celle des chiffres. Les enseignements qui en ressortent présentent pour l'hygiène privée et pour l'hygiène publique, toujours de l'utilité pratique, souvent tout l'attrait de l'imprévu. Je les dois aux dernières publications d'un statisticien habile autant que laborieux, M. le docteur Bertillon.

Tous les peuples ne paraissent pas rechercher avec une égale ardeur l'union conjugale ; un écart très marqué s'observe en chaque pays dans l'intensité de cette ardeur désignée par la statistique sous le nom de : *Matrimonialité.*

Si l'on défalque de la population les impubères au-dessous de 15 ans, les vieillards au-dessus de 60 ans et toute la population déjà à l'état de mariage, le rapport du nombre des mariages à celui des personnes mariables est sur 1,000 de celles-ci :

En France, de   48,5 p. 1,000
Hongrie,   72,2
Angleterre,   47,0
Belgique,   38,0

Sur 1,000 veufs de chaque sexe, il s'en remarie dans l'année :

En Autriche,   126,0 veufs,   94,0 veuves.
Hollande,   69,0   2,0
Angleterre,   66,0   2,0
Espagne,   57,4   8,0
Belgique,   48,0   16,0
Suède,   47,0   10,0
France,   40,0   14,7

Cette différence est-elle la mesure d'une différence correspondante dans le bonheur de l'union conjugale ? J'aime à supposer qu'elle dépend d'une autre cause, dans l'intérêt surtout de la France qui y tient le dernier rang.

L'Angleterre est la seule nation de l'Europe où l'ardeur pour le mariage ait une tendance marquée à s'accroître. En France, elle paraît rester stationnaire depuis le commencement de ce siècle.

En général, les populations normalement misérables ou décimées par une forte mortalité voient le nombre des mariages augmenter chez elles et se maintenir à un chiffre élevé, et il en est de même de celui des naissances.

Cette élévation n'est donc pas le gage sûr d'une prospérité réelle ; elle peut être l'indice d'une mortalité rapide, tout comme celui des conditions favorables dans lesquelles abondent le travail ou la terre cultivable, et, par suite, les subsistances.

Là où la mort, en moissonnant les individus, pourrait compromettre l'existence de l'espèce, la vie, agissant en sens inverse, suscite dans chaque couple une fécondité exceptionnelle, et entretient l'équilibre ou le rétablit.

En France, la loi a fixé l'âge auquel il est permis de contracter mariage à 15 ans pour les filles, à 18 ans pour les garçons ; en Angleterre, il reste fixé à 15 ans pour les filles, et s'abaisse à 16 ans pour les garçons ; en Saxe, il a été élevé à 18 ans pour les filles, à 21 ans pour les garçons.

L'âge moyen des époux, le jour du mariage, est de 30 ans en France, 21,5 en Belgique, 27,5 en Angleterre.

Ici encore, le fait s'éloignant des facilités trop grandes accordées par la loi, se rapproche et s'inspire des conseils donnés par la raison et des règles posées par l'hygiène, ainsi qu'on le verra plus bas.

Dans la définition que j'ai donnée du mariage, considéré sous le rapport hygiénique, j'ai avancé que c'était, des trois états civils, le plus favorable à la santé, à la moralité et à la longévité.

Santé et longévité marchent de pair ; je ne les séparerai pas dans les preuves que je vais fournir à l'appui de ma double assertion

Pour se rendre compte de l'influence du mariage sur la mortalité et la durée de la vie moyenne et probable, il suffit d'établir suivant quelles proportions 1,000 décès se répartissent entre les célibataires, les mariés et les veufs, de 40 à 50 ans, par exemple. Or, en France, il y a sur 1,000 hommes décédés :

De 40 à 45 ans : 9,55 hommes mariés, 16,00 célibataires, 18,89 veufs.

Plus d'un tiers de célibataires, près du double de veufs :

De 45 à 50 ans : 11,47 hommes mariés, 19,06 vieux garçons, 22,02 veufs.

Ce résultat n'est pas spécial à la France. La statistique a permis de s'assurer qu'il en est de même en Belgique et en Hollande et de rendre plus évidente encore cette vertu singulière inhérente à l'union conjugale.

M. Bertillon pose la question en en faisant varier les termes et se demande :

« Si l'on considère, en chaque groupe un certain nombre de vivants et tel qu'il le faut pour fournir, dans l'unité de temps, 100 décès parmi la population mariée, combien le même nombre de vivants fournira-t-il de décès parmi les célibataires, combien parmi les veufs ?

« De 30 à 35 ans : 100 décès parmi les mariés, 169 parmi les célibataires, 281 parmi les veufs.

« De 35 à 40 ans : 100 décès parmi les mariés, 175 parmi les célibataires, 233 parmi les veufs.

« De 40 à 45 ans : 100 décès parmi les mariés, 174 parmi les célibataires, 198 parmi les veufs.

« De 45 à 50 ans : 100 décès parmi les mariés, 171 parmi les célibataires, 194 parmi les veufs.

« De 50 à 55 ans : 100 décès parmi les mariés, 165 parmi les célibataires, 172 parmi les veufs.

« De 55 à 60 ans : 100 décès parmi les mariés, 149 parmi les célibataires, 172 parmi les veufs.

« De 60 à 65 ans : 100 décès parmi les mariés, 141 parmi les célibataires, 146 parmi les veufs.

« De 65 à 70 ans : 100 décès parmi les mariés, 133 parmi les célibataires, 143 parmi les veufs.

« La mortelle influence a son apogée de 35 à 45 ans et va, avant et après cet âge, en s'atténuant presque régulièrement.

« L'influence désastreuse du veuvage va aussi s'amendant régulièrement avec l'âge, mais elle persiste jusqu'à la fin de la vie avec une constance bien significative ! » (Dr Bertillon, *Dictionnaire encyclopédique des sciences médicales*, article mariage.)

Mortalité comparée des filles et des femmes.

Quand un certain nombre de femmes mariées donne 100 décès, combien un même nombre de filles en donne-t-il ?

Le nombre des décès donnés par les femmes restant toujours à 100, celui donné par les filles est de :

De 40 à 45 ans, 131
45 à 50 ans, 147
50 à 55 ans, 148
55 à 60 ans, 140
60 à 65 ans, 131

Si l'on compare la mortalité des veufs avec celle des mariés, on trouve que par le veuvage la chance de mort s'accroît partout et dans les plus grandes proportions. Ce notable accroissement double ou triple la part de la mort en France, à Paris, en Belgique. Il se poursuit jusque vers 40 ans. Son maximum est en raison de la jeunesse du veuf ; aussi, avant 25 ans, il triple, il quadruple le danger de mort.

La loi précédente se maintient en France jusqu'à 35 ou 40 ans pour les veuves. Mais cependant le veuvage est plus préjuciable à l'homme qu'à la femme. (Bertillon.)

Dans l'antiquité, le célibat était, pour d'autres causes, flétri quand il était volontaire, déploré comme un malheur quand il était forcé ; les chiffres précédents démontrent qu'il doit être évité au nom même de l'intérêt de la personne ; le sentiment si puissant de sa propre conservation parle à chacun non moins haut que les conditions sociales et politiques.

L'influence si favorable exercée par l'union conjugale sur la vie des époux, ne se conserve pas au même degré quand on considère la femme isolément ; on le concevra aisément, si l'on songe aux périls que font courir les longues périodes de la grossesse et le travail de l'accouchement à celle qui doit *enfanter dans la douleur*.

Ainsi, en France, au-dessous de 20 ans, le mariage devient pour les jeunes épouses une cause de mortalité. Celle-ci étant, de 20 à 25 ans, de 100 décès, elle est pour les jeunes épouses de 119 décès. (Elle serait de 157 décès en Belgique et de 173 en Hollande. — Bertillon.)

En dehors même du fait de la grossesse et de l'accouchement, le mariage au-dessous de 20 ans et à 20 ans perd tous ses avantages.

« De 18 à 20 ans, ce n'est plus un profit, c'est un danger, un péril énorme pour le jeune homme lui-même, lorsque, usant de la loi civile plus que de celle de la raison, il se marie avant sa vingtième année révolue. »

Garçon, sa mortalité n'est que de 14 ;

Marié, elle s'élève à 100.

« Le même fait se retrouve en Belgique, en Hollande. La mortalité de ces jeunes époux y est 6 à 8 fois plus considérable que celle des célibataires du même groupe. » (Bertillon.)

Il y a dans de tels résultats un enseignement que le législateur devrait prendre en très sérieuse considération, et que les pères de famille ne devraient jamais méconnaître. Heureusement, comme je l'ai fait remarquer plus haut, ces mariages prématurés sont l'exception.

Comme complément à ces recherches, si nous examinons quelle a été la vie moyenne des époux, nous trouvons qu'au moment où se rompt le mariage, si c'est l'épouse, elle a vécu 59,9 années ; si c'est l'époux, 58 années seulement (vu la forte mortalité des trop jeunes époux, au-dessous de 20 ans). Mais si, dans le calcul, on ne suppute les chances de mort qu'à partir de 20 ans, la vie moyenne des époux s'élève pour l'un et pour l'autre à 62,12 années.

Il me serait facile de descendre de ces généralités lumineuses et sereines et d'aller dans les bas-fonds obscurs où ils s'agitent surprendre les agents multiples de ces menaçantes inégalités. Les voiles dont je les laisse enveloppés ne sont pas tellement épais que la plupart de mes lecteurs ne puissent les soulever, s'ils veulent connaître les causes multiples de nos misères les moins avouables. Il me paraît plus convenable que la science laisse, pour le moment, ces

tristes vérités au fond du puits. A qui nierait la clarté
du jour, ne suffirait-il pas de la montrer à ciel ouvert, dans sa manifestation générale, sans la poursuivre dans les infimes fissures où elle se glisse et dans
les retraites obscures dont elle dissipe les malsaines
ténèbres ?

L'influence de la vie conjugale sur la santé morale
n'est pas moins prononcée.

« La criminalité des célibataires, écrit M. Bertillon, étant de 100, celle des époux n'est que de 49,25
pour les crimes contre les personnes, elle descend à
45, s'il s'agit des crimes contre la propriété, ce qui
suppose toujours plus de réflexion.

« Cette heureuse influence du mariage est constamment plus prononcée pour la femme que pour
l'homme. Le même nombre de vivants capable de
donner 100 accusés, hommes mariés, en donne 160
parmi les célibataires mâles ; tandis que pour le sexe
féminin le nombre qui fournit 100 accusées, s'il s'a-
git de femmes mariées, en donne 240, s'il s'agit de
filles.

« C'est si bien à l'association conjugale qu'est dû
ce progrès, ce degré de préservation du crime par le
mariage, cette plus grande élévation morale, que,
l'association rompue par la mort de l'un des époux,
il y a, malgré les impuissances de la sénilité, une tendance manifeste, chez l'un et l'autre époux survivant,
à un retour à la criminalité qui s'élève de 100 à 120
environ.

« La présence des enfants accroît cette influence préservatrice, surtout chez les mères. Ainsi sur 1,000 accusés de chaque sexe ayant des enfants, il y a 854 pères et 146 mères, tandis que sur 1,000 accusés sans enfants, il y a 831 époux et 169 épouses. Donc la présence des enfants a une influence préservatrice plus marquée sur la mère que sur le père. »

Les recherches statistique du même auteur, relatives à la perversion intellectuelle, à l'aliénation mentale dans ses rapports avec le mariage, ont démontré les faits suivants :

Sur 10,000 habitants de chaque sexe et de chaque catégorie d'état civil, on trouve :

Chez les célibataires,   3,95 aliénés
Chez les veufs,   3,00
Chez les hommes mariés,   2,17
   De même pour 10,000 femmes, on trouve :
Chez les veuves,   3,13 aliénées
Chez les filles,   3,04
Chez les femmes mariées,   1,09
   Ensemble :
Chez les célibataires,   3,68 aliénés
Chez les veufs et veuves,   3,03
Chez les époux,   2,02

Ainsi, la préservation que l'association conjugale exerce contre la folie est si puissante qu'elle réduit le danger à près de moitié, quoique l'âge d'élection pour la folie soit l'âge probable des époux. (B.)

Ces résultats concordent parfaitement avec céux que j'ai constatés moi-même et que j'ai consignés dans mon *Essai d'une statistique médicale de la commune et de l'arrondissement d'Avignon.*

Il est une sorte d'attentat qui semble être intermédiaire entre les passions criminelles qui pervertissent l'âme et la dégradent et les maladies qui assaillent le corps et le tuent : l'attentat de l'homme sur lui-même, le suicide. Eh bien ! le danger du suicide chez les époux est moindre que chez les célibataires dans le rapport de 100 à 111. Le veuvage ramène, sous ce rapport, les époux des deux sexes au danger que le célibat fait peser sur l'homme et sur la femme.

La présence des enfants paraît rattacher à la vie le père moins que la mère. Sur 1,000 époux qui se suicident, il y en a 704 qui ont des enfants, et sur 1,000 épouses qui se suicident, 610 seulement sont mères.

« Concluons de ces faits, contre toutes prévisions, que les charges, les soucis et les peines qui résultent de la famille sont moins puissants pour pousser l'homme et la femme au désespoir et au suicide que ne sont fortes les salutaires influences du foyer conjugal pour les préserver ; que c'est l'égoïsme, l'indifférence ou l'isolement du célibat, la triste solitude du veuvage qui laissent l'esprit et le cœur sans appui pour résister à la funèbre tentation. » (Bertillon, loco cit)

Mais, comme toute médaille, le mariage a son revers. Le divorce n'est pas autorisé par la loi ; mais elle admet la séparation de corps. C'est en les mesurant d'après le nombre de ces séparations que nous pouvons juger approximativement du nombre des unions mal assorties.

Or, sur 1,000 mariages rompus, il y en a 992,4 qui le sont par la mort des époux, 7,6 par la séparation de corps.

Sur 1,000 demandes en séparation de corps :

    105,5 viennent du mari ;
    894,5 viennent de la femme ;
    899,2 étaient basées sur des sévices ;
     55,4 sur l'adultère de la femme ;
     34   sur celui du mari ;
    636   ménages avaient des enfants ;
    374   n'en avaient pas ;
    760   demandes ont été accordées ;
    102   repoussées ;
    138   retirées, 94 fois par suite de réconciliation.

(Bertillon.)

    ―――
1,000

Mouvement des séparations judiciaires. Dans la période de 1840 à 1845, sur 10,000 couples il n'y avait eu que 1,54 demandes en séparation. Ce nombre s'est rapidement élevé : de 1845 à 1865 à 3,40 (dont 2,58 ou 76 pour 100 d'obtenues) ; c'est en vingt ans plus du double. De même, par 10,000 mariages célébrés, il y avait 34 demandes en séparation, et vingt ans plus tard, 85,4. Cet accroissement n'est pas propre à la France, on le retrouve partout où les documents sont fournis, à l'exception de la Suède. (B.)

Ces chiffres, qui attestent un état de choses très regrettable, n'ont rien d'exagéré et ne font assurément connaître qu'une faible partie de la vérité. Tous les orages qui troublent et ravagent le foyer domestique ne font pas irruption au dehors ; la résignation, l'espérance en un meilleur avenir, le souvenir des joies du passé, les racines vivaces des premières affections, le bon sens et de saintes pudeurs concourent à circonscrire les plus légitimes révoltes, à tenir les larmes secrètes, à étouffer le cri de la douleur, à prévenir les scandales de la plainte.

Il n'est pas besoin d'être Asmodée et de soulever le toit conjugal pour être témoin des infortunes des ménages et les traduire au grand jour, en regard des avantages sur lesquels les pages précédentes ont jeté des clartés incontestables et souvent inattendues. Il suffit de compter le nombre des unions qui se décident en dehors et à l'encontre des règles les plus impérieuses de la raison et de l'hygiène.

« Aujourd'hui, on ne regarde plus, ce semble, le mariage comme une chose sacrée, mais comme une alliance temporelle et comme une pure négociation.

Le dirai-je ? les païens mêmes étaient sur ce point
plus religieux, du moins plus sages et plus sensés. Si
le mariage parmi eux n'était pas un sacrement, ce
n'était pas non plus, comme il est devenu chez nous,
un trafic mercenaire où l'on se donne l'un à l'autre,
non par une inclination raisonnable, non par une estime honnête, ni selon le mérite de la personne, mais
selon ses revenus et ses héritages, mais au prix de
l'argent et de l'or. Car tel est le nœud de presque
toutes les alliances : c'est l'argent qui les forme ;
d'où vient ensuite ce déréglement si commun qu'a-
près un mariage contracté sans attachement, on fait
ailleurs de criminels attachements sans mariage.

« Cette société qui devait faire l'union des familles et en être le plus ferme appui, cette société que
devait conserver mutuellement entre eux le mari et la
femme, comme un des biens de leur état les plus es-
timables, à quoi se trouve-t-elle sans cesse exposée ?
aux ruptures, aux aversions, aux divisions, aux éclats
quelquefois les plus scandaleux ; et cela pourquoi ?
parce que ni l'un ni l'autre ne veut contribuer à l'entretenir. Une femme est entêtée, est capricieuse, est
idolâtre de sa personne, aime le jeu, la dépense, les
vains ajustements, les compagnies et les divertissements du monde. Un mari est impérieux, est jaloux,
est chagrin, est emporté et colère, aime son plaisir et
la débauche. Et parce qu'ils ne voudraient pas se
faire la moindre violence, l'une pour revenir de ses

entêtements, pour régler ses caprices, pour mettre des bornes à son jeu, à ses dissipations, à ses vanités, à son attachement au monde ; l'autre pour abaisser ses hauteurs, pour adoucir ses chagrins, pour se défaire de ses soupçons injustes, de ses inquiétudes outrées ou mal fondées, pour modérer ses emportements, se retirer de ses débauches : de là viennent les contrariétés, les plaintes réciproques et les murmures, les reproches aigres et amers. On conçoit du dégoût l'un pour l'autre, et souvent enfin, pour prévenir de plus grands désordres, on se trouve réduit à se séparer.

« On cherche à se dédommager au dehors ; on tourne ailleurs ses inclinations et à quels désordres ne se laisse-t-on pas entraîner ? Du reste, quelles animosités et quelles aversions ne nourrit-on pas dans l'âme ? En quelles plaintes et en quels murmures, en quelles désolations et quels désespoirs les années s'écoulent ! On demeure dans ces dispositions jusqu'à la mort ; et comme le disait saint Bernard, on ne fait que passer d'un enfer à un autre enfer, d'un enfer de péché et de crime à un enfer de peine et de châtiment, de l'enfer du mariage au véritable enfer des démons. » (Bourdaloue, *loco cit.*)

Que deviennent dans ce milieu, la santé de l'âme et la santé du corps ? On le devine : cette sorte d'enfer n'a jamais passé pour être très hygiénique. Un enfer ! lorsqu'on avait rêvé le paradis sur la terre !

Que de désillusions et quelle chute ! Où donc trouver l'Ève privilégiée qui puisse nous en rouvrir les portes ? Les docteurs de l'Église répondent : on la rencontrera dans une épouse vraiment chrétienne. Tertullien en trace le portrait dans l'écrit qu'il adresse à son épouse (*Ad uxorem*, lib. II), et telle que saint Jérôme nous peint la mère de Læta' en laquelle se vérifiait la parole de saint Paul, que la femme chrétienne est la sanctification de son mari. Elle était fille d'un père idolâtre, mais que son épouse avait réduit par sa vigilance et par sa patience à embrasser la foi. « Or, il fallait bien que cela se fît ainsi ; un si grand zèle que celui de votre mère pour le salut de son mari ne devait point avoir d'autre effet ; *et pour moi*, ajoute ce saint dans son style élevé et coloré, *je pense que ce Jupiter même qu'adoraient les païens, eût cru en Jésus-Christ, s'il eût vécu dans une si sainte alliance. Ego puto, etiam ipsum Jovem, si habuisset talem cognationem, potuisse in Christum credere.* »

Ces ménages bénis peuvent ne pas jouir invariablement du privilège d'être heureux, mais ils ont celui d'être ceux qui, en général, comptent le plus d'enfants.

Conformément aux indications fournies par les tableaux de statistique les plus récents, il y a des siècles et des siècles que Philémon et Baucis avaient trouvé dans leur union saine, laborieuse et sainte, les conditions requises pour le maintien de la santé et la prolongation de l'existence ; le terme de leur vie atteignit la limite extrême.

« Un jour, lorsque déjà ils sentaient les ressorts de l'existence s'affaiblir sous le poids des ans, assis sur les marches sacrées, ils racontaient les prodiges arrivés en ces lieux : soudain Baucis voit Philémon se couvrir de feuillage, le vieux Philémon, à son tour, voit le feuillage naître sur Baucis : leurs traits glacés font place à un arbre qui grandit rapidement : mais, tant qu'ils peuvent, ils se parlent et se répondent. Adieu, mon époux ; adieu, épouse chérie, disent-ils en même temps ; et en même temps leur bouche est cachée sous l'écorce.

« Le pâtre de Phrygie montre encore les deux arbres nés de leurs corps ; ce prodige m'a été conté par de sages vieillards qui n'avaient aucun intérêt à tromper. J'ai vu de mes yeux des couronnes de fleurs supendues à leurs branches ; moi-même j'en ai attaché de nouvelles et j'ai dit : « La piété fait des « hommes les favoris des dieux, et ceux qui les ho- « norent sont honorés à leur tour. »

Dans cette cabane où les vertus et non pas les richesses ont décidé du choix et de l'union des époux, d'où le travail a écarté la misère, que la vigilance et la propreté ont rendue saine autant que riante, où la sobriété, les bonnes mœurs et le culte des dieux ont été le gage d'une existence calme, heureuse et prolongée sous le chaume du toit rustique comme sous les lambris dorés du temple, au seuil du foyer domestique, au pied du chêne et du tilleul, Ovide a oublié une chose, qui seule donne à l'homme l'invincible courage dans les rudes labeurs, la joie la plus pure aux heures du repos, l'aliment fécond de ses plus sérieuses pensées et de ses longs rêves d'avenir, l'espérance d'une vie nouvelle après sa propre vie, une chose qui, cependant, est la raison première, le but principal, le lien le plus sûr du mariage, le vœu, l'épanouissement, la sauvegarde de la famille, Ovide a oublié d'y placer des enfants. Le malheureux ne connut donc jamais les saintes et vivifiantes émotions de la paternité ?

En conformité de l'ordre divin : *Croissez, multipliez et remplissez la terre*, l'accroissement de la population était le but des sociétés naissantes. Aussi, voyons-nous chez tous les peuples de l'antiquité le mariage en honneur, le grand nombre des enfants signalé comme un titre de gloire. L'Écriture fait remarquer, à la louange de Gédéon, qu'il eut soixante et onze enfants (*Juges*, c. VIII, v. 30); elle fait remarquer également que Jaïr en eut trente (c. X, v. 4), et qu'Abdon eut quarante filles et trente petits-fils (c. XII, v. 14) ; et de même les poètes grecs vantent la nombreuse postérité du roi Priam.

La fécondité des unions légitimes est la source première de la richesse, de la force, de la vitalité des peuples, de leur progrès, de leur grandeur, de leur durée. La stérilité des familles les conduit, par une pente lente ou rapide, mais inévitable, à leur décadence, à leur abâtardissement, à leur perte.

Or, la France est sur cette pente. Les voix des médecins, des moralistes, des économistes, se réunissent pour lui crier : Prends garde, ta population, loin de s'accroître, reste tout au plus stationnaire, si même elle ne diminue pas ; le chiffre des naissances y balance à peine celui des décès.

Consultons le tableau suivant où se trouve consigné le nombre théorique moyen d'enfants par mariage, pour la presque totalité des peuples de l'Europe (Hongrie et Bohème exceptées), pendant la période de 1861 à 1865 :

Russie,	4,068	enfants par mariage.
Espagne,	4,051	—
Italie,	4,035	—
Norwège,	4,025	—
Suède,	4,025	—
Wurtemberg,	4,022	—
Prusse,	4,014	—
Écosse,	4,012	—
Hollande,	4,008	—
Autriche,	4,015	—
Belgique,	3,096	—
Angleterre,	3,094	—
Saxe,	3,865	—

Danemark,   3,075 enfants par mariage.
Bavière,   3,408   —
France,   3,003   —

A l'enseignement donné par l'infériorité du nombre des enfants par chaque mariage correspond celui que nous donne la statistique de la population générale. Il confirme, en la contrôlant, la situation précaire de la France à ces deux points de vue.

Pourquoi donc la population des autres pays s'accroît-elle, tandis que celle de la France augmente si peu ? La France n'a-t-elle pas un des plus beaux climats de l'Europe ? Son territoire n'est-il pas salubre à l'égal des plus vantés ? Les rapports entre l'agriculture, l'industrie, le commerce sont-ils moins bien pondérés que dans les autres contrées ? Le proverbe bien connu : *Où il y a un pain, là naît un homme,* a-t-il cessé d'être vrai ?

Les mariages sont aussi nombreux en France que dans la plupart des pays, et la tendresse paternelle n'y est pas moins profonde. D'où vient donc cet appauvrissement du foyer conjugal ?

Ne serait-ce pas que « dans chaque famille on ressent la gêne sous les apparences du luxe, que les parents fatigués de la lutte contre les difficultés de l'existence, voyant toutes les subsistances renchérir et les carrières lucratives s'encombrer, sont dominés par une vague inquiétude en pensant à l'avenir ? » (Joanne.)

Le petit nombre des enfants dans les familles françaises proviendrait donc en grande partie de la stérilité calculée dans l'intérêt des héritages.

Le long temps de service passé sous les drapeaux dans l'ancien régime militaire ne devait pas peu y contribuer en différant jusqu'à l'âge de 25 ou 26 ans l'entrée en ménage de la plus saine, de la plus vigoureuse portion du peuple. Nos fréquentes révolutions politiques n'y ont pas été étrangères en raison des troubles périodiques dont elles ont agité le présent et des catastrophes dont elles menacent l'avenir. Le sentiment religieux, si profondément altéré au sein de toutes les classes, depuis la fin du XVIIIe siècle, banni du contrat par la loi civile, a déserté le chevet des époux et laissé le champ libre aux conseils des passions les plus basses, l'égoïsme et l'avarice.

Où trouver le remède à ce ralentissement de la prospérité privée et publique ? Comment ramener aux sources vives de la famille et de la nation tous les filets perdus que l'incurie ou la fraude en détourne ? On ne saurait guère l'attendre d'une réforme dans les habitudes invétérées d'un luxe sans cesse croissant, dans l'abaissement prochain du prix des objets nécessaires à la vie matérielle, de lois restrictives du célibat ou répressives des unions illégitimes. Pouvons-nous l'espérer d'un retour durable à un état politique plus fixe et plus moralisateur, de l'influence réparatrice d'un grand réveil religieux sur le foyer domestique restauré dans son culte primitif, de la réforme de la législation matrimoniale actuelle imposant l'obligation d'unir l'acte municipal à l'acte sacramentel en resserrant en un seul les nœuds aujourd'hui séparés ? Peut-être.

Mais il est des coutumes regrettables qui se sont implantées dans nos mœurs et qu'il est aussi facile qu'opportun d'abandonner. Je n'en veux citer qu'une : dans la Chambre unique où Philémon et Baucis reçoivent leurs hôtes immortels, je ne vois qu'un seul lit. Peut-être n'est-il pas déraisonnable de trouver dans cette simple mais significative circonstance une des causes principales du constant accord qui régna entre les époux et de l'inaltérable fidélité qu'ils se gardèrent l'un à l'autre.

Aujourd'hui rien de plus commun que l'habitation séparée ; Monsieur a son lit à lui, Madame a son lit à elle. Rien de plus fâcheux que cette séparation inoffensive et prétendue hygiénique ; en réalité rien qui soit plus préjudiciable à la paix du ménage, de moins fait pour en apaiser les orages et y rétablir l'harmonie, si elle vient à être troublée.

Mais au lieu de poursuivre et de développer dialectiquement cette thèse, j'aime mieux lui donner la sanction des faits réels et la justifier par un exemple.

Dans les courses que j'étais appelé à faire dans les

localités voisines, comme médecin, il m'a été donné de rencontrer, au hameau de C....., deux époux dignes d'être comparés aux deux types créés par l'imagination du poète. V....., agriculteur de la vieille roche, tenait en ferme un vaste domaine avec l'aide de ses nombreux enfants qu'il avait successivement placés à la tête de tènements moins importants, à proximité de ses regards et des conseils de sa vieille expérience.

Je ne décrirai du mobilier, qui garnissait la chambre dans laquelle je fus maintes fois introduit, que le lit. V... l'avait reçu de son père le jour déjà lointain de son mariage. V... et sa femme n'en avaient depuis lors jamais connu d'autre. Quand l'un des deux époux était malade, l'autre dormait sur un fauteuil et, pour parler plus exactement, y veillait, jusqu'au moment où soit un mieux sensible, soit la convalescence lui permettait de se reposer de ses fatigues et de reprendre, à côté du malade, sa place accoutumée.

C'était un de ces lits, communs autrefois dans la Provence, larges, solidement établis sur quatre pieds carrés et sur deux bandes épaisses et longues ; avec dossier, haut à la tête, bas aux pieds ; quatre colonnes droites ou torses s'élevant aux quatre angles et soutenant un ciel tendu et des rideaux faits de filoselle ou de laine, qui ramenés l'un vers l'autre transforment, en se fermant, le lit en une alcôve obscure.

A l'époque du choléra, dont la femme V..... fut atteinte, mais dont elle guérit, j'insistai longtemps auprès du mari pour qu'il se fît dresser un lit séparé dans un appartement voisin, car il ressentait lui-même l'influence de l'épidémie. Il s'y refusa obstinément. — Non, Monsieur le Docteur, non, me répétait-il ; c'est là que nous avons vécu l'un près de l'autre, côte à côte, de la même vie, des mêmes affections, des mêmes pensées, mêlant nos pleurs, confondant nos joies, y combinant, mûrissant nos projets, apaisant bien vite nos petites querelles. Nous voulons y courir ensemble les mêmes risques, heureux d'y mourir de la même mort. Si nous avions fait lit à part, aurions-nous pu mener à bien, ainsi que nous l'avons fait, nos petites comme nos grandes affaires ? Ne le croyez pas. J'ai fait venir d'Arles, pour chacun de mes enfants, quand je les ai mariés, un de ces grands reposoirs. Rien de plus commode et de plus sain.

En 1867, appelé en toute hâte à la ferme de C..., j'y trouvai la femme V..... en danger de mort. V....., qui me rendait en vraie affection l'intérêt et le dévouement que je lui portais, me supplia de ne plus quitter sa femme et de l'aider à lui fermer les yeux. Elle ne tarda pas à rendre son âme simple, innocente et pure au Dieu qui avait béni son berceau natal et sa couche nuptiale.

Quand la morte eut été mise en suaire et placée

sous la large couverture piquée qui garnissait le lit,
j'insistai pour que V..... vînt se reposer, pendant la
nuit des veilles, dans la chambre voisine qui m'avait
été préparée. Il était à bout de forces, et déclinait à
vue d'œil. — Merci, me répondit-il en me serrant la
main, je vais me jeter sur un lit ; et il s'étendit à
côté de sa femme, la tête sur le même oreiller, se
recommanda à la bonne Mère et s'endormit d'un sommeil profond jusqu'aux premières lueurs du jour.

Le surlendemain, le convoi eut lieu dans ces conditions de recueillement, d'émotion et de grandeur,
que cette cérémonie emprunte, dans la campagne, au
ciel bleu qui lui sert de pavillon, aux richesses de
végétation et de vie étalées aux bords des chemins
que l'on traverse, à la part que les assistants prennent au deuil de la famille dont ils ont partagé les
travaux.

V... marchait en tête ; il s'appuyait sur mon bras.
Au cimetière, je remarquai les dimensions exceptionnelles de la fosse où le cercueil fut descendu.

Quand je pris congé du pauvre veuf, elle est presque aussi large, n'est-ce pas ? me dit-il. Ce sera la
première fois, ce soir, que je ferai lit à part.

A peu de temps de là, l'interrègne avait cessé : le
mari et la femme dormaient de nouveau sur la même
couche. Après avoir vécu ensemble dans la crainte
de Dieu, ils reposent ensemble dans la paix du Seigneur.

C'est de tels époux que l'on peut dire ce que La Fontaine a dit du sage :

Rien ne trouble sa fin ; c'est le soir d'un beau jour.

Puisse la lecture de cette esquisse en augmenter le nombre. Puissent les vérités que je me suis appliqué à asseoir sur les plus solides bases se répandre, se populariser et présenter à chacun, sous leur vrai jour, les actes, les devoirs et les intérêts sacrés de la vie conjugale ; puissent enfin pour rendre à la France inerte et appauvrie une nouvelle force de fécondité et d'expansion, à la ville, aux champs, sous le chaume et sous les lambris, de nombreux Philémon et de nombreuses Baucis s'unir, vivre longtemps heureux et avoir beaucoup d'enfants. *Crescant, multiplicentur et repleant terram.*

LES DENTS AGACÉES

Dans les précédents entretiens, je me suis sans cesse attaché à mettre en lumière cette vérité : que la franche application de l'hygiène aux actes de l'individu, de la famille, de la cité et de l'État, est la plus courte voie pour arriver ici-bas à la plus grande somme de bien-être et de félicité relative, tant au moral qu'au physique.

« Pour ne pas rester au-dessous de sa tâche, le médecin hygiéniste doit s'élever aussi haut que son sacerdoce, ainsi que le dit Francis Devay, dans son *Hygiène des familles* ; et allant au delà des questions débattues dans les traités généraux d'hygiène, fouiller dans les replis cachés, pénétrer jusqu'au vif, aller jusqu'à la moelle, pour y saisir et mettre à nu les principes cachés qui, par leur action inaperçue mais constante, agissent sur l'organisme, comme la goutte d'eau sur le granit. »

Or, une des causes les plus puissantes de la dégénération humaine, c'est, sans contredit, l'hérédité morbide, cette force invisible qui lègue aux fils les plaies et les souffrances des pères et rattache successivement les générations les unes aux autres par une

évidente solidarité, image sensible et à demi-matéria-
lisée de la tache originelle.

L'hérédité, grande loi qui est l'essence, et comme
la raison d'être du monde créé ; loi qui conserve
leur place, leur forme, leur caractère à l'espèce, au
genre, à l'individu, au plus grand de même qu'au
plus petit des êtres, à chaque règne dans ses rapports
avec la constitution générale de l'univers, à chaque
homme, dans ses rapports physiques avec le monde
matériel, et dans ses rapports moraux avec ses semblables ; une des lois les plus universelles, soit qu'hérédité civile et politique elle constitue le lien suprème
des familles et des peuples ; soit qu'hérédité physique elle transmette de nation à nation, de race en
race, un même type, de mêmes mœurs, de mêmes aptitudes.

C'est en vertu de l'hérédité physiologique que
nous voyons se propager dans certaines familles, avec
des habitudes de sobriété et de labeur, une stature
haute, des membres puissants et vigoureux, le libre
exercice de toutes les fonctions du corps ; et dans
d'autres, sous des conditions contraires, la charpente
osseuse s'amoindrir, les ressorts de l'organisme se
détendre, et la vie dégénérer en une succession d'actes à demi-morbides, interrompus par de courts intervalles de calme et de bien-être.

C'est surtout dans l'ordre des faits pathologiques
qu'apparaissent sous tout leur jour les effets de l'hé-

rédité. Qui ne connaît ces transmissions fatales de la phthisie, de la folie, etc., auxquelles certaines familles semblent prédestinées, et qui, introduites dans leur sein une pemière fois, en raison d'accidents que nous n'avons pas à examiner ici, s'y perpétuent pendant un long espace d'années, et souvent choisissent pour frapper leur victime un même âge, un même acte de la vie ?

Pour concevoir une pareille succession, ne faut-il pas admettre que l'aptitude morbide a été reçue par l'enfant avec le germe qui lui a donné l'existence et qu'elle était virtuellement contenue dans ce germe ? Comment s'expliquer autrement celle de ces maladies qui n'éclatent que longtemps après la naissance, à l'époque où l'on voit se reproduire chez les enfants les mêmes affections auxquelles les pères ont succombé : la phthisie dans l'âge adulte, la goutte et le cancer dans l'âge mûr, l'apoplexie au déclin de la vie, la folie dans l'âge des passions, c'est-à-dire dans presque tout le cours de l'existence ?

Il est impossible, disait déjà Hippocrate, de connaître la nature des maladies, si on ne les connaît dans l'*invisible* dont elles émanent. (*De Virginum morbis.*) C'est surtout dans les maladies héréditaires que l'on peut répéter avec le père de la médecine : L'homme entier n'est qu'une maladie. (*Lettre à Demagète.*)

Or, le mariage étant la voie par laquelle les maladies héréditaires entrent dans les familles, ai-je eu tort d'avoir, dans l'entretien précédent, donné à l'étude des meilleures conditions de cet acte tout le développement que comporte un pareil sujet ? Je pense y avoir compendieusement démontré, par l'autorité du raisonnement et par celle des chiffres, que, pour obtenir ces conditions, il fallait d'abord se garder de les juger au poids de l'argent et des seuls intérêts matériels, et pour cela fermer l'oreille à l'ambition, aspirer à l'aisance plus qu'à la richesse, n'y pas chercher surtout l'oisiveté, mais s'assurer d'avance du salaire des journées actives, d'un pain abondant rendu plus sain par le sel du travail.

Il ne peut évidemment être question ici que des unions légitimes ; et, en effet, c'est sur l'assise des bonnes mœurs, comme l'a si bien dit F. Devay, que les meilleures générations se forment. Les enfants de l'amour ne passent plus aujourd'hui pour avoir le privilège de la plus grande beauté, et la science moderne est d'accord avec l'Écriture pour démontrer que *les rejetons bâtards ne pousseront pas de profondes racines et que leur tige ne s'affermira pas* (1). (Sagesse, c. IV, v. 6.)

Il est inutile aussi de rappeler que la monogamie

(1) En effet, la mortalité des nouveau-nés présente les rapports suivants : mort-nés, 1 légitime, 2,4 illégitimes (Silssnich, Baumann) ; le dixième seulement des enfants illégitimes parviendrait à la maturité, d'après Baumann.

est la sauvegarde des familles, et de reproduire les éloquentes considérations inspirées à Lallemand par la comparaison des peuples monogames avec les nations où le foyer domestique est un harem, de leur rôle dans la civilisation, de leurs destinées ; et d'insister sur les conséquences de la polygamie, cette débauche en grand, et du divorce, cette polygamie successive, cette mise en lambeaux du contrat conjugal, que la loyauté et la pudeur françaises ont à jamais effacée de nos codes ; et enfin sur celles du célibat et du veuvage lui-même, alors qu'une folle et coupable indépendance gaspille en débauches la sève qui devrait nourrir l'arbre de la famille, en corrompt la pureté dans la fange du vice, en dissipe la vigueur dans les champs stérilement fleuris des bonnes fortunes.

Je suis revenu sur ces prolégomènes et j'insiste de nouveau sur les conditions premières, essentielles, de l'hygiène conjugale, parce qu'elles posent les prémisses dont l'hérédité déduira les heureuses ou les funestes conséquences. Leur abandon ouvre la porte à ces maladies spéciales, à répétitions successives, dont le point de départ est dans cet abandon même ; la sage observation de ces lois en est la plus sage garatie ; et, en outre, seule elle est capable d'en atténuer et d'en éteindre le germe dans la série des êtres qui en ont été entachés. *Comme les biens de la terre, les maladies se transmettent par héritage*, a dit Baillou, et en poursuivant la comparaison on peut, avec non moins de justesse, assurer qu'une bonne culture peut également arracher de l'âme et du corps les semences vicieuses et les germes parasites.

Les témoignages historiques touchant la loi de l'hérédité remontent à l'antiquité la plus reculée. L'Exode met dans la bouche même du Très-Haut cette redoutable menace : « Je suis le Seigneur, ton Dieu, ton Dieu fort et jaloux, qui poursuit l'iniquité des pères sur les fils jusqu'à la troisième et quatrième génération. »

« En ce temps-là, s'écrie le Prophète, on ne dira plus : Les pères ont mangé les raisins verts et les dents des enfants en ont été agacées.

« Mais le péché des pères étant effacé, chacun mourra dans son iniquité, et si quelqu'un mange des raisins verts, il en aura lui-même les dents agacées. » (Jérémie, ch. XXXI, v. 29 et 30.)

Et dans Ézéchiel :

« D'où vient que vous vous servez parmi vous de cette parabole et que vous l'avez tournée en proverbe dans Israël : Les pères ont mangé les raisins verts et les enfants en ont les dents agacées ? » (Ch. XXXVIII, v. 2.)

La transmission des infirmités morales et physiques était donc un fait reconnu et vulgairement admis chez le peuple hébreu.

Chez les Grecs, Timée de Locres disait : Nos vices viennent bien moins de nous-mêmes que de nos pères et des éléments qui nous constituent ; et Platon dans le même sens : Il faut s'en prendre au générateur plus qu'au généré.

Cette hérédité morbide ne diffère pas de la tendance qu'ont les êtres vivants à transmettre à leurs descendants un certain nombre des traits qui les caractérisent ; elle découle de la même loi. S'accentuant fortement dans l'expression des traits de la physionomie, elle avait valu à certaines familles romaines, suivant la prédominance constante chez elles de tel ou tel organe, un surnom qui était devenu leur apanage ; les *nasones*, remarquables par le volume de leur nez ; les *labeones*, par l'épaisseur de leurs lèvres ; les *buccones*, par la grandeur de leur bouche ; les *capitones*, par la grosseur de leur tête. Le nez est peut-être de tous les traits celui que l'hérédité conserve le mieux ; celui des Bourbons est célèbre.

Se localisant dans les organes du chant, l'hérédité contribue à constituer certaines familles de célèbres virtuoses, les Nourrit, les Garcia ; sans la vigueur et l'agilité héréditaire des jambes le rival en célébrité du grand Frédéric, Vestris, ce roi de la danse, n'eût pas pu fonder à l'Opéra une dynastie chorégraphique ; une aptitude aux sciences naturelles, transmise du père au fils, a maintenu pendant trois générations les de Jussieu à la tête du Jardin des Plantes à Paris. Dans notre Avignon même, la galerie des tableaux du Musée-Calvet ne nous montre-t-elle pas comme en action ces privilèges héréditaires, en exposant dans la même salle les toiles dues aux pinceaux de Joseph, de Carle et d'Horace Vernet, et quelques panneaux de portes ou de chaises à porteur, illustrés par Antoine et par François Vernet, l'un, le père, l'autre, le frère du peintre des marines ?

Les faits abondent dans les auteurs ; je n'en citerai qu'un petit nombre :

« Dix ans avant sa mort, le ténor Nourrit parut sur la scène avec son fils Adolphe, qui avait hérité de sa complexion physique comme de sa belle voix, et dans les *Deux Salem*, dont l'intrigue est du genre de celle des *Ménechmes*, la ressemblance vraiment extraordinaire du père et du fils centupla l'intérêt des surprises sans nombre dont la pièce est remplie, en leur prêtant aux yeux du spectateur l'apparence et le charme de la réalité.

« Plutarque raconte qu'il existait à Thèbes une famille qui portait en naissant, sur le corps, la forme d'un fer de lance (*De ceux dont Dieu diffère la punition,* ch. XIX), particularité qui s'est représentée plus tard, en Italie, chez les *Lansada.* Les barons de Vesins naissaient avec un seing entre les deux épaules, et ce fut à ce signe qu'un de la Tour-Landry reconnut, dans l'apprenti d'un cordonnier de Londres, le fils posthume et le légitime héritier des barons de Vesins. » (Sigaud de Lafond, *Dictionnaire des merveilles de la nature.*)

Presque tous les membres de la famille des Montmorency étaient affectés d'un strabisme incomplet qu'on appelait *la vue à la Montmorency.*

« On cite une famille anglaise, la famille Colburn, dans laquelle les parents communiquèrent aux enfants, pendant quatre générations, ce qu'on appelle le *sexdigitalisme*, des membres à six doigts. » (Carlisle, *Transact. philosoph.*, vol. CIV, 1814, part. I, p. 94.)

Maupertuis en rapporte un exemple des plus remarquables : c'est celui de Jacob Ruhe, chirurgien de Berlin, né avec six doigts aux mains et aux pieds. Cette singularité lui venait de sa mère, Elisabeth Ruchen, qui la tenait de sa mère, Elisabeth Hortsmann. Elisabeth Ruchen la transmit à quatre de ses enfants, sur huit qu'elle eut de son mariage avec Jean-Christian Ruhe, qui ne présentait rien d'extraordinaire aux pieds et aux mains. Jacob Ruhe, un de ces enfants sexdigitaires, épousa à Dantzick, en 1793, Sophie-Louise de Thingen, dont la conformation des pieds et des mains n'avait rien d'anormal ; il en eut six enfants ; deux des enfants mâles naquirent sexdigitaires. (*Œuvres complètes*, t. II, lettre XVII, p. 384 et 385.)

L'hérédité s'étend jusque sur la puissance de reproduction des forces génératrices. De vieilles familles, qui portent de beaux noms dans l'histoire de la noblesse française, ont joui de cette vigueur de propagation. Anne de Montmorency, cet intrépide guerrier, chez qui plus de quinze lustres avaient si peu diminué le courage et les forces, qu'atteint de huit blessures mortelles, à la bataille de Saint-Denis, il brisa du pommeau de son épée les dents du soldat écossais qui lui porta le dernier coup, était père de douze enfants ; et trois de ses aïeux, Mathieu I, Mathieu II, Mathieu III, en avaient ensemble dix-huit, dont quinze garçons.

Le fils et le petit-fils du grand Condé en comptaient à eux deux 19 ; leur arrière grand-père, tué à Jarnac, 10.

Les quatre premiers Guise avaient ensemble quarante-trois enfants, dont trente garçons.

Achille de Harlay, père du premier président du Parlement de Paris, eut neuf enfants ; son père en avait eu dix ; son arrière grand-père, dix-huit. (Benoiston de Châteauneuf, *Mémoires sur la durée des familles nobles en France.* Annales d'hygiène, 1846, t. XXXV.)

« L'action de l'hérédité n'est pas moins énergique, Prosper Lucas ne craint pas de l'affirmer, sur la durée de la vie à période ordinaire. L'expectative la mieux fondée d'une longue vie, dit-il, est celle qui repose sur la descendance d'une famille dans laquelle on est parvenu à un âge avancé. Rush dit n'avoir pas connu d'octogénaire dans la famille duquel il n'y eût des exemples fréquents de longévité. » (P. Lucas, *loc. cit.* t. I, p. 286.)

« A la fin du long règne de Louis XIV, le 1er avril de l'an 1716, expirait à Paris Philippe d'Herbelot,

âgé de 115 ans. Il était né le 1er janvier 1602, à Dou-
levant, en Champagne, et exerçait la profession de
sellier. Admis à présenter, pour la dernière fois, en
1714, un bouquet au grand roi, à l'occasion de sa
fête, Louis XIV lui demanda comment il avait fait
pour atteindre à un âge aussi avancé. « Sire, répon-
dit le malicieux vieillard, dès l'âge de 50 ans, j'ai
fermé mon cœur et j'ai ouvert ma cave. » Le père de
d'Herbelot avait vécu 113 ans, et son aïeul 112. »

Après avoir parcouru le long chapitre où l'auteur
relève des exemples sans nombre à l'appui de sa
thèse, peut-être en lisant l'anecdote suivante ne
pourra-t-on retenir un sourire, mais ce ne sera pas un
sourire d'incrédulité :

« La puissance du principe de l'hérédité sur la durée de la vie peut atteindre aux expressions les plus
phénoménales, et se représenter active jusque dans
les périodes presque problématiques de l'existence
humaine.

« Le 11 juillet 1554, le cardinal d'Armagnac, passant dans la rue, vit un vieillard, âgé de 81 ans, qui
versait des larmes à la porte d'une maison. L'Émi-
nence lui demande quelle en est la cause. C'est, répond le vieillard, que mon père m'a battu pour avoir
passé devant mon grand-père sans le saluer. Le père
avait 103 ans et le grand-père 125. » (*Étrennes historiques* de Gessay, 1753.)

Une foule de faits démontrent que les modes propres de sentir, les inclinations, le caractère de la mère ont une puissance spéciale à se transmettre d'elle aux êtres qu'elle engendre. Il n'y a point de goûts, ajoute le docteur P. Lucas, de penchants, ni d'humeur, qui ne puissent descendre de cette source aux enfants.

Girou de Buzareingues cite les deux faits suivants à l'appui :

« Deux sœurs, issues d'une famille acariâtre, épousent l'une et l'autre des maris débonnaires : tous les garçons nés de ces unions étaient acariâtres comme les mères, et toutes les filles débonnaires comme les pères. L'autre exemple est celui d'une femme extraordinaire qui, de son alliance avec un excellent homme, engendra treize garçons doués du même caractère extraordinaire qu'elle. » (*De la génération.*)

Gœthe tenait de sa mère une trempe d'égoïsme peu commune ; son père était un homme froid, un bourgeois tiré au cordeau ; Gœthe ne le rappelait que dans ses formes et dans sa démarche. (H. Blaze.)

La mère des deux Chénier était une femme grecque dont la beauté d'esprit égalait celle du corps.

La mère de Buffon était douée d'une grande intelligence. Buffon mettait de l'orgueil à le rappeler, affirmant qu'en général les enfants tenaient de leur mère leurs qualités intellectuelles et morales.

La plupart des enfants nés de parents bavards, sont bavards de naissance. Le docteur Lucas cite l'exemple d'une domestique d'une loquacité irrésistible. Elle parlait aux personnes à ne pas les laisser libres de respirer ; elle parlait aux bêtes, aux choses ; elle s'entretenait tout haut avec elle-même ; il fallut la congédier. Mais, disait-elle à son maître, ce n'est pas de ma faute, cela me vient de mon père, dont le même défaut exaspérait ma mère ; et il avait un père qui était comme moi.

Dans les organes des sens on a constaté de même la transmission héréditaire de leurs anomalies, de leur excessive délicatesse, comme de leur obtusion et de leur absence : ainsi, de la subtilité de l'odorat des nègres, si incompréhensible qu'on l'a regardée chez eux comme supplémentaire d'une lacune de la raison (Zimmermann, *Traité de l'expérience*); et de la portée aussi merveilleuse du même sens que possèdent les Américains indigènes, et qui se retrouve aussi vive dans leurs descendants. (Morton, *Crania americana*; Boston, 1840.)

Par contre, l'obtusion et l'absence totale de l'odorat, *anosmie*, la faiblesse et la perte de la vue, *amaurose*, la dureté de l'ouïe et la surdité ont une tendance à se transmettre des parents aux enfants, trop souvent constatée, trop connue de tous pour qu'il soit nécessaire d'en citer des exemples. La surdité surtout pèse sur des générations successives avec une constance irrésistible et fatale contre laquelle échouent toutes les ressources de l'hygiène et de la thérapeutique.

L'hérédité de l'aliénation mentale est d'une observation si journalière, qu'il n'est pas besoin d'en rechercher la preuve dans les ouvrages spéciaux ; chacun est à même de l'acquérir en faisant un appel à ses propres souvenirs ; les exemples ne lui feront pas défaut. Il n'est pas de maladie dans laquelle l'action de l'hérédité soit mieux démontrée, comme le dit Foville. Il y a des familles qu'elle attaque, à peu d'exceptions près, tout entières. Toute la descendance mâle d'une famille de Hambourg, au rapport de Michaëlis, et depuis le bisaïeul, remarquable par de grands talents militaires, était à quarante ans frappée d'aliénation ; il n'en restait plus qu'un seul rejeton, officier comme son père, à qui le Sénat de la ville interdit de se marier ; l'âge critique arrivé, il perdit la raison. (Marc.) Trois membres d'une même famille entrèrent à la fois à l'asile des fous de Philadelphie. On a vu dans l'asile de Connecticut, à Hartford, un maniaque qui était le onzième de sa famille. (*Gazette médicale de Paris*, 1828, p. 682.) Une dame, dont parle Moreau, était la huitième ; son père, deux frères, deux sœurs, deux cousins, une tante étaient atteints comme elle.

Le docteur Morel a donné ses soins aux quatre frères d'une même famille. Le grand-père de ces enfants était mort aliéné ; leur père n'avait jamais rien pu faire de suivi ; leur oncle, doué d'une grande intelligence et médecin célèbre, était connu par ses excentricités. Or, ces quatre enfants, produits d'une même souche, présentaient des formes très différentes des troubles psychiques : l'un était maniaque avec des troubles périodiques et désordonnés ; le second, mélancolique, était réduit par sa stupeur à un état automatique ; le troisième se signalait par une extrême irascibilité et des tendances au suicide ; le quatrième se faisait remarquer par de grandes dispositions pour les arts, mais il était d'une nature craintive et soupçonneuse ; complications variées et bizarres de la transmission héréditaire des névroses !

Le nombre des individus atteints d'aliénation mentale héréditaire représente le quart des malades. (Guislain.)

J'arrête ici cette rapide esquisse ; quoique restreinte, elle a mis sous les yeux du lecteur les faits principaux du sujet.

Dans les exemples qui y sont relatés, on a vu l'hérédité se transmettre du père aux enfants, sans interruption, par des anneaux successifs reliés directement les uns aux autres ; mais il n'est pas rare qu'un anneau manque ; dans ce cas, l'hérédité franchit une génération, soustraite à sa loi, et va ressaisir la génération ou les générations qui suivent ; l'hérédité est alors intermittente.

Dans d'autres cas, pour retrouver la transmission spéciale, il faut aller chercher dans les branches collatérales de la famille le type qui se reproduit dans les rejetons directs du tronc principal. C'est d'un oncle, d'un grand-oncle et non de son père que le fils tient le legs de sa physionomie, de son caractère, de ses maladies ; cette sorte d'hérédité a reçu le nom d'*atavisme*. Je signale cette voie d'exploration : dans toute enquête sur les aptitudes et les affections de famille, il est indispensable de l'interroger avec soin.

C'est à l'occasion de ces mystérieux et inexplicables phénomènes que l'auteur des *Essais* a écrit les lignes suivantes :

« Nous n'avons que faire d'aller trier des miracles et des difficultez estrangieres et si incomprehensibles, qu'elles surpassent toute la difficulté des miracles ; il me semble que parmy les choses que nous veoyons ordinairement, il y a des estrangetez si incomprehensibles, qu'elles surpassent toute la difficulté des miracles. Quel montre est ce que cette goutte de semence, de quoy nous sommes produicts, porte en soy les impressions, non de la forme corporelle seulement, mais des pensements et des inclinations de nos peres? cette goutte d'eau ou loge elle ce nombre infiny de formes ? et comme porte elle ces ressemblances, d'un progrez si temeraire et si desreigle, que l'arrierefils respondra a son bisayeul, le nepveu a l'oncle ? » (Montaigne, *Essais*, liv. II, ch. XXXVII.)

Montaigne, au moment même où il traçait ces lignes, était en proie aux douleurs d'un mal héréditaire, d'un calcul vésical.

« Il est à croire, ajoute-t-il, que ie dois à mon

père cette qualité pierreuse : car il mourut merveilleusement affligé d'une grosse pierre qu'il avoit dans la vessie. Il ne s'apperçeut de son mal que le soixante septiesme an de son aage : et avant cela, il n'en avoit eu auculne menace ou ressentiment aux reins, aux costez, ny ailleurs ; et avoit vescu jusques lors en une heureuse santé, et bien peu subiecte à la maladie, et dura encores sept ans en ce mal, traisnant une fin de vie bien douloureuse. J'estoy nay vingt cinq ans, et plus, avant sa maladie, et durant le cours de son meilleur estat, le troisiesme de ses enfants en rang de naissance. Où se couvoit tant de temps la propension à ce default ? et lorsqu'il estoit si loing du mal, cette legiere piece de sa substance, dequoy il me bastit, comment emportoit elle pour sa part une si grande impression ? et comment encores si couverte, que quarante cinq ans après i'aye commencé à m'en ressentir, seul iusques à cette heure entre tant de freres et sœurs et tous d'une même mere ? Qui m'esclaircira de ce progrez ? » *(Ibid.)*

Comme compensation aux charges de l'héritage paternel, Montaigne avait reçu de ses auteurs le privilège d'une très longue vie. Son père vécut 74 ans, son aïeul 69 et son bisaïeul près de 80.

« Sans avoir gousté auclune sorte de medecine. Que les medecins excusent un peu ma liberté, dit à ce propos le malicieux Périgourdin, par cette mesme infusion et insinuation fatale, i'ai reçu la hayne et le mespris de leur doctrine ; cette anthipathie que i'ay à leur art m'est hereditaire. » *(Ibid.)*

Il est une question soulevée dans ces derniers temps et contradictoirement débattue qui, bien qu'elle n'ait pas encore reçu une solution définitive, se rattache de trop près à celle de l'hérédité physiologique et morbide pour qu'il me soit permis de la passer sous silence et de négliger d'en mettre les pièces sous les yeux du lecteur ; c'est celle des mariages entre proches parents, des *mariages consanguins.*

Un de nos plus célèbres jurisconsultes établit ainsi les termes du problème : « D'après une règle commune à presque toutes les nations civilisées, la famille ne doit pas trouver dans son propre sang les éléments d'une famille nouvelle. Le sang a horreur de lui-même dans le rapport des sexes ; c'est par un sang étranger qu'il veut se perpétuer. Si, à des points de vue divers, les mariages entre les proches parents ont été permis parmi quelques nations considérables, telles que les Égyptiens, les Perses, les Arabes, etc.; si les Grecs le toléraient au deuxième degré, bien plus, si la loi de Solon allait jusqu'à permettre au frère d'épouser sa sœur consanguine ; d'autre part, nous voyons la loi des Indous, des Mahométans, des Hurons, des Samoïèdes et les usages d'une foule de peuples barbares les interdire formellement. Nul n'ignore que le christianisme, dans les premières années de son établissement, s'appliqua à élargir le cercle des empêchements matrimoniaux. » (Troplong.)

Francis Devay est celui des auteurs qui ont écrit sur la matière, qui en a poursuivi l'étude avec le plus de persévérance et de soins.

Voici le résumé succinct de ses recherches sur les mariages consanguins dans l'espèce humaine.

Il écrivait déjà en 1846 : « Nos observations sont au nombre de trente-neuf : treize ont été recueillies dans le cercle de nos connaissances ; les vingt-six autres ont été fournies soit par des renseignements authentiques, soit par nos propres malades. » Il écrit en 1858 : « Aux trente-neuf observations déjà citées, nous en ajoutons quatre-vingt-deux, recueillies depuis et qui portent sur des faits que nous avons vérifiés. »

Le dépouillement de cette statistique donne les résultats suivants : Les treize faits de la première catégorie portent sur deux mariages entre oncles et nièces ; trois entre tantes et petits-neveux ; huit entre cousins germains et petits-cousins. Huit ont été frappés de stérilité ; quatre ont donné des enfants scrofuleux, morts avant l'âge de quatorze ans, dont deux avec des doigts supplémentaires, et un enfant vivace, mais arrêté dans sa carrière par une sorte de lèpre dégoûtante, l'icthyose.

Les faits de la deuxième catégorie renferment un cas d'épilepsie ; trois cas de mort par hydrocéphalie ou par convulsions, états morbides, réels et dignes d'entrer en ligne de compte ; deux cas de stérilité ;

deux cas de rejetons *dont l'état sanitaire laisse beaucoup à désirer* ; dans quatre mariages féconds, les produits *paraissent jouir d'une santé médiocre.*

Dans les quatre-vingt-deux faits de la dernière catégorie, je trouve quatorze cas de stérilité, dix fois entre cousins germains, quatre fois entre oncles et petites-nièces ; six avortements non précédés et suivis d'autres grossesses ; quinze cas de polydactylie (doigts surnuméraires) ; deux cas d'ectrodactylie (c'était l'absence du petit droigt) ; deux cas de bec-de-lièvre ; un cas de *spina bifida ;* cinq cas de pieds-bots ; un cas d'anencéphalie, et un cas de surdi-mutité.

Trente-huit mariages n'ont produit aucune anomalie.

En résumé, cinquante-sept cas pathologiques en regard de soixante-quatre cas où les choses se sont passées de la manière ordinaire.

Le cas de surdi-mutité concerne une jeune fille née d'un mariage contracté entre cousins issus de germains, et ne devrait être considéré que comme tout à fait exceptionnel, s'il ne fallait prendre en grande considération l'opinion émise par le docteur P. Menière, médecin de l'institut des sourds-muets de Paris : « Il est de fait que beaucoup de sourds-muets sont nés dans des circonstances de ce genre (mariages consanguins). Je puis affirmer que les cas de surdi-mutité congénitale observés dans les familles ainsi constituées sont assez nombreux pour être pris en sérieuse considération. »

M. Beniss, aux États-Unis, s'est livré sur le même sujet à une enquête, reproduite par F. Devay et aboutissant à des résultats à peu près pareils.

Où puiser les éléments d'un débat contradictoire ? Il est à regretter que Devay et M. Beniss (peut-être) n'aient pas fait la contre-épreuve de leur enquête, et que, prenant un nombre égal de mariages ordinaires, ils n'aient pas constaté par un dépouillement analogue les résultats heureux ou néfastes qu'auraient pu leur fournir des familles placées aussi loin que possible de toute influence de consanguinité.

Trouvant moi-même, comme un éminent critique de la presse médicale, que la doctrine que j'examine « repose plus, en tant qu'opinion scientifique, sur l'accord des témoignages, que sur un ensemble d'observations rigoureuses (A. Dechambre), j'ai voulu tenter, comme première épreuve, une facile expérience, et, quittant la plume pour un instant, chercher dans ma mémoire les exemples de mariages consanguins dont j'avais une connaissance suffisante pour en apprécier exactement les conséquences. Ils se sont présentés dans la classe riche où, F. Devay le reconnaît, ces sortes d'unions sont les plus fréquentes, déterminées qu'elles sont trop souvent en vue de conservation ou d'accroissement de fortune, mais souvent aussi (et c'est le cas de la plupart des familles sur lesquelles je vais jeter les yeux) par des sentiments plus nobles et plus avouables. Je n'ai pas mis, je l'assure, plus d'une heure à dresser le tableau que je vais présenter, et j'arrive d'emblée au chiffre de douze auquel je me borne.

Mes investigations portaient sur huit mariages entre cousins germains, un entre cousins issus de germains, trois entre l'oncle et la nièce. Dans les huit premiers se trouvait un mariage contracté avec son cousin germain par une fille issue du mariage de l'oncle et de la nièce, ce qui constituait une répétition immédiate et aggravante de consanguinité. Les cinq enfants de cette fille unique sont bien portants et n'offrent aucun vice de conformation.

L'union entre cousins issus de germains a été des plus fécondes, la race s'y est même améliorée; une gibbosité signalée dans l'ascendance maternelle ne s'était pas reproduite encore à la troisième génération.

Parmi les enfants issus de cousins germains, je constatai un cas de boiterie rachitique, mais ses auteurs étaient entachés de scrofule; un cas de chorée avec arrêt d'abord et plus tard inconsistance des facultés intellectuelles, mais l'action de l'hérédité (cas nombreux de désordres nerveux dans les branches ascendantes) masquait, si elle ne balançait pas, l'action de la consanguinité; et deux autres cas (chez deux sœurs) où il m'était difficile de ne pas mettre sur le compte de cette dernière le développement tardif de la parole et de l'intelligence, restée chez l'une chancelante et comme embarrassée dans les langes de la première enfance.

Ces unions avaient donné naissance à 40 enfants, 20 de chaque sexe.

Ces faits ne témoignent donc pas d'une manière formelle en faveur de l'accusation, mais ils sont en trop petit nombre pour infirmer la cause assignée aux accidents graves que F. Devay a consciencieusement vérifiés.

Ils laissent le litige en suspens. Les doutes sont loin de s'être éclaircis depuis lors et le dernier auteur que j'ai pu consulter ne pose que des conclusions provisoires, à savoir que, dans l'état actuel de cette importante question, il semble que les mariages consanguins ont pour résultat de faire disparaître promptement un certain nombre de familles ainsi formées, mal douées pour la consanguinité, lesquelles s'éteignent vite, terrassées par l'étreinte des affections diverses et protéiformes sus-nommées ; tandis qu'ils paraissent au contraire épanouir, avec une énergie nouvelle, d'autres familles bien douées sous le même rapport, qui se multiplient indéfiniment sans présenter les types morbides caractéristiques de la mauvaise consanguinité (dans la race juive).

Comment distinguer une famille que la consanguinité doit terrasser de celle qu'elle doit fortifier ? Cette distinction, si importante dans la pratique, nous sommes, dans notre ignorance actuelle, impuissants à l'établir. La consanguinité demeure donc sous le coup des accusations qu'elle a soulevées ; elle fait peser sur la descendance de ceux qui s'y exposent la menace d'un danger. Qui pourrait dire jusqu'à quel ancêtre un double atavisme peut remonter pour emprunter des caractères organiques ?

Pour diminuer les chances défavorables on ne saurait trop veiller, dans ces sortes d'union, à ce que les futurs conjoints présentent des conditions exceptionnelles de vigueur et de santé dans leur propre organisation et dans celle de leurs ascendants sur les diverses branches de leur parenté.

Revenons à l'hérédité proprement dite. Les faits l'ont éclairée d'une évidence indéniable. Elle a le caractère d'une loi, elle en a la puissance. Mais cette loi, examinée dans l'ensemble de la génération des êtres, en quelle proportion, avec quelle fréquence reçoit-elle son application ? Frappe-t-elle inexorablement ceux qui sembleraient tomber sous le coup de ses arrêts ? Ces arrêts sont-ils sans appel ? Est-elle la règle ? Est-elle l'exception ? Ne pourrait-on pas en prévenir, en combattre, en atténuer les effets, et même y soustraire complètement ceux sur lesquels est suspendue cette menaçante éventualité ?

Une enquête, entreprise en sens inverse de celle

dont la première partie de cette étude a exposé les résultats, permet de donner à ces dernières questions une réponse affirmative et de jeter sur le tableau précédemment esquissé une lumière nouvelle, qui en adoucit les teintes trop sombres et en tempère la désolante tristesse.

La nature elle-même, si inflexible dans la transmission et le maintien des types généraux, la nature qui ne s'écarte jamais d'une manière complète et définitive du plan sur lequel l'univers a été créé, semble, dans les choses secondaires, ne se soumettre à la loi de l'hérédité qu'à des heures, dans une mesure, selon des circonstances, j'allais dire d'après des caprices dont elle s'est réservé le secret.

« Partout dans le monde des êtres, dit le docteur P. Lucas, partout sous l'une ou l'autre forme de la vie, partout dans le mécanisme et dans le dynamisme de l'organisation, nous retrouvons deux modes inverses de caractères : les premiers qui procèdent du principe du *divers*; les seconds qui procèdent du principe du *semblable*. « (*Loc. cit* , t. I, p. 81.)

Dans l'emploi que la nature fait alternativement du semblable et du divers, par quelles raisons est-elle déterminée? où réside la cause de sa préférence pour le premier principe? quel motif la pousse à choisir le second?

On comprend l'importance qu'il y aurait, au point de vue de la prophylaxie et de la thérapeutique des transmissions héréditaires, à pénétrer le sens de tels actes, à dérober la clef de cet impénétrable mystère. Pourquoi faut-il que nous n'ayons qu'à répéter ici l'aveu que fait simplement Barthez, au sujet des tempéraments : la difficulté est au-dessus des forces de l'esprit humain.

A ne rappeler qu'un exemple : pourquoi Montaigne était-il le seul, entre trois enfants nés du même père et de la même mère, qui eût hérité dès avant sa naissance de la maladie paternelle, devenue chez l'un comme chez l'autre manifeste seulement au déclin de leurs jours ? Par suite de quelles circonstances les deux autres avaient-ils joui du bénéfice de l'exemption ?

Si nous devons forcément nous borner à constater le fait de cette immunité, appliquons-nous au moins à en tirer toutes les heureuses conséquences.

Dans ce but, il suffira à chacun de passer en revue dans sa mémoire un certain nombre de familles, choisies parmi celles qui lui sont les mieux connues, pour se convaincre qu'il est très ordinaire de rencontrer des enfants dont le caractère, les penchants, les aptitudes, etc., ne sont ni ceux du père ni ceux de la mère, et que ces différences s'observent même chez ceux dont le visage est l'image de celui du père ou de la mère. Zacchias, très affirmatif d'ailleurs dans son opinion sur l'hérédité, dit, en termes exprès, que l'on peut s'assurer, par cette facile expérience, qu'il n'y a pas moins entre leurs tempéraments de toute la distance du ciel : *Et contra, multos ex facie alterutri ex parentibus assimilari, tamen toto cœlo a temperamento parentum distare. (Quæstionum medico-legalium,* lib. I, titul. V, quest. III, p. 122.)

D'un couple remarquable par la beauté du visage, il peut naître des enfants d'une physionomie vulgaire, quelquefois d'une laideur qui contraste avec la distinction des traits de leurs auteurs ; de même que d'autres couples, des plus maltraités sous le rapport des agréments physiques, donnent le jour à des enfants d'une régularité de traits irréprochable et d'une grâce exquise.

Ce fait, dont Sinibaldi avait eu l'occasion de constater la fréquence dans la ville de Rome, lui avait inspiré une profonde surprise. Je me suis souvent demandé, dit-il, d'où vient qu'à Rome, des rustres sans figure et des femmes de la lie du peuple, aux traits hideux, donnent le jour à des fils ou à des filles d'une ravissante beauté.... On ne voit une semblable perfection de formes ni dans les palais des seigneurs, ni dans les cours des princes. (*Generanthropeia,* lib. VIII, tr. I, p. 838.)

De pères et de mères droits et qui n'ont eu jamais de bossus dans leur famille, il sort des enfants difformes. Des pères et mères bossus ont des enfants fort droits. (Louis, Dissertation sur la question : *Comment se fait la transmission des maladies héréditaires ?* Paris, 1789, in-18, p. 16.)

Il arrive à des pères et mères d'une taille moyenne, d'engendrer des enfants d'une taille élevée ; d'autres parents, d'une haute taille, engendrent des enfants d'une taille fort inégale et très écourtée. Dans les mêmes conditions de bonne santé, de bonne constitution, on voit d'autres pères et mères, issus eux-mêmes de *familles bien constituées*, donner le jour à des nains ; un homme eut ainsi de sa femme huit enfants, dont quatre étaient des nains. Ce qui était remarquable, c'est qu'il naissait tantôt un nain, tantôt un enfant d'une grandeur ordinaire. (Venette, *Génération de l'homme*, t. II, p. 251.)

Bébé, ce fameux nain du roi Stanislas, mort à 23 ans, et dont la hauteur était de 33 pouces, était né dans les Vosges de parents bien faits, vigoureux.

« Quoique moins appréciables dans la plupart des cas, les différences *internes* ne sont ni moins réelles, ni moins ordinaires, entre les parents, que les différences *externes* de la conformation, écrit P. Lucas. Car il n'y a pas deux lois, l'une de l'intérieur, l'autre de l'extérieur. »

Les mêmes contrastes se retrouvent dans le moral comme dans le physique.

> Castor gaudet equis, ovo prognatus eodem
> Pugnis. . . . .

dit Horace, instruit par une expérience vieille comme le monde et consacrée par les traditions de plusieurs

peuples. A côté de Castor et Pollux des Grecs, et
d'Eurysthènes et Proclès des Spartiates, ces deux
frères jumeaux dont Hérodote nous rapporte les rivalités et la haine, l'Écriture nous fournit l'exemple de
Jacob et d'Ésaü.

L'histoire est pleine de faits qui démontrent à quel
point peut s'accentuer la différence de mœurs, de caractère, d'aptitudes entre le père et le fils, entre les
frères, etc.

« La science compte, sur ce point, des phénomènes
encore plus curieux que ceux fournis par l'histoire :
l'on sait, dit Muller, que les monstres doubles, qui par-
viennent à vivre quelque temps, peuvent avoir des
dispositions morales différentes. (*Phys.*, t. II, p. 637.)
Ritta et Christina ont fourni à Serres l'occasion d'en
faire la remarque ; mais elle a été faite bien plus anciennement dans des cas analogues, entre autres chez
les célèbres jumelles de Presbourg : ces jumelles
étaient nées unies, par le côté, vers l'extrémité postérieure du thorax, de sorte qu'elles ne pouvaient se
regarder ; elles avaient l'une et l'autre les deux bras,
les deux jambes parfaitement distinctes ; mais un
conduit unique pour les excréments : l'envie de manger, d'évacuer, etc., ne les prenait pas toutes deux en
même temps ; il fallait tour à tour pourvoir à leurs
besoins ; l'une d'elles, plus forte que l'autre, se pliant
sur le côté, enlevait sa sœur aussi facilement qu'elle
eût levé le bras ; l'autre n'exécutait le même mouve-

ment qu'avec beaucoup d'effort. La première pouvait être malade, la seconde se porter bien : celle-ci était belle, douce, posée ; celle-là laide, méchante, colère, querelleuse. Elles vécurent, en dépit de leurs désunions et de leurs disputes devenues fréquentes, jusqu'au mois d'août de l'année 1724, où elles moururent toutes deux, à peu de jours de distance, à l'âge de 22 ans. » (Sigaud de Lafont, *Dictionnaire des merveilles de la nature*, t. I, p. 258.)

En dehors des altérations morbides, pour ce qui concerne seulement les faits de la vie organique, les dissemblances dans la structure matérielle et dans les fonctions physiologiques, entre les générateurs et les engendrés, sont plus fréquentes, plus habituelles que ne le sont les ressemblances héréditaires. Le nombre des dissemblances apparaît plus grand encore dans les actes de la vie intellectuelle et morale Les lois de l'hérédité y subissent de telles intermittences, de tels arrêts, que les locutions proverbiales les plus opposées courent dans le langage populaire et y trouvent une égale justification : *Tel père, tel fils. A père avare, enfant prodigue.* Des pères, distingués par les dons de l'esprit et les qualités de l'âme, engendrent des enfants privés de ces avantages et qui naissent avec de mauvaises inclinations. Ces contrastes, qui éclatent surtout dans la postérité immédiate des brillants génies, avaient donné lieu au proverbe : *Heroum filii noxæ et amentes Hippocratis filii. Les fils des héros sont des pleutres et ceux d'Hippocrate des fous.* Du sage Périclès n'était-il pas sorti deux sots, Parale et Xanthippe, et un furieux, Clinias ; du grave Thucydide, un inepte, Milésias, un stupide, Stéphane ; de Sophocle, de Thémistocle, d'Aristide, de Socrate, des fils indignes d'eux ; de Caton d'Utique, un lâche ; du grand Scipion, un débauché ; de Cicéron, un ivrogne; de Germanicus, Caligula ; de Vespasien, Domitien ; de Marc-Aurèle, le gladiateur Commode ? C'est fréquemment de parents simples, dit Burdach, que sortent les hommes supérieurs.

Le groupe de ces derniers faits, dont il m'eût été facile de grossir le nombre, rend également évidente et incontestable l'existence d'un second principe sans cesse en antagonisme avec celui de l'hérédité, le principe du *divers* signalé plus haut. Dans la transmission des conditions originelles de toute vie physique, intellectuelle et morale, ce second principe agit avec une énergie, une constance et sur une échelle bien autrement grande, que ne le fait le premier ; favorisé qu'il est par la tendance qui sollicite chaque espèce à retourner à son type primitif, après qu'elle s'en est momentanément écartée, ainsi que le démontre ce qui s'observe chez les hybrides et les mulets ; et secondé en outre par des contingences que les accidents de la vie multiplient à l'infini. Si l'on ne compare que d'une manière superficielle les exemples offerts par chacune des deux catégories, l'impression plus vive, le sentiment de surprise, de tristesse et de crainte dont on ne peut se défendre en présence de ces transmissions en apparence fatales, bien qu'on les sache exceptionnelles, d'une monstruosité qui tue, d'un vice qui dégrade, sont bien faits pour donner le change et égarer le jugement. Mais un parallèle suffisamment poursuivi, un décompte fait de sang-froid ramènent bientôt l'observateur à une appréciation plus rassurante et à la connaissance exacte de la réalité. Et celui-là est plus dans le vrai, qui affirme d'une manière générale, que si, peut-être, dans le domaine plus vaste de la transmission physiologique des organes et des fonctions, le principe du divers et le principe du semblable se balancent et s'équilibrent, dans le champ plus restreint des dégénérescences transmissibles, le principe du divers oppose à l'hérédité une action inverse, qui la trouble, l'amoindrit, et, le plus souvent, la surmonte.

Dans la lutte à entreprendre contre les éventualités de l'hérédité, l'art aura donc pour auxiliaire ce principe du divers. Son influence se passe, il est vrai, au delà des limites accessibles à notre vue et même à notre imagination, et il nous est interdit de pénétrer le secret de sa prédominance ; mais ses effets n'en tombent pas moins sous nos sens et, parmi ses effets, il en est un grand nombre dont nous pouvons favoriser la réalisation.

Tout le monde sait que le choix des générateurs a

donné, dans le règne végétal et dans le règne animal, des résultats réellement prodigieux, en fixant dans certaines espèces un ensemble de qualités ou une qualité spéciale que la nature ne produisait qu'accidentellement et par exception. Ainsi de ces merveilleuses variétés de plantes et de fleurs devenues l'ornement habituel de nos salons, et qui renferment dans leurs délicats tissus et leurs brillantes corolles la preuve vivante et le commentaire animé de la thèse que je ne fais qu'indiquer. Ainsi de ces races auxquelles le génie de Blackwell a donné comme une nouvelle existence : ces bœufs destinés à la charrue ou à l'étal, ces chevaux créés pour le trait ou la course, ces moutons faits de laine ou de suif. La méthode qui produit ces merveilles a reçu le nom bien connu de *sélection*. Je n'ai pas à discuter les exorbitantes prétentions et les regrettables écarts de la doctrine à laquelle Darwin a donné son nom. Toujours est-il avéré que l'homme possède le pouvoir et les moyens de modifier, dans une large mesure, les animaux destinés à son usage ; non pas de manière à changer une espèce en une autre espèce, mais seulement d'une façon telle, que cette espèce soit mieux appropriée à tel ou tel de ses besoins. Il est donc tout naturel que l'homme, qui tient par son organisation matérielle à la série animale, soit apte, comme l'est celle-ci, à subir une direction et à recevoir des changements qui le rapprochent ou l'éloignent du type le plus parfait auquel cette organisation puisse atteindre.

Dans sa République, Platon n'abandonnait pas aux époux la liberté de se choisir l'un l'autre ; il réservait cette œuvre d'un ordre supérieur à un conseil, choisi parmi les plus sages. Ne suivons pas le divin philosophe dans les nuages de sa poétique imagination ; ne quittons pas du pied le terrain plus solide de ce qui est possible et praticable, et reconnaissons que, dans l'assortiment des conjoints, il entre trop souvent une diversité de vues, de sentiments, d'intérêts qui oppose un obstacle regrettable à la direction éclairée, prévoyante et efficace, qu'exigeraient les règles les plus simples de l'hygiène et les lumières seules du bon sens.

Relativement à chacun des époux considéré en lui-même, il y aurait de la naïveté à formuler comme un conseil l'indispensable nécessité de ne pas marier ensemble ceux qui portent en eux les signes évidents d'une même difformité physique ou les indices soit actuels, soit anamnestiques d'une même affection organique ; et l'urgente convenance de les assortir de telle sorte que l'un apporte dans la communauté les qualités maîtresses, reconnues capables de remédier aux imperfections de l'autre.

Qui donc aurait assez peu de souci de l'avenir de leur postérité, pour tolérer l'union entre eux des bossus, des boiteux et des rachitiques, s'il était en son pouvoir d'y mettre obstacle ? pour ne pas dresser une barrière entre deux familles dont la phthisie décime

les membres ? pour ne pas commander une extrême
réserve dans le rapprochement de celles où le scrofule, l'herpétisme, la goutte, ont multiplié leurs manifestations diathésiques ; le cancer, ses atroces douleurs ; l'apoplexie, ses mortelles insultes ? de celles
au sein desquelles le bataillon volant des névroses a
planté ses flèches les plus acérées : convulsions, hys-
térie, surdité, amaurose, mal caduc, aliénation mentale ?

Sur ce point la médecine préventive est toute dans
l'emploi des contraires : aux tempéraments bilieux ou
bilioso-nerveux opposez les tempéraments sanguins ou
lymphatico-sanguins ; relevez une taille trop basse par
l'adjonction d'une haute stature. La sympathie est
rare de nain à naine, de géante à géant. Les extrèmes
tendent au contraire à se rapprocher et s'unir. Fréquemment au bras d'un tambour-major, vous verrez
se suspendre une femme toute petite, et une femme
de haute venue abaisser son cœur et sa main vers un
mari lilliputien.

Il existait anciennement en Crète une loi qui ordon-
nait de faire un choix des jeunes gens de chaque génération, les plus remarquables par la beauté des formes,
et de les obliger, même de force, au mariage pour
propager leur type.

Le père du roi de Prusse Frédéric le Grand, dont
on connaît la passion pour les hommes colosses, opérait, à l'égard du régiment de géants qu'il avait for-

mé, d'après le même principe. Il ne tolérait le mariage de ses gardes qu'avec des femmes d'une taille égale à la leur.

Une famille est-elle affligée par la mort constamment prématurée de ses membres, recherchez pour elle l'alliance de ces races exceptionnelles, dont la longévité vous est connue, où les octogénaires abondent.

L'histoire des ascendants pendant quatre ou cinq générations, tracée au point de vue des considérations qui précèdent, fournira les plus utiles renseignements. Toute généalogie contient en puissance une partie de l'histoire de ses membres actuellement existants ou à naître.

Tout ce que je viens de dire relativement au corps, s'applique aux penchants, aux aptitudes, aux activités intellectuelles et morales, mais seulement jusqu'à un certain point et sous la réserve des modifications, des déviations, des redressements, que l'éducation et les habitudes acquises peuvent introduire dans la partie de notre être qui sent, pense et agit.

Hâtons-nous de rappeler ce qu'a excellemment écrit à ce sujet le Dr P^{er} Lucas :

« Chez la bête, entre l'impulsion transmise, comme entre l'impulsion *innée* et l'action, il n'y a point d'arrêt *moral* proprement dit. S'il s'est manifesté, il tient exclusivement aux aspirations et aux impressions animales de l'instinct, ou à l'éducation imprimée au physique.

« Chez l'homme, au contraire, toutes les qualités, toutes les dispositions, toutes les passions bonnes ou mauvaises des pères, propagées aux enfants, retrouvent dans les enfants les lois de la conscience et de la raison humaine : et, quelles que soient la nature et la violence même des tendances transmises, si elles rentrent dans la sphère de la moralité, il ne leur est point donné d'être aveugles, ni d'être automatiques dans l'exécution : entre leurs impulsions et leurs actions, il y a tout l'intervalle de la liberté et de la lumière de l'âme. » (*Loc. cit.* t. 1. p. 473.)

A ne nous laisser guider que par cette lumière, il nous serait facile de suivre, sans en dévier, la ligne de conduite tracée par l'hygiène, qui va de la naissance à la mort, et dont le point de départ remonte même au delà de l'heure où nous venons au jour. Le flambeau de la médecine ne s'allume pas ici à un autre foyer que celui de la conscience. Si donc nous fermions moins souvent les yeux à cette clarté *que tout homme apporte en venant au monde*, loin de dépenser en excès de mille sorte les forces innées ou héréditaires de notre organisation matérielle, nous consacrerions nos premières années à les conserver et à les accroître ; loin de laisser envahir notre âme par d'énervantes passsions et de coupables folies, nous y accumulerions de bonne heure les fécondes semences du bien, du beau et du vrai qui doivent fructifier dans l'âge mûr ; en un mot nous considèrerions la jeunesse comme une indispensable préparation à cet acte suprême de la vie, qui, ainsi que nous l'avons démontré, transmet d'une génération à l'autre les germes du bien et du mal ; et, alors, *les pères n'ayant pas mangé les raisins verts, les enfants n'en auraient pas les dents agacées.*

LA VOIX DE RACHEL

Vox in excelso audita est lamentationis, luctus et fletus, Rachel plorantis filios suos et nolentis consolari super eos, quia non sunt. (Jeremias, cap. XXXI, vers. 15.)

« On a entendu une voix s'élever pleine de lamentations, de désespoir et de larmes ; c'est Rachel qui pleure ses enfants et ne veut pas être consolée, parce qu'ils ne sont plus. »

C'est dans ce langage, empreint d'une tristesse profonde, que le prophète annonçait aux générations futures d'Israël l'arrêt par lequel le roi Hérode ordonna de mettre à mort à Bethléem tous les enfants de deux ans et au dessous.

Le passage des Livres saints s'applique avec trop de justesse au sujet dont il va être traité dans cet entretien pour qu'il ne se soit pas naturellement représenté à ma mémoire et imposé, en quelque sorte, à ma plume. Car c'est par milliers de mille que de nouvelles Rachels remplissent incessamment de gémissements et de cris leurs demeures désertes et redemandent, éplorées, les fruits à peine éclos du déchirement de leurs entrailles que la mort moissonne dans des proportions effroyables.

L'écho de leur douleur a retenti naguère jusqu'au

sein des assemblées de la nation ; les médecins ont mis à nu, par des recherches consciencieuses et obstinément poursuivies, la réalité et l'étendue d'une plaie qui s'élargit d'année en année ; l'Académie de médecine a consacré de longs mois à préciser les causes du mal et à rechercher les moyens de le combattre ; la presse quotidienne et les revues en ont exposé le lugubre tableau au grand jour de la publicité ; tous les témoignages, toutes les discussions, toutes les opinions s'accordent et concourent à ne former qu'une voix pour signaler et proclamer comme constituant un péril imminent, une menace d'affaiblissement et de décadence, une cause de ruine pour la France, *l'excessive mortalité des nouveaux nés et des enfants en bas-âge.*

L'honneur d'avoir jeté le premier cri d'alarme, revient aux docteurs Brochard, de Lyon, et Monot, de Montsauche (Nièvre). Le premier publiait, dès 1866, son ouvrage sur la *Mortalité des nourrissons en France, spécialement dans l'arrondissement de Nogent-le-Rotrou ;* le second, l'année suivante, saisissait l'Académie de médecine de ses *Recherches sur l'industrie des nourrices et la mortalité des petits enfants* (1), et y donnait ouverture à une discussion

____

(1) Monot, *Recherches sur l'industrie des nourrices et la mortalité des petits enfants.* (Bull. de l'Académie de méd. 1865, tome XXXI, p. 30.) — *De l'industrie des nourrices,* Paris, 1867. — *De la mortalité excessive des enfants pendant la première année de leur existence.* Paris, 1872.

générale,à laquelle prenaient part MM. Blot (1), Husson, Fauvel, Devilliers, Jules Guérin, Boudet et Paul-
Émile Chauffard, entre autres, à laquelle M. Bertillon
apportait le tribut de ses laborieux relevés statistiques
et dans laquelle le docteur Léon Lefort puisait les
matériaux d'un remarquable article publié dans la
Revue des deux Mondes du 15 mars 1870.

L'heure semblait venue de mettre la main à l'œuvre et de commencer résolûment une campagne où la
vivacité de l'attaque et l'énergie des mesures répressives seraient en rapport avec l'étendue constatée et
la résistance prévue de cette pestilence intestine.

La guerre de 1870 détourna l'attention sur d'autres désastres, et suspendit l'initiative prise ; elle a
fait subir à cette question si vitale un temps d'arrêt
qui dure encore. Les milliards de l'indemnité ont été
payés, les provinces occupées délivrées ; le commerce et l'industrie ont fait jaillir plus largement peut-
être les sources de nos richesses matérielles ; l'or
nous est revenu ; nos mines et nos hauts fourneaux
nous fournissent et nous fabriquent du fer ; mais la
cause première d'une infériorité constamment progressive dans l'accroissement de nos populations
appauvries subsiste, et chaque année 100,000 *enfants
sont enlevés à leurs mères*, qui pour la moitié, au

---

(1) Blot, *Rapport sur le mémoire de M. Monot.* (Bull. de l'A-
cadémie de méd. 1866, tome XXXI, p. 1175.) — Voyez *la Discussion.* (Bull. de l'Académie de méd. 1867, tome XXXII, pass)

moins, pourraient leur être conservés et devenir des hommes (Dr Brochard).

Cette grande mortalité, je vais l'étudier plus spécialement dans le département de Vaucluse, un des plus maltraités, me réservant de pousser mes excursions hors de ses limites, toutes les fois que j'y pourrai découvrir des termes de comparaison intéressants et des renseignements instructifs.

Le docteur Bertillon a publié une *Démographie figurée de la France*, où chaque département est recouvert d'une teinte qui va, graduellement, du blanc au noir, suivant le chiffre le plus bas ou le plus élevé atteint par le coefficient de sa mortalité.

Sur la carte I, relative à la mortalité des enfants de 0 à 1 ans, sexes réunis, Vaucluse présente un quadrillé noir et blanc, qui déjà ne rassure pas trop l'œil qui embrasse l'ensemble du tableau ; sur la carte II, relative à la mortalité de 1 à 5 ans, sexes réunis, l'impression est des plus douloureuses : la teinte est entièrement noire. Dans l'échelle des départements classés d'après le degré de cette mortalité, Vaucluse occupe le 71e rang sur la carte I ; et sur la carte II, le 84e rang, au bas des 89 départements.

Pour la France entière, la mortalité sur une population de 1,000 enfants de la naissance à 1 an est de.................................. 204

Pour Vaucluse, elle est de............ 253

Pour la France entière, sur une population de 1,000

enfants de 1 à 5 ans, la mortalité est de 34,65

Pour Vaucluse, elle est de............ 56,50

La charge est de plus du quart en sus dans la première période, de plus de la moitié en sus dans la seconde.

Cette situation n'est pas fortuite, transitoire, ni même stationnaire ; elle tend à s'accroître et à se généraliser.

L'auteur qui, dans son Mémoire lu a l'Académie (1), discute tous les chiffres avec soin, trouve que la mortalité de 0 à 1 an, pour la France en général, qui était de 182 décès annuels sur 1,000 enfants de cet âge, dans la période décennale de 1840 à 1849, s'est élevée, par un accroissement rapide, à 196 décès, de 1850 à 1859, et à 205 dans la dernière période qu'il ait pu étudier, de 1857 à 1864.

La mortalité des enfants de 1 à 5 ans, qui était de 35, 8 décès annuels sur 1,000 enfants de 1840 à 1849, s'est élevée à 36,4 pour la période de 1850 à 1859 ; mais elle s'est abaissée à 34,65 pour la période septennale de 1857 à 1864.

Dans la série des départements, Vaucluse occupe le 70e rang pour la première période décennale, le 77e pour la deuxième, le 84e pour la troisième. Pour lui, la chute ne se ralentit pas.

Dans la plus ancienne période, il y avait 10 dé-

(1) Bertillon, *Étude sur la mortalité comparée à chaque âge.* (Bull. de l'Académie de méd. 1867, tome XXXII, p. 683.)

partements chez lesquels *la dîme mortuaire*, selon l'énergique expression du docteur Bertillon, était comprise entre 87 et 119 décès de 0 à 1 an ; dans la période la plus récente, il n'y a plus un seul département ayant une aussi faible dîme mortuaire. De même pour les départements les plus chargés et dont la dîme mortuaire est au-dessus de 225 pour 1,000 naissances, on ne trouve dans la première période que 5 départements aussi mal partagés, mais on en trouve 12 dans la dernière période. Vaucluse en fait partie. Quelques départements seulement sont plus malheureux que lui : six dans la période de 1840 à 1849 : les Pyrénées-Orientales, l'Hérault, le Var, les Basses-Alpes, le Gard et les Bouches-du-Rhône, cinq dans la période de 1857 à 1866 : les Basses-Alpes, les Bouches-du-Rhône, l'Hérault, le Gard et les Pyrénées-Orientales.

« En France, la population s'accroît avec une lenteur fatale ; celle des grands États voisins augmente avec une rapidité consolante pour l'humanité, inquiétante pour l'avenir de notre pays. L'Angleterre double sa population en 52 ans ; la Prusse, en 54 ans ; alors que ce doublement ne s'effectue pour la France qu'en 198 années. Cette faible progression, dit le d^r Le Fort, tient à une diminution de plus en plus grande, non dans le chiffre absolu, mais dans le chiffre proportionnel des naissances. Que sera-ce si, à cette cause puissante d'affaiblissement, nous laissons encore s'ajouter l'excessive mortalité des enfants déjà trop peu nombreux. » (*Revue des deux Mondes*, du 15 mars 1870.)

Cette mortalité excessive des enfants déjà trop peu nombreux dépend de causes diverses, multiples, toutes constatées et mises en lumière, dont il est facile de faire connaître la nature et de mesurer le degré d'action. Toutes peuvent être combattues, la plupart considérablement atténuées, quelques-unes supprimées. Il en est aussi qui sont totalement ou en partie hors de portée de nos moyens préventifs et de toute mesure répressive.

Ces causes sont : le relâchement des mœurs et la fréquence des unions qui s'affranchissent du lien conjugal, l'abandon trop facilement permis de l'allaitement maternel et son remplacement par l'allaitement mercenaire, l'industrie des nourrices, l'abus de l'allaitement artificiel, une alimentation défectueuse, le sevrage prématuré, l'ignorance des règles les plus élémentaires de l'hygiène et de l'éducation physique du premier âge, ainsi que les préjugés de toute sorte qui résultent de cette ignorance, la misère des parents et leur faiblesse originelle ou acquise, l'influence morbifère de certaines conditions climatériques, l'absence de soins médicaux, leur intervention tardives dans les troubles de la santé, les vices de certaines pratiques populaires de traitement, le retard apporté à la vaccination et à la revaccination, enfin, faut-il le dire, les procédés et les actes plus ou moins criminels qui constituent toutes les variétés masquées de l'infanticide.

Je me suis appliqué, dans le commentaire sur *Philémon et Baucis*, à prouver que : *Des trois états civils dans lesquels peuvent se trouver l'homme et la femme, mariage, célibat, veuvage, le premier est le plus favorable à la santé, à la moralité, à la longévité* ; et j'ai rappelé dans le précédent entretien, *Les Dents agacées*, que la science moderne est d'accord avec l'Écriture pour démontrer que *les rejetons bâtards ne pousseront pas de profondes racines et que leur tige ne s'affermira pas*. (Sagesse.)

C'est ici le lieu d'entrer à ce sujet dans quelques développements et d'exposer les faits actuels qui ne justifient que trop la menace contenue dans le *Livre de la Sagesse*.

D'après les statistiques publiées par le ministre du commerce et de l'agriculture, sur 100 enfants légitimes, il n'en meurt que 16 ; sur 100 illégitimes, il en meurt 32 : le double.

« On a remarqué, disait déjà Vincent de Paul à ses Filles de Charité que le nombre des enfants qu'on expose chaque année est quasi toujours égal, et qu'il s'en trouve environ autant que de jours de l'an. Voyez, s'il vous plaît, quel ordre dans ce désordre et quel bien vous faites, Mesdames, de prendre soin de ces petites créatures abandonnées de leurs propres mères et de les faire élever, instruire, et mettre en état de gagner leur vie et de se sauver. *Jusque-là, nul n'avait ouï dire, depuis cinquante ans, qu'un seul enfant trouvé eût vécu.* »

« Le nombre annuel des naissances, disait M. Husson à l'Académie de médecine, peut être évalué, pour toute la la France à 900,000, en chiffres ronds. Les enfants naturels figurent dans ce total pour 80,000. Voici, d'après des calculs exacts, quelle a été la mortalité afférente à chacune de ces catégories, dans le cours de la la première année :

« Sur le total des naissances (900,000), 17,51 pour 100 ;

« Sur les naissances légitimes (820,000), 16,36 pour 100 ;

« Sur les naissances illégitimes (80,000), 35,52 pour 100 : plus du double. »

Il naît en France 1 enfant naturel pour 12 enfants légitimes.

Ici se fait sentir l'influence des grandes villes, où non-seulement les mœurs sont plus relâchées que dans les campagnes, mais aussi où viennent se réfugier et cacher les conséquences de leur faute beaucoup de jeunes filles des villages voisins devenues mères. Cette influence est telle que dans les départements de la Seine elle rend le chiffre des naissances illégitimes presque égal à celui des naissances légitimes : 1 naissance illégitime pour 2,88 naissances légitimes.

Restreindre les limites du concubinage et ramener au plus tôt sous la loi salutaire du mariage civil et religieux ceux qui vivent en dehors d'elle, c'est donc travailler à diminuer dans une notable proportion l'énorme mortalité des petits enfants; c'est accomplir une œuvre de haute moralisition, de bonne hygiène et de véritable patriotisme.

« On voit, ajoutait l'ancien directeur de l'Assistance publique, combien est grand l'écart existant entre la catégorie des enfants légitimes et celle des enfants naturels, et cependant, parmi ces derniers, il en est un grand nombre qui participent aux avantages dont jouissent les enfants légitimes, puisque, ainsi qu'on vient de le voir, le nombre des enfants abandonnés par leurs mères égale à peine le quart des naissances non légitimes. » (M. Husson.)

Ces enfants abandonnés par leurs mères tombent à la charge de l'Assistance publique , et c'est sur ces malheureux petits êtres que la mortalité exerce sa prédilection.

De 1839 à 1858, cette mortalité a été de 58 0/0 parmi les enfants assistés du département de la Seine envoyés en nourrice. Malgrés les efforts de l'administration, elle était encore en 1864 de 39 0/0, et de 30 0/0 pour les années 1865 à 1868.

Les enfants assistés par le département de Vaucluse se divisent en deux catégories : ceux qui, trouvés abandonnés et orphelins, sont *menés* à l'hospice de Carpentras, et ceux qui, *secourus,* sont laissés à leurs mères.

En 1872, le nombre des premiers, de la naissance à 1 an, a été de 76 ; il en est mort 21, soit 27,63 0|0.

De 1 an à 2 ans, il a été de 44 ; il en est mort 8, soit 18,18 0|0.

Dans la même année, le nombre des enfants secourus, de 0 à 1 an, a été de 127 ; il en est mort 22, soit 17,31 0|0.

De 1 an à 2 ans, il a été de 95 ; il en est mort 10, soit 10,52 0|0.

27 et 18 0|0 des premiers ; 17 et 10 0|0 des seconds ; les derniers étaient restés sur le sein de leurs mères ; les autres en avaient été séparés.

La clinique d'accouchement du professeur Stolz a fourni au docteur Villemin, de Strasbourg, à ce sujet, de précieux documents que M. le docteur Brochard a résumés ainsi dans son livre : *De l'allaitement maternel :*

« De 1845 à 1864, il est né dans cette clinique 925 enfants ; 819 ont été élevés par leurs mères, 106 ont été envoyés en nourrice.

« Sur les 819 élevés par leurs mères, 176 seulement sont morts la première année, soit 21 0|0.

« Sur les 106 placés en nourrice, 92 sont morts la première année, soit 87 0|0.

« La différence énorme des chiffres fait voir combien l'allaitement maternel est avantageux aux enfants, combien l'allaitement mercenaire leur est funeste.

« Du 1er janvier 1836 au 31 décembre 1867, il est né dans les prisons civiles 84 enfants, qui tous ont été nourris par leurs mères ; il en est mort 26 ; la mortalité n'a donc été que de 24 0|0.

« Que l'on compare, dit avec raison le docteur Villemin, les chances de vie des enfants nés en prison, respirant une atmosphère plus ou moins viciée, avec celles des enfants placés en nourrice, et l'on tirera la conclusion que, malgré les conditions physiques et morales où sont placées les détenues, celles-ci donnant à leurs enfants la nourriture naturelle, le lait de leur sein, le plus grand nombre de ces enfants survivent. Les conditions dans lesquelles se trouvent ceux qui sont placés en nourrice ne sont pas tolérables. » (*Gazette médicale* de Strasbourg, février 1868.)

L'enquête de 1860 avait donné les résultats désastreux ci-après :

La mortalité des enfants assistés s'était élevée :

Dans l'Indre-et-Loire, à.............. 62 0|0

Dans la Côte-d'Or................... 66

Dans Seine-et-Oise.................. 69

Dans l'Aube........................ 70

Dans l'Eure et le Calvados.......... 78

Dans la Seine-Inférieure............ 90

« Laisser mourir 9 enfants sur 10 avant qu'ils aient atteint leur première année, c'est arriver, par la mort, s'écrie le docteur L. Le Fort, à la suppression des enfants trouvés ; ce serait presque justifier cette inscription qu'un de nos hygiénistes proposait, au commencement de ce siècle, de graver sur la porte de l'hospice des enfants trouvés : *Ici on tue les enfants aux frais de l'État.* » (*Revue des Deux-Mondes*).

Les charges que les documents précédents font
peser sur la substitution de l'allaitement mercenaire
à l'allaitement maternel, ne sauraient s'appliquer aux
nourrices qui, admises sous le toit de la mère, rentrent dans les conditions de la vie matérielle de celle-
ci et demeurent, avec l'enfant, l'objet des soins et de
la surveillance de la famille. La mortalité des enfants
nourris ainsi *sur lieu* ne saurait différer beaucoup de
celle des enfants allaités par leurs propres mères.

Mais ce mode de faire, privilège de la fortune et d'un
certain degré d'aisance, est par là même exceptionnel, et pour le plus grand nombre la somme des périls que fait courir aux enfants l'allaitement *au dehors*
persiste tout entière.

Et encore, même dans le premier cas, que de difficultés à surmonter, que de pièges tendus, que de
ruses ourdies, que de mensonges, que de tromperies
ne constatons-nous pas, chaque jour, quand il s'agit
de trouver, d'examiner et de choisir une bonne nourrice ? Qualités physiques et morales, personnelles,
santé ou maladies actuelles ou antérieures, nature des
affections dont souffrent ou auxquelles ont succombé
ses enfants, conduite de l'époux, valeur native et de
famille ou vices héréditaires, tous ces points essen-
tiels sont à peu près lettre close, et la décision est
pleine d'*alea*. Le beau nourrisson que la nourrice
apporte et présente comme sien, n'est-il jamais un
enfant emprunté à une voisine complaisante et com-
plice ? Le sein porte-t-il une charge réelle et prompte

à remonter ? Un repos calculé n'y détermine-t-il pas un gonflement factice et passager ? Le lait, reconnu de bonne qualité, aura-t-il journellement une abondance suffisante et pendant combien de temps ? L'âge de ce liquide est-il toujours ce qu'attestent les certificats même les plus explicites ? La conscience des maires ou des employés qui les délivrent, n'est-elle pas souvent d'une trop élastique largeur ?

« Je le sais bien, disait à M. le docteur Brochard un maïre, plus économe des deniers municipaux que de pareils certificats, que la plupart de ces enfants sont voués à la mort. Mais, que voulez-vous ? c'est le bien-être de ma commune. Ces femmes n'ont pas d'autres moyens d'existence ; sans les nourrissons, elles tomberaient à la charge du bureau de bienfaisance. Après tout, ajoutait-il en riant, il y aura toujours des Parisiens. »

Supposons même, Madame, que vous ayez eu la main assez heureuse pour remettre votre enfant aux bras d'une nourrice parfaite. Elle part et voilà établie entre elle et vous une distance qui la soustrait à votre surveillance pendant l'intervalle, variable, mais forcé, de vos visites.

Or, qui vous garantit qu'à un moment donné, une indisposition, des cris de souffrance, la pensée d'un péril réel ou imaginaire, ne ramènera pas aux lèvres de l'enfant sevré le sein exclusivement promis à votre fils ? Le plus souvent, il suffit d'un caprice, d'une mignarde sollicitation, sans parler du réveil de ce penchant naturel qui attire la mère vers son nourrisson, de ce besoin irrésistible qui l'entraîne à le rapprocher de son cœur ému dans une étreinte pleine de tendresse et d'attrait ; car le lait, comme le sang, a une voix qui fait taire tout, même le cri de la conscience.

Les lignes qui précèdent ne s'appliquent qu'aux familles riches. Une mère retenue à la ville par les exigences d'une profession, d'un petit commerce, ne peut faire, au toit du père nourricier, que des apparitions rares, courtes, mensuelles, bi-mensuelles au plus. Pour les familles pauvres, et ce sont les plus nombreuses, la séparation est à peu près absolue.

J'ai prononcé plus haut le mot de conscience : j'oubliais que je parlais des nourrices mercenaires et que, pour la multitude d'entre elles, le nourrissage est devenu une véritable industrie, une source de bénéfices, le moyen facile d'acquérir, en retour, quelques parcelles de terre qui vont se multipliant et s'arrondissant en proportion des locations successives.

Dans certaines localités, ces bénéfices s'accroissent et s'élèvent en raison de la réputation et de la vogue ; je voudrais pouvoir dire de la bonne réputation, je ne le puis pas ; on verra plus loin les motifs de ma réserve.

« Il y a vingt ans, dit le docteur Brochard, je rencontrais à chaque instant sur les routes du Perche de longues voitures dans lesquelles étaient entassés pêle-mêle, comme des animaux ramenés du marché, nourrices et nourrissons revenant de Paris. Ces nourrissons étaient là couchés sur la paille, quelques-uns tout mouillés encore des larmes de leurs mères. Malgré le froid, malgré la neige, un *meneur* les colportait ainsi, le jour, la nuit, dans les hameaux, dans les villages voisins, chez leurs nourrices respectives. Quel était le sort réservé à ces pauvres enfants ? Il est, hélas ! facile à deviner. La voiture du meneur, dans le Perche, s'appelle le *Purgatoire* ; cela veut dire que tous les enfants qui en sortent vont dans le ciel, c'est-à-dire qu'ils meurent. » (*De l'amour maternel*, p. 1.)

Ces nourrices proviennent des départements limitrophes de celui de la Seine, et parmi eux se distinguent dans la carte I du docteur Bertillon, par leur livrée absolument noire et par le rang élevé qu'ils occupent dans l'échelle ascendante de la mortalité des enfants de 0 à 1 an, la Marne au 81ᵉ rang avec 277 décès par 1,000 enfants, l'Oise au 83ᵉ rang avec 284 décès, l'Yonne au 84ᵉ rang avec 289 décès, la Seine-et-Marne au 85ᵉ rang avec 294 décès, l'Eure au 86ᵉ rang avec 308 décès, la Seine-Inférieure au 87ᵉ rang avec 313 décès, l'Eure-et-Loir au 88ᵉ rang avec 369 décès.

Ces nourrices se fournissent à Paris dans des petits bureaux particuliers avec lesquels des *recommanderesses* les mettent en rapport, moyennant un courtage, et dans le *Grand bureau de la rue des Tour-nelles*, établi par l'Assistance publique pour la direction du service des nourrices. Autrefois la Direction des nourrices plaçait dans 21 départements les nouveau-nés qui lui étaient confiés ; la diminution survenue dans ses opérations, par suite de la concurrence des bureaux particuliers, l'a forcée de se restreindre aux 8 départements cités plus haut. Ces départements sont partagés en 7 circonscriptions, comprenant 767 communes. A la tête de chaque circonscription sont placés un sous-inspecteur, un agent administratif et 55 médecins répartis suivant les besoins, chargés des diverses branches du service, dont on trouvera le détail dans le numéro cité de la *Revue des Deux-Mondes.*

L'organisation, théroriquement du moins, semble ne laisser rien à désirer, et on pourrait croire que l'administration des hôpitaux doit compter dans sa clientèle la plus grande partie des familles parisiennes. Il n'en est rien, et le chiffre des placements opérés par elle va sans cesse en s'amoindrissant, les *offres* de la part des nourrices diminuant comme les *demandes* de la part des familles. Les causes de cette défaveur sont, du côté des nourrices : le désir de se soustraire à la surveillance à laquelle elles seraient soumises, aux formalités, à la règlementation administrative ; la crainte de ne recevoir qu'un salaire insuffisant ou inférieur ; du coté des

parents, que les conditions de sécurité devraient attirer : un respect humain des plus mal placés ; l'opinion très erronée, mais très puissante, que l'intervention de l'Assistance publique a quelque chose de
blessant pour leur amour-propre, bien que le grand
bureau offre ses services à toute la population parisienne sans tenir compte de la fortune et de la position sociale. Ajoutez à ces causes les moyens de toute
sorte mis en œuvre par les bureaux particuliers dans
leur *concurrence*, parfois peu loyale, pour lui enlever *la clientèle*. (Docteur Léon Le Fort, d'après
M. Husson, *loc. cit.*)

« Élever un nourrisson est, pour beaucoup de
femmes des départements qui avoisinent Paris, un
métier qu'elles exercent pendant plusieurs années
d'une manière à peu près permanente. Sitôt qu'elles
se voient pour la première fois sur le point de devenir
mères, elles s'informent des démarches à faire pour
avoir un nourrisson ; le plus souvent un pareil souci
leur est épargné, le *meneur*, ce recruteur de l'armée nourricière, connaît d'avance leur situation, leurs
désirs, et il ne tarde pas à venir leur faire ses offres
de service. Ce meneur est le personnage le plus
important, le pivot sur lequel repose tout le mécanisme.

« C'est, dit M. Brochard, un homme en général
grossier, sans éducation, qui recrute ostensiblement
des nourrices pour les bureaux de Paris, et qui,
lorsque l'occasion se présente, recrute en même temps

des filles et des femmes pour d'autres établissements
de la capitale.

« Comme une remise lui est allouée par le bureau
sur chacune des nourrices qu'il conduit à Paris, la
quantité est tout pour lui, la qualité rien, et les
mauvaises nourrices, celles qui perdent le plus de
nourrissons et qui retournent le plus souvent à Paris,
sont précisément celles qui lui rapportent davantage. »
(Dr Le Fort, *loc., cit.*)

Il faut lire, dans la *Revue des Deux-Mondes*, le tableau navrant de l'intérieur de l'un de ces bureaux de
placement, et la triste odyssée du retour des nourrices et de *leur marchandise* sur une route semée de
périls sans nombre, et qui, pour eux, je le répète avec
les docteurs Brochard et Le Fort, est *le chemin qui
mène au séjour des anges.*

Ordinairement, l'affaire se traite sur échantillon ;
mais parfois, lorsque le marché est par trop mal ap-
provisionné, il arrive qu'une même nourrice prend et
emmène un lot de nourrissons dont elle négocie la
livraison au nom et avec mandat de tierces nourrices,
ses voisines, ou pour son propre compte, afin d'en
sous-traiter avec d'autres nourrices d'une valeur plus
qu'aléatoire, et même avec des femmes qui n'ont jamais eu la plus traître goutte de lait, sorte de banque-
route frauduleuse non encore prévue par la loi.

« On pourrait jusqu'à un certain point, écrit le
docteur Monot, fermer les yeux sur toutes les ruses

employées par les nourrices pour se procurer des nourrissons, si chaque enfant était fidèlement remis à une bonne nourrice qui l'allaiterait au sein ; *mais ce mode est l'exception*..... Que deviennent ces pauvres petits bébés ? Ils deviennent un objet de spéculation infâme ; ils sont vendus, je dirais presque à l'encan, livrés au rabais..... Une fois arrivées dans leur village, les entremetteuses, après avoir gardé chez elles les enfants dix, quinze et vingt jours, dans le but, d'une part, de bénéficier de tout le laps de temps, puis ensuite de les louer à celles de leurs voisines qui peuvent en avoir besoin pour se placer, les cèdent enfin, lorsqu'ils sont étiolés par une mauvaise alimentation, un séjour forcément prolongé dans un berceau infect, continuellement imprégné d'urine. Ils sont délivrés à celle des voisines qui demande la rétribution la plus faible et offre la prime la plus élevée. » (*Loc. cit.* p. 81.)

Est-il donc étonnant que la mortalité des enfants, qui ne dépasse pas de 16 à 22 p. 100 lorsqu'ils sont allaités par leur mère, ainsi que le démontrent les tables mortuaires et quelques statistiques particulières, atteignent, lorsqu'ils sont livrés à des nourrices mercenaires, ces lugubres proportions de 69 (Aube et Seine-et-Oise), 78 (Eure et Calvados), 87 et 90 (Seine-Inférieure et Loire-Inférieure) pour 100 enfants assistés ? (*Rapport de la commission d'enquête sur les enfants assistés*, in-4°, imprimerie impériale, 1862.)

Il y en France un département, la Creuse, dans

lequel l'industrie des nourrices est complètement inconnue. Toutes les mères y nourrissent leurs enfants ;
jamais elles ne prennent de nourrissons. La mortalité
des enfants *au-dessous d'un an*, dans ce département, est :

de 10 à 12 pour 100 (Dr Brochard),

de 13, 1 pour 100 (Dr Bertillon.)

L'hécatombe de ces innombrables martyrs de
l'industrie nourricière ne comprend pas seulement les
enfants déportés de la ville au village. Eux-mêmes les
enfants de la maison, arrachés du sein maternel, ont
le plus souvent à courir les chances périlleuses d'un
sevrage ou d'une alimentation prématurés, s'ils ne
sont point livrés à une nourrice placée dans la
hiérarchie plus bas que leur propre mère ; et il arrive
fréquemment qu'ils paient de leur vie l'allaitement
rétribué donné par elle au nourrisson étranger, déshérités, soit misère, soit avarice, du patrimoine dont la
nature voulait qu'ils eussent la légitime possession,
et qu'à côté d'eux la brute conserve fidèlement et en
entier à sa jeune progéniture !

La part que prennent dans la mortalité générale les
décès propres à cette dernière catégorie de petits enfants, ne peut être que considérable, si on en
juge par la progression rapide et incessante qui se fait
remarquer dans l'industrie nourricière.

« Tout le monde sait, dit le docteur Monot, de
quelle renommée jouissent à Paris *les nourrices bour-*

guignonnes ou *bourguignottes*, les nourrices du Morvan. Aussi l'industrie des nourrices sur lieu a-t-elle pris, depuis quelques années, une extension incroyable. C'est le commerce le plus important de cette partie du département de la Nièvre.

« Dans le seul canton de Montsauche, pendant une période de 7 ans, 2,824 femmes sont accouchées ; 1,897 sont allées nourrir sur lieu : deux sur trois ! N'est-pas un chiffre déplorable ? Ce chiffre est encore plus élevé ; car beaucoup, pour cause d'infirmité ou de faiblesse de constitution, n'ont pu grossir le chiffre des émigrantes ; on doit ajouter que le départ de la mère pour Paris est souvent *un arrêt de mort pour l'enfant.*

« Du 1er janvier au 31 décembre 1864, il est mort dans le canton de Montsauche 449 enfants, dont les mères étaient nourrices à Paris. Ce chiffre de 449 donne, pendant 7 ans, pour les enfants au-dessous d'un an, une moyenne de 64 pour 100 ! Voilà 439 infanticides avec préméditation sur lesquels l'autorité ferme les yeux et vis-à-vis desquels la loi est désarmée ! » (*Loc. cit.* p. 23., *et passim.*)

Que deviennent les mœurs au milieu de ce trafic ? Le sens moral s'obscurcit ; le nombre des filles-mères augmente ; l'esprit de famille s'en va à la diable ; le sentiment de la paternité cède la place à l'amour du lucre ; la dignité humaine périt, étouffée par les calculs les plus honteux. « Quelques femmes ne poussent-elles pas la prévoyance jusqu'à ne revenir chez elles que sûres de retourner avant neuf mois à Paris ! Et les maris? il en est qui s'en réjouissent ; leur femme est en mesure de recommencer plus tôt à gagner de l'argent. D'autres suivent leur femme dans la capitale et s'y perdent dans l'oisiveté et la débauche. » (Drs Monot et Brochard.)

Et, malgré cette suractivité dans la fabrication, la marchandise est rare, le lait fait défaut, et, son insuffisance comme son absence totale engendrant la fraude, l'allaitement naturel ne tarde pas à être remplacé par l'allaitement artificiel, le sein par le biberon et la bouillie.

L'allaitement au biberon et à la bouillie a eu ses prôneurs ; il a même été érigé en méthode générale et exclusive ; on a cru qu'il y aurait possibilité et même avantage à se passer d'emblée du lait de femme, devenu, avec de telles nourrices et un pareil commerce, une matière première de misérable qualité. On est tombé de fièvre en chaud mal.

En 1865, le Calvados avait vu naître 9,611 enfants; la mortalité avait été de 17 p. 100. Sur ce chiffre, 6,407 avaient été élevés au sein de leurs mères et avaient donné une mortalité de 698, c'est-à-dire de 11 p. 100 ; 3,204 avaient été élevés au biberon et avaient donné une mortalité de 986, c'est-à-dire de 31 p. 100. (Dr Denis Dumont, de Caen. *Communication à l'Académie.*) En comparant les chiffres de la mortalité des nouveau-nés dans les divers quartiers de Paris, M. Bourdon a trouvé qu'elle est de 24,80 p. 100 pour les enfants nourris par leur mère, et de 62,80 p. 100 pour les enfants nourris au biberon. (*Discussion devant l'Académie de médecine.*)

A Parthenay (Deux-Sèvres), sur 153 enfants trouvés naissants, il en est mort de 1 jour à un an 54, ce qui fait 35 p. 100, proportion plus forte qu'à Poitiers; à X..., sur 244 enfants trouvés naissants, au bout d'un an, il en est mort 197, ce qui fait 80 p. 100. Frappé de la différence énorme qui existe entre ce chiffre et ceux de Poitiers, l'abbé Gaillard, à qui j'emprunte ce document, dut en chercher la cause. Il acquit la certitude que, dans l'hospice de X...., les mêmes soins étaient donnés aux enfants, la même surveillance exercée sur les nourrissons qu'à Poitiers et à Parthenay. Seulement à X..., on ne fait allaiter aucun enfant ; tous ceux qui sont reçus sont nourris au biberon. C'est au défaut d'allaitement qu'il faut attribuer la mortalité effrayante qui vient d'être signalée. Le seul remède que l'on ait trouvé, c'est le recours à l'allaitement naturel. (*Recherches sur les enfants trouvés.* Paris, 1837, p. 165.)

« En 1851, 20 enfants, *choisis parmi les plus forts*, furent envoyés, *par ordre supérieur*, à la colonie de Bonneval, pour être allaités dans cet établissement au biberon; sur ces 20 enfants, 18 sont morts en quelques mois. On ne voulait plus d'enfants trouvés, le but est bien près d'être atteint. » (Lettre de M. de Saint-Laumer, administrateur des enfants trouvés du département d'Eure-et-Loir, à M. le Dr Brochard.)

Un prince de l'Église, le cardinal archevêque de Bordeaux, éprouvait naguère une immense douleur, en arrêtant ses regards sur *ces petits êtres enlevés par la mort au seuil même de la vie, tandis que les soins maternels, une vigilante attention les eussent conservés à la religion, aux professions utiles, et, par-dessus tout, à l'agriculture.* (Lettre de M. le Dr Brochard.)

Dans ses visites pastorales Mgr Donnet, s'occupant avec un égal intérêt de ses brebis fidèles et de ses brebis égarées, s'était trouvé *en face de ce gouffre toujours béant* où venaient s'engloutir les tendres agneaux de son troupeau décimé. Ému d'une profonde compassion pour ces pauvres enfants trouvés, *dans lesquels on doit considérer, non le fruit de la débauche, mais la sublimité de l'origine et la fin de toute créature humaine* (*OEuvres complètes*, t. V, p. 362), il avait dénoncé au gouvernement *les conditions dans lesquelles se trouvaient placés ces pauvres petits êtres, conditions qui font frémir.*

« Les enfants, disait-il, au lieu d'être allaités par le sein d'une nourrice, le sont à l'*aide du biberon*, ce qui laisse à une seule personne la facilité d'en recevoir jusqu'à quatre et quelquefois davantage. Les femmes entre les mains desquelles sont remis ces enfants ne sont, pour la plupart, dignes d'aucune confiance. Autrefois, on voulait avec raison des garanties ; on exigeait des certificats du maire et du *curé*. Aujourd'hui, les femmes les plus déconsidérées sont reconnues aptes à cet emploi, et de vieilles mendiantes, qui n'ont ni bois, ni linge, au cœur de l'hiver, se chargent d'enfants qui viennent à peine de naître. Dans une commune, on en a placé cinq chez une femme qui sortait de prison pour vol, et ils sont tous morts dans l'espace de huit jours. Le nombre des infortunés envoyés à Pugnac, en 1862, a été de *vingt-quatre* ; le nombre des morts a été de *vingt-trois*. » (Lettre au préfet de la Gironde, du 7 mars 1863.)

« A Saint-Christoly, 11 enfants confiés à 5 gardiens sont décédés en 1862. A Saint-Savin, 5 enfants sont décédés, dont 2 chez le même gardien. A Pugnac, sur 31 enfants, 25 sont décédés en 1862, 5 en 1863. Ces enfants étaient confiés à 9 gardiens. Un seul était nourri au sein.

« La femme Barreau avait charge, à elle seule, de 7 enfants ; la femme Georgette, de 6. » (De Bethmann, administrateur-commissaire de l'hospice des enfants assistés, plus tard maire de Bordeaux : *Notes sur les enfants trouvés*. In-4°, Bordeaux, 1857. Émile Grugy, p. 14.)

Les animaux malades de la peste étaient tous frappés, mais ils ne mouraient pas tous !

Les pertes énormes opérées par ce nouveau *Massacre des innocents*, l'état d'épuisement qu'elles entretiennnent dans les sources de la vitalité nationale, ne constituent pas seulement une violation flagrante des premières règles de l'hygiène ; la plupart des faits que j'ai étalés aux regards du lecteur présentent le caractère et la gravité d'actes criminels : ce sont bel et bien de véritables infanticides, à l'égal de ceux que la loi définit, qu'elle recherche et qu'elle frappe ; les auteurs sont unanimes pour les marquer de cette flétrissure, et il est avéré que là où la mortalité des nourrissons est plus considérable, là aussi est plus grand le nombre des infanticides que la justice traduit devant les tribunaux.

Une placeuse de nourrices avouait au docteur Villemin que près d'elle demeurait une femme qui ne garde jamais longtemps ses nourrissons : en peu de semaines, un enfant qu'on lui apporte plein de vie est sûrement mort. La voix populaire la désigne sous le nom d'*Engelmacher*, (*faiseuse d'anges*), et l'un des médecins cantonaux de la ville lui disait qu'il connaissait deux femmes de cette espèce.

Et n'allez pas naïvement vous imaginer que les maisons marquées du signe de l'extermination sont désertées et restent vides ; loin de là, elles sont achalandées, leur clientèle ne chôme pas.

« Un grand nombre de filles-mères mettent leurs enfants en nourrice avec l'intention évidente de s'en débarrasser, écrit le docteur Brochard. Elles trouvent toujours des nourrices complaisantes ; ces femmes, chez lesquelles les enfants meurent si facilement, et si sûrement, sont connues, recherchées de certaines maisons de la capitale, et leurs services y sont très appréciés, car ils sont toujours parfaitement rétribués. » (P. 142. *Loc. cit.*)

Ce genre d'infanticide est très connu des médecins d'Eure-et-Loir ; et le docteur Jules Guérin *a vu une femme chez laquelle huit nourrissons étaient morts dans le courant d'une seule année.* (Académie de médecine.)

Aux meurtres par inanition viennent s'ajouter les meurtres par indigestion, résultant d'une alimentation prématurée ou d'une nourriture de mauvaise qualité.

L'aliment normal du nouveau-né, l'aliment que la nature lui prépare d'avance, le seul qui soit approprié à ses premiers besoins, c'est le lait de sa mère. Dans les premiers jours qui suivent l'enfantement, ce lait n'est pas ce qu'il sera plus tard ; il a des caractères particuliers, une qualité voulue pour une action spéciale et passagère ; ses qualités nutritives ne s'accroîtront qu'au fur et à mesure que s'accroîtra la force digestive des organes gastriques. La bouche de l'enfant n'est faite tout d'abord que pour la succion, acte qu'il accomplit immédiatement et d'instinct ; elle ne s'armera de dents qu'à l'heure où l'estomac sera mûr pour recevoir et élaborer une nourriture moins facilement assimilable que le lait. C'est d'après la structure plus ou moins achevée de ce petit appareil de trituration, que les aliments devront être choisis, la qualité et la quantité déterminées et réglées. De là, l'importance capitale de connaître exactement l'âge vrai du lait de la nourrice étrangère. L'enfant vient-il de naître, il rejettera un lait trop vieux, incapable qu'il est encore de se l'assimiler et de s'en nourrir. Le lait est-il trop jeune et l'enfant trop âgé, la disconvenance n'est pas moindre : l'enfant épuisera le sein par des appels répétés autant qu'insuffisamment satisfaits ; il ira s'amaigrissant, tout en tétant fréquemment et beaucoup.

Si l'appropriation du lait aux besoins de l'enfant exige ces délicats ménagements, qu'adviendra-t-il, lorsqu'il doit être éloigné du sein de sa mère, si, au lieu du lait, on lui donne des aliments prématurément offerts ou défectueusement préparés ; et si, comme la chose se passe dans la pluralité des cas, la nourrice mercenaire, pour se ménager ou pour vaquer plus librement à ses lointains travaux, le gorge d'une bouillie mal préparée, si ce n'est de la soupe commune qu'elle écrase tant bien que mal avec la cuiller et même des mets lourds et grossiers qui composent le régime habituel du gîte, pommes de terre, haricots, viande de porc, etc., qu'elle croit rendre plus légers en les passant, au préalable, sous sa dent et en les imbibant de sa salive avant de les dégorger dans la bouche du petit citadin ?

Ainsi nourri, l'enfant crie, l'enfant pleure et se lamente ; vite on le bourre d'une nouvelle pâtée, et on le berce et on l'étourdit de chants aigus, jusqu'à ce qu'il trouve dans une digestion laborieuse un sommeil profond, mais non réparateur.

A ce régime, l'infortuné ne prend qu'un développement mensonger, fait de tissus bouffis, pâles et flasques, bien éloignés de la chair ferme et rose, qui est l'indice d'une nutrition saine et réelle ; l'abdomen fatigué par une surcharge et des indigestions fréquentes, gonflé et d'un volume exagéré, ne s'affaisse qu'alors qu'il se vide en déjestions demi-liquides et verdâtres. Viennent les chaleurs, vienne la crise dentaire, le pauvre petit sera rapidement emporté par une cholérine foudroyante, ou se consumera lentement dans d'incoercibles dérangements.

La vigueur native de leur constitution soustrait-elle quelques victimes aux périls d'un sevrage prématuré et d'une alimentation homicide, ces *échappés* du biberon et de la bouillie rapporteront avec eux de leurs mois de nourrice, et peut-être pour ne s'en débarrasser jamais, une disposition rachitique, un tempéramment usé, lymphatique et strumeux, conséquence ordinaire des manœuvres coupables et des habitudes antihygiéniques que j'ai dû rappeler et qui ne sont ignorées de personne.

P. YVAREN.

Réduits dans leur dimension, ces divers tableaux de l'industrie nourricière, pris sur le fait, présentent l'image fidèle de ce qui se passe dans la plupart des départements.

Je me suis peut-être trop appesanti, et cependant je suis loin d'avoir épuisé la matière, sur cette partie de mon sujet, où l'humanité se montre sous ses aspects les plus tristes et les plus honteux. Mieux vaut, puisqu'il m'est permis de le faire, pour apaiser le cœur que le dégoût soulève et rasséréner l'imagination épouvantée par ces ténébreuses horreurs, reporter nos regards vers une de ces honnêtes métairies, et il n'est pas rare d'en rencontrer dans Vaucluse, où des familles de cultivateurs aisés, ayant accepté comme nourrisson un enfant pauvre, orphelin, et même un enfant trouvé, s'y attachent, et, le sevrage venu, l'élèvent et lui laissent, dans leur héritage, une part qui n'est pas contestée par les enfants légitimes.

« Que de fois, dit M. Brochard, qu'on ne saurait trop citer, car il joint au mérite de la franchise l'autorité d'un témoin oculaire (c'est M. le Dr Léon Le Fort qui lui rend cet hommage), que de fois j'ai vu des nourrices donner à leur nourrisson les vêtements de leurs propres enfants ! Que de fois j'en ai vu nourrir, des mois entiers, des enfants dont les termes n'étaient pas payés, ne voulant pas les sevrer prématurément, ne voulant pas, d'un autre côté, les reconduire à Paris, de peur qu'ils n'y fussent pas aussi heureux que chez elles ! J'ai vu de ces femmes ne pas craindre d'augmenter leurs propres charges et adopter le nourrisson qu'elles avaient élevé, plutôt que de le laisser mettre aux enfants trouvés. Le petit Parisien continuait à faire partie de la famille et occupait à l'humble foyer le même rang que les autres enfants de la nourrice. »

L'allaitement mercenaire, honnêtement pratiqué, avait fait à ces nourrices une seconde maternité.

Le sevrage, sous notre ciel si pur et néanmoins si inclément pour les enfants du premier âge, fait traverser au nourrisson une crise qui peut être périlleuse et devenir mortelle, lorsqu'elle se combine avec le travail de la dentition et l'influence de la chaleur de nos brûlants étés. Une imprudente précipitation, une inopportunité accidentelle, une négligence dans le régime, sont des erreurs impardonnables que l'enfant risque de payer de sa vie. *Bel enfant jusqu'aux dents* est un proverbe qui chaque année se vérifie.

Au retour des hirondelles, notre population ouvrière, avide de soleil et d'air, s'empresse de descendre de ses logements haut perchés et étroits dont un long hiver a corrompu l'atmosphère, et de venir respirer dans la rue les premières senteurs de nos nombreux jardins et se retremper dans les brises attiédies du nouveau printemps. Elle passe et vit la majeure partie du jour sur le pas des portes : les fileuses filant, les blanchisseuses blanchissant, les couturières cousant, les nourrices nourrissant, toutes chantant à qui mieux mieux.

Parmi ces dernières, voyez cette jeune femme se balançant sur une chaise, un enfant dans les bras, la camisole déliée, le corsage entr'ouvert, le fichu rejeté en arrière, le sein chastement nu sous le voile dont le couvrent les premiers sourires du nourrisson et le saint rayonnement de l'amour maternel. Le petit démon, délangé, s'agite, gambade, quittant et reprenant la mamelle ruisselante. La mère, non moins rieuse, à chaque instant découvre, admire et fait admirer le corps de son fils, potelé, ferme, vermeil, son œuvre et son orgueil ; le couvre de baisers, le frappe, le harcèle, le fait retentir du souffle bruyant et répété de ses lèvres sonores, auquel répondent les éclats de joie de l'enfant, purs et doux comme un écho du ciel.

Mais juillet s'avance, et, avec lui, les jours caniculaires ; les blés sont tombés sous le tranchant des faucilles ; les moissonneurs harassés et en nage foulent sur l'aire ce qui sera notre pain quotidien ; la cigale chante sur les arbres et le grillon dans les guérets ; c'est l'époque de l'année où les travaux sont plus rudes, les fardeaux plus pesants et où, cependant, les maladies de l'adulte sont le moins fréquentes et où, pour lui, la mort semble suspendre ses coups. Tout au rebours pour les nourrisons et les enfants en bas-âge, c'est l'époque où la maladie les frappe avec le plus de violence, où la mort les moissonne d'une faulx plus impitoyable et les couche plus nombreux sous la terre bénite.

C'est le règne de la diarrhée estivale, la maladie des enfants récemment sevrés et même des enfants à la mamelle ; la diarrhée résultant de l'influence combinée qu'exercent sur la membrane gastro-intestinale la température trop élevée de l'atmosphère et le travail de la dentition, affection redoutable qui, chaque année, au retour des chaleurs, est un sujet d'anxieuse préoccupation pour le médecin et de deuil pour un grand nombre de familles.

Combien d'enfants ne voyons-nous pas, de la mi-juin à la fin d'août, naguères resplendissants de santé, comme celui que j'ai plus haut exposé à vos regards, aujourd'hui pâles, la peau flétrie, les yeux caves, penchant sur l'épaule de leur nourrice leur tête brûlante, qu'ils agitent incessamment de droite et de gauche, impuissants qu'ils sont à la tenir ferme un seul instant, semblables à ces fleurs du poète dont la charrue a tranché la tige :

> *Purpurens veluti cum flos suscisus aratro*
> *Languescit moriens, lassove papavera collo*
> *Demissere caput, pluvia cum forte gravantur.*
>
> (Virg., Æneid., l. IX.)

> Tel languit un pavot couché par la tempête ;
> Tel meurt avant le temps, sur la terre couché,
> Un lys que la charrue en passant a touché.
>
> (DELLILE)

A ces nombreuses causes de mort, dont il est entouré et assailli, l'enfant aura une chance d'autant plus grande de se soustraire ou de les surmonter, que seront plus grandes la somme de vitalité et la force de résistance qu'il aura reçues de ses auteurs.

« L'égalité devant la mort n'existe pas plus que l'égalité devant l'intelligence et la fortune, écrit M. le Dr Léon Le Fort ; et les différences si grandes que nous remarquons dans la taille, la constitution, la santé des hommes arrivés à l'âge adulte, différences qui sont, dans une assez large mesure, le résultat des conditions sociales au milieu desquelles ils ont vécu dans leur jeunesse, nous les trouvons chez l'enfant au moment de la naissance. L'un est vigoureux, bien musclé ; ses petits membres potelés annoncent déjà la force ; ses joues roses, pleines, rebondies, respirent la santé ; l'autre est faible, chétif, ses membres sont grêles, sa figure ridée ressemble à celle d'un vieillard, son être tout entier respire la misère. *Il semble né pour mourir* et souvent il meurt alors que, dans le même lieu, dans les mêmes conditions extérieures défavorables, le premier enfant, bien qu'affaibli, eût résisté et fût sorti victorieux de la lutte. » (*Loc. cit.*)

Les deux précédents entretiens n'ont eu d'autre but que de faire connaître les conditions requises pour que de l'union des sexes sortent des enfants nés pour vivre, et non pas nés pour mourir. Je n'ai plus à revenir sur ces conditions. Je n'y ajouterai que quelques considérations sur deux points nouveaux.

En prenant la parole devant l'Académie de médecine, le Dr P.-Ém. Chauffard, d'accord avec son collègue, M. Fauvel, plaçait en tête des causes qui pèsent le plus lourdement sur la mortalité des nouveau-nés dans les grandes villes, la faiblesse native, « certainement une des causes les plus puissamment désastreuses, capable à elle seule de compromettre le sort d'une race, de neutraliser les tentatives d'amélioration, les soins donnés à l'être naissant. »

Un premier fait témoigne de cette insuffisance originelle : le nombre relativement élevé des mort-nés comparé au chiffre des naissances.

En consultant le mouvement de la population pour l'année 1869, je trouve qu'il est né :

En France, 47,033 mort-nés pour 998,927 enfants nés viables, soit 4,7 %.

Dans la Seine, 5,168 mort-nés pour 65,677 enfants nés viables, soit 7,8 %.

Pour les mort-nés, comme pour les enfants de 0 à 1 an, l'illégitimité place l'être créé dans une infériorité remarquable ; homicide dès le principe, *homicida a principio* (Jean, III, 44), elle fournit, en général, deux victimes, quand les produits des unions légitimes n'en fournissent qu'une, les mêmes causes agissant avant comme après la naissance ; je les ai indiquées plus haut.

Cette hérédité qui étreint les générations dans les nœuds d'une solidarité commune devrait sans cesse être présente à nos yeux ; sans cesse elle devrait faire retentir dans notre conscience tenue en éveil l'écho anticipé de ses futures justices. Ce châtiment tardif des fautes passées, le plus souvent inévitable, ne porte pas immédiatement sur le coupable. Ce n'est pas l'auteur qui expie, ce n'est pas sa propre personne qui est dégradée, sa propre chair qui est déchirée ; c'est dans la joie de son foyer, dans l'orgueil de sa race, dans l'espoir de son avenir qu'il est poursuivi, atteint et puni :

> Delicta majorum immeritus lues,
> Romane. . . . .
>
> (Horace.)

Les altérations morbides laissées en nous par les débauches, les folies et les vices du passé forment un levain de corruption et de souffrances qui, ravivé et portant ses fruits dans la descendance actuelle, s'en empare, la torture, la mine et la tue.

Si l'homme arrivé à l'âge des passions arrêtait plus fermement sa pensée sur le fait si évident, si répété, de cette transmission meurtrière d'*une vie non viable*, nul doute qu'il n'y trouvât un solide point d'appui pour résister à leurs funestes entraînements, une salutaire épouvante pour repousser de son présent et de son avenir les fatales conséquences de leurs poisons corrupteurs. Il faut que son aveuglement soit bien complet, sa légèreté irrémédiable, pour qu'il tienne si peu de compte, au milieu de ses écarts, de ses dissipations et de ses désordres, de cette hérédité solidaire, de cette viciation expiatrice dans l'ordre des générations, et de cette chose terrible, affreuse, disons plus, criminelle, que je ne puis exprimer que par l'accouplement monstrueux de mots qui hurlent de se trouver ensemble : *la paternité infanticide.*

C'est surtout dans les classes supérieures, auxquelles la fortune ouvre un trop facile accès à tous les plaisirs, que le gaspillage des dons de la jeunesse entache d'un germe contaminateur les fruits de l'âge mûr et engendre dans les rejetons avortés la faiblesse native qui précipite les familles vers une décadence et une fin prochaines.

A l'autre extrémité de l'échelle sociale, les dures conditions d'existence dans lesquelles se débat la classe ouvrière, le travail forcé créé par les luttes et les vicissitudes de l'industrie, les périls inhérents à certaines professions, les rigueurs de la misère, aboutissent au même résultat, la faiblesse native des nouveaunés ; le sang étant non moins appauvri par l'excès des privations que par l'abus des jouissances.

Une dernière cause me reste à signaler parmi celles qui concourent à cette indigence originelle ; P.-Ém. Chauffard surtout s'est appliqué à la mettre en lumière. Après avoir fortement insisté sur l'une des plus graves imperfections du Code Napoléon, la plus affligeante peut-être au point de vue social et moral, celle qui interdit toute recherche de paternité et livre la jeune fille sans protection et sans secours possibles à toutes les entreprises de la passion et de l'immoralité, et, en affranchissant de toute responsabilité celui qui se joue des devoirs de la paternité dont le poids lui incombe, pousse sans réserve, en les favorisant par la loi, à ces unions illégitimes qui n'enfantent que pour sacrifier à la mort précoce, doublent la mortalité des nouveau-nés et menacent la prospérité matérielle du pays et l'accroissement régulier de sa population, il s'exprime ainsi :

« Il n'y a pas seulement ces faveurs indirectes de la loi française pour les unions illégitimes ; il y a plus encore : il y a de grandes institutions dirigées contre le mariage ; il y a de grandes agglomérations d'hommes jeunes et valides, le plus ardent et le plus pur de notre race, auxquelles on ne laisse d'autres ressources que les unions de passage, la pire des unions illégitimes. Je veux parler des grandes armées permanentes. On ne saura jamais le mal qu'a fait à notre pays l'institution des armées permanentes, ces conscriptions impitoyables qui, tous les ans, arrachent au foyer le meilleur choix de la jeunesse pour le livrer aux encombrements malsains de la caserne, à la vie oisive et corrompue de garnison. Enivrés de gloire militaire, nous n'avons pas regardé à quel prix nous l'achetions, au prix du dépérissement futur de notre race.

Pour nous en tenir au point spécial qui nous occupe, pensez, Messieurs, à la situation de quatre à cinq cent mille hommes jeunes et vigoureux à qui le mariage est interdit, sans qu'ils aient fait vœu de continence, et que l'on jette sur le pavé des grandes villes, livrés et nécessairement adonnés à toutes les séductions ! N'est-ce pas décréter en quelque sorte la prostitution ou les unions illégitimes ? Cela est si vrai, que, partout, ainsi que le dit M. Legoyt, le nombre des naissances naturelles s'accroît en raison directe des effectifs militaires. Triste, mais instructive solidarité !

« Sur ces cinq cent mille hommes, il est vrai, un certain nombre, tous les ans, est rendu à la vie civile. Mais ceux-là même rentrent rarement au foyer domestique ; presque tous sont perdus pour le village, pour le hameau natal, où, mariés, ils auraient augmenté, dans des proportions rassurantes, le nombre trop restreint des nourrices ; ils viennent augmenter la population des grandes villes, où ils rapportent trop souvent une santé ruinée par les exigences et la dépravation de la vie de caserne et de garnison. Et ces libérés ou réformés deviennent ensuite des pères qui lèguent à leur descendance, parfois même transmettent à leurs femmes des débilités incurables, des affections contagieuses et héréditaires qui se traduisent toujours en augmentation de mortalité dans le bas âge. » (*Sur la mortalité des nourrissons*, discours prononcé dans la séance de l'Académie de médecine du 28 décembre 1869. Paris, J.-B. Baillère, 1870.)

La reine Blanche voulut être nourrice de son fils. Un jour que la reine avait un accès de fièvre, une dame de qualité, qui, pour lui plaire ou pour l'imiter, nourrissait aussi son fils, touchée de compassion pour les pleurs du petit Louis qui avait faim, lui donna la mamelle. La reine, l'ayant su, en fut si fâchée qu'elle fit rendre le lait à l'enfant en lui passant les doigts dans la bouche, ne voulant pas, dit-elle, qu'une autre femme eût le droit de lui *disputer la qualité de mère.* (Brochard, p. 21.)

La leçon donnée de si haut par celle qui devait plus tard tenir d'une main ferme le sceptre de la régence, et l'exemple offert de nos jours par l'humble département de la Creuse, placé aux derniers rangs par la pauvreté d'un sol ingrat, élevé aux premiers par la richesse de sa maternité, où le chiffre des décès des enfants de 0 à 1 an reste abaissé à 10 pour 100 par le seul fait que l'industrie des nourrices y est inconnue et que les mères y nourrissent leurs enfants et ne prennent jamais de nourrissons ; cette leçon et cet exemple disent assez éloquemment que c'est dans l'allaitement maternel, adopté comme principe et mis en pratique d'une manière générale, que se trouvent le premier obstacle et le plus sûr remède à l'effroyable mortalité, que cette étude a pour but de faire mieux connaître, et dont la menace, comme l'épée de Damoclès, est constamment suspendue sur la tête de toutes les mères.

Devant l'accomplissement seul de ce devoir tombent toutes les causes de mort que j'ai montrées se rattachant à l'allaitement mercenaire : incertitude sur la qualité, la quantité, l'âge, la persistance du lait même le mieux choisi, accidents dus au déplacement du nouveau-né, à l'égoïsme, à l'incurie, à l'avarice, à l'ignorance, aux préjugés de la nourrice, en un mot tous les dangers signalés plus haut.

A ne considérer l'allaitement maternel que sous le rapport de la vie de l'enfant et des chances les plus favorables à sa conservation, rien ne peut en égaler les avantages ; lui seul assure au nourrisson les bénéfices de cette hygiène minutieuse, de ces mille soins que réclame la délicatesse de sa constitution si frêle, si désarmée, si impuissante à lutter d'elle-même et seule contre les influences hostiles du monde extérieur. La sollicitude maternelle est seule capable d'y suffire, et *elle ne se supplée pas.* (J.-J. Rousseau.)

A des points de vue plus élevés, l'obligation de nourrir son enfant s'impose encore comme un devoir à toutes les femmes devenues mères, et l'on peut dire, avec un père de l'Église, que toute femme qui, sans nécessité, confie à une autre le soin de nourrir son enfant commet une faute : *Peccat mater illa quæ prolem suam sine causa alteri lactandam tradit.*

Les païens ne tenaient pas un autre langage. « La

nature mesme, dit Plutarque, nous montre que les mères sont tenues d'allaiter et nourrir elles-mêmes ce qu'elles ont enfanté ; car, à cette fin, elle a donné à toute sorte de bestes qui font des petits la nourriture du laict..... Il y a d'avantage qu'elles-mesmes en auront plus de charité et plus d'amour envers leurs propres enfants et non sans grande raison, certes. Car le avoir esté nourri ensemble est comme un lien qui estrainct, ou un tout qui roidit la bienveillance : tellement que nous voyons jusques aux bestes brutes, qu'elles ont regret quand on les sépare de celles avec qui elles ont été nourries. Ainsi doncques, faut-il que les mères propres, s'il est possible, essayent de nourrir elles-mesmes leurs enfants. » *(OEuvres morales,* t. I, p. 7).

Jean-Jacques Rousseau ne fait que répéter Plutarque, lorsqu'il dit dans son *Émile :* « De la tendresse d'une nourrice pour l'enfant qu'elle allaite, résulte un inconvénient qui seul devrait ôter à toute femme sensible le courage de faire nourrir son enfant par une autre : c'est celui de partager le droit de mère ou plutôt de l'aliéner, de voir une autre femme aimer son enfant autant et plus qu'elle, de sentir que la tendresse qu'il conserve pour sa propre mère est une grâce et que celle qu'il a pour sa mère adoptive est un devoir ; car là où j'ai trouvé les soins d'une mère, ne dois-je pas avoir l'attachement d'un fils ? »

Quæ lactat, mater magis quam quæ genuit.

Avant le philosophe de Genève, Aulu-Gelle s'était écrié : « Quel est donc ce partage réprouvé par la nature, cette demi-maternité qui consiste à donner le jour à un enfant et à le rejeter aussitôt loin de soi ? La mère l'aura nourri de son sang quand ce n'était qu'un être informe, enfermé dans son sein, qu'elle ne pouvait apercevoir ; et maintenant qu'il est sous ses yeux, qu'il commence la vie, que c'est un homme implorant son secours, elle lui refuserait la nourriture de son lait ? La nature ne tarde pas à venger son outrage. L'enfant ne connaît que le sein qui l'allaite ; sentiments, affection, caresses, tout est pour la nourrice ; la véritable mère ne recueille que l'indifférence et l'oubli. » (*Noct. attic.*, lib. XII, cap. I.)

« Point de mère, point d'enfant. Entre eux les devoirs sont réciproques, et, s'ils sont mal remplis d'un côté, ils seront négligés de l'autre. L'enfant doit aimer sa mère avant de savoir qu'il le doit. » (J.-J. Rousseau, *Émile*.)

Ce langage, bien qu'un peu déclamatoire, exprime cependant la réalité des choses, et plus d'une mère en reconnaîtra la vérité, si elle se remet en mémoire avec quel dépit jaloux elle a contemplé son enfant suspendu au sein d'une étrangère et lui souriant, et par quels soins assidus et exclusifs, par quel redoublement de caresses elle a dû reconquérir, au moment du sevrage, l'amour filial détourné de sa voie naturelle, cet amour dont la perte subite a souvent causé à la nourrice mercenaire elle-même, brusquement éloignée, parfois injustement rudoyée, de réelles larmes et un long serrement de cœur, tant sont puissants les liens par lesquels l'allaitement unit la nourrice à son nourrisson !

C'est encore en donnant à l'allaitement maternel le plus d'extension possible et en resserrant l'allaitement mercenaire dans les limites les plus étroites que l'on combattra le relâchement des mœurs, la décadence de l'esprit de famille, et tous les vices que nous avons vu ce dernier traîner à sa suite.

« Que les mères daignent nourrir leurs enfants, les mœurs vont se réformer d'elles-mêmes, les sentiments de la nature se réveiller dans tous les cœurs, l'État se repeupler ; ce point seul va tout réunir. L'attrait de la vie domestique est le meilleur contre-poison des mœurs. Le tracas des enfants qu'on croit importun devient agréable ; il rend le père et la mère plus nécessaires, plus chers l'un à l'autre ; il resserre entre eux le lien conjugal. Quand la famille est vivante et animée, les soins domestiques font la plus douce occupation de la femme et le plus doux amusement du mari. Ainsi, de ce seul abus corrigé résulterait bientôt une réforme générale ; bientôt la nature aurait repris tous ses droits. Qu'une fois les femmes redeviennent mères, bientôt les hommes redeviendront pères et maris. » (J.-J. Rousseau, *loc. cit.*)

Ici, rien d'exagéré : le jugement est sûr, et le conseil donné aussi sage que le tableau qui le précède est fidèle et gracieux.

Il y aurait bien encore une raison, entre beaucoup d'autres, qui militerait en faveur de l'allaitement maternel : j'ai longtemps hésité à la produire, non que je la tienne pour faible, loin de là ; mais à cause de sa force même.

On sait à quel point, en général, tous les enfants se ressemblent au moment de la naissance et pendant les semaines qui suivent. Or, cet enfant mis en nourrice et prématurément éloigné, qui répond qu'il ne sera jamais changé ? Si cette pensée venait à traverser seulement le cerveau de la mère, à quelles angoisses, à quelles tortures ne serait-elle pas en proie ? Pour si rare qu'il soit, le fait n'est pas impossible. Le Dr Brochard rapporte une histoire de ce genre atrocement plaisante.

« Un habitant de M..... eut un fils qu'il confia à une nourrice de la campagne. Quelques mois après, il réunit à sa table ses parents et ses amis ; et pour que la fête fût complète, il fit venir sa nourrice et son enfant. Les convives s'extasièrent sur la bonne mine de celui-ci, et, sur leurs instances, le père ordonna à la nourrice d'ouvrir les langes afin que l'on pût juger de la beauté de son corps. La nourrice s'exécuta avec peine ; mais il fallut céder. Quel fut l'étonnement du malheureux père ! Son fils... était une fille ! » Le Dr Rodet, ex-chirurgien en chef de l'Antiquaille, en citant ce même fait, raconté dans l'*Union médicale* (1868), dit « qu'il lui a été affirmé par un homme des plus honorables et des plus dignes de foi. »

« A la suite de ces voyages des nourrices et de leurs nourrissons en chemin de fer, écrit le docteur Monot, les *substitutions d'enfants sont fréquentes*, et nous pourrions citer de nombreux exemples d'*échange d'enfants connus* dans le Morvan. » (*Loc. cit.*, p. 44.)

L'allaitement maternel doit donc être la règle. Mais, comme les règles les mieux fondées, il a ses exceptions. On ne saurait l'imposer ni le permettre à la jeune femme qui a reçu de ses auteurs et qui présente les indices d'une de ces maladies héréditaires que j'ai passées en revue dans l'étude précédente, et qu'elle pourrait, à son tour, transmettre à son enfant; il est dans ces cas de toute nécessité qu'une nourrice étrangère soit appelée et choisie de manière que son lait réparateur, reconnu plus fort et plus pur, neutralise les semences morbides que le sang de la mère a infusées dans les veines du nouveau-né.

Une débilité native et confirmée est également une contre-indication formelle à l'allaitement par la mère. Mais des formes délicates, sveltes, même un peu grêles, ne constituent pas un empêchement insurmontable. Il ne faut pas oublier que les apparences de la faiblesse, comme celles de la force, sont trompeuses

et pourraient faire méconnaître un fonds de puissante
et très réelle vitalité. Dans le cas même où un examen
attentif, une appréciation impartiale des chances diverses, laisseraient subsister quelque doute, l'essai
doit être tenté ; surveillé par le médecin, il ne saurait
donner lieu pour la mère et l'enfant à aucun danger
qui ne pût être prévu d'avance, reconnu à temps et
immédiatement conjuré. Il ne me déplairait même pas
que l'on y apportât de la hardiesse, tant est grand le
nombre de jeunes femmes dont je n'ai vu le tempérament se fortifier et la maigreur céder la place à un
florissant embonpoint que le jour où, à une seconde
ou troisième couche, elles se sont comme retrempées
dans l'allaitement refusé d'abord, et accordé enfin à
leurs pressantes sollicitations.

Dans ces circonstances, l'œuvre maîtresse et première, celle du sein maternel, doit être secondée et
soutenue par l'emploi du biberon, dont l'intervention
est très opportune, lorsqu'elle n'est que secondaire ;
il faut donner à l'enfant, de bonne heure, l'habitude
de s'en servir, et même ne se priver jamais entièrement de cet utile auxiliaire.

Autant le nourrissage au biberon est funeste et
meurtrier, lorsqu'il est érigé en méthode exclusive ou
lorsqu'il prend dans l'allaitement naturel une prédominance abusive, autant il peut rendre de services
incontestables, lorsque, tenu en réserve, il n'y joue
qu'un rôle secondaire.

En Angleterre, les mères, en général, nourrissent leurs enfants, du moins dans les classes aisées, et quand elles ne peuvent pas les nourrir, elles préfèrent le biberon aux nourrices mercenaires.

Les enfants élevés au biberon sont nourris d'abord avec un mélange de deux parties de lait et d'une partie d'eau légèrement sucrée. Plus tard, on y ajoute des farineux, et enfin une sorte de soupe faite de biscuit passé au four, réduit en poussière et délayé dans du lait sucré.

Il faut se garder de confondre l'allaitement artificiel avec l'alimentation prématurée. J'en ai, en leur lieu, exposé les différences, mais pour l'une comme pour l'autre, je renvoie à un document où le lecteur trouvera des règles établies et des conseils donnés d'après les saines notions de la physiologie et de l'hygiène. Je veux parler de l'*Instruction sur l'hygiène des nouveau-nés* qu'avait préparée la Commission de l'Académie de Médecine. Je crois faire œuvre utile en reproduisant ici ce document, dans son entier, et, en le mettant sous les yeux du lecteur, concourir au but qu'elle avait à cœur d'atteindre :

INSTRUCTION SUR L'HYGIÈNE DES NOUVEAU-NÉS

Projet des conseils hygiéniques pour les nourrices et les nourrissons.

Le but des conseils ci-après est d'enseigner aux

nourrices ce qu'elle doivent faire ou ce qu'elles doivent éviter, dans l'intérêt de la santé des nourrissons qui leur sont confiés, et de leur propre santé.

La régularité dans la régime et dans les habitudes est une des principales conditions de succès pour élever les enfants.

On peut les soumettre, dès la naissance même, à cette régularité, en y apportant de la volonté et de la persévérance.

Allaitement. — 1. Pendant les deux premiers mois, la nourrice ne doit mettre l'enfant au sein que toutes les deux heures environ.

Il n'est utile de l'y mettre un peu plus souvent que s'il ne tette que très peu à la fois.

2. Lorsqu'on met un enfant trop souvent au sein, on ne lui donne pas le temps de digérer le lait qu'il a pris, et on le dispose à des indigestions ; on le voit bientôt vomir une partie du lait, et rendre des selles liquides et verdâtres.

3. Il ne faut pas réveiller un enfant pour le mettre au sein, à moins que son sommeil ne se prolonge au delà de trois à quatre heures de suite pendant le jour.

4. Pendant la nuit, le sein doit être donné plus rarement, afin que l'enfant et sa nourrice puissent avoir plusieurs heures de sommeil.

5. La nourrice ne doit jamais, sous aucun prétexte, faire coucher son nourrisson avec elle, ni s'endormir

en le laissant au sein ; il est arrivé souvent que des enfants ont été ainsi étouffés par leur nourrice endormie.

6. Le lait de la nourrice doit composer la seule et unique nourriture de l'enfant pendant les cinq premiers mois. Si avant cette époque le lait devient insuffisant, elle doit être remplacée.

Allaitement mixte. — 7. Dans le cas où le lait de la nourrice, par accident ou par maladie, deviendrait momentanément insuffisant, les précautions suivantes doivent être prises pour donner une nourriture artificielle avec succès. Le lait de vache doit, dans les premiers temps, être coupé par tiers, puis, plus tard, par quart, avec de l'eau pure, laquelle est bien préférable aux décoctions d'orge, de gruau, etc., que l'on est trop souvent dans l'habitude de donner. Le lait ainsi coupé ne doit être que légèrement sucré ; on doit le faire tiédir au bain-marie ou sur la cendre chaude.

On ne doit mettre dans le vase dont on se sert à cet effet que la quantité de lait justement nécessaire pour être prise en une seule fois.

Il faut que le lait soit renouvelé chaque fois qu'on veut le donner à l'enfant ; on doit donc jeter ce qui peut rester dans le vase.

Ce dernier (verre, timbale ou biberon) doit toujours être tenu extrêmement propre ; il sera vidé, lavé et essuyé avec soin, chaque fois qu'on aura donné à boire à l'enfant.

Si l'on se sert du biberon, ces soins seront encore plus nécessaires, et l'embout, ou bout artificiel du biberon, devra être détaché, nettoyé, et conservé dans l'eau propre jusqu'au repas suivant.

Il ne faut pas oublier, en effet, que les moindres parcelles de lait laissées dans les vases peuvent altérer; aigrir le nouveau lait et provoquer de nouvelles indigestions et d'autres accidents, tels que le muguet. Les vases dont on fera usage devront être surtout en verre ; on devra éviter tous ceux en étain, qui renferme une certaine proportion de plomb.

8. Par le même motif, il faut éviter l'usage pernicieux de ces suçons faits avec du linge ou des éponges imprégnées de lait ou d'eau sucrée, que l'on met entre les lèvres des enfants pour les calmer.

9. Avant le cinquième mois révolu on ne doit jamais donner à l'enfant d'autre nourriture que le lait.

Dans le cas où, avant cette époque, le lait paraît ne plus convenir ou être insuffisant, il ne doit être introduit aucun changement dans l'alimention de l'enfant sans l'avis du médecin. C'est le médecin qui seul pourra décider s'il faut donner autre chose que le lait, comme des potages très légers faits avec la fécule de pomme de terre, le tapioca, l'arrow-root, la farine de riz, la fleur de farine séchée au four, ou enfin, le pain bien cuit qu'on réduit en bouillie très claire à travers un linge fin.

Dans les premiers temps, ces substances seront cuites dans du lait ou dans de l'eau sucrée légèrement, et quelques semaines après, c'est-à-dire vers le sixième mois, avec du bouillon très léger.

Il faut varier et graduer la force de cette nourriture, selon la facilité avec laquelle l'estomac de l'enfant la supporte.

En tous cas, il doit être dangereux de sevrer l'enfant avant la sortie des quatre premières dents, et pour le priver du sein d'une manière complète il ne faut s'en rapporter qu'à l'opinion du médecin.

Il faut néanmoins que l'enfant continue à prendre le sein, afin de lui conserver cette ressource jusqu'à la sortie des seize premières dents.

10. Vers sept ou huit mois, on peut laisser mâcher une croûte de pain, soit sec, soit trempé dans du jus de viande, de l'eau sucrée et rougie avec du vin, ou sucer quelques os de volaille; mais on doit rejeter avec soin de sa nourriture les gâteaux et les sucreries de toute espèce.

Evacuations intestinales. — 11. La régularité qui a été recommandée dans la nourriture de l'enfant est aussi nécessaire dans ses évacuations intestinales. Celles-ci, pendant les premiers mois, doivent avoir lieu ordinairement trois à quatre fois par jour, être demi liquides, d'une couleur jaune claire, sans mélange de trop de grumeaux blancs, ni surtout de matières vertes.

12. Lorsque les évacuations sont rares et trop compactes, qu'il y a constipation, l'enfant doit être baigné; on doit lui appliquer des cataplasmes de fécule ou de fa-

rine de lin fraîche sur le ventre, lui introduire dans l'anus un petit morceau de suif ou de savon blanc et au besoin lui donner des lavements d'eau simple ou de décoction de racine de guimauve.

(On verra, à l'article : *Indispositions et maladies,* ce qu'il peut être utile de faire pour les autres dérangements d'intestin.)

Soins de propreté. — 13. La toilette de l'enfant doit être faite chaque matin d'une manière complète et avant de lui donner le sein ou son repas. La toilette faite après le repas troublerait la digestion.

Après chaque évacuation, les parties souillées doivent être non seulement essuyées, mais lavées complètement.

14. Ces soins de propreté sont tout aussi nécessaires pour la tête qu'il faut débarasser de la crasse ou des croûtes qu'on y laisse accumuler par suite d'une erreur trop commune.

On parvient à faire disparaître peu à peu ces croûtes en les imprégnant d'un peu d'huile, quelques heures avant de les laver avec de l'eau de savon tiède, et en brossant légèrement les cheveux avec une brosse de chiendent à longs brins faite pour cette usage.

15. Après le lavage et le nettoyage, il faut essuyer de suite avec un linge sec toutes les parties qui ont été mouillées, afin d'éviter les causes de refroidissement.

16. L'usage des bains est très utile aux enfants.

Lorsque la saison et la santé de l'enfant le permettent, on peut les baigner deux fois par semaine.

Le bain doit être à la température de la peau du bras plongé dans l'eau jusqu'au-dessus du coude. L'enfant peut y rester deux à trois minutes lorsqu'il est très jeune, cinq à dix minutes, lorsqu'il a cinq a six mois.

Vêtements. — 17. Le maillot ou les vêtements de l'enfant ne devront jamais être serrés autour de son corps ; il faut, au contraire, lui conserver le plus de liberté possible, non seulement de la poitrine et du ventre, mais aussi des bras et des jambes.

C'est une erreur de serrer et de maintenir ces parties, sous prétexte de les rendre droites. Plus un enfant a de liberté dans ses mouvements, plus il devient robuste.

18. Si, pendant les premières semaines et pendant les saisons humides et froides, l'enfant doit être couvert de vêtements chauds et épais, il faut l'en déshabituer peu à peu, avec les progrès de l'âge, et pendant les saisons douces.

19. Si la chambre où est le berceau de l'enfant est assez chaude, et si la saison n'est pas rigoureuse, il ne faut pas couvrir l'enfant au delà du nécessaire, notamment avec des couvertures épaisses, un édredon, ni enfermer le berceau trop complètement avec des rideaux épais, afin que l'enfant puisse respirer libre-

ment, et ne soit pas exposé à s'affaiblir par la transpiration.

20. Le linge du corps doit être renouvelé assez souvent. Les couches surtout doivent être changées, dès qu'elles sont salies pas l'urine ou par les évacuation intestinales, afin d'éviter l'irritation que leur séjour produit sur la peau.

21. Il est utile de maintenir, pendant le premier mois, la bande et la compresse que l'on a l'habitude d'appliquer sur le nombril et autour du ventre de l'enfant; cette bande doit être renouvelée dès qu'elle est mouillée.

22. L'application des épingles doit être faite avec attention, car il arrive assez souvent qu'elles blessent l'enfant et lui font jeter des cris que l'on peut attribuer à toute autre cause. On peut, avec avantage, remplacer les épingles par des cordons. L'enfant ne doit pas être laissé trop longtemps dans son berceau, il doit être promené dans les bras de sa nourrice.

23. A dater de quinze jours après la naissance, l'enfant doit être mis à l'air, aussi souvent que la température extérieure le permet. C'est vers le milieu du jour qu'on doit le faire sortir de préférence dans le nord de la France; c'est le matin et dans l'après-midi que la sortie doit avoir lieu dans les départements du midi.

Indispositions et maladies. — 24. Chez les enfants, il ne faut jamais laisser sans soins une indisposition en apparence légère.

Ces soins sont nécessaires dès le début, si l'on ne veut pas voir l'indisposition dégénérer promptement en maladie très grave.

25. Il est donc indispensable de faire prévenir le médecin, dès qu'un enfant présente une indisposition. Il ne faut lui donner aucun médicament sans l'avis du médecin.

26. Lorsqu'un nouveau-né prend mal le sein, on est porté à l'attribuer à une mauvaise conformation du filet ou frein de la langue, et on s'empresse de le couper, ce qui donne lieu parfois à des hémorrhagies mortelles.

Si l'enfant peut sortir librement la langue entre les lèvres, c'est que l'enfant est bien conformé ; la difficulté qu'éprouve l'enfant à bien téter tient à la mauvaise conformation du bout du sein

27. Les troubles des fonctions de l'estomac et des intestins sont les maladies les plus fréquentes chez les jeunes enfants.

Leur principale cause est la mauvaise direction donnée à l'allaitement ou à l'alimentation.

Lorsque les évacuations intestinales deviennent maladives, elles sont beaucoup plus liquides et plus fréquentes qu'à l'ordinaire. Au lieu d'être jaunes, elles deviennent brunâtres ou vertes, sont mélangées de grumeaux jaunes et blancs (lait mal digéré).

28. Donner le sein moins souvent est la première chose à faire ; on peut aussi appliquer sur le ventre de

l'enfant des cataplasmes de farine de lin, lui faire des frictions avec l'huile d'amandes douces ou de camomille, et lui donner de petits lavements avec l'eau d'amidon ; mais pour peu que les accidents se prolongent au delà d'un jour, il ne faut pas hésiter à appeler le médecin.

29. La présence de plaques ou boutons blancs dans la bouche (muguet), comme celle de petits boutons rouges ou de rougeurs autour de l'anus, des fesses et des parties voisines, sont les indices d'une irritation intestinale qui appelle toute l'attention de la nourrice, et doivent l'engager à prendre les conseils du médecin.

Conseils concernant les nourrices elles-mêmes.

A. La santé de la nourrice et la régularité dans sa manière de vivre ont une grande influence sur la santé de l'enfant ; bien des indispositions de ce dernier n'ont pas d'autre raison qu'un *trouble* physique ou moral survenu chez la nourrice.

B. Les repas de la nourrice doivent être réguliers ; elles ne doit pas changer brusquement son régime lorsqu'elle vient nourrir à la ville.

C. La nourrice doit éviter avec soin, soit la constipation, soit la diarrhée.

D. Les soins de propreté sont aussi indispensables à la nourrice qu'à son nourrisson : Elle doit, autant que possible, prendre un grand bain de temps en temps.

D. La nourrice ne doit pas rester inactive à la ville, de même qu'elle ne doit jamais à la campagne se livrer à des travaux trop fatigants.

D. Si la nourrice tombe malade, elle doit d'abord modérer l'allaitement, puis ne pas tarder à consulter le médecin.

E. En cas de grossesse présumée, elle doit avertir, sans retard, les parents du nourrisson.

Sevrage.

L'époque du sevrage ne peut être fixée d'une manière absolue; en effet, c'est autant sur les progrès de la dentition que sur l'état plus ou moins régulier des fonctions digestives qu'il faut se guider pour sevrer l'enfant. L'avis du médecin devient encore ici nécessaire.

On peut dire cependant, d'une manière générale, que le sevrage de l'enfant ne doit jamais avoir lieu avant la fin de la première année, ou au moins avant la sortie des six premières dents, et qu'il faut, autant que possible, choisir l'intervalle de calme qui a lieu après la sortie d'un groupe de dents; ainsi après la sortie des six premières ou des douze premières.

Dans le but encore de préparer l'enfant au sevrage, il faut d'abord le déshabituer de prendre le sein pendant la nuit, et remplacer celui-ci deux ou trois fois pendant le jour par de légers potages, puis augmenter graduellement la quantité et la qualité nutritive des aliments.

La saison de l'année qui doit être choisie pour le sevrage ne peut être fixée d'une manière absolue. Elle varie selon l'état de l'enfant, puis selon le pays où le sevrage a lieu. En général, les saisons qu'on doit préférer sont le printemps et l'automne.

Afin que le sevrage s'effectue sans troubles, il faut que les organes digestifs de l'enfant soient en bon état, et qu'ils aient été préparés peu à peu, pendant l'allaitement, par l'usage d'aliments légers, tels que les potages, et qui ont été déjà conseillés lorsqu'il a été question de l'allaitement mixte. Tout état maladif, surtout des voies digestives, est un motif d'ajourner le sevrage.

Tout le monde connaît assez les moyens destinés à déshabituer l'enfant de prendre le sein, pour qu'il soit inutile de les rappeler ici.

Une fois l'enfant sevré, le régime alimentaire devra rester tel qu'il a été dit plus haut, à propos de l'alimentation mixte, en augmentant graduellement la quantité et la qualité des aliments. En tout cas, la régularité dans l'heure des repas est toujours une des conditions les plus nécessaires à observer. (Académie de médecine.)

Je voudrais que cette instruction, imprimée à part, fût déposée dans les bureaux de toutes les mairies, et que l'officier de l'état-civil fût tenu d'en remettre un exemplaire aux témoins qui viennent y faire les déclarations de naissance.

Serait-ce trop présumer du bon sens des mères que de supposer et d'espérer qu'elles ne resteraient pas sourdes à de si bons conseils et qu'elles ne tarderaient pas à y conformer leur conduite et à en propager l'application par la parole et par l'exemple?

La dépense serait minime et hors de proportion avec les résultats que l'on serait, ce me semble, en droit d'en espérer.

C'est surtout à l'époque du sevrage qu'il sera nécessaire de se conformer scrupuleusement à ces conseils et de ne s'en départir à aucun prix, dans le cas surtout où cette crise doit être traversée au moment du travail de la dentition, et sous l'influence dépressive des fortes chaleurs. Entouré de toutes les précautions, défendu par toutes les ressources de la tendresse maternelle et de l'art médical, l'enfant le plus vigoureux, le mieux doué, le plus riche d'énergies natives, ne résiste pas toujours à cette diarrhée estivale, à cette cholérine infantile dont j'ai signalé la gravité et les ravages.

Pour choisir le moment le plus favorable au sevrage, deux autres points sont à considérer, non moins importants que celui relatif à l'évolution dentaire : l'époque de l'année et l'état des fonctions digestives. En toute saison, ce ne sera qu'autant que celles-ci s'accompliront avec régularité que l'enfant pourra être totalement privé du lait de sa nourrice. Le sein lui sera conservé, tant que des signes d'irritation se manifesteront du côté des voies gastro-intestinales : la diarrhée en est le symptôme caractéristique. La digestion s'accomplirait-elle sans trouble, l'enfant serait-il pourvu d'un nombre de dents suffisant, qu'il faudrait hésiter et différer même le sevrage, si l'époque des chaleurs approchait, si l'on a dépassé avril et mai, la température moyenne du mois de juin, sous notre ciel, égalant, si elle ne la dépasse, celle de juillet et d'août, et le remettre aux fraîcheurs des premiers jours de septembre.

Le travail de la dentition, l'influence de la haute température et les dérangements intestinaux, déjà redoutables lorsqu'ils agissent isolément, font courir, quand ils se réunissent, et c'est ce qui arrive d'ordinaire, de tels dangers que l'enfant le plus vigoureux passe en quelques jours de vie à trépas.

L'éloignement décidé à temps, le transport loin de nos plaines brûlantes dans les hautes montagnes de l'Ardèche et de la Lozère ou dans les vallées de la Suisse, dans un air plus pur et plus frais, est le plus sûr moyen de conjurer le péril. C'est dans la fuite que l'*innocente* victime trouvera aussi son salut; ses fonctions digestives, même profondément dérangées, y reviennent à l'état normal avec une rapidité merveilleuse, presque instantanément.

Mais la mère pauvre, la femme de l'ouvrier, celle du petit commerçant, le plus grand nombre, presque l'universalité, restent attachées à la glèbe industrielle et ne doivent tirer que d'elles-mêmes l'unique ressource qui leur soit accordée, le lait de leur sein, seul aliment que les organes de l'enfant, débilités par la chaleur, épuisés par des sécrétions profuses, soient capables de supporter ; seul le lait de sa nourrice peut soutenir ses forces et l'aider efficacement dans la lutte qu'il a à soutenir contre les hostilités atmosphériques. Ce que peut en outre la nourrice et ce qu'elle doit, c'est de veiller plus attentivement à ce qu'aucun écart de régime, aucune cause de dérangement ne porte le trouble soit dans les digestions de l'enfant devenues difficiles et précaires, soit dans l'élaboration de son lait devenu plus que jamais une véritable source de vie et de salut.

La crise périlleuse commence : les gencives, gonflées, chaudes et endolories, deviennent le siège d'une irritation congestive qui retentit sur le tube intestinal ; l'enfant souffre, s'agite, crie, pleure, maigrit et s'affaisse. Il semble que le plus pressé serait de recourir au médecin. Je ne crains pas d'affirmer qu'aucun d'eux n'est jamais resté sourd à l'appel d'une mère alarmée ; car il sait quelle délicatesse requiert le maniement de ces frêles existences, et quel est le prix du temps dans la cure de ces maladies de l'enfance, leur gravité foudroyante, leur brusque et fatale terminaison. Et cependant, rien n'est plus commun que les négligences que mettent à réclamer l'intervention du médecin les femmes du peuple dans les villes comme dans les campages, à ce point que cette négligence a été comprise parmi les causes de la grande mortalité des nourrissons.

Encore, si elles se bornaient à s'éclairer des demi-lumières du plus proche pharmacien chez lequel elles se complaisent à porter leur enfant, il n'y aurait qu'un demi-mal ; elles y trouvent un demi-jour qui, s'il n'est pas la clarté, n'est pas non plus les ténèbres ; mais le plus souvent, c'est à une voisine, à une bonne femme, qu'elles prêtent l'oreille, et celle-ci, à la vue des drapeaux souillés d'une sérocité porracée , ne manque pas de prononcer le mot de *gouttète* ; c'est l'eau de gouttète qui est rendue ; c'est de l'eau de gouttète que vient tout le mal ; il faut en favoriser l'issue et pour cela purger l'enfant. Cette idée fausse, absurde, meurtrière, est vieille de plusieurs siècles et n'en est que plus enracinée dans les esprits ignorants, crédules et routiniers. On trouve dans les anciennes pharmacopées la formule d'une *Poudre de gouttète*.

En réalité, ces flux aqueux et verdâtres ne sont autres que les produits de la muqueuse intestinale irritée, et les purgatifs venant à y ajouter leur mode d'agir essentiellement irritant, sa supersécrétion, susceptible hier encore d'être modifiée et arrêtée, se change en une cholérine incoercible et mortelle.

Une autre opinion erronée et non moins généralement répandue est celle qui attribue aux vers la plupart des maladies des enfants : toux, dévoiement, convulsions. etc. ; tandis que rien n'est moins commun que leur présence chez les nourrissons et chez les tout petits enfants. Sous l'empire de cette fausse et dangereuse idée, leurs mères leur prodiguent les vermifuges, sous toutes les formes, mais toujours irritants, et en première ligne, le fameux et populaire *Elixir de Chiarini*, qui peut sans doute avoir tué quantité d'entozoaires, mais sur le compte duquel nous avons à mettre chaque année la mort d'un nombre certainement égal d'enfants à la mamelle ou récemment sevrés.

A ces pratiques incendiaires quel reméde opposer ? un seul : faire connaître la vérité et propager les saines notions de l'hygiène avec une persistance égale à la ténacité des préjugés. La tâche sera longue et ardue ; ne l'avons-nons pas constaté naguères au sujet de la vaccine et de le revaccination, dont l'abandon est aussi une cause de dépopulation, et dont on a tant de peine à maintenir et à justifier les bienfaits, même lorsque les ravages produits par les épidémies de variole viennent appuyer nos conseils de leur terrible enseignement.

Quant à la part que prend dans la mortalité l'institution des armées permanentes, ce n'est plus le temps d'en rechercher le remède et d'en proposer l'application. La France blessée et mutilée est encore sous le coup de menaces ; elle doit rester et restera longtemps en armes.

Quant à la recherche de la paternité, c'est là une question complexe dont la solution demande le concours du légiste, de l'économiste et du médecin hygiéniste. Le rôle de celui-ci est à peu près terminé quand il a fourni les preuves que le nombre des mort-nés et celui des décès de 0 à 1 an, est de 2 enfants naturels pour 1 enfant légitime. Toute mesure qui aura pour effet de diminuer le chiffre des unions illégales, — et l'inscription de la recherche de la paternité dans la loi française semble faite pour atteindre ce but, — concourrait évidemment à diminuer ce fâcheux écart.

Je négligerais une partie importante de mon sujet, si je ne m'occupais pas, au moins incidemment, des intérêts de la mère, en même temps que de ceux de l'enfant. Pendant l'allaitement, comme pendant la gestation, une intime solidarité unit l'une à l'autre ; leur bien-être et leurs souffrances sont communs et réciproques. Pliée sous le faix de la grossesse ou dévouée aux charges de l'allaitement, la femme doit être placée dans des conditions meilleures, entourée de soins plus délicats, soutenue par une alimentation plus réparatrice ; la misère est une des causes majeures de la grande mortalité. Malheureusement, la venue d'un enfant ne remédie pas à la gêne antérieure et habituelle. Si la mère doit nourrir, l'appoint que ses doigts agiles apportaient dans la communauté cesse, et avec l'interruption forcée de son travail, la pauvreté augmente, au moment où il serait le plus nécessaire qu'elle diminuât.

Ici l'hygiène ne peut plus intervenir que dans une mesure restreinte et, si elle reste isolée, elle est bientôt réduite à l'impuissance.

Il faut que l'assistance publique et la charité privée accourent et la secondent, en continuant, en fécondant son œuvre ; c'est à elles de veiller sur l'épouse indigente, à elles de lui fournir, de lui prodiguer des secours intelligents et mesurés à ses besoins, de manière à maintenir, à raviver, à accroître la source défaillante, compromise, à demi tarie, de ce lait maternel, reconnu le plus apte à assurer la vie du nouveau-né, le plus capable de conserver à la famille, à la cité et à l'État ces mille rejetons dont la prospérité fait leur richesse et leur force, dont l'excessive mortalité désole et alarme le présent, menace et compromet l'avenir.

Le secours accordé aux mères indigentes qui gardent leur enfant est insuffisant : il faut l'augmenter ; la rétribution mensuelle attribuée aux nourrices gagées est généralement reconnue trop faible ; le lait de femme étant rare en France, subit la loi de l'offre et de la demande, on doit le payer plus cher. Le bénéfice de l'impunité est depuis trop longtemps acquis à la fraude en cette matière ; que l'œil de la justice soit tenu ouvert de ce côté, et qu'à l'avenir tout délit soit immédiatement châtié.

La surveillance est intermittente, incomplète, illusoire ; qu'elle devienne continue, réelle, efficace, et pour cela que partout où un médecin se trouve à portée des nourrices, son contrôle soit sollicité et imposé officiellement.

Aux sacrifices plus larges, aux mesures plus énergiques de l'administration, devra correspondre un plus vigoureux élan de la charité privée. L'exemple donné par M. Adolphe Dolfus montre tout ce que peut l'initiative individuelle. La mortalité des enfants mis en nourrice était énorme parmi la population ouvrière employée dans ses grands établissements industriels, qui ne comptent pas moins de 1,150 femmes : elle était de 38 à 40 %. A peine accouchée, la mère revenait hâtivement redemander à la fabrique le travail et le gain de chaque jour. D'après un règlement que ce généreux manufacturier établit et qui fut adopté par plusieurs chefs de fabrique, toute femme en couche fut obligée de rester chez elle pendant les six premières semaines qui suivaient sa délivrance, afin qu'elle pût allaiter son enfant et lui donner les soins impérieusement réclamés au début de sa frêle existence. Pendant ces six semaines elle recevait sa paie comme si elle travaillait. Quelques centimes prélevés d'avance sur le prix de la journée et dont le patron doublait le produit couvraient la dépense. Cette mesure, rendue obligatoire, fit descendre la mortalité de près de moitié : elle ne fut plus que de 24 à 28 %. M. Dolfus est arrivé ainsi à faire vivre, chaque année, à Mulhouse, 100 à 150 enfants de plus.

Que ne pourrait donc pas une action collective, si

elle déployait toute la puissance qui est en elle pour combattre le mal et réaliser le bien ?

Il est peu de départements où il n'existe pas des *Sociétés de charité maternelle,* fondées dans le but d'aller à la recherche des familles dans lesquelles la venue de chaque enfant rend plus lourd le poids de la gêne et l'allaitement plus difficile. Les *dames* qui se vouent au soulagement des misères nées de cette situation ont le doigt sur la plaie ; elles attesteraient que je n'en ai exagéré ni l'étendue, ni la profondeur ; chaque jour elles la sondent et la voient chaque jour s'agrandir, impuissantes qu'elles sont à la fermer. Cependant aucune institution ne me paraît plus propre à entreprendre l'œuvre de la guérison et à l'accomplir. Toutes sont ou ont été mères ; toutes ont cueilli sur les lèvres de leur enfant le premier de ses sourires ; plusieurs d'entre elles, hélas ! en ont reçu le dernier soupir. Elles sont admirablement bien préparées pour apporter un soin pieux et jaloux à conserver à la mère indigente ce qui fit leur joie, et à éloigner d'elle ce qui sera leur éternelle douleur. Elles sont donc à la hauteur de la tâche agrandie et plus féconde à laquelle je voudrais les convier.

Leur nombre est trop restreint, 10 à 12 ; qu'il soit décuplé ; que, sur le modèle des deux sociétés centrales d'Avignon et d'Apt, les seules qui fonctionnent dans le département, il s'en crée de pareilles dans tous les chefs-lieux de canton, sinon dans tous les villages, reliées entre elles et se prêtant un mutuel appui.

Leur budget est borné, insuffisant, misérable ; qu'il soit accru par le produit de souscriptions itérativement, importunément sollicitées, de concerts habilement organisés, de quêtes poursuivies avec cette ténacité que ne lassent ni l'abondance des dons obtenus, ni la multiplicité des affronts et des refus recueillis.

La charité est représentée les mains tendues vers ceux qui souffrent, toujours ouvertes. Ce n'est pas assez : à vous, mères chrétiennes, de réaliser la création fabuleuse de la mythologie. Il faut que toute société maternelle et protectrice de l'enfance ait, ainsi que le géant Briarée, cent bras pour solliciter les aumônes et pour les répandre ; cent bras pour écarter les mauvaises nourrices et soutenir les bonnes, pour atteindre la fraude et l'arrêter ; cent bras pour entourer le nouveau-né des conditions favorables qui lui garantissent des chances de vie et en écarter les causes funestes qui, en France, portent à un chiffre si formidablement élevé la mortalité des enfants à la mamelle.

A l'œuvre ! le temps presse, le péril va grandissant ; à l'œuvre ! et Celui qui a dit : *Laissez venir à moi les petits enfants*, bénissant les efforts redoublés et simultanés de l'Assistance publique et de la charité individuelle et collective, un jour viendra, — et puisse-t-il n'être pas lointain, — où *on entendra* de moins de points à la fois et d'un moins grand nombre de cœurs oppressés *s'élever cette voix pleine de lamentations, de désespoir et de larmes, la voix de tant de Rachels qui pleurent leurs enfants et ne veulent pas être consolées, parce qu'ils ne sont plus.*

LA HACHE DE VULCAIN

Un des mythes les plus étranges de la théogonie grecque, mais non le moins curieux à étudier, est sans contredit celui qui a trait à la naissance de Minerve.

Jupiter, dit la Fable, dévora un jour la puissante Métis. Il ne tarda pas à être tourmenté par un épouvantable mal de tête. Il ne crut pouvoir s'en débarrasser qu'en appelant Vulcain à son aide. L'artiste boiteux, d'un coup de hache, lui fendit la tête. Minerve en jaillit armée de pied en cap et poussant le terrible alalé au bruit duquel les armées rangées en bataille s'élancent pour charger l'ennemi.

Au brandissement de sa lance, l'Olympe trembla, l'Océan bouillonna en mugissant et le char du soleil s'arrêta.

Née ainsi du plus noble des organes du Maître des dieux et des hommes, sans le concours charnel des sexes, pure et en quelque sorte immatérielle, Minerve fut placée par son père à la tête de la foule qui peuple l'Olympe et presque au même rang que lui.

Soit que l'eût ainsi décrété la jalouse tendresse du fils de Saturne, soit que la nouvelle déesse en eût elle-même sollicité et obtenu la faveur, Minerve affranchie des folles ardeurs de l'amour et des entraves de l'hymen, resta chaste et vierge dans la céleste cour où Vénus et les Grâces régnaient à côté de l'altière Junon.

Au premier coup d'œil et à prendre le récit au pied de la lettre, ce mythe choque la raison par l'excès de son invraisemblance et semble tenir plus des rêves d'un cerveau malade, que de ces fines et transparentes allégories dans lesquelles se complaît l'imagination poétique de la Grèce.

En ce qui concerne la naissance de Minerve, si nous savons soulever l'écorce, en apparence grossière, qui recouvre la bizarre fiction, nous serons étonnés d'y trouver cachés un fonds très réel de vérités et même la juste expression de faits psycho-physiologiques parfaitement d'accord avec les réalités qui seront mises en lumière par l'étude des conditions dans lesquelles s'accomplit *le travail intellectuel.*

Au sens grammatical, le mot grec *métis*, μῆτις, en latin *mens*, se traduit par le mot français *méditation ;* c'est un acte de l'esprit, de l'intelligence. Au figuré, métis, la méditation, devient la pensée personnifiée, la nymphe Métis. Le père des dieux et des hommes, l'être créateur, Jupiter, l'avale, la dévore ; il s'en nourrit. Mais la digestion de cette nourriture exceptionnelle, ce n'est pas dans l'estomac qu'elle s'opère ; c'est le cerveau qui est appelé à l'élaborer.

L'œuvre est autrement ardue, elle a des difficultés

autrement grandes, des conséquences autrement périlleuses, que n'en ont communément les opérations
matérielles abandonnées à des organes inférieurs et
moins nobles.

La Méditation se concentre dans le cerveau, s'y
développe, y grandit et bientôt y fait naître une douleur si aiguë, si intolérable, que la tête du roi des
dieux ne peut y résister. Impuissant à se débarrasser
lui-même du germe immortel qui l'agite et le tour-
mente, Jupiter ne doit sa délivrance qu'au fer qui,
brisant le crâne, entr'ouvre jusque dans ses profondeurs le moule fécond de ses pensées.

Le voile déchiré, il nous est permis de lire clairement dans la pensée antique, et, en attendant l'occasion qui s'offrira dans le cours de cette étude de revenir sur divers points du récit allégorique ainsi interprété, il nous est permis, dis-je, d'en tirer tout
d'abord une première moralité, qu'appuie d'ailleurs
la sagesse suprême, et de crier bien haut à ceux
pour qui j'écris plus spécialement les pages suivantes :

Ouvriers de la pensée, interprètes inspirés de la
science, des lettres et des arts, suscités pour découvrir la vérité et prêcher la sagesse, législateurs, philosophes, orateurs, poètes, savants, artistes, hommes
de laboratoire, de cabinet ou de tribune, vous tous,
qui continuez l'œuvre créatrice de Jupiter, ne l'oubliez pas, vous aussi, vous enfanterez avec douleur la

Minerve que vous aurez conçue dans votre intelligence et nourrie de votre âme.

Avant de voir l'ouvrier à l'œuvre, disons quelques mots des instruments à l'aide desquels le travail doit l'accomplir : ces instruments sont constitués par l'ensemble du système nerveux.

Je ne m'armerai pas du scalpel de l'anatomiste pour en étudier les diverses parties. Les détails d'une investigation minutiense lasseraient l'attention du lecteur et peut-être n'arriverait-il pas toujours, même par un effort soutenu, à les parfaitement comprendre. Au demeurant, ils sont loin d'être indispensables pour faire connaître d'une manière exacte et claire soit les conditions requises pour que la fonction confiée à ses délicats instruments se maintienne libre et normale, soit les causes de nature à en troubler le jeu et à y introduire des perversions morbides.

Les conditions d'intégrité et les causes de dérangement connues, il sera facile d'en déduire les préceptes d'hygiène à l'aide desquels il ne dépendra plus que de l'ouvrier de soutenir et de corroborer les premières, de se soustraire aux secondes ou d'en combattre l'influence pernicieuse.

Donnons en quelques traits l'esquisse de l'instrument.

Ouvrez un ancien atlas d'anatomie ; vous y trouverez une planche représentant le système nerveux isolé des organes auxquels il se distribue et qui lui servent de support. On dirait un arbre ayant la forme du corps humain. Une masse compacte s'arrondit au sommet : c'est le cerveau ; elle surmonte une mince colonne qui occupe les deux tiers de la hauteur totale du dessin : ce sont les faisceaux réunis de la moelle épinière, le tronc de l'arbre. De la partie supérieure du tronc partent deux branches principales qui s'étalent en s'inclinant à droite et à gauche. Deux branches plus fortes descendent de la partie inférieure et en constituent le pied. Sur cette tête, sur ce tronc, sur ces branches principales s'implantent des branches secondaires, sur ces branches, des rameaux et sur ceux-ci, des ramuscules de plus en plus déliés, qui se mêlent, s'entrelacent, s'unissent et se confondent.

L'image est assez fidèle pour que l'expression d'*arbre nerveux* ait passé dans le langage scientifique, ainsi que d'autres expressions dérivées de cette métaphore. En effet, la dissection anatomique montre que, pour constituer l'ensemble de l'appareil nerveux, naissent de toutes les parties périphériques de notre corps des radicelles presque imperceptibles, qui cheminent vers le centre en filets de moins en moins tenus, formant bientôt des rameaux reliés les uns aux autres ou soudés entre eux, puis des cordons isolés, enfin des troncs dont le volume va croissant jusqu'au point qui leur donne accès dans l'axe spinal et dans la masse centrale du cerveau. Filets, rameaux, cordons, se divisent, se subdivisent, s'accolent, s'entrelacent, se nouent de manière à envelopper, à pénétrer, à saisir toute la matière vivante dans les mailles innombrables et serrées d'un immense réseau.

Le cerveau et la moëlle épinière sont renfermés, le premier dans une boîte ovoïde, le crâne, la seconde dans l'intérieur d'une colonne, la colonne vertébrale, dont les parrois osseuses et solides abritent leur substance molle et délicate de la secousse des chocs extérieurs. Le reste du système, rameaux, branches et cordons, n'est protégé que par l'élastique épaisseur des masses musculaires.

Ces nerfs sont de véritables canaux, dont la fonction est de mettre tous les points de l'organisme en communication avec leurs communs aboutissants, la moelle et le cerveau.

Les physiologistes du dernier siècle admettaient que, dans l'accomplissement de cette fonction, des agents à demi immatériels, *esprits vitaux, esprits animaux*, circulaient, allant et venant de la circonférence aux centres, et des centres à la circonférence. Plus tard, on y fit intervenir l'action d'un fluide impondérable, l'électricité, dont les courants parcouraient les tubes nerveux, comme ses étincelles parcourent le fil des lignes télégraphiques. Enfin, je lis dans un des auteurs sur la matière les plus récents : « Dans le nerf qui fonctionne *paraît* se faire une sorte de *vibration moléculaire*, qui se propage de proche en proche avec une vitesse de 28 à 30 mètres par seconde. (Küss, *Cours de Physiologie*, 4ᵉ édition, 1879.) Ces vibrations nerveuses seraient donc l'analogue des vibrations sonores et des ondes lumineuses.

Sous ces hypothèses, un fait demeure certain : à savoir que dans le système nerveux en action deux courants se produisent, l'un qui va de la périphérie au centre, c'est-à-dire des organes vers les centres nerveux ; l'autre qui va du centre à la périphérie, c'est-à-dire des centres nerveux vers les organes.

Pour avoir une idée exacte de cette action, chacun n'a qu'à se rappeler un accident des plus communs, une expérience qu'il peut immédiatement répéter, et qu'il a, c'est le cas de le dire, sous la main. Si j'approche la main trop près du feu, je la retire en toute hâte pour éviter la brûlure. Entre ces deux mouvements opposés et extérieurs, que s'est-il passé dans l'intérieur des organes ? Une douleur s'est produite à la main, j'ai eu conscience de cette douleur, j'ai voulu m'y soustraire, je m'y suis soustrait. Quelle chaîne a relié tous ces faits entre eux ? La voici : l'impression déterminée par le foyer de combustion sur la surface de la peau a cheminé par les nerfs jusqu'aux centres nerveux où elle a été perçue ; les centres nerveux ont réagi contre elle, et les muscles qui meuvent la main ont été sollicités à entrer en contraction sous l'influence d'une excitation qui a agi en sens opposé.

Un premier courant a porté au cerveau un phénomène d'un genre particulier, *une sensation ;* le second a servi d'intermédiaire à un phénomène d'un autre genre, à un acte de la volonté, acte qui s'est traduit par *mouvement musculaire.* Ces deux courants allant en sens inverse l'un de l'autre ont-ils passé par un seul et même nerf ? Nullement. Le premier a parcouru une espèce particulière de nerfs, siège spécial des sensations, *les nerfs sensitifs ;* le second, une espèce également particulière de nerfs, organes spéciaux de la volonté motrice, de la motilité, *les nerfs moteurs.* Chaque phénomène spécial a eu son théâtre spécial. Par la section expérimentale, un nerf sensitif est-il divisé sur un point de son trajet ? la transmission de toute sensation se trouve suspendue. L'action du foyer en ignition continue, la brûlure se produit ; mais la douleur est supprimée, elle n'est plus transmise au centre nerveux, elle n'y est plus perçue.

La section porte-t-elle sur un nerf moteur ? la sensation de brûlure est transmise au cerveau ; la volonté d'y soustraire la partie brûlée est éveillée, elle commande, mais elle n'est pas entendue. Les muscles moteurs de la main n'obéissent pas à l'appel, la voie est interrompue, l'ordre qui les sollicitait à agir ne leur est pas parvenu.

Dans tous ces phénomènes de sensation et de volonté, les cordons nerveux ne servent que d'intermé-

diaire entre les organes et la masse nerveuse centrale,
le cerveau.

Il en est de même à la moelle épinière. Un médecin anglais que cette découverte a rendu célèbre,
Charles Bell, a fait connaître que les nerfs qui implantent leurs racines dans les faisceaux postérieurs
sont des nerfs sensitifs, et que ceux qui se détachent
des racines antérieures sont des nerfs de mouvement.

Matériellement et dans son aspect, le cerveau de
l'homme diffère peu de celui des animaux, bœuf, mouton, etc., qui servent à notre alimentation, et que tout
le monde a journellement sous les yeux. Dès lors,
ai-je besoin de répéter qu'il a la forme d'un œuf, dont
le renflement occupe la partie postérieure, qu'il est
divisé dans toute sa longueur et sa hauteur, par une
scissure profonde qui le partage en deux hémisphères
réunis à leur base par une large bande quadrilatère et
horizontale, et que sa suface supérieure est sillonnée
de nombreuses circonvolutions ?

Sa masse, plus résistante que celle de la moelle,
formée, comme celle-ci, par deux substances, l'une
extérieure, molle, spongieuse, appelée *sublance grise
ou corticale*, l'autre intérieure, plus ferme, plus dense, appelée *substance blanche médullaire*, est creusée
de cavités ou *ventricules*, ayant chacune leur plancher, leur voûte, leurs piliers et leurs cloisons.

Au dessous et en arrière du cerveau, couché dans les fosses de l'os occipital, se trouve le cervelet, dont la substance est plus molle que celle des autres parties du cerveau et qui n'a que le quart du volume de ce dernier.

Le point où la moelle s'unit au cerveau, là où le canal vertébral s'abouche au trou occipital, à l'entrée du crâne, et où les hémisphères se rattachent par *leurs pédoncules* au reste de l'axe nerveux, a reçu le nom de *protubérance, de nœud de l'encéphale* (Sœmmering), *nœud vital* de Flourens.

Enfin sous le nom de *grand sympathique* on désigne une série de ganglions nerveux, disposés par groupes le long de la colonne vertébrale, disséminés sur le trajet des nerfs viscéraux, dans les parois des organes et reliés entre eux par de nombreuses commissures.

Le plus remarquable de ces amas globulaires est le *ganglion semi-lunaire*, que Bichat appelait le *cerveau abdominal*, supposant que le grand sympathique était, ainsi que le nom l'indique, le siège de ces phénomènes plus ou moins mystérieux que l'on décore du nom de *sympathies*, et dans lesquels on ne voit aujourd'hui que des phénomènes réflexes. On a reconnu en même temps que le grand sympathique n'est nullement un système à part : il partage les fonctions du système médullaire et s'y associe.

Je borne à ce trait la description du système, et

l'indication de ses propriétés vitales. Pour en obtenir la connaissance, les plus habiles anatomistes, les physiologistes les plus ingénieux ont mis en œuvre toutes les ressources de leur propre science et des sciences accessoires : la pointe acérée et le tranchant du scalpel, l'aiguille de l'électro-moteur, le cautère de la goutte acide, etc. De merveilleux résultats ont récompensé leur labeur, et l'arbre nerveux lui-même porte, inscrites sur une foule de points, des dénominations qui rappellent chaque découverte et illustrent le nom des auteurs, ainsi que sur l'écorce des arbres le voyageur laisse gravé le souvenir de son passage.

En outre de la distinction des nerfs en nerfs sensitifs et nerfs moteurs, il est admis, à l'égal d'une vérité démontrée, que la couche grise des circonvolutions cérébrales est le siège de l'intelligence, en ce sens que les divers actes de l'intelligence, perceptions, mémoire, idées, volontés, ne peuvent s'accomplir qu'à la condition que cette couche demeurera intégrale et saine.

Un grand nombre de mystérieux phénomènes restent encore à élucider. Ainsi, dans ces couches grises, instrument incontesté de notre intelligence, est-il possible d'assigner à chaque faculté, à chaque passion, à chaque instinct, une sphère d'action spéciale, un groupe de circonvolutions déterminé, un département nettement limité? Gall a tenté la solution du problème et a cru l'avoir définitivement résolu.

« Depuis longtemps on a abandonné cette théorie des localisations (Phrénologie) et la théorie encore plus arbitraire qui déterminait le développement des facultés intellectuelles d'après la saillie des surfaces crâniennes (Craniologie). On tend aujourd'hui à établir des localisations basées sur des expériences précises et des observations cliniques. Malheureusement ces tentatives ne sont pas parvenues à des résultats assez précis... »

« Dans l'état actuel de la science, il n'est qu'une localisation bien déterminée, c'est celle de la faculté du langage. Cette détermination est due aux études du professeur Broca, et aujourd'hui, aussi bien à l'étranger qu'en France, *la troisième circonvolution frontale gauche* est désignée sous le nom de *circonvolution de Broca*. » (Küss. *loc. cit.*) Et encore !

Cependant ne nous laissons pas décourager par les nombreux échecs semés sur la voie des recherches expérimentales ; mais ayons toujours présente à la pensée la nécessité pour la physiologie de marcher de concert avec la philosophie et de recevoir d'elle, en échange des vérités objectives acquises par la science, les vérités subjectives d'ordre supérieur, que la raison recueille dans le champ de la psychologie et de la logique.

Sachons retenir dans de justes limites nos plus légitimes ambitions, et tout en nous efforçant de mieux déterminer, par la rigoureuse interprétation de faits bien observés et d'expériences suffisamment répétées, le mécanisme encore si obscur de nos fonctions organiques et vitales, et de pénétrer même le secret peut-être impénétrable des rapports intimes du physique et du moral, laissons à l'âme une partie de ses éternels inconnus. Prétendre subordonner d'une manière absolue l'intelligence aux organes, l'identifier avec eux, la matérialiser à l'instar d'une *sécrétion humorale*, n'est-ce pas s'égarer dans de stériles hypothèses, et se perdre dans de dégradantes insanités?

Le phénomène central de la volonté nous échappe et nous échappera sans doute toujours.

L'union de l'âme et du corps est un fait incontestable, bien qu'il ne nous ait pas été donné de voir clairement la manière dont cette union s'accomplit. Il m'a toujours semblé que Dieu a voulu mettre en nous un mystère analogue à celui que présente la coexistence de son essence immatérielle avec la matière qu'il a créée, la coexistence de sa prescience avec notre libre arbitre, et nous dire par là : Tu portes en toi la conscience et la certitude de l'union de l'âme avec le corps ; je l'ai réglé ainsi, afin qu'à la lumière de ce fait ta raison puisse concevoir et affirmer la certitude de la coexistence de la matière et de l'être immatériel, la certitude de la coexistence de la prescience divine et de la liberté humaine.

N'allons pas au delà du fait primordial qui résulte de cette union, la vie de l'agrégat humain ; et dans les actes de cette vie, tant physiques qu'intellectuels, examinons ceux que le système nerveux doit accomplir. C'est ce système qui, par les organes des sens, ouvre à l'intelligence l'accès du monde extérieur et, la mettant en relation avec la multitude innombrable des êtres créés, lui fournit successivement les connaissances premières qu'elle compare, juge, sépare ou associe, dont elle fait emploi ou qu'elle met en réserve, emmagasine et oublie, jusqu'au jour, souvent très reculé, où elle les reprend et les ressuscite en quelque sorte à l'aide de la mémoire, la plus merveilleuse et la plus incompréhensible de ses facultés.

Les actes par lesquels l'intelligence embrasse ces connaissances, les élabore, je dirai volontiers les digère, comme Jupiter la déesse Métis, en les transformant en idées, en jugements, en volontés, constituent le travail intellectuel.

L'étude analytique des sens nous apprend à distinguer dans les conditions nécessaires à leur fonctionnement régulier trois choses : un excitateur spécial, un appareil approprié à la fonction, et, entre l'excitateur et l'appareil, un rapport de convenance réciproque. Ainsi, la lumière directe ou réfléchie, qui éclaire un objet et le rend visible à l'œil, laisse insensible le nerf acoustique ; les vibrations, qui transmettent à l'oreille les bruits du dehors, ne déterminent dans l'œil aucun ébranlement sonore. L'odorat perçoit l'arome des fruits, l'œil en distingue les couleurs,

le goût en reconnaît la saveur, le toucher en précise
la forme, le poids, le volume ; mais l'œil ne nous
apprend rien de la saveur, l'odorat de la couleur, le
toucher de la saveur, le goût de la forme de ce fruit.
Les sens s'entr'aident, se complètent ; ils ne se sup-
pléent pas.

Pour que la fonction de nos sens s'exerce avec régularité, l'appropriation de l'excitateur à la nature de
l'organe excité ne suffit pas. L'intensité et la durée de
l'excitation doivent être maintenues dans une juste
limite, ne pas aller au delà et ne pas rester en deçà
d'un certain degré.

Prenons la vue pour exemple : si on place devant un peintre un buste éclairé par une lumière
d'un éclat moyen, l'œil de l'artiste pourra y rester
attaché durant de longues heures. Inondez la figure
des rayons éblouissants du soleil, à l'instant l'œil se
trouble, s'irrite, se remplit de larmes. Que le soleil
en déclinant à l'horizon ne jette plus sur ce buste
qu'une clarté insuffisante, l'œil lutte d'abord contre
l'obscurité croissante, mais bientôt il s'épuise en efforts superflus et se détourne enfin de l'objet que les
ombres ont envahi.

Dans la symphonie qu'il me convie à entendre, le
maëstro fait-il habilement succéder aux éclatantes
sonorités des cuivres et des *tutti* les accords adoucis
des instruments à corde ? mon oreille, d'abord trop
violemment ébranlée par une secousse portée à son

summun d'intensité, se remet aussitôt et se détend, mollement caressée par les ondulations mélodieuses et calmes qui succèdent à la tempête sonore. Cette diversité d'émotions, ces alternatives de surexcitation et d'apaisement, loin de fatiguer et de troubler mon oreille, la charment et la captivent.

Les points extrêmes de faiblesse et d'intensité, de brièveté et de durée entre lesquels l'excitation doit osciller pour que la fonction s'exécute avec suite et régularité, ne sont pas les mêmes pour tous les sens ; ils varient d'un sens à un autre sens, et peuvent changer pour le même sens, si l'organe est accidentellement modifié par des dispositions persistantes ou passagères.

L'excitation se meut-elle entre les deux points sans les dépasser ? Elle éveille et maintient le sentiment d'un besoin satisfait et le désir de voir se prolonger un bien-être utile à l'économie : c'est le plaisir. L'excitation dépasse-t-elle l'une ou l'autre limite, il en résulte aussitôt un sentiment tout contraire, à savoir, la conscience d'un acte nuisible à l'économie, et le désir de s'y soustraire : c'est la douleur. « Le plaisir, sentiment agréable qui convient à la nature, dit Bossuet ; la douleur, sentiment contraire, fâcheux à la nature. » Sentinelles attentives, le plaisir et la douleur surveillent l'agent excitateur ; le plaisir lui dit : Va ! la douleur lui crie : Halte !

Il est en notre pouvoir de reculer ces limites dans

l'un ou l'autre sens, et même de les reporter très loin. On y réussit par des exercices répétés, en procédant avec ménagement, par gradation, sans précipitation ni brusquerie ; en un mot, l'habitude peut créer dans les fonctions sensoriales une seconde nature. Par elle, le prisonnier qui, descendu dans un cachot, n'y a trouvé qu'une épaisse obscurité, parvient, avec le temps, à distinguer, sous la faible lueur d'une lumière douteuse, les objets restés invisibles à tout autre qu'à lui. Ramené brusquement au grand air, en plein soleil, il marche à tâtons, les mains en avant, hésitant comme un aveugle : la clarté qui l'inonde l'a replongé dans les ténèbres.

Lorsque l'action exercée sur un organe sensible par son excitateur propre est portée trop loin ou se continue durant un trop grand espace de temps, deux accidents peuvent se produire, d'un genre entièrement opposé, quoique dérivant de la même cause : dans le premier, la sensibilité, d'abord exaltée, surmenée, s'émousse, s'obscurcit, s'épuise : il y a paralysie; dans le second, la sensibilité, de plus en plus excitée, s'accroît, se tend, s'exalte jusqu'à ce qu'elle éclate en mouvements convulsifs ou dégénère en intolérable névralgie. Si l'excitation est portée soudainement à son plus haut degré, la paralysie est immédiate. L'œil ne saurait affronter les rayons solaires sans courir risque d'être frappé de cécité. Le fracas d'une batterie rend sourd le soldat qui n'est pas fait au bruit du canon.

> *Splendida porro oculi fugitant, vitantque tueri ;*
> *Sol etiam cæcat, contra si tendere pergas.*
> (Lucretius, *De natura rerum*, lib. IV, v. 325.)

« L'œil se détourne des objets brillants, il se soustrait à leur éclat ; le soleil lui-même aveugle l'imprudent qui s'obstine à le regarder avec fixité. » (Lucrèce, *De la nature des choses*, ch. IV, v. 325.)

« Nos sens n'aperçoivent rien d'extrème : trop de bruit assourdit ; trop de lumière éblouit ; trop de distance et trop de proximité empèchent la vue ; nous ne sentons ni l'extrème chaud ni l'extrème froid. » (Pascal, *Pensées*.)

En un mot : « Tout ce qui nous touche trop violemment nous blesse. » (Bossuet, *De la connaissance de Dieu et de soi-même*.)

D'où la nécessité de placer, dans l'exercice d'aussi délicates fonctions, des temps d'arrèt, des alternatives d'activité et de repos. Le sommeil, qui prend une moitié de l'existence humaine, n'a pas d'autre raison d'être ni d'autre but. Il est pour l'organisme entier ce que l'intermittence d'action est pour chaque organe en particulier.

L'habitude modifie la fréquence et la durée de ces intermittences, elle en fait varier le rapport. Son pouvoir va même jusqu'à changer en plaisir ce qui fut d'abord de la douleur. La première bouffée tirée d'un cigare soulève des nausées. Le besoin de fumer devient plus tard si impérieux, qu'il nous jette, lorsqu'il n'est pas satisfait, dans un indicible malaise. Il faut du temps à l'homme du nord pour ne pas trouver exécrables les condiments de haute saveur, faits d'huile et d'ail, délices des gourmets provençaux.

Tous ces phénomènes que je viens de passer en revue, chacun peut les étudier sur lui-même, en vérifier l'exactitude. Ils s'accomplissent au dehors ; il est possible de les suivre de l'œil, de les toucher du doigt. J'ai cru ne pas devoir épargner au lecteur les développements que j'ai donnés à leur exposition, la connaissance de ces actes extérieurs devant nous aider à acquérir celle d'actes plus secrets, à pénétrer le mode de fonctionnement d'organes soustraits à nos regards, et, jusqu'à un certain point, à déterminer les conditions requises pour que le principe qui, en nous, sent, pense et veut, accomplisse la tâche que Dieu lui a dévolue, le travail intellectuel. La vie extérieure des sens a de tels rapports d'analogie et de similitude avec la vie interne de l'intelligence, qu'elle la réfléchit presque comme dans un miroir.

Le travail intellectuel commence avec notre existence. Le premier cri du nouveau-né éclate sous la pénible impression que produit l'air en pénétrant dans les voies respiratoires ; le second est un appel plaintif au sein maternel ; les premières gouttes de lait vont lui procurer le sentiment de bien-être inhérent à la satisfaction de tout besoin et le replonger dans le sommeil, à peine interrompu, des neuf premiers mois de son existence passive : un éclair de douleur, quelques minutes de plaisir, suivis d'un repos prolongé.

Pendant les premiers mois, l'instinct règle ces alternatives. Plus tard, la mère les mesure suivant les nécessités naturelles ou le trouble accidentel des fonctions. Son attentive prévoyance veille et adapte l'action de chaque excitateur à la faiblesse de chaque sens, éloignant de l'oreille les sons trop aigus, de l'œil la lumière trop vive, des narines et des lèvres les odeurs et les saveurs irritantes, de la peau les corps qui la blesseraient.

L'enfant ouvre-t-il les yeux ? la mère suit son regard et le dirige en soulevant et en abaissant à propos les paupières. Le chant, tour à tour lent et doux, léger et vibrant, par laquelle elle l'endort ou le tient éveillé, n'est-il pas la note initiale du sentiment musical, note qui charme l'oreille sans jamais la blesser ? Par ses baisers, elle lui fait comprendre la douceur des caresses, et le sourire qu'elle reçoit en échange, *Incipe, parve puer, risu cognoscere matrem* (Virg., Egl. IV, v. 60), est le premier témoignage du jugement que ses lèvres ont fait éclore sur les lèvres de son nourrisson, en attendant qu'il traduise ses premières pensées par ces balbutiements confus et mal articulés dont elle seule comprend le langage.

En regard des sollicitations sensoriales qui envahissent les centres nerveux et des perceptions qu'elles accumulent dans le cerveau de l'enfant, placez l'extrême lenteur avec laquelle son intelligence, les mettant en œuvre, les transforme en jugements et en actes volontaires, vous refuserez-vous à reconnaître dans la constante répétition de ce fait une loi ; loi d'une telle autorité qu'il n'est pas en notre pouvoir d'y soustraire la première enfance ; une loi dont l'adolescence et l'âge mûr ne s'affranchiront qu'en faisant courir les plus grands risques à la santé et à la vie.

Les maîtres, appelés plus tard à diriger l'instruction de nos enfants, devraient avoir sans cesse présent à l'esprit l'exemple que leur donne cette éducation maternelle dont j'invoque ici le gracieux souvenir. S'ils se faisaient une règle d'en imiter les sages lenteurs, et c'est leur devoir, on ne verrait pas se produire, dans les exercices scolaires, ces hâtes imprudentes, ces efforts excessifs, cet entraînement irrationnel contre lesquels proteste l'hygiène et dont le résultat final est si aléatoire.

Pour en fournir la preuve, est-il nécessaire que, rappelant les infractions commises dans l'institution de notre enseignement classique à la loi que je signale, j'énumère les pertes qui, chaque année, en sont l'évidente conséquence, et qui n'attestent que trop, par le nombre des victimes, le danger de tout écart hors des justes limites ? Que de chutes avant l'arrivée au but !

que de victoires sans lendemain! que de deuils semés sur la voie douloureuse!

Au banquet des sciences et des lettres où viennent s'asseoir ces jeunes convives, ayant faim et soif de connaître, il serait si facile, dans le choix des premiers aliments servis à l'intelligence, de se conformer aux leçons données par la nature et si bien saisies et appliquées par l'instinct maternel! Pourquoi commencer à rebours l'apprentissage d'un travail intellectuel plus élevé et rebuter l'ouvrier par des travaux abstraits et arides, au moment même où il aurait le plus besoin d'être aidé par le concours et le témoignage des sens?

Quand donc sera-t-il permis à quelque réformateur, heureusement inspiré, de renverser hardiment l'ordre actuel des cours et de l'ouvrir tout d'abord par l'étude de ces sciences qui mettent leur objet à la portée du regard et de la main, la physique, la chimie, l'histoire naturelle, sciences dont la connaissance est si nécessaire, dont les applications sont si communes de nos jours, sciences où toute notion s'appuie sur un phénomène sensible, où toute loi se démontre par une expérience pleine de surprise et d'attrait, et dont l'enseignement se ferait au milieu d'un cabinet riche de cent instruments ingénieux, d'un laboratoire abondamment pourvu d'appareils et de réactifs, autour d'une table chargée de la dépouille des trois règnes?

O Anaxagore, que dirait votre âme douce et paternelle, si, revenant sur la terre, vous voyiez ce qui se passe dans nos écoles, vous qui demandiez pour seule récompense de vos services que la République permît aux enfants d'aller jouer sur votre tombe ? (Diogène Laërce.)

Cette réforme l'hygiène l'appelle de tous ses vœux et serait en mesure d'en prouver l'opportunité par d'irréfutables arguments. Mais, pour qu'elle pût se réaliser, il faudrait que la liberté entière des méthodes prît la place des programmes arrêtés et toujours les mêmes, et que l'initiative privée fût affranchie de l'entrave des volontés officielles. Jusque là, nous verrons, je le crains bien, dans les écoles libres comme dans les lycées de l'Etat, l'attention naissante des élèves continuer à s'égarer dans l'amas confus et lourd de règles et d'exceptions qui encombrent les syntaxes, leur mémoire inexercée à plier sous la stérile abondance des faits et des dates, leur jugement inexpérimenté à se perdre dans les nuages des abstractions et des généralités.

La tâche imposée est d'autant plus ardue qu'elle n'est pas toujours maintenue dans un exact rapport avec les forces de l'âge, ni assez fréquemment allégée par des temps d'arrêt et des exercices physiques qui en balanceraient l'influence. A coup sûr, l'arc se briserait plus souvent, si la paresse n'en détendait un peu la corde.

P. YVAREN.

Une liberté tardive, *libertas quæ, sera, tamen respexit*, nous avait permis d'entrevoir les réformes que réclame cet état de choses ; déjà nous pouvions sourire à ses promesses, mais voici qu'une réaction ombrageuse et passionnée menace d'arrêter ses pas à peine affranchis et va peut-être, ramenant nos enfants sur la voie de la routine, les rejeter pieds et poings liés, dans les flammes de la fournaise ardente.

Dans le travail intellectuel consacré à l'exercice des professions libérales, de même que dans les études littéraires, scientifiques et artistiques, qui leur ont servi de préparation, l'entendement procède par des opérations générales et communes à tous ses actes, avant de mettre en jeu ses facultés diverses et spéciales. La première de ces opérations communes est l'attention, condition de toutes les autres, indispensable point de départ de l'abstraction, de la comparaison, de la généralisation, du jugement et enfin du raisonnement qui clôt la série de ces opérations et en utilise les résultats, en d'autres termes, de la méditation, *mens*, μῆτις, personnifiée par la mythologie sous la figure de cette Métis, qui, fécondée par le Maître des dieux et des hommes, donna naissance à Minerve.

« C'est proprement par l'attention que commence le raisonnement, et l'attention commence elle-même par la volonté de considérer et d'entendre. » (Bossuet,

Connaissance de Dieu, ch. III, § 17.) L'attention consiste dans l'effort que fait l'esprit, lorsqu'il se porte sur un objet pour l'observer et l'étudier, par l'effet d'une aptitude dont l'âme est naturellement douée et en vertu de laquelle elle se dirige vers les objets qui l'affectent. *Mens naturalem vim habet quam intendit ad ea quibus movetur*. (Cicéron, *Acad.*, 1, cap. II, § 10.)

En concentrant les forces de l'esprit sur un seul sujet, l'attention détermine dans les impressions que fait naître ce sujet une énergie qui va croissant et devient dominatrice à ce point que les impressions qui sont étrangères à ce sujet s'affaiblissent graduellement et s'effacent, que l'on ne voit plus, que l'on n'entend plus ce qui se passe autour de soi et que l'on perd jusqu'au sentiment de sa propre existence. Dans le tumulte d'une bataille, un soldat peut être blessé et ne pas avoir conscience de sa blessure. Archimède, absorbé par la solution d'un problème, ne s'aperçoit pas que les Romains ont pris Syracuse et meurt victime de sa méditation trop profonde.

L'attention prépare les idées ; elle leur donne la précision et la clarté. Si elle ne constitue pas le génie, ni peut-être même, à elle seule, le talent, elle en est une des conditions premières. Sans prendre à la lettre la définition de Buffon : *Le génie n'est qu'une longue patience*, on peut caractériser la puissance de l'attention en répétant la réponse de Newton : *Si j'ai*

*découvert le système du monde, c'est en y pensant
toujours ;* et rappeler cette phrase de l'évêque de
Meaux : « *C'est l'attention qui rend les hommes
graves, sérieux, prudents, capables des grandes affaires et des hautes spéculations.* » (*Loc. cit.*)

J'ai dû demander à la psychologie les notions qui
précèdent ; elles éclaireront d'une vive lumière les
problèmes d'hygiène intellectuelle qui font l'objet de
cet entretien. Ici, le domaine de la physiologie et
celui de la philosophie confondent leurs limites.
Quelques emprunts faits encore à cette dernière vont
m'aider à en préparer la solution.

« La contention de la tête, dit Bossuet, se ressent
fort dans l'attention ; et par là il est sensible qu'elle a
un grand effet dans le cerveau... Le cerveau tendu et
dressé à un point fixe par la considération de l'objet
principal est fortement remué... Il faut pour des
mouvements si réguliers et si forts, beaucoup d'*esprits ;* et la tête aussi en reçoit tant dans ces opérations, quand elles sont longues, qu'elle épuise le reste
du corps. De là naît une lassitude universelle. » (*Loc.
cit.*)

La physiologie ne tient pas un langage différent.
Chaque organe, nous enseigne-t-elle, à mesure qu'il
est appelé à exécuter la fonction qui lui est dévolue,
non seulement réveille et développe ses forces propres, mais encore attire et détourne vers lui une partie des forces générales. La sensibilité de son système

nerveux s'exalte, le sang afflue et circule plus rapidement dans ses vaisseaux artériels, sa température s'élève, ses tissus s'imprègnent et sa cavité s'emplit de sucs plus abondants ; tandis que l'innervation, la circulation et les sécrétions deviennent moins actives dans les autres organes.

Ces phénomènes sont sensibles et faciles à observer pendant le travail de la digestion.

Les choses ne se passent pas autrement sous la voûte du crâne. Pendant le travail intellectuel, l'attention suscite dans le cerveau un orgasme analogue à la turgescence gastrique ; la fibre nerveuse y entre en éréthisme, l'afflux et le cours du sang y deviennent plus rapides, le degré de calorificité plus élevé ; à un surcroît d'activité intellectuelle correspond un surcroît d'activité vitale. Maintenues dans leurs limites normales, cette suractivité physiologique et cette suractivité psychologique, loin de se nuire, s'entr'aident et se fortifient ; et par l'accord établi entre le corps et l'âme, la fonction mentale s'accomplit libre et régulière ; et d'autre part, il semble que, pour ne pas en troubler le cours, la vie se ralentit dans le reste du corps ; la tête reste inclinée, l'œil fixe, les paupières tendues, le regard extérieur perdu, les épaules tombantes, les bras pendants, le tronc affaissé, les jambes alourdies, les pieds immobiles. Tel le ciseau de Louis Brian nous montre le grand Corneille méditant les chefs-d'œuvre enfantés par son attention créatrice ; et je ne fais que copier l'admirable statue dont il a enrichi le péristyle de notre théâtre.

Il n'en est plus de même, lorsque l'attention, poussée trop loin, dépasse un certain degré d'intensité et de durée. Dans ce cas, un sentiment de pesanteur intérieure, de tension douloureuse, qui va croissant, témoigne de la souffrance cérébrale ; la tête s'alourdit, s'échauffe, le front rougit, les artères temporales battent avec plus de force, les impressions internes perdent de leur netteté, les idées s'obscurcissent, l'attention faiblit et s'égare, un voile s'étend sur le sujet même d'une contention d'esprit excessive ; la fatigue devient générale et s'accompagne d'une tendance au sommeil irrésistible.

« De cette lassitude universelle suit une nécessité indispensable de relâcher son attention. » (Bossuet, *loc. cit.*)

L'espace de temps durant lequel l'attention peut être soutenue et le point de tension auquel elle peut être portée, sans que la fonction soit troublée, varient en raison de conditions toutes personnelles. Le même degré d'inégalité s'y remarque que dans la part si différente faite individuellement à chaque intelligence.

Il est des esprits naturellement légers, qui ne peuvent se fixer fortement et longtemps sur le même objet. Ils vont passant avec rapidité d'un sujet à un autre, comme ces oiseaux qui sautent sans cesse de branche en branche, sans s'arrêter sur aucune.

Par contre, il est des esprits tenaces, solides, qui peuvent impunément suivre une idée, s'y appliquer, y adhérer en quelque sorte, la tenant embrassée d'une étreinte infatigable, comme l'aigle un chêne de ses serres puissantes. Ce sont les fortes têtes, les têtes froides.

« Une autre cause d'inégalité est l'habitude. L'exercice contribue beaucoup à rendre plus facile la direction et la concentration des facultés intellectuelles. Incertaine et pénible au début, l'attention devient, quand elle est répétée, facile et assurée. Nous apprenons à être attentifs, comme à parler, à écrire, à marcher. » (C. Jourdain, *Dictionnaire des sciences philosophiques*.)

L'attention peut pareillement être soutenue beaucoup plus longtemps, lorsqu'elle se porte successivement sur des objets différents, sans se fatiguer sur aucun. Cependant, pour les plus solides têtes elles-mêmes, la contention d'esprit fût-elle fortifiée par l'habitude, fût-elle aidée par la variété des sujets, dès que se font sentir les signes de fatigue énumérés plus haut, il faut que l'effort cesse, que l'attention se relâche, que le travail soit interrompu. Ainsi le conseille l'hygiène, qui ne fait ici qu'appliquer la loi physiologique, démontrée plus haut, laquelle prescrit de maintenir les fonctions entre certains degrés d'insuffisance ou de surabondance d'activité, et de faire succéder à l'acte accompli par elles des intervalles de repos, réglés d'après le plus ou moins de fatigue que cet acte a fait naître.

La répétition trop fréquente de ces fatigues exposerait la raison elle-même à de périlleuses éventualités ; et si parfois l'attention, en s'obstinant sur le même sujet, parvient à arracher ses secrets à la nature et entre en possession de grandes découvertes, n'oublions pas qu'elle peut aussi s'épuiser en efforts stériles et aboutir à l'aliénation mentale et à la monomanie d'une idée fixe. (Fleury, *Cours d'hygiène.*)

Se livrer, pendant les heures de repos, à des exercices corporels et à quelque travail de la main, est un des moyens les plus sûrs de se remettre des fatigues cérébrales et même d'en prévenir les conséquences. La fiction mythologique, d'accord avec la réalité scientifique, n'a pas appelé Apollon ni les Muses à délivrer Jupiter de sa gestation douloureuse ; elle a confié ce soin à l'immortel ouvrier dont le marteau forge la foudre, au Dieu qui préside aux travaux manuels, à Vulcain.

J'ai dû donner ces développements à l'étude de l'attention, les enseignements qu'elle m'a fournis s'appliquant à la plupart des autres opérations de l'entendement, et en particulier à la méditation, qui n'est que l'attention élargie, se portant sur un ensemble de connaissances acquises.

C'est par cette attention méditative que s'accomplit le travail intellectuel dans le domaine des sciences ;

c'est encore la même opération de l'entendement qui, dans le domaine des arts et des lettres, rassemble et prépare les matériaux sur lesquels s'exercera une autre faculté de premier ordre, l'imagination, qui, vu son importance, mérite que j'en fasse l'objet d'un examen à part.

L'imagination est la faculté de créer en imitant (*d'Alembert*) ; la faculté d'emprunter au monde réel des sensations, des images, des idées, de les façonner à nouveau, de les présenter plus claires, plus vives, non moins vraies, et, en les transformant par une nouvelle création, de leur donner une existence propre. « Par elle, dit Fénelon, je connais tous les corps de l'univers qui ont frappé mes sens, depuis un grand nombre d'années. J'en ai des images distinctes qui les représentent ; en sorte que je crois les voir, lors même qu'ils ne sont plus. De ce trésor inconnu sortent tous les parfums, toutes les harmonies, tous les goûts, tous les degrés de lumière, toutes les couleurs, toutes les nuances, enfin toutes les figures qui ont passé par mes sens et qu'ils ont confiées à mon cerveau. » (*De l'existence de Dieu*, 1re partie.)

Cette faculté toute spéciale, s'élançant vers les régions d'un monde supérieur, traduit en images sensibles, en vivants symboles, les idées et les vérités que la raison conçoit sans voiles et sans images.

« Imaginer, dans le sens élevé et vrai du mot, c'est réaliser l'idéal, faire descendre la vérité éternelle dans les formes de la nature sensible, représenter l'invisible par le visible, l'infini par le fini. » (E. Vacherot, *Dictionnaire des sciences philosophiques.*)

« Possédée par tous les hommes dans une mesure quelconque, elle constitue chez l'artiste et le poète, lorsqu'elle est possédée à un haut degré, le talent et le génie ; elle crée l'art, une des grandes formes de la pensée humaine. » (Bénard, *Précis de philosophie.*)

« Il est des imaginations qui saisissent le rapport de l'idéal et du réel dans cette parfaite mesure et cette ravissante harmonie qui forment la vraie beauté. Les formes, dans leurs œuvres, ne sont que les symboles des types éternels ; la vie y paraît un reflet de la lumière divine, tant elle est pure et claire dans son expression. » (E. Vacherot, *loc. cit.*)

L'imagination ne s'exerce pas seulement dans le domaine de l'art et de la poésie ; elle a une grande part dans la vie réelle. Dans les arts industriels, où l'invention relève de la raison, elle est loin d'être inutile. Le savant lui-même, le philosophe, l'historien, le jurisconsulte, etc., etc., n'en doivent pas être totalement dépourvus, quoiqu'ils doivent s'en méfier et la régler. (Bénard.)

En effet, l'imagination, selon qu'on en use, peut servir ou nuire à l'intelligence (Bossuet), et si elle allège les misères de la vie réelle, en créant un idéal qu'elle peuple à son gré des plus riantes fictions, si elle est pour l'homme une source inépuisable de jouissances et la principale cause des plaisirs de l'esprit, elle ne peut le faire sans danger, que sous la condition d'être toujours maîtrisée, toujours dirigée par la raison. Affranchie du contrôle des autres facultés, *cette partie décevante de l'homme, cette maîtresse d'erreur et de fausseté, d'autant plus fourbe qu'elle ne l'est pas toujours* (Pascal), *cette folle qui fait la folle* (Mallebranche), change les rapports des objets, en exagère les proportions, ôte la vue saine des choses et l'appréciation de leur juste valeur, fausse le jugement, égare l'intelligence par le faux éclat de trompeuses images, la rend dupe de vaines illusions et de rêves irréalisables et finit par aboutir aux plus étranges bizarreries, aux plus folles hallucinations, aux abîmes d'une aliénation mentale incurable.

Imposez aux élans de l'imagination non point de lourdes entraves qui les arrêteraient, mais le frein léger qui les modère et les dirige. Livrée entièrement à elle-même, la folle du logis court risque de déménager et d'aller droit à Charenton.

Le défaut absolu d'imagination frappe d'impuissance le travail intellectuel ; son exubérance, en l'égarant, le frappe d'une égale stérilité.

Toutes les œuvres dont l'imagination est absente sont froides et sans vie ; et s'il nous faut bien confesser avec Platon que celui qui ose, sans être agité du délire qui vient des Muses, approcher du sanctuaire de la poésie, et qui se persuade que l'art suffira pour le faire poète, restera toujours bien loin de la perfection, et que toujours la poésie des sages sera éclipsée par les chants qui respirent une divine folie *(Phèdre)*, nous sommes en droit d'affirmer que *cet interprète inspiré des dieux, cet être léger, ailé et sacré* (Platon) doit, sous le feu même de l'inspiration et dans les bouillons du délire créateur, rester en possession de lui-même, accessible à la voix de la raison.

Les travaux intellectuels, dans lesquels l'imagination joue le principal rôle, n'arrêtant pas l'esprit sur un objet unique, comme le fait la méditation, mais au contraire le promenant dans un champ plus vaste, sur des sujets infiniment nombreux et variés, n'exigent, il est vrai, ni une concentration aussi absolue, ni une tension aussi extrême des facultés de l'âme. Ils n'en restent pas moins soumis à la loi qui assigne à tout travail une sphère d'action limitée et lui impose des intervalles de relâchement et de repos. Peut-être les heures d'activité peuvent-elles s'y prolonger davantage ; peut-être les temps d'arrêt peuvent-ils y être abrégés ; mais ils n'échappent pas à la loi commune : malgré ses ailes, Pégase lui-même doit être mis au pas.

Pour faire bien concevoir cette nécessité, pour la mettre dans tout son jour, je n'ai qu'à reproduire ici le tableau de ce qui se passe dans l'économie, lorsqu'elle est fortement ébranlée par les agitations du génie en pleine effervescence. La page est belle ; elle est signée : *Reveillé-Parise*.

« Je suppose un de ces favoris de la nature entrant dans son cabinet ou dans son atelier pour y travailler. Il est calme et posé ; sa tête est froide, son âme en repos et ses sens rassis ; quelques idées vagues, flottant çà et là dans l'esprit, sont à peine arrachées ; *rien ne vient*, selon le mot consacré. Cet homme médite plus profondément, il s'agite lui-même, il se frappe le front, mouvement de ceux qui composent, et que Quintilien compare noblement à ces coups de fouet dont le lion bat ses flancs lorsqu'il se dispose au combat. Peu à peu une espèce de révolution a lieu dans l'économie, l'ébranlement gagne de proche en proche, la fièvre de l'inspiration commence, une sorte de *rigor* fébrile se fait sentir, comme il arrive dans les grandes crises lorsque la nature recueille ses forces. La peau devient pâle, le pouls petit, quelquefois rapide, souvent irrégulier, preuve que l'excitation nerveuse a gagné jusqu'à l'appareil circulatoire ; il y a une sorte de malaise général et indéfinissable.

« Cependant, la tête se trouve dans un état manifeste *d'æstuation;* un courant impétueux de sang vermeil, imprégné d'oxygène, de calorique et d'électricité, y porte une chaleur extraordinaire. Le visage se colore, les yeux sont animés, scintillants, le front brûlant ; tout annonce que dans l'intérieur un grand travail a lieu. En effet, le cerveau, dans un état de vitalité extrème, réagit avec force sur les perceptions et sur les idées qu'il recèle ; il les agite, les combine et les met en fusion. Tous les ressorts de la pensée sont violemment tendus, chaque fibre médullaire participe à ce grand mouvement. Bientôt les sympathies morales se réveillent, les pensées jaillissent, les images affluent, les souvenirs débordent, le souffle inspirateur se répand dans l'àme, *en Deus ! ecce Deus !* Alors sont enfantés les chefs-d'œuvre des arts, car cet état de rapt intellectuel se transmet par des symboles matériels ; la toile se colore, les morts revivent, le musicien conçoit ses plus heureux motifs, le poète saisit l'expression qui fixe et grave sa pensée fugitive, lui donne du corps et l'ètre ; de là ces vues neuves et pénétrantes, ces soudaines illuminations, ces prophétiques intuitions du génie, le don qu'il a reçu de découvrir le possible et *inventer* la vérité. De là aussi ces intarissables effusions du sentiment, ces élans, ces transports,

> Et ces ailes de feu qui ravissent une âme
> Au céleste séjour.
>
> (J.-B. Rousseau).

« Ce brûlant paroxysme ne dure que peu d'instants ; nul mortel ne pourrait supporter, s'il se prolongeait, un tel degré d'enivrement et d'enthousiasme, une pareille tension des forces cérébrales. Bientôt le relàchement succède au spasme, la solution des forces à leur exaltation ; les ressorts se détendent, les organes épuisées s'affaissent, et une sorte d'accablement, de *deliquium animi* se fait sentir. Ainsi l'aigle, après s'être élevé à d'immenses hauteurs, après avoir fixé un instant le soleil, se fatigue, ploie ses ailes et s'abat.

« A la vérité, la violence des mouvements n'est pas toujours telle que je viens de la décrire dans ce type paroxistique ; mais souvent aussi ces mouvements, quoique plus faibles, sont plus répétés ; or, la fréquence et la permanence de l'excitation cérébrale entraînent les mêmes dangers, il y a compensation; c'est ce qui arrive chez les géomètres. » (J.-B. Réveillé-Parise. *Physiologie et hygiène des hommes livrés aux travaux de l'esprit*, 3ᵉ édition, Paris, 1839, t. I, p. 306. Voyez aussi Réveillé-Parise, *Physiologie et hygiéne*, édition du docteur Carrière, Paris, 1881.)

Le danger est d'autant plus grand que l'intermittence n'étant jamais complète, jamais l'action nerveuse ne présente le caractère d'égalité, de pondération qui se remarque dans d'autres fonctions.

Les accidents qui peuvent résulter du travail intellectuel, alors que l'effort de l'attention méditative et l'effervescence de l'imagination dépassent la mesure physiologique, se produisent non seulement dans le cerveau, mais encore dans d'autres organes qui ont avec l'encéphale des rapports de synergie et un certain degré de solidarité. Du côté du cerveau, l'afflux exagéré du sang, la turgescence des vaisseaux artériels et veineux, déterminent dans l'organe une véritable congestion sanguine. La durée et le retour de cette congestion restent-elles dans la mesure physiologique, l'innervation continue à entretenir dans ces vaisseaux la contractilité qui est nécessaire pour les débarrasser complètement de la surabondance du liquide vivifiant et calorificateur qui n'a que momentanément imposé à leurs parois une distension excessive.

La turgescence sanguine est-elle portée trop loin et dure-t-elle trop longtemps, l'artère distendue résiste à l'influx nerveux, la veine se relâche, l'équilibre entre les mouvements de réplétion et de déplétion est rompu, la congestion va croissant et devient le point de départ d'une insulte apoplectique plus ou moins prochaine ou la cause organique du ramollissement cérébral, de ces désordres physiques, de ces troubles intellectuels si communs de nos jours chez des hommes qui se livrent à la méditation et à l'étude.

Ce surcroît d'activité dans son appareil circulatoire, le cerveau le suscite, il ne saurait à lui seul l'opérer ; il faut que le cœur réponde à son appel ; il faut que, par un surcroît simultané de son activité propre, le cœur emplisse de plus de sang ses cavités dilatées et en fasse jaillir des flots plus abondants et plus pressés. Le cœur devient à son tour le siège d'une vie exagérée, qui peut aboutir soit à l'hypertrophie, soit à l'usure de ses parois, à la rupture ou à l'anévrisme.

Mais ce sang, le cœur ne peut l'envoyer au cerveau qu'après l'avoir fait passer à travers les poumons, où il se vivifie en s'oxygénant, en se brûlant au contact de l'air. Dans ce foyer vital circule alors un courant d'air plus rapide, une flamme plus vive s'allume, les tissus s'imprègnent d'un sang plus abondant et plus riche, et là aussi le mouvement congestif se répète, se fixe et peut atteindre une intensité qui ne soit plus en rapport avec la délicatesse de la trame membrano-vésiculaire, d'où l'imminence d'une hypérémie morbide, trop souvent suivie d'hémorrhagies actives, d'une phthisie galopante ou chronique. Grétry payait de son sang ses inspirations musicales : il le vomissait à pleine bouche ; Molière mourut d'une apoplexie pulmonaire ; Lagrange sentait son pouls devenir irrégulier et les battements de son cœur se troubler ; Rousseau était saisi d'un véritable accès de fièvre.

A ces raptus vers le cerveau, vers les poumons et vers le cœur, correspond un mouvement corrélatif qui ramène le sang de la circonférence au centre ; ce liquide arrive aux extrémités avec plus de lenteur et en moins grande quantité ; les pieds tendent à se refroidir ; son cours se ralentit également dans les vaisseaux abdominaux ; une pléthore artérielle, une stase veineuse se produisent, qui peuvent donner naissance à des souffrances hémorrhoïdaires, à des engorgements des reins et du foie.

Il est surtout un organe dont les fonctions subissent peut-être d'une manière plus directe et dans une mesure plus large l'influence des troubles que suscite dans le cerveau un travail intellectuel excessif : c'est l'estomac ; l'estomac dont, par réciprocité, les souffrances ont dans le cerveau un retentissement égal, sinon plus grand.

Des faits faciles à observer mettent à la portée de tous cette solidarité. Ne voit-on pas journellement un simple mal de tête supprimer l'appétit, la migraine mettre au patient le cœur sur les lèvres, le vomissement signaler le début de presque toutes les maladies du cerveau ?

Les opérations normales de l'appareil gastrique, en plein travail de digestion, sont incompatibles elles-mêmes avec la libre application de l'esprit à la méditation et à l'étude. La plénitude de l'estomac semble faire le vide dans le cerveau. Pour que le travail intellectuel se développe en toute aisance et amplitude, il est nécessaire que le travail digestif ait achevé sa tâche et débarrassé le chantier des matériaux alimentaires. « Quand l'estomac est surchargé, l'esprit est lourd. » (St Jérôme.) Les deux organes doivent entrer successivement en exercice, chacun à son heure ; leur fonctionnement ne saurait être simultané ; ils ne peuvent sans préjudice pour l'un comme pour l'autre emprunter, en même temps, à la vie générale et concentrer en eux le supplément de forces indispensables aux viscères digestifs pour remplir l'œuvre matérielle de la chylification, aux organes cérébraux pour subvenir aux manifestations de la pensée. Si, contrairement à ce que prescrit l'hygiène, une lutte imprudente s'engage, il est rare que ce ne soit pas l'estomac qui en supporte un plus grand dommage et plus immédiat.

« L'homme qui pense le plus, a dit Tissot, est celui qui digère le plus mal ; celui qui pense le moins est celui qui digère le mieux, toutes choses égales d'ailleurs..... Combien de gens d'esprit, dont les digestions sont pénibles, quoiqu'ils soient d'un bon tempérament et qu'ils fassent de l'exercice !..... Cette suite fâcheuse des études forcées est une de celles qui ont été le plus constamment observées. M. Boerhaave, qui vécut longtemps dans une ville où l'on cultive beaucoup les lettres, dit que l'étude commence par détruire l'estomac, et que, si l'on n'y remédie, le mal peut dégénérer en mélancolie : *un mauvais estomac*, disait un célèbre médecin portugais, *suit les gens de lettres, comme l'ombre suit le corps. (Amatus Lusitanus, Curat. medicæ*, p. 153.) J'ai vu moi-même des malades qui ont été punis de cette intempérance littéraire, d'abord par la perte de l'appétit, la cessation absolue des digestions, un affaiblissement général, qui en était l'effet, ensuite des spasmes, des convulsions, et enfin par la privation de tous les sens. » (*De la santé des gens de lettres*, p. 23.)

Ces derniers maux sont l'apanage spécial des cerveaux surexcités, tourmentés, surmenés. Si l'on réfléchit à la volupté attachée à la satisfaction de connaître, on s'étonnera moins de les voir se produire, tant il est vrai qu'un esprit actif ne se borne jamais.

« Un homme épris de cette volupté, ajoute Zimmermann, ne la goutte pas longtemps pure, s'il s'y livre sans discrétion. Les efforts continus que fait l'esprit pour passer d'une connaissance à une nouvelle découverte et du crépuscule dans le grand jour, sont aussi la source de beaucoup de maux. Je sais que le peuple ne peut pas s'imaginer qu'un homme de lettres qui est assis toute la journée, lit, pense, combine, compose, approfondit, écrit, puisse épuiser ses forces, et même beaucoup plus promptement que le paysan qui va labourer la terre, relève un fossé, essuie toutes les injures du temps, le froid, le soleil, la pluie. Rien n'est cependant plus vrai, quoique des gens qui ne vont jamais au delà des sensations ne le comprennent pas..... Forger, limer, scier sont pour le peuple ce qu'il appelle travailler. Comment concevrait-il que les tendres fibres du cerveau ne doivent pas être moins fatiguées d'un trop grand effort, que le sont les muscles d'un ouvrier ou d'un paysan par le travail de la forge ou du labourage ? » (*Traité de l'expérience*, t. III, p. 252 et suivantes.)

On le voit par cette citation, alors même qu'il est placé et maintenu en dehors des conditions défavorables que j'ai signalées, le travail intellectuel, chez la plupart de ceux qui s'y livrent avec ardeur et suite, et dont il est l'instrument professionnel, est une occasion de trouble, d'affaiblissement et d'usure pour l'organisme entier comme pour le système nerveux. Que sera-ce, si à la fatigue que produisent les longues méditations, aux ébranlements qu'impriment à tout l'être les fougueux élans de l'imagination, viennent s'ajouter l'action dépressive d'une passion désordonnée et l'ivresse énervante des folles ardeurs ?

Selon l'opinion des anciens, les neuf sœurs étaient vierges ; et Platon raconte que Vénus, menaçant les Muses d'armer son fils contre elles, si elles refusaient de rendre un culte à ses autels, en reçut cette réponse : Armez-le contre Mars, ô déesse, l'Amour n'a que faire de voler vers nous.

Dans le mythe lui-même qui sert d'introduction à cet entretien, il est dit que, née du plus noble des organes du maître des dieux et des hommes sans le secours charnel des sexes, pure et en quelque sorte immatérielle, Minerve, affranchie des folles ardeurs de l'amour et des entraves de l'hymen, resta chaste et vierge dans la céleste cour où Vénus et les Grâces régnaient à côté de l'altière Junon. Ainsi, à mesure que nous avançons dans l'étude du travail intellectuel, nous voyons de plus en plus disparaître ce que l'allégorie mythologique paraissait avoir d'invraisemblable et de choquant pour la raison.

Le danger signalé, gardons-nous cependant de tomber dans un excès contraire, et rappelons ici que l'oracle ordonna au Philosophe de sacrifier aux Grâces.

Telles sont, dans la généralité, les conditions bonnes ou mauvaises au milieu desquelles doit ou peut se mouvoir le travail intellectuel. Les règles que l'hygiène a déduites des faits qui se rattachent à ces conditions sont applicables à l'ensemble des professions libérales. Mais chacune d'elles, en outre de la loi commune dont elle demeure justiciable, s'exerce dans des circonstances spéciales, met plus particulièrement en jeu certaines fonctions, exige un effort plus soutenu de tel ou tel organe, expose enfin à certains accidents qui, bien que secondaires, contribuent pour une part non moins large au dérangement de la santé et, par l'appoint de troubles locaux, accroissent et exagèrent l'atteinte portée à l'économie générale.

Ce serait nous perdre en détails superflus que d'étudier séparément chaque profession dans sa sphère propre. On peut se borner à les distribuer en deux groupes : 1° celui des sciences ; 2° celui des lettres et des arts ; avec d'autant plus de raison que les individualités de chacun de ces groupes ont entre elles des points de conformité très nombreux dans la manière d'être, dans le but poursuivi, dans les actes accomplis, dans les résultats observés. Ainsi que les instruments employés, ainsi que les procédés mis en œuvre, les dangers courus sont les mêmes, les moyens de défense sont semblables.

Dans le premier groupe, sous le titre un peu élastique d'hommes de science, je range tous ceux à qui leurs occupations font une nécessité de la vie sédentaire. Trop souvent, pour la plupart d'entre eux, le monde commence et finit au seuil de leur cabinet de travail ; ils y passent de longues heures assis et immobiles dans un fauteuil, courbés sur une table, n'ayant d'autre horizon que les rayons poudreux d'une bibliothèque encombrée, ne quittant la place que pour aller prendre ou reporter un livre, feuilleter un manuscrit, consulter un dossier. S'il est vrai que les bruits et les agitations du dehors ne pénètrent point dans cette retraite calme et silencieuse, il ne l'est pas moins que l'air extérieur n'y a pas un accès plus facile, qu'il s'y confine et s'y altère, d'autant plus que le soleil n'y jette, d'ordinaire, que la flamme à demi-éteinte de rayons pâles et obliques, impuissants à le purifier.

Non contents d'y consumer la journée entière en d'opiniâtres labeurs, ils empruntent sur la nuit pour les continuer à la clarté vacillante et fumeuse d'une lumière artificielle. J'en ai vu qui, un instant arrachés à cet asservissement volontaire, ne prenaient leurs repas qu'un livre ouvert sur la table, à portée de leur regard. N'accordant qu'une dent distraite, hâtive et impatiente au broiement des mets qui leur sont servis, ils oublient, les malheureux, que, pour préparer et garantir une bonne digestion, cet acte préliminaire doit être opéré avec une consciencieuse lenteur, un aliment bien mâché étant à moitié digéré.

L'ensemble de ce tableau s'applique à ces infatigables travailleurs, philologues, grammairiens, bibliothécaires, archivistes, éditeurs, à ces maîtres de l'érudition dont l'active sagacité se voue à étudier des langues, à épurer des textes, à conférer des manuscrits, à poursuivre des documents inédits, à déchiffrer de vieilles chartes ; à ces professeurs émérites des corps enseignants qui ne descendent de leur chaire que pour rentrer dans leur *Chartreuse* solitaire et y préparer la leçon qui doit suivre ; à ces historiens, seuls dignes de tenir le burin de Clio, qui ne livrent leur œuvre à la publicité qu'après avoir vérifié les faits, revisé les dates, contrôlé les témoignages, s'être assurés de la pureté de toutes les sources ; à ces Bénédictins, asservis deux fois à l'immobilité par la règle religieuse et par le travail littéraire ; à ces notaires, gardiens des intérêts des familles, occupés, de l'aube au crépuscule, à libeller de leur main ou à dicter la minute des actes les plus importants ; à ces jurisconsultes, à ces magistrats, qui, sacrifiant tout à l'accomplissement de leurs austères devoirs, se condamnent, avec une admirable mais peu hygiénique abnégation, à la double prison du cabinet et du palais.

A ces victimes de la vie sédentaire nous devons rappeler les effets salutaires de l'exercice dont ils méconnaissent trop l'indispensable nécessité.

Le rôle du système musculaire, leur ferons-nous observer, ne se borne pas à mettre en mouvement la charpente osseuse, à exécuter les divers actes que la volonté commande. Par des alternatives de contraction et de relâchement, il imprime aux vaisseaux sanguins et lymphatiques disséminés dans les masses ou rapprochés des faisceaux charnus une impulsion supplémentaire qui s'ajoute, dans la circulation locale, à l'impulsion initiale du cœur, aux retraits élastiques des parois artérielles, au jeu des valvules veineuses. Son influence sur la circulation générale n'est pas moindre. Les agents de la locomotion ne peuvent se contracter sans accélérer les mouvements du cœur et rendre le pouls plus fort et plus fréquent, sans exciter la vitalité des vaisseaux capillaires et donner un cours plus rapide au liquide qui les traverse, et, par suite, sans augmenter le dégagement du calorique et maintenir la température animale à un degré plus élevé. On voit en même temps s'accélérer les mouvements mécaniques de la respiration, les inspirations et les expirations se succéder plus vite, et un air nouveau pénétrer plus fréquemment dans l'appareil pulmonaire.

En outre, par les douces pressions qu'il exerce sur les organes glandulaires, le système musculaire ne reste pas étranger à l'accomplissement régulier de leurs fonctions.

L'appareil digestif surtout est uni par les relations

les plus étroites avec les larges muscles des parois abdominales qui l'abritent et le contiennent. Leur concours semble indispensable aux oscillations péristaltiques des tuniques intestinales pour que les aliments qui y cheminent et s'y élaborent puissent être amenés au terme des interminables circonvolutions du tube digestif. On sait à quel point l'exercice modéré pris à jeun aiguise l'appétit ; pris après les repas, il en allège le poids.

L'exercice n'est pas moins nécessaire pour assurer l'équilibre des deux actes en sens inverse dont se compose la nutrition et maintenir dans un rapport constant le courant qui doit reprendre et reporter au dehors les molécules devenues impropres à l'entretien des tissus organiques, et le courant qui charrie et verse dans leur trame les matériaux destinés à en réparer les pertes ; l'élimination devant rester égale à l'absorption. C'est l'exercice qui réussit le mieux à prévenir l'accumulation de la graisse dans les mailles du tissu cellulaire et à combattre l'embonpoint, apanage de l'oisiveté ; il détermine la prédominance de la fibre sur les liquides : *Otium humectat, labor siccat.* (*Celsus.*) *Le travail rend le corps sec, l'oisiveté le remplit d'humeurs.* (Celse.)

C'est l'exercice qui entretient sur la surface cutanée cette transpiration plus ou moins insensible, quand elle n'y perle pas en gouttelettes de sueur, dont la suppression ou la diminution trop grande est suivie de nombreux accidents.

L'effet des contractions musculaires se fait sentir sur les organes mêmes qui en sont le siège ; il en résulte pour leurs fibres plus de solidité, plus de fermeté, plus d'énergie.

Enfin, tout le système vivant en reçoit une grande vigueur. (*Corpus validum facit*, Hippocrate.)

Par contre, la vie sédentaire, en restreignant ou en supprimant cette activité du système musculaire, réduit plus ou moins ou anéantit les salutaires effets de l'exercice modéré et les remplace par des malaises et des infirmités, dont il est facile de se rendre compte en prenant le contre-pied des heureux résultats énumérés plus haut.

Sous l'influence antihygiénique du repos continu, organes et fonctions subissent un affaiblissement progressif ; leur vitalité va en décroissant. Le cours du sang, à peu près libre dans le grand cercle artério-veineux, se ralentit dans les canaux secondaires et dans les dérivations locales. Son passage à travers le réseau capillaire languit. Sur les jambes insuffisamment exercées les veines accusent leur saillie et se gonflent en sinuosités variqueuses ; les lymphatiques participent à ces dilatations anormales ; il s'y forme des nodosités douloureuses. Les mêmes vaisseaux se tuméfient à l'extrémité de l'intestin et s'y transforment en bourrelets hémorrhoïdaux.

La circulation, déjà paresseuse dans l'appareil bi-
liaire, y devient plus lente encore et prédispose le foie
à des engorgements, à des indurations, la vésicule à
des concrétions, à des calculs. Le va-et-vient du sang
dans la rate se fait avec moins de liberté.

Les sucs pancréatiques et biliaires sont plus diffi-
lement exprimés et versés dans l'estomac, dont les
fonctions ne tardent pas à être troublées et altérées ;
des acidités s'y développent.

Le bol alimentaire chemine avec plus de lenteur
dans le tube intestinal ; un chyle moins riche s'en
sépare ; des flatuosités distendent douloureusement
les circonvolutions. Une constipation habituelle s'établit, qui, déjà fâcheuse par elle-même, favorise les
fluxions hémorrhoïdaires et en accroît les souffrances,
lorsque d'autres causes en ont déterminé la formation.

Les aliments insuffisamment imprégnés de sels salivaires, mal élaborés dans une digestion incomplète,
ne peuvent, par suite, fournir à la nutrition générale
qu'un chyle défectueux et des éléments de réparation
mauvais, qui contribuent puissamment au développement de la diathèse goutteuse.

Trop souvent les appels les plus pressants de l'organe urinaire ne sont pas écoutés ; la vessie perd de
sa sensibilité et de sa contractilité ; elle se vide incom-
plétement ; des sels s'y déposent ; la gravelle et la
pierre peuvent être le châtiment de l'impardonnable

paresse. Les reins eux-mêmes se fatiguent et s'en-flamment.

Les poumons mal alimentés par un air insuffisamment renouvelé et maintenu à une température fixe ou surélevée, déshabitués à réagir contre les variations atmosphériques, sont, au choc de la moindre intempérie, pris de toux sèches ou humides, de rhumes, de crachements de sang, et envahis à la longue par l'asthme et par la phthisie.

Les yeux soumis à une tension permanente s'irritent, s'injectent, s'enflamment et s'usent ; la cataracte et la goutte sereine peuvent être le terme de fluxions trop répétées.

Enfin, l'économie entière est vicieusement modifiée : les sécrétions languissent, et notamment celles de la peau, qui se décolore et pâlit ; les fonctions plastiques de la nutrition se ralentissent ; le corps maigrit ou ne prend qu'un embonpoint moins réel qu'apparent sous des chairs flasques et blafardes.

Et au milieu de ces organes, de ces fonctions qui désertent leurs énergies particulières, le cerveau, toujours en action, maintient au summum de leur puissance ses opérations intellectuelles et vitales, en ajoutant à sa virtualité spéciale tout ce que la vie commune peut lui céder d'influx nerveux, d'afflux sanguin et de pouvoir calorifique. Mais il ne tarde pas à payer, et à payer chèrement, son omnipotente prépondérance Un tel abus du travail intellectuel entraîne à sa suite des congestions, des vertiges, des maux de tête, des névralgies, de la somnolence, des insultes apoplectiques, la ruine enfin et de l'organe et de ses hautes fonctions.

La moelle épinière est loin d'échapper au danger ; souvent elle est la première à recevoir les atteintes ; et à la faiblesse des muscles, née de l'oisiveté de leurs fibres, s'ajoutent des phénomènes paralytiques dus à des altérations des nerfs rachidiens.

En face de l'abaissement de la force musculaire produit par excès de repos, trouvent ici leur place ces désordres singuliers qui se manifestent d'une manière soudaine ou graduelle dans les muscles moteurs des doigts, lorsque la main, s'étant obstinée à écrire avec une rapidité et une persistance hors de toute mesure, s'arrête épuisée, surmenée, *fourbue*, lâche la plume et devient désormais inhabile à la reprendre, agitée qu'elle est par des tremblements, des contractions et des spasmes convulsifs. Je veux parler de la *crampe des écrivains*.

Le rapprochement de ces deux derniers faits qui, provenant de causes diamétralement opposées, aboutissent à un résultat semblable, une affection morbide, doit être un nouvel avertissement de ne jamais dépasser, dans l'exercice de nos fonctions, sous le double rapport de l'intensité et de la durée, les limites imposées ou permises par la loi établie au début de cet entretien et qu'ont justifiée à chaque pas les exemples nombreux que j'ai produits.

Ce n'est pas sans dessein que je viens de sonner à toute volée la cloche d'alarmes. Bien d'autres l'ont fait avant moi, qui n'ont pas réussi à éveiller les victimes obstinées dont, à mon tour, je cherche aujourd'hui à me faire entendre. Si, plus heureux que mes devanciers, je parvenais à les arracher à une sécurité qui compromet leur santé et leur existence, loin de moi serait la pensée de leur interdire tout labeur sédentaire et de leur tenir fermée l'entrée de leur cabinet ; ce serait faire à leur légitime passion une injure gratuite autant qu'inefficace. Non, et si ma voix, mieux écoutée, trouvait le chemin de leur raison, elle ne s'élèverait que contre l'abus ; elle s'appliquerait uniquement à faire connaître les signes qui indiquent que l'usage permis a touché sa limite et que le péril est imminent ; ainsi, malgré les tempêtes, la mer demeure ouverte aux matelots, mais des phares signalent les écueils où le navire pourrait se briser.

Reprenant une à une les maladies engendrées par la vie sédentaire, je vais donc énumérer les symptômes avant-coureurs qui en annoncent l'approche et permettent d'en éviter l'atteinte.

Il est une expression qui s'est trop souvent présentée sous ma plume, celle de congestion, pour qu'il ne soit pas essentiel que j'en fasse, tout d'abord, connaître la signification. La congestion est le résultat d'une pléthore locale ; la pléthore n'est elle-même, à proprement parler, qu'un état intermédiaire entre la santé et la maladie. Elle participe, et c'est pour la plus large part, de la santé, en ce qu'elle n'est que l'exagération des phénomènes normaux qui caractérisent l'exercice d'une fonction portée à son summum de puissance, mais qui ne cesse pas de s'accomplir avec régularité. Dès qu'en s'exagérant hors de ses limites extrêmes elle verse du côté de la maladie, la pléthore se transforme en congestion. Dans le premier cas, il arrive à peu près constamment que les sujets, se trouvant plus dispos, plus forts, se félicitent de ce surcroît d'énergie, soit que la pléthore se trouve répartie dans l'ensemble des fonctions, soit qu'elle se localise dans une fonction en particulier.

Dans le second cas, quelques accidents, légers dans le principe, ne tardent pas, en se prononçant davantage, à indiquer que les limites sont dépassées ; les mêmes sujets, loin de se sentir vifs, légers, libres dans leurs allures, confiants en eux-mêmes, se sentent lourds, moins capables d'occupations suivies, inquiets, moroses, agités d'une vague appréhension, troublés par le pressentiment d'un danger lointain.

La pléthore est-elle générale, la face se colore vivement, l'œil brille, les battements du cœur sont grands, forts, le pouls élevé, solide, résistant, la respiration ample, pleine, la chaleur vitale activée, prompte à réagir contre les intempéries météorologiques.

La pléthore en se concentrant plus spécialement sur un organe, et surtout en s'y fixant, cesse d'être une simple exagération physiologique : elle se change en un état morbide, la congestion sanguine. Celle-ci porte-t-elle sur les organes cérébraux, la tête s'alourdit, se tend, s'endolorit ; elle est traversée par des vertiges, surtout lorsqu'elle s'incline et se penche en avant ; les oreilles tintent et bourdonnent ; la vision troublée prête aux objets une couleur rouge.

La congestion s'effectue-t-elle sur le cœur, les battements de l'organe deviennent profonds, tumultueux, oppressifs ; sur les poumons, la respiration plus courte s'embarrasse et s'accélère ; la poitrine se gonfle, anxieuse, agitée par les secousses d'une toux sèche, convulsive.

La pléthore congestive des viscères gastro-intestinaux y fait naître un sentiment de plénitude, de malaise ; l'appétit diminue, l'acte fonctionnel se ralentit, l'abdomen se tend et se météorise, les selles deviennent plus rares.

Tous ces phénomènes, avant-coureurs d'un état morbide imminent, mais non encore fixe et déterminé, se dissipent d'abord avec facilité et promptitude, ne se reproduisant qu'à des intervalles éloignés. Bientôt leur durée se prolonge et leurs retours se rapprochent.

Ce sont des avertissements qu'il faut savoir entendre et qui nous commandent de nous soustraire, plus ou moins vite et pour un temps plus ou moins long, à leur cause première ou occasionnelle ; à savoir, dans l'espèce, la vie sédentaire et les travaux de cabinet.

La gravité des signes précurseurs doit décider de la promptitude et de la persistance de cette suspension : c'est là une affaire de tact et de mesure, dans laquelle il ne faut ni se laisser aller aux suggestions d'une pusillanimité ridicule, ni se laisser endormir par une sécurité aveugle. Nouvelle application de la loi des limites à laquelle il faut toujours revenir.

Abordons maintenant, au point de vue de leurs prodromes, quelques-unes des maladies auxquelles nous exposent la vie trop sédentaire et les travaux de cabinet.

L'augmentation dans le volume des veines qui rampent à la surface des extrémités inférieures ne peut guère échapper à l'attention du travailleur, même le plus distrait. Il doit, dès qu'il s'en est aperçu et pour y remédier, se livrer à un exercice modéré, restreindre les heures passées dans la station assise, et veiller à ce qu'aucune pression inopportune ne ralentisse le cours du sang dans leurs sinuosités. Ces précautions sont d'autant plus indispensables que la diathèse variqueuse, une fois établie, ne rétrograde plus et n'est même que fort difficilement retardée dans sa marche.

Les symptômes qui annoncent ordinairement le début des hémorrhoïdes (le plus souvent à la suite
d'une constipation prolongée) sont la sensation, dans
la partie inférieure de l'intestin, d'une gène, d'une
pesanteur, d'une chaleur incommode, de pointes,
d'éclairs de douleur, de vives démangeaisons ; symptômes tantôt bornés à leur lieu d'élection, tantôt s'irradiant aux reins, au sacrum, à tout le bassin ; pouvant même retentir dans l'économie entière et s'accompagner alors d'inappétence, de troubles nerveux,
de changements dans le caractère, devenu tout à coup
irritable, *grincheux*.

Tous ces signes du *molimen* hémorrhoïdaire disparaissent lorsque les causes qui les provoquent sont
éloignées, mais une fois provoqués, si les mêmes
causes les sollicitent, ils répondent à l'appel avec une
promptitude de plus en plus grande.

Les accidents dont les hommes méditatifs, qui con-
sument leur existence sédentaire assis devant une table et cloués à une chaise, doivent le plus redouter et
surveiller l'approche, sont peut-être ceux qui peuvent leur venir du côté des voies urinaires. Ces accidents chargent l'avenir de souffrances telles, d'éventualités si périlleuses, que je dois mettre un soin tout
particulier à en faire connaître les premières menaces.
Les troubles précurseurs du danger couru par la vessie sont les suivants : le besoin de se vider plus fréquemment, provoqué par une plus petite quantité

d'urine ; la douleur dont s'accompagnent les dernières contractions expultrices ; la sensation d'une plénitude douloureuse dans la région hypogastrique ; l'apparition de légers nuages qui flottent dans le liquide ou se déposent en mucosités concrètes. Ces sensations demeurent-elles intermittentes, elles valent comme prodromes et doivent surtout, à ce titre, être mises à profit. Deviennent-elles permanentes, l'occasion est perdue ; l'inflammation de l'organe est établie ; les signes précurseurs vont grossir le cortège symptomatique de la cystite ; elle empoisonna une partie de l'existence de J.-J. Rousseau.

Des sensations analogues aux précédentes, siégeant dans les profondeurs de la région lombaire, témoignent, si elles sont passagères, de l'imminence, si elles sont fixes, de l'existence d'une affection morbide des reins, d'une néphrite.

La rétention d'urine simple est toujours précédée de quelques circonstances conditionnelles, d'autant plus aisées à reconnaître comme en étant la cause prochaine que la victime en est elle-même l'auteur. En remettant à une heure ultérieure la satisfaction des besoins qui le pressaient, le patient aura vu la conscience de ces besoins aller en s'affaiblissant, en même temps que l'organe, de plus en plus paresseux, éprouvait une difficulté croissante à obéir à la volonté trop tardivement manifestée ; la tumeur globuleuse formée par l'organe de plus en plus distendu augmenter de volume ; pour le ramener à son état normal, les efforts devenir plus soutenus et même être précédés de quelques tours de promenade, aidés de certaines attitudes reconnues propres à favoriser l'acte de la délivrance. C'est donc à celui qui a commis la faute et qui en subit les conséquences, qu'il appartient de changer les conditions vicieuses. Il n'oubliera pas qu'en outre de ces douloureuses rétentions le séjour prolongé de l'urine dans la vessie l'expose aux crises déchirantes de la gravelle et aux cruels tourments de la pierre dont ce séjour favorise et active la formation.

Civiale a dressé un tableau curieux des personnages de tous les temps qui ont été atteints de la gravelle ou de la pierre. On y voit figurer Amyot, Erasme, Harvey, Calvin, Bacon, Leibnitz, Bossuet, Newton, d'Alembert, Buffon, Voltaire, Léopold Ier, roi des Belges, Napoléon III, etc.

Ces maladies ont fait le supplice d'Érasme qui dit quelque part : *Calculus meus carnifex* ; de Chapelain, qui se fit tailler ; de d'Alembert, qui ne voulut jamais consentir à se laisser opérer ; de Buffon, qui en supporta, jusqu'à l'âge de 80 ans, l'excessive douleur.

Inutile de beaucoup insister sur les troubles avant-coureurs des maladies propres aux organes digestifs ; ils ont été déjà signalés. Ils ne sauraient passer inaperçus ; car ils se renouvellent presque à chaque instant du jour, à l'approche et à l'heure des repas, et pendant les intervalles qui les séparent.

Les affections du foie ont des prodromes plus obscurs ; cependant on est averti de leur imminente approche par une tension, un poids, une douleur gravative dans la région, par l'amertume de la bouche, l'enduit jaunâtre de la langue, une suffusion ictérique de la conjonctive et de la surpeau : tous phénomènes à répétition, mais passagers.

Je remets à la catégorie suivante la recherche des signes qui peuvent aider à prévoir les maladies de la moelle épinière ; et je termine par l'exposé de ceux qui précèdent les insultes apoplectiques, comme l'éclair la foudre, insultes très communes chez les hommes que le genre de leurs études condamne à la vie sédentaire : ils semblent en avoir le triste privilège.

Borsieri, d'accord en cela avec tous les auteurs qui ont écrit sur la matière, affirme que l'apoplexie s'annonce ordinairement chez les sujets prédisposés, — et c'est le cas des travailleurs de notre première catégorie, — par des signes non douteux *(le molimen apoplectique)*, importants à connaître pour les soins prophylactiques. Joseph Frank les a résumés, et il range dans le nombre : « le sommeil prolongé, survenant à des heures inaccoutumées, avec respiration profonde, stertoreuse, grincements des dents, cauchemar et sursauts ; le gonflement des veines de la tête, surtout de celle du front ; une rougeur, une li-

vidité de la face qui n'existait point à l'état sain, avec
affaiblissement des ailes du nez (Jh Frank dit avoir
vu, quelques jours avant une attaque d'apoplexie, les
mains blanches d'un gentilhomme devenir brunes
comme celles d'un paysan) ; une tendance à l'epis-
taxis avortant en des saignements de nez insuffisants,
qui ne soulagent pas ; l'injection des sclérotiques ;
des mouches, des étincelles, une clarté soudaine devant les yeux, la nuit ; des erreurs de lignes fréquemment commises en lisant ; des tintements, des chu-
chotements, des bourdonnements dans les oreilles ;
l'embarras de la langue, souvent un mot pris pour un
autre ; l'affaiblissement de la mémoire ; la lenteur à
écrire, l'engourdissement, les fourmillements, les
crampes dans les doigts ; une démarche vacillante ;
le brusque passage à un état florissant d'une santé
longtemps mauvaise (en effet, on entend souvent dire
aux parents d'une personne foudroyée par l'apoplexie:
« Elle se portait si bien ! jamais elle n'avait été plus
« calme, plus enjouée qu'aujourd'hui ! ») ; un changement complet et inexplicable dans la disposition de
l'esprit et du cœur, dans le caractère (un vieillard
d'une grande dureté de cœur habituelle, peu avant
une attaque d'apoplexie, pris d'une fausse sensibilité,
répandait des larmes intarissables à la moindre occasion) ; des hallucinations des sens.

« Le Dr Sabbia, qui exerçait la médecine avec
honneur à Varèse, raconte qu'il avait été appelé près

d'un homme présentant l'apparence de la santé, qui lui dit : « Je ne sais ce qui se passe en moi aujour- « d'hui, mais je sens autour de moi les odeurs les « plus suaves et je jouis d'un bien-être inaccoutumé. » Comme cet individu *présentait d'ailleurs* une tendance à l'apoplexie, le médecin soupçonna l'imminence d'une attaque et, en conséquence, pratiqua une saignée. Pendant l'opération même, la maladie survint avec hémiplégie. » (Apud Joseph Frank, *Pathol. interne*, t. III.)

Je ne prétends pas, en relevant dans les auteurs ces pronostics de mauvais augure, affirmer que la maladie succèdera toujours à ces signes avant-coureurs et que, dans la plupart des cas, le coup suivra de près la menace ; je veux seulement avertir que, chez les sujets prédisposés à l'hémorrhagie cérébrale par leur genre de vie et de travail, il serait imprudent de ne pas tenir compte de ces avertissements, chez ceux notamment pour qui une première attaque, si légère fût-elle, a été, selon l'expression vulgaire, *un premier coup de cloche.* Copernic, Malpighi, Linnée, Spallanzanni, La Bruyère, Daubenton, Monge, Cabanis, Corvisart et bien d'autres ont été frappés d'apoplexie.

Dès l'apparition des indices que j'ai mis en lumière comme pouvant être les avant-coureurs des affections morbides inhérentes au travail intellectuel et à la vie sédentaire, l'éveil doit être donné et des mesures prises pour mettre entre le prodrome et la maladie les barrières dont l'hygiène a reconnu la convenance et l'efficacité. Ce sont des visiteurs qui, avant de pénétrer chez nous, frappent à la porte ; hâtons-nous de leur donner congé, afin qu'ils n'en forcent pas l'entrée.

J'ai pensé que le degré d'instruction de ceux pour qui j'écris me permettait d'entrer dans tous ces développements quelque peu techniques, et j'espère que leur étendue me sera pardonnée, en faveur du but que j'ai poursuivi, ce but ne fût-il atteint qu'incomplètement.

Dans les pages consacrées à la seconde catégorie, je vais examiner quelques conditions nouvelles au milieu desquelles se meut le travail intellectuel. Ici, l'ouvrier, sans négliger l'emploi d'une forte attention, faculté première, faculté commune à toutes les opérations de l'entendement, ne fait plus de la méditation l'instrument habituel, sinon exclusif, de ses pensées. C'est en mettant en œuvre une faculté plus rare, plus haute, réputée plus noble, l'*inspiration créatrice*, qu'il s'élance dans les champs illimités que l'imagination ouvre au génie. La méditation cède le pas à l'imagination et passe au second rang. Il en est ainsi chez les poètes, les romanciers et les conteurs, chez les auteurs dramatiques, les orateurs de la tribune, de la chaire et du barreau, chez les musiciens, les peintres, les sculpteurs, en un mot chez les grands artistes. Nul n'est digne d'être compté parmi les maîtres, si Dieu n'a départi à son intelligence cette invention créatrice qui brille dans un petit nombre d'êtres choisis et privilégiés, comme un reflet des forces créatrices de celui qui a dit : Que la lumière soit, et par qui la lumière fut.

Au sens absolu, l'expression d'invention créatrice n'est qu'à demi-vraie. L'homme de génie lui-même ne peut de rien tirer quelque chose. Quand on dit qu'il invente, on veut dire qu'il trouve, *invenit* ; et il ne trouve ce qu'il invente qu'à la condition de le chercher en lui-même, de l'extraire de son propre fonds. Dans ce fonds un travail préalable, secondé par une disposition naturelle, aura dû accumuler une réserve inépuisable d'impressions, de sentiments, d'images, d'harmonies, d'émotions passionnées, qui, ressaisies, modifiées, combinées, multipliées, agrandies,

> Prennent un corps, une âme, un esprit, un visage.

et fournissent au poète d'ingénieuses allégories et de sublimes conceptions, à l'auteur dramatique les mordantes satires et les émouvantes péripéties du théâtre, au romancier les scènes variées, les mille surprises, les plus ingénieuses combinaisons de ses récits, à l'orateur l'éclair de ses plus chaleureux élans, les foudres de ses plus hardies philippiques, au musicien d'intarissables torrents d'harmonieuse mélodie, au peintre les admirables imitations où l'art, rival heureux de la nature, balance dans la copie la vérité du modèle.

A cette disposition innée correspond une sensibilité exquise, et il est d'une extrême importance pour l'hygiène du travail intellectuel de bien connaître les caractères que présente cette sensibilité exceptionnelle.

Inconnue dans sa cause, passive et comme fatalement asservie à l'excitateur qui l'éveille, mais libre et indépendante dans ses effets, la sensibilité est de sa nature essentiellement mobile. Elle varie dans ses modes et ses degrés, non seulement chez des personnes différentes, mais encore chez la même personne, selon la disposition de l'esprit et du corps.

On observe que plus est grande dans un organe l'aptitude à sentir, plus s'y accentue le besoin d'être excité ; et que plus il est excité, plus la sensibilité y augmente ; et cette sensibilité qui, hier, semblait ne parcourir et n'exciter cet organe que pour l'abandonner aussitôt, s'y jette aujourd'hui, s'y concentre, s'y accumule. Phénomène qui n'est pas sans analogie avec la pléthore et la congestion sanguines, sous le rapport dynamique, sinon sous le rapport matériel ; car, pareillement, cette pléthore nerveuse ne peut dépasser une certaine somme d'intensité et de durée sans troubler et compromettre l'économie.

La sensibilité la plus active ne saurait, non plus, être continue. Elle doit subir, elle aussi, des alternatives de repos et d'action ; elle doit être intermittente.

L'habitude, qui émousse et affaiblit la sensibilité, rend, il est vrai, moins pressante cette nécessité; elle ne la supprime pas. J'ai signalé déjà les accidents qu'entraînent les infractions à cette loi, et démontré comment la sensibilité surmenée s'éteint dans la paralysie ou dégénère en névralgie et en convulsions.

Les considérations dont la sensibilité *organique* vient d'être l'objet s'appliquent en entier à la sensibilité *de conscience*. Cette dernière est le principal élément de notre être moral, et, dans ce domaine supérieur, elle ne se montre ni moins diverse, ni moins mobile, ni moins capricieuse. Là aussi, la capacité de sentir ne fait que s'accroître par la multiplicité même des impressions. Pour l'intelligence et pour le cœur, sentir c'est vivre, et le degré de cette vie pourrait s'apprécier d'après la force, la durée, la fréquence des sensations et des sentiments qu'elle fait naître. Impatients de la règle, nos désirs, alimentés par la sensibilité, s'irritent et s'apaisent, s'anéantissent et renaissent au gré de mille influences secrètes, et la fougue de nos passions ne se montre ni moins indisciplinée, ni moins rebelle à la loi et à la mesure. Toute cette partie de l'âme est remarquable par son inconstance ; rien n'est plus changeant, plus contradictoire que le cœur humain, disent avec raison les moralistes.

Trop souvent aussi sentiments, désirs et passions prennent une fixité et une prépondérance telles, que la satisfaction cent fois répétée ne les apaise pas, mais les excite et les exagère.

De ces variations continuelles, de ces excitations extrêmes, peuvent également résulter deux effets tout contraires.

Tantôt la force morale, s'affaissant à l'instar des forces physiques, languit et s'éteint dans une atonie générale ; tantôt, c'est l'effet le plus commun, en même temps que les nerfs acquièrent une excitabilité tellement grande que le plus léger stimulus y détermine une impression hors de proportion avec sa cause, la sensibilité morale monte à un degré de susceptibilité si extrème, que des sensations indifférentes et fugitives dans l'état normal lui impriment une secousse exessive, la frappent d'un ébranlement qui ne finit pas ; la moindre peine, la joie la plus faible la met hors d'elle ; une ombre, un souffle, un rien la transporte ou la jette à bas.

L'âme n'a-t-elle pas, comme le corps, ses spasmes, ses convulsions et ses paralysies ?

Or, cette double sensibilité est l'apanage par excellence des hommes de sentiment et d'imagination ; on peut dire qu'ils n'existent, n'agissent, ne vivent que par elle ; elle est, selon l'heureuse expression de Reveillé-Parise, l'*étoffe* dont leur vie est faite.

« Une grande affectibilité, ajoute-t-il, est le signe distinctif des poètes et des artistes. Tout les frappe, tout les anime, tout se peint en eux avec force et vivacité. Ils ont plus de joie, plus de chagrin, plus d'aversion, plus de transports, plus de passions, plus de bonheur, plus de malheur, plus d'enthousiasme que les êtres doués d'une organisation inférieure. »

Ce sont là de beaux priviléges, mais qui ne sont accordés que sous la réserve expresse que l'on en usera sagement, et dont l'usage même n'est pas sans offrir quelque danger. Il y faut des temps de repos, des suspensions volontaires ou imposées. Les travaux intellectuels ne sont pas en dehors de la loi d'intermittence ; les esprits supérieurs doivent se soumettre à cette loi comme les esprits médiocres ; en s'y dérobant, ils s'exposent à être châtiés par la perte même de cette supériorité.

Le propre de ces natures impressionnables est donc de sentir beaucoup, et cette exubérance de sensibilité, les hommes ainsi doués ne la portent pas seulement dans les actes ordinaires de leur propre vie, dans les accidents naturels qui leur sont communs avec le vulgaire ; ils la dépensent encore, et peut-être avec plus de prodigalité, dans une seconde vie qui est leur œuvre, la vie des personnages fictifs conçus, enfantés et animés par le souffle de leur inspiration ; cette vie artificielle, ils ne la communiquent palpitante et durable, qu'autant qu'ils la partagent, qu'ils y entrent eux-mêmes tout entiers, qu'ils la font des lambeaux de leur propre vie.

Ces joies, ces tristesses, ces enthousiasmes, ces dé-faillances, ces délires, ces rêves, ces fougueux trans-ports, ces hallucinations, ces folies qui enivrent, acca-blent, transportent, abattent, bercent, troublent et bouleversent les héros de leurs poèmes, les acteurs de leurs drames, les personnages de leurs romans, toutes ces passions saisies sur le vif ne peuvent acquérir le degré de vraisemblance qui les égale à la réalité, qu'a-près avoir été la joie, la tristesse, l'enivrement ou le supplice, la passion de celui qui ne peut qu'à ce prix conquérir aux créations de son génie une vie qui n'aura de limite que celle du temps.

Minerve ne sortit toute armée du cerveau de Jupi-ter qu'au milieu d'épouvantables déchirements, et je soupçonne fort que pour ravir le feu du ciel, Promé-thée ait emprunté les ailes du vautour qui se repaît de ses entrailles.

Les poètes ont toujours eu conscience de cette fa-talité qui les expose à payer par un tribut de douleurs les dons exceptionnels qui leur sont accordés. Sous leur langage figuré l'hygiéniste retrouve reproduites et justifiées ses observations les plus exactes.

« O Rhapsode, tu ne peux le dissimuler, aux en-droits touchants, tes yeux se remplissent de larmes, aux scènes terribles et menaçantes, tes cheveux se

hérissent d'horreur et ton cœur palpite dans ton sein. »
(Platon, *Ion* ou l'*Iliade*.)

> *Si vis me flere, dolendum est*
> *Primum ipsi tibi.*
>
> (*Horatius*.)

Pour m'arracher des pleurs il faut que vous pleuriez.
(Boileau.)

Et ce cri lamentable de notre dernier poète :

O Poète..... ta douleur est à Dieu.
Quelque soit le souci que ta jeunesse endure,
Laisse-la s'élargir cette sainte blessure
Que les noirs séraphins t'ont faite au fond du cœur.
. . . .
Les plus grands désespoirs sont les chants les plus beaux,
Et j'en sais d'immortels qui sont de purs sanglots,
Lorsque le pélican, etc., etc....
(Alfred de Musset. *La nuit de mai*.)

Les grands orateurs ne puisent pas à une autre
source qu'en eux-mêmes, ne demandent pas à des
forces vives autres que celles dont la sensibilité a
trempé leur âme, ces mouvements rapides, ces traits
véhéments, ces élans passionnés, ces cris du cœur,
ces mouvements rapides, ces traits véhéments, ces
élans passionnés, ces pensées de feu, ces mots doués
de vie, qui échauffent les imaginations, domptent les
intelligences, électrisent les âmes et *soulèvent les
foules comme Jupiter soulevait les dieux*. (Réveillé-
Parise, *Physiologie et hygiène*, etc.)

L'orateur chrétien lui-même avouait avoir essuyé

le choc des passsions contre lesquelles tonnait sa parole indignée.

En s'identifiant ainsi avec son sujet, on cède presque sans s'en apercevoir à un entraînement irrésistible.

« L'orateur en cette farce de son plaidoyer, dit très-justement l'auteur des *Essais*, quoiqu'il y mette une pointe d'ironie, s'esmouvera par le son de sa voix et par ses agitations feintes, il se laisserait piper à la passion qu'il représente ; il s'imprimera en vrai deuil et essentiel, par le moyen de ce battelage qu'il joue, pour le transmettre aux juges, à qui il touche encore moins ; comme font ces personnes qu'on loue aux mortuaires pour aider à la cérémonie du deuil qui vendent leurs larmes à poids et à mesure, et leur tristesse ; car encore qu'ils s'esbranlent en forme empruntée, toutefois, il est certain qu'ils s'emportent souvent tout entier, et reçoivent en eux une vraie mélancolie. » (Montaigne. *Essais*, liv. III, chap. II.)

Il en est de même dans les arts. On ne peint pas avec des couleurs, mais avec son âme (Cochin), et les chefs-d'œuvre jetés sur la toile ne sont que la traduction de *la passion animée*. (Byron.)

On raconte que Spinelli eut horreur de la figure du diable qu'il venait de peindre, et l'auteur des *Contes fantastiques*, Hoffmann, assure que ses cheveux se dressaient sur sa tète dans le trouble que lui causaient ses propres visions.

Dans cette conflagration, il est rare, il est même impossible que l'équilibre se maintienne entre les forces sensitives et les forces motrices, et que le système musculaire ne descende pas à l'insuffisance d'action et à l'inertie dont j'ai fait ressortir les graves inconvénients. On voit alors se dérouler les accidents dont j'ai longuement traité en passant en revue les effets de la vie sédentaire. Ces accidents se développeront et s'accroîtront d'autant plus vite que l'impressionnable ouvrier aura ajouté les influences du travail cloîtré aux épuisements de sa double vie toute de sensibilité et de passion. Plus fréquentes seront les erreurs de régime, plus faciles les dérangements de la santé, plus rapide l'usure de ce frêle tissu. Il n'est aucun d'eux qui ne le sente bien et qui ne s'en plaigne. Ils voient le danger ; ils en mesurent l'étendue, et ils y courent tête baissée ; la chaîne leur pèse, et ils y reviennent et ils s'y rivent, poussés qu'ils sont par le besoin de traduire en acte un idéal qui les fascine, par le désir irrésistible et la noble ambition de laisser après eux une œuvre impérissable. Est-il un seul d'entre eux qui, dans le brûlant paroxysme de ces enfantements, plein de confiance en lui-même, pénétré de sa haute valeur, soutenu par le sentiment d'une force invincible, enlevé tout vivant et tout voyant (Montaigne) par une foi ardente, ne dote le fruit de sa veine de toutes les perfections des chefs-d'œuvre, qui ne ceigne l'auréole immortelle, qui ne marche l'égal des plus illustres ? Sans le délire de ces enthousiasmes, l'inspiration serait impuissante et stérile. *Je ne mourrai pas tout entier ! Mon front sublime ira frapper la voûte étoilée des cieux !* s'écrie Horace.

Écoutez notre Puget : *Le marbre tremble devant moi, pour grosse que soit la pierre !...* Voyez Pierre de Cortone devant le cheval qu'il vient de ciseler : *Eh bien ! qu'attends-tu pour marcher ? Ignores-tu que tu es vivant ?*

Descendus de ces hauteurs, ils restent en partie sous l'empire de leurs fiévreuses aspirations. Mais le beau côté de la médaille a son revers. Un soin exclusif de renommée préoccupe la plupart d'entre eux ; il leur faut le bruit des applaudissements, le murmure d'une popularité croissante, l'ivresse non interrompue du triomphe. Ce n'est pas assez des longs espoirs d'une gloire future; ils tiennent à en toucher les arrhes, de leur vivant : des louanges, toujours et encore des louanges. Les louanges sont le stimulant par excellence de leur imagination, le succès est la source où leur sensibilité se retrempe et se conforte. Là est aussi l'écueil où trop souvent se brise leur santé morale et physique. Le péril naît de l'exagération, à peu près inévitable, que prend chez eux l'amour-propre, mobile naturel et avouable, tant qu'il reste empreint de réserve et de modestie, sentiment dangereux et condamnable, lorsqu'il dégénère en personnalité outrée et que l'égoïsme le domine et le vicie. Dès lors, impressionnables à l'excès, l'idée seule de l'indifférence les trouble, un semblant de dédain les offense, l'ombre d'un blâme les blesse, le moindre échec les met au supplice, une défaite, même exceptionnelle et passagère, les foudroie. *Genus irritabile vatum.*

La susceptibilité inquiète, jalouse, impatiente, qui les travaille, l'irascibilité qui fait leur tourment, sont *à leur faîte montées;* une plume amie a-t-elle à leur donner des éloges? elle peut épuiser l'encrier; les pages ne paraîtront jamais trop longues. A-t-elle à indiquer quelques imperfections, à regretter quelques taches, ne fît-elle qu'effleurer l'épiderme de la pointe déliée de ses barbes flexibles, elle provoque une douleur cuisante et des cris de révolte, tant la peau est devenue délicate et chatouilleuse! Un grain de critique fût-il perdu dans un boisseau d'éloges (Bayle), c'est le grain amer qui restera sous la dent.

Cette irascible susceptibilité, qui n'est que trop générale, est commune aux esprits vulgaires et aux esprits supérieurs; chez l'écrivain médiocre à qui sa vanité fait illusion, et chez le grand artiste à bon droit convaincu de son incontestable valeur, les blessures faites à l'amour-propre saignent également, profondes, larges et lentes à se cicatriser.

Avec des nerfs à ce point revêches, ombrageux, irascibles, l'esprit se fausse et s'aigrit, l'humeur devient chagrine, quinteuse, insociable, le caractère farouche, sauvage, enclin à la misanthropie, le sommeil agité, entrecoupé, hanté par d'amers souvenirs;

le cœur est secoué par de soudains soubressauts, bou-
leversé par des battements irréguliers ; la digestion
est tourmentée, laborieuse, languissante ; le foie s'embarrasse, la *bile s'échauffe ;* l'hypocondrie s'avance
avec tout le cortège de ses mobiles et capricieux
symptômes, spasmes, palpitations, illusions des sens,
versatilité morale, inquiétudes exagérées, terreurs imaginaires, etc., etc.

Voilà les blessures, voilà les flèches suspendues
aux flancs des victimes !

Sous quel bouclier abriter une vanité outrecuidante ?
quelle armure conseiller à des amours-propres si vulnérables ? La modestie.

Mais la modestie est une vertu première, innée ;
elle ne garantit pas du défaut opposé, elle le rend
impossible et ne prévient les effets qu'en supprimant
la cause. *Rara avis!*

Peut-être devrais-je dire quelques mots touchant
les infractions aux préceptes les plus élémentaires de
l'hygiène que commettent en si grand nomdre les
orateurs appelés à manier l'instrument de la parole, à la tribune, à la barre, dans la chaire sacrée.
Ces derniers surtout dépassent en imprudences toute
limite, se dépensant en mille fatigues, se prodiguant
en prédications véhémentes, non pas plusieurs fois la
semaine, ce qui déjà serait beaucoup, mais chaque
jour et plusieurs fois le jour. Ils se retirent de la lutte
vainqueurs, je l'admets, des faiblesses et des erreurs

humaines, mais vaincus, je l'affirme, dans leur santé
et dans leur avenir ; les lèvres en feu, la gorge prise,
la poitrine catarrhisée, les vésicules pulmonaires dilatées, le cœur pantelant, amaigris, anéantis, désormais
sous le coup d'hémoptysies prochaines, d'accès d'asthme, d'une phthisie qui souvent ne se fait pas attendre. Je me borne à indiquer cette pierre d'achoppe-
ment.

Je renvoie aussi, pour ce qui concerne leurs rapports avec l'hygiène morale et physique, à ce que j'ai
dit, dans la *Nouvelle boîte de Pandore,* des trois
grandes passions, l'orgueil, l'ambition et l'envie, dont
l'action, saine et bienfaisante ou désordonnée et nuisible, se meut dans les hautes sphères sociales et politiques.

Je préfère réserver la place qui me reste encore
dans ces pages, déjà bien longues, à une maladie
terrible, impitoyable, qui, de nos jours, prenant une
fréquence et une extension jusqu'alors inconnues, enlève de l'arène les plus ardents lutteurs, quelquefois
les plus fermes, les plus dignes soutiens du travail intellectuel : la paralysie générale.

Cette maladie est née des conditions actuelles de
ce travail. Dans le domaine des arts et principalement
des lettres, il ne s'agit plus aujourd'hui de produire
bien, dût-on produire peu, mais de produire non seulement bien, mais et avant tout beaucoup, à l'instar
de ce qui se pratique dans l'industrie ; on va à grande

vitesse, à toute vapeur. Au lieu d'accorder au cerveau des heures de loisir sagement ménagées, de lui laisser le temps de réparer ses forces pendant des intervalles de repos, analogues aux anciennes jachères (les comparaisons ne manquent pas), on lui a appliqué les méthodes introduites dans notre moderne agriculture : on l'a soumis à la culture intensive ; on a voulu en tirer des récoltes hâtives, multipliées, excessives.

Et, comme le cerveau n'est pas un fonds auquel on puisse rendre les richesses dont on l'appauvrit, ainsi qu'on restitue à la terre les divers éléments qui lui ont été empruntés, l'organe a été épuisé, usé avant l'heure, détruit, la fonction ébranlée, bouleversée, anéantie.

Je n'ai pas à donner ici la description complète de la maladie. Il me suffira d'appeler l'attention sur quelques phénomènes qui en marquent l'approche et qui, d'abord fugaces et intermittents, peuvent être considérés comme en étant les signes précurseurs, comme pouvant donner l'éveil et permettre d'en ralentir, sinon d'en arrêter la marche progressive. Suspendre l'action des causes est l'unique moyen d'enrayer le mal, auquel leur persistance imprimerait une accélération plus rapide, irrésistible.

Il est rare que des souffrances générales n'aient pas servi de prologue aux scènes tragiques que doit dénouer une fatale catastrophe ; la tête, alourdie par l'excès du labeur, est devenue plus lente à se décharger du poids qui l'entraîne vers la terre ; le sommeil est plus profond ou plus lent à s'établir ; de brusques vertiges ont fait osciller le corps ; des vomissements se sont répétés en l'absence de tout symptôme caractéristique d'une affection gastrique ; des nuages ont passé sur l'intelligence, légers et fugitifs ; la mémoire a par moments fait effort pour se retrouver ; la parole a été hésitante, embarrassée ; tantôt des éclairs de douleur ont sillonné l'axe cérébro-spinal, frappant soit l'occiput, soit le cou, soit le dos, soit les lombes, mais se sont évanouis aussitôt ; tantôt une douleur sourde, à peine perçue, s'est fixée sur les mêmes points, assez obscure pour qu'il faille, afin de la réveiller, y appuyer fortement l'extrémité des doigts.

Des fourmillements, l'engourdissement des doigts et des orteils, des convulsions partielles, se dissipant encore avec facilité et promptitude, constituent des indices plus précis. Enfin la paralysie se prononce et commence par attaquer les extrémités inférieures avant de gagner les membres supérieurs et le tronc.

Je m'arrête, ma tâche n'étant pas d'attrister le lecteur en le faisant assister à l'ébranlement de toute la machine, à sa démolition pièce par pièce et à une destruction dans laquelle les facultés de l'intelligence sont parfois comprises et entraînées, tandis que d'autres fois l'être sensible et moral, l'âme, plane jusqu'au bout sur les ruines amoncelées de son enveloppe matérielle.

Il est d'autre cas, et ils ne sont pas rares, où l'âme seule est atteinte, et où le corps résiste avec une incroyable ténacité. Rien ne paraît capable d'ébranler les solides parois du foyer incandescent, tandis qu'on voit la flamme vaciller au gré d'une foule d'hallucinations, être obscurcie par les sombres illusions de la mélancolie, et s'éteindre dans la nuit d'une irrévocable démence. Aristote assure que les grands hommes de son temps étaient mélancoliques et hypocondriaques, et il se demande : Pourquoi les hommes qui ont brillé par le génie et le savoir, soit dans le gouvernement de la République, soit dans les lettres, soit dans les arts, ont-ils tous été mélancoliques? *(Probl. Sect.* 30.)

Sénèque affirme qu'il n'est pas de grand génie sans un grain de folie.

Et notre Montaigne : Il n'y a qu'un demi-tour de cheville entre la sagesse et la folie. *(Essais.)*

Mais si les grandes passions touchent à la folie, ce n'est que par leurs points extrêmes. Quelque vaste, quelque immense que soit le champ où le sentiment et l'imagination puissent se donner carrière, dans la vie factice comme dans la vie réelle, il existe là encore une limite au delà de laquelle le vol de la pensée mal dirigé se perd dans les nuages, où les mouvements passionnés du cœur, affranchis de toute règle, se changent en désordres morbides.

Telles peuvent être les funestes conséquences du travail intellectuel, lors même qu'il est dirigé dans la ligne la plus droite, lors même qu'il est accompli dans le grand jour des plus vastes desseins, des plus généreuses aspirations, des ambitions les plus nobles ; ces conséquences sont à redouter, lorsqu'il est poursuivi sans trêve ni merci, lorsqu'il est précipité hors des limites d'intensité et de durée qui sont sa loi première, la condition formelle de son innocuité.

Que sera-ce si, déjà ainsi emporté par une fougue indomptée, consumé par une flamme qui ne l'échauffe plus mais le dévore, l'ouvrier s'est jeté dans le tourbillon des plaisirs, s'il a vidé la coupe de toutes les ivresses ? Ici, comme dans la phthisie, il existe une paralysie galoppante, et les artistes ne se comptent plus qui, ainsi que Raphaël, sont descendus, à l'âge de 37 ans, dans la tombe, dont une autre Fornarina a ouvert la porte.

Un célèbre médecin du XVIIIe siècle, Frédéric Hoffmann, a consacré quelques pages charmantes, quoique peut-être un peu trop didactiques, à l'hygiène des hommes de lettres. Je m'en servirai comme d'une glose pour exposer ce qui me reste à dire.

F. Hoffmann s'étonne du peu d'attention que les hommes livrés aux travaux de l'esprit accordent à leur santé. « Les coureurs, écrit-il, prennent un soin extrème de leurs jambes, les lutteurs de leurs bras, les chanteurs des organes de la voix ; celui qui se livre à la culture des lettres et des sciences devrait avoir un soin non moins scrupuleux de son cerveau, principal siège de son intelligence et de son âme. Il n'est aucun ouvrier doué de quelque prévoyance, qui ne veille attentivement au bon entretien des instruments de sa profession, le peintre de ses pinceaux, le forgeron de ses marteaux et de son enclume, le soldat de ses armes, le chasseur de ses chiens, et ainsi dans toutes les industries. Comment se fait-il, hélas ! que seuls, vous qui desservez les autels de la Muse, seuls, vous qui vous dévouez à la recherche de la vérité et du souverain bien, vous traitiez avec tant d'indifférence l'unique instrument à l'aide duquel vous puissiez mesurer et embrasser le monde, cultiver toutes les connaissances accessibles à l'homme et les perfectionner ?

F. Hoffmann n'ignore pas que tout ce qui est beau coûte cher ; il sait que, si les fruits de l'arbre de la science sont doux, la racine en est amère, et que c'est dans le cœur des hommes livrés aux travaux de l'esprit que cette racine plonge plus profondément ; mais il croit que cette amertume peut être adoucie par une culture mieux entendue.

« Le printemps, il ne craint pas de l'affirmer, serait la saison la plus favorable aux lettres et à l'étude, en raison de l'élévation moyenne de la température. Lorsque les arbres se couvrent de feuilles, lorsque les rameaux s'embellissent de fleurs, l'esprit se développe en étendue et en vigueur ; et de même qu'en cette saison tout pousse et fleurit, de même l'intelligence acquiert une plus grande puissance. »

Le printemps et la liberté ! s'écriait Volney, et l'auteur des *Ruines* courait aux champs, dès que les premiers beaux jours se faisaient sentir. Rousseau (J.-J.) était profondément épris de la nature ; il l'a décrite dans ses ouvrages avec un sentiment exquis. Mais, le plus souvent, ce n'était pas vers l'horizon blanchi par l'aube naissante, ni sur les fugitives vapeurs des montagnes voisines qu'il portait ses regards ; c'était la tête penchée, l'œil tendu vers le sol, qu'il allait herborisant, c'était *en meublant sa tête de foin*, qu'il méditait avec plus de force. Mme de Staël, sur les bords enchanteurs de la Loire, se prenait à regretter le ruisseau boueux de sa rue du Bac ; si Boileau cherche et *trouve au coin d'un bois la rime qui le fuit*, Racine, médiocrement sensible à la rosée du matin et au murmure des eaux, ne quitte guère le Marais ; Montaigne s'enferme dans une vieille tour pour y digérer ses pensées plus librement et à loisir, et le célèbre Cujas étudie, couché tout de son long sur un tapis, le ventre contre terre, entouré de monceaux de livres.

« Nul moment, ajoute l'auteur, ne paraît mieux choisi pour l'étude que le matin, au moment où la température est plus douce, l'air moins agité. L'Aurore aime les Muses ; *Musis Auroram sacram dixit Erasmus.* »

Que le printemps de ses tièdes haleines facilite l'éclosion de la pensée, que l'Aurore de ses doigts de rose sème de plus d'images riantes le domaine intellectuel ; en d'autres termes, que l'esprit soit mieux disposé, le cœur plus ouvert, l'imagination plus fraîche, l'inspiration plus spontanée, la méditation plus vigoureuse, aux premières heures qui suivent le calme et le silence de la nuit, au milieu du bien-être qui succède à un sommeil réparateur ; qu'il y ait même quelque analogie entre ce réveil de l'âme si favorable à l'expansion intellectuelle et le réveil de la nature au retour du matin ; que ce dernier réveil puisse exercer une heureuse influence sur le premier, il n'y a rien dans ce rapprochement qui doive surprendre quiconque connaît les rapports du physique et du moral et les évidentes affinités qui rattachent nos sensations, nos sentiments et nos idées aux impressions diverses produites en nous par le monde extérieur. Et, certes, il serait à désirer que le travail intellectuel fût placé plus souvent dans ces aimables conditions.

Malheureusement, si on descend de ce qui devrait être à ce qui est, on se prend à sourire en se rappelant que Buffon ne pouvait écrire qu'en habit de cour, des dentelles au poignet, sur une table chargée de flambeaux allumés ; Crébillon dans une chambre obscure, entouré de chats qui miaulaient ; Mézerai à la lueur d'une chandelle, même en plein jour, au milieu de l'été ; Girodet à la clarté de lustres suspendus dans son atelier rendu inaccessible aux rayons du soleil.

En réalité, les Muses et la déesse Métis ne sont pas à nos ordres. Il ne suffit pas de les appeler pour qu'elles répondent : Nous voici ! Capricieuses et fugitives, il faut les saisir, comme l'Occasion, aux cheveux.

Mais on ne saurait trop, à l'exemple de F. Hoffmann, recommander aux gens de lettres d'être plus ménagers de leur sommeil et de ne pas faire la part trop grande soit aux veilles laborieuses, soit aux veilles mondaines. « Tout ce qu'on retranche, dit-il, du sommeil, ce repos du corps et de l'esprit, cette meilleure part de la vie, on le retranche des forces physiques et intellectuelles ; l'étude les veut pleines et entières. »

Somne, quies rerum, placidissime, somne, deorum,
Pax animi, quem cura fugit, qui corpora duris
Fessa ministeriis mulces, reparasque labore.

(Ovidius.)

Sommeil, repos de la nature, ô toi, le plus paisible des dieux, toi qui mets le chagrin en fuite et qui rends la paix à l'âme, sommeil, viens adoucir la rigueur des dures professions, viens rendre aux membres brisés par le travail la force qu'ils ont perdue. (Ovide.)

L'hygiéniste peut prendre à son compte et au pied de la lettre ces vers du poète.

Selon l'auteur, les savants auraient besoin d'user d'aliments plus légers et de vins moins généreux que les personnes qui demandent à leur cerveau moins de travail. Cependant, il se hâte d'ajouter, sur la foi d'Horace, « qu'elles vivent peu et n'ont pas grande chance de durée, les œuvres qu'enfantent les buveurs d'eau. »

Nulla placere diu nec vivere carmina possunt,
Quæ scribuntur aquæ potoribus.

(*Horat.*, Ep. XI, lib. I.)

Les peuples qui boivent du vin ont plus d'esprit que ceux qui boivent de la bière, assure, en outre, F. Hoffmann.

Je ne veux pas y contredire et je reconnais que les gens de lettres peuvent faire bonne figure à table et que la pointe de leur esprit s'aiguise en se trempant dans le vin qui rit au fond d'un verre.

Mais, en général, ce n'est pas dans leurs rangs que se rencontrent les plus déterminés héros des luttes gastronomiques, et l'ivresse bachique fait délirer leurs vers bien plus que leur cerveau. On peut donc, sans grand danger, les laisser sur ce point sous la sauvegarde de leur tempérance naturelle ou forcée. Mais je ne crains pas de me répéter, en rappelant que rien n'est plus contraire à la santé que de se plonger dans une profonde méditation pendant les premières heures qui suivent les repas, et d'affirmer de nouveau, avec l'auteur, que « ceux-là retirent plus de fruit de leurs études qui, vivant sobrement, ne se mettent au travail qu'après un certain laps de temps. Et sans la santé, ne l'oubliez pas, nourrissons des Muses, vous ne gravirez jamais les marches élevées de leur temple ; vainement vous frapperez à leur porte.

« L'alliance de la santé avec l'érudition est un bien inappréciable. A ceux qui se livrent avec ardeur aux travaux intellectuels et qui veulent obtenir cette alliance, on ne saurait trop recommander une parfaite sérénité d'esprit ; il n'est pas d'aliment qui le nourrisse et le fortifie davantage. Quand l'esprit jouit d'une tranquillité parfaite, non seulement les fonctions du corps mais encore celles de l'intelligence se développent avec une énergie plus grande. Il est impossible, dit Platon, que l'état de l'esprit ne communique pas au corps ses diverses dispositions. En conséquence, lorsque l'âme est calme, lorsqu'elle n'est pas bouleversée par des sollicitudes et des passions orageuses, il est impossible qu'elle ne parvienne pas non seulement à s'élever à une vue plus claire de la vérité (pour laquelle elle est faite, qu'elle recherche, et au devant de laquelle elle va comme l'œil à la lumière) et à mieux régler, en ce qui touche sa partie divine, ses mœurs et ses actes, mais encore à présider avec plus de succès à l'entretien de la vie et à la santé du corps.

« Après la tristesse, les soucis et le chagrin, il n'est rien qui trouble plus *les esprits*, rien qui soit plus nuisible à la santé que la volupté, surtout lorsqu'elle entraîne à sa suite la lassitude et la douleur ; l'excès des plaisirs est la mort de la mémoire et de l'intelligence. »

Le maître d'Isocrate, Gorgias, âgé de 108 ans, arrivé au terme d'une carrière plus que séculaire, expliquait en ces termes la cause d'une si rare longévité : *Ma jeunesse ne m'accuse point, et je ne saurais accuser ma vieillesse ; j'ai remis une adolescence chaste et pure à mon âge viril.*

A Rome, la même divinité présidait aux plaisirs et aux funérailles.

« La santé, le bonheur, la vie entière dépendent d'un régime sobre, d'un sommeil suffisamment prolongé, de la sérénité de l'âme et d'un exercice modéré ; le reste, selon Cardan, y ajoute peu. »

Un exercice modéré est un des quatre points cardinaux entre lesquels F. Hoffmann resserre les principales conditions hygiéniques du travail intellectuel. Les vues de physiologie générale que j'ai exposées avec développement sur ce point essentiel ne me laissent à dire que quelques mots relativement aux modes et à la nature de cet exercice.

L'exercice a pour but de faire succéder l'action des forces motrices à l'action des forces sensitives, et de donner, pour un temps, la prédominance au muscle sur le nerf, qui, sans cette diversion, risquerait de plier sous le poids de la pensée, devenu trop lourd.

La fibre musculaire et la fibre nerveuse sont en

antagonisme dans l'économie animale ; si les fonctions de l'appareil musculaire l'emportent dans une
mesure trop grande en intensité et en durée sur les
fonctions de l'appareil nerveux, la puissance de contractilité s'accroît, il est vrai, dans les masses charnues, leur volume augmente, mais c'est au détriment
des cordons et des centres nerveux dont la sensibilité, restée trop inactive, décroît et s'émousse. Par
contre, si l'instrument des sensations est mis incessamment en jeu, pendant que les muscles sont condam-
nés à un trop long repos, lès muscles perdent de leur
contractilité, s'affaissent et maigrissent, tandis que les
nerfs, trop excités, acquièrent une sensibilité excessive et une impressionnabilité qui ne tardent pas à
dégénérer en maladie.

Des alternatives de prédominance judicieusement
distribuées entre le muscle et le nerf, une part à peu
près égale d'activité faite à chacun, sont donc nécessaires pour maintenir l'équilibre entre le mouvement et la sensation et assurer l'intégrité des fonctions synergiques de ces deux principaux facteurs de
la vie.

Quant à l'exercice en lui-même, à chacun d'en varier le mode au gré de ses convenances personnelles
et des nécessités de sa position sociale. Aux plus favorisés de la république des lettres les rapides élans,
les bonds cadencés du cheval, l'équitation, si propre
par les ébranlements qu'elle imprime à tous les orga-

nes, par les mouvements expansifs qu'elle détermine, par l'énergie qu'elle imprime à la nutrition, par la tonicité générale qu'elle communique à l'organisme, si propre, dis-je, à contrebalancer les effets opérés, en sens contraire, par l'excès de travail intellectuel ; à eux encore les luttes aristocratiques des jeux de paume, presque tous fermés aujourd'hui, qui donnaient tant de ressort aux muscles des jambes, des bras et du tronc, tant d'amplitude aux mouvements respiratoires, tant d'activité à la circulation veineuse et capillaire, aux sécrétions viscérales et aux fonctions de la peau qu'elles inondaient de sueur ; à d'autres, l'escrime, dont les effets ne diffèrent des précédents que par un moindre degré ; la chasse, qui non seulement fortifie toute la charpente matérielle, promène les poumons à travers une atmosphère plus pure, sollicite tous les viscères par des secousses plus douces mais non moins salutaires, avive à un si haut point l'appétit, mais encore, par les charmes du milieu parcouru, par ses soudaines surprises et ses longues espérances, réussit, mieux que tout autre exercice, à alléger l'âme de ses ennuis, l'esprit de ses irritations et de ses lassitudes ; à d'autres, les promenades militantes autour du billard, si bien placé dans le palais des princes de l'Église que leur *grandeur attache au rivage*, le noble jeu de billard, dont les avantages se rapprocheraient de ceux de la promenade à pied, si ce n'était le manque de grand air ; enfin, et pour le plus grand nombre, la promenade à pied, qui réalise à peu près tous les bénéfices des divers modes d'exercice ci-dessus ; la promenade à pied, qui met à la portée de tous un fonds commun dans lequel chacun est libre de se faire la part qui lui convient, et aussi large qu'il le veut, d'espace, d'air et de soleil. Il est cependant des hommes de cabinet tellement rivés à la chaîne qu'il ne leur est pas permis de jouir de ce fonds commun. Ils pourraient, pour y suppléer, consacrer quelques instants, fussent-ils courts, à un travail manuel, à tourner, à menuiser, à limer, et même bien prosaïquement à débiter en menus morceaux les pièces de bois mises en réserve dans le bûcher.

Je ne voudrais même pas exclure du nombre des exercices le long roseau sur lequel, à ses heures, Socrate galoppait, ses enfants en croupe, en dépit du rire moqueur d'Alcibiade. (Valère Maxime, liv. VIII, chap. 8.)

J'ai énuméré dans le cours de cette longue étude, avec un soin consciencieux, tous les principaux accidents qui peuvent résulter du travail intellectuel, lorsque la surexcitation de la sensibilité et l'effervescence de l'imagination, dépassant les limites physiologiques, atteignent un degré d'intensité et de durée incompatible avec le jeu régulier des fonctions du cerveau et des organes que relient à l'encéphale des rapports de synergie et de solidarité. Ces accidents sont graves et nombreux.

Le devoir du médecin est de les signaler. Mais les conseils les plus sages, fussent-ils cent fois répétés, ont-ils quelque chance d'être docilement suivis ? Seront-ils seulement écoutés ? Il n'ose presque pas l'espérer. Car il n'ignore point que c'est par cette surexcitation et au milieu de cette effervescence que les germes féconds s'élaborent, que le dessein mûrit, que l'idée sublime s'enflamme et jaillit.

Qu'importe aux grands penseurs, aux grands poètes, aux grands artistes, livrés corps et âme au démon qui les inspire, qu'importe le poids et la douleur du travail, de l'effort, des veilles ? Qu'importe le sacrifice du repos, du bonheur, de la santé, de la vie ? Tombe sur eux la hache de Vulcain, dût-elle les frapper d'un coup mortel ! Qu'importe ? La Minerve armée par leur génie aura vu le jour !

L'hygiène les condamne, la postérité les absout.

LA MASSUE D'HERCULE

Parmi les statues antiques que le temps a respectées et que l'art moderne a pu imiter, égaler peut-
être, mais n'a pas surpassées, il en est deux, célèbres entre toutes, dont je n'ai cessé d'avoir le dessin
sous les yeux, pendant le cours de ces deux dernières études, curieux que j'étais d'en interroger l'ensemble, d'en scruter les détails, cherchant à pénétrer
dans la pensée qui guidait, il y a trois mille ans, le
ciseau de l'artiste, et me demandant quel était l'idéal
qu'il avait voulu réaliser dans ce marbre auquel son
génie a communiqué une vie immortelle. De ces deux
statues, l'une est l'Apollon du Belvéder, l'autre est
l'Hercule Farnèse. Entre elles tout contraste, tout
diffère, tout est opposé ; elles n'ont rien de commun
que d'être chacune, dans un genre divers, pareillement belles et d'une exécution également parfaite.

La taille de l'Apollon est au-dessus de celle des
hommes. Toutes les parties du corps sont entre elles
dans de si justes proportions, que ces proportions ont
été prises pour modèle et pour règle. Leurs contours
gracieusement arrondis indiquent à peine de quels
tissus ces parties sont composées ; la charpente qui
les supporte ne trahit sa nature osseuse que dans les

points où les chairs cessent de la couvrir. Les attaches qui relient harmonieusement les membres sont fines et ne sont pas grêles. La poitrine est large, sans voussure exagérée ; l'abdomen effacé ; le tronc modérément plein ; les épaules dégagées ; les mains admirables : on devine à leur délicatesse qu'elles n'ont quitté la lyre qu'un instant pour bander l'arc et lancer les flèches meurtrières, et qu'elles vont la reprendre. Le cou souple, délié, soutient une tête haute et ouverte, sur laquelle l'œil du spectateur, invinciblement attiré, s'arrête et admire. Du front large, découvert, lisse, uni, s'élève une chevelure abondante, qui le couronne et s'échappe en boucles ondoyantes. Le nez est droit, la lèvre frémissante. Le regard projeté dans l'espace semble plonger dans l'infini et en atteindre les limites.

C'est dans le port de cette tête, c'est dans l'expression de ce regard que l'artiste, complétant son œuvre, achève de réaliser son dessein et nous en révèle le secret : sous les traits du vainqueur de Python, c'est le dieu du jour, le guide des Muses, l'image à peine matérialisée de la pensée créatrice. C'était pour moi la personnification du travail intellectuel.

La masse colossale de l'Hercule Farnèse est toute contraire : l'idéal en est absent ; tout y est matière. Le volume de chaque partie du corps est énorme ; les attaches puissantes qui unissent les membres les uns aux autres en marquent à peine la séparation ; les chairs s'élèvent en masses larges, saillantes, creusées par les profondes dépressions dont leurs tendons les sillonnent en s'enfonçant vers les points d'insertion ; les malléoles des pieds, les têtes latérales des poignets témoignent par leur développement de la grosseur et de la solidité de l'ossature. Les pieds larges, presque planes, prennent sur le sol par leurs orteils épais une base de sustentation inébranlable. La main gauche, rejetée en arrière sur la hanche et encore repliée sur elle-même, la droite, pendante et à demi-détendue, offrent des doigts charnus, à phalanges bien nouées, avec un pouce élargi, carré. Le tronc vaste est tout d'une pièce ; la poitrine par son amplitude assure à l'air une libre circulation. Le volume de l'abdomen, des seins et des bourrelets qui s'arrondissent autour du bassin, attestent la puissance des organes digestifs. Les épaules voûtées, surélevées, confondues avec le cou épais, court, rappellent l'encolure du taureau. La tête est relativement petite, couverte de cheveux frisés, drus, serrés, sous lesquels disparaît en partie le front peu élevé, marqué de dépressions transversales ; la barbe, également frisée, descend touffue sur les joues, les lèvres et le menton. Le nez plus fort, peu effilé, se détache du ront par une ligne moins droite.

Toute la partie supérieure du colosse est penchée à gauche, appuyée sur la massue à demi couverte de la peau du lion de Némée. La tête s'incline vers la terre et le regard s'y dirige. Ce regard, dont l'expression est douce et comme empreinte d'une calme résignation, ne révèle pas à qui l'observe une âme préoccupée de hautes spéculations, ni émue par des aspirations célestes ; mais il affirme une intelligence sérieuse, obstinément attachée aux choses d'ici-bas, une volonté invinciblement résolue à subir toutes les nécessités, à affronter tous les périls, à vaincre tous les obstacles d'une vie de labeur et de lutte.

Autour de cette statue surgissent les souvenirs des travaux accomplis par le fils de Jupiter et d'Alcmène, qui ont valu à ce héros d'être placé après sa mort au rang des demi-dieux.

Ainsi interprété, l'Hercule Farnèse m'offrait la visible incarnation du travail manuel, objet de ce nouvel entretien.

Ce n'est pas sans intention que le statuaire, voulant représenter l'activité des forces physiques, a multiplié sur ce marbre les saillies ; il semble même en avoir exagéré le volume ; cependant, il n'a été que vrai ; car les athlètes ne manquaient pas qui posaient devant lui et reproduisaient, comme certains lutteurs de nos contrées, les formes herculéennes du type célèbre transporté du musée Farnèse dans les galeries de Naples.

Chacune de ces saillies est constituée par un muscle ou par la réunion de plusieurs muscles. Or, c'est à l'aide des muscles que l'homme, faisant emploi de ses forces physiques, se procure par le travail le pain qu'il doit gagner à la sueur de son front.

Il n'est aucun de mes lecteurs qui ne sache ce que c'est qu'un muscle, et qui ait besoin que je lui apprenne que c'est la chair même qui fait la base de notre alimentation. Ils en connaissent la couleur rouge, la contexture striée ou lisse, les fibres (fils) tendres ou dures, les couches minces ou épaisses, tantôt continues, tantôt entrecoupées de trames luisantes, argentées (aponévroses), destinées à en accroître la solidité, soit que le muscle y soit engagé partiellement comme dans une gaîne, soit qu'il en soit recouvert comme d'une cuirasse qui le soutient et le protège. Ils auront sans doute remarqué aussi que des cordes (tendons), d'un blanc jaunâtre, rondes, plates, isolées ou multiples, en terminent les extrémités.

Au reste, ce qu'il importe de ne pas ignorer, pour l'intelligence de cette étude, ce sont les propriétés dont ce muscle est doué. La première de ces propriétés réside dans la faculté qu'il possède d'exécuter et d'imprimer des mouvements, de se mouvoir et de mouvoir. Ces mouvements propres ou communiqués, le muscle les exécute par la contraction de ses fibres : le muscle est contractile. Dans cet entretien, consacré au travail manuel, il ne peut être question que des mouvements restreints à l'exercice des professions qui s'y rattachent.

Pendant la contraction, le muscle se raccourcit,

augmente d'épaisseur, devient plus dur, plus résistant ; il est modifié dans sa forme, mais non dans son volume. Ajouterai-je qu'il développe dans cet acte une certaine quantité de chaleur et d'électricité, qu'il absorbe de l'oxygène et exhale de l'acide carbonique ?

Cette contraction, le muscle n'est pas apte à l'exécuter par lui-même sans l'intervention d'une impulsion placée en dehors de lui ; il faut à cette propriété, comme à toute fonction, pour qu'elle entre en jeu, l'intervention d'un excitant étranger. Cette faculté de se contracter, il la doit à la présence d'un certain ordre de nerfs, disséminés dans sa substance fibreuse, qu'il reçoit directement de l'axe cérébro-spinal, et que nous avons fait connaître dans le précédent entretien : *les nerfs du mouvement, les nerfs moteurs.*

Dans le travail manuel, cette contraction est toujours volontaire ; l'excitation qui agit sur les fibres musculaires et qui les provoque à se contracter part du cerveau et leur arrive en passant par les troncs nerveux et par leurs divisions. Elle résulte d'un acte de l'intelligence. « La volonté, ainsi que le dit M. le professeur J. Béclard, est l'excitant par excellence de la contraction musculaire ; et c'est elle qui entraîne les contractions les plus étendues et les plus soutenues. »

L'esprit dit à la matière : contracte-toi, et la matière se contracte ; — ne te contracte que juste assez pour soutenir cette plume légère, et un pli *fait* à peine *rider la face du muscle ;* — soulève ce marteau pesant, maintiens-le suspendu, frappe l'enclume, jette-le au loin ; et le muscle gonflé, roidi, soulève le marteau, le maintient en l'air, le précipite sur l'enclume et le lance dans l'espace. Merveilleux prodige ! impénétrable mystère ! L'énorme résistance d'une masse inerte, toute matérielle, fragment de fer ou bloc de pierre, est vaincue par la seule intensité d'un acte tout psychique, d'un acte essentiellement immatériel, la volition !

La volonté peut déterminer à son gré des contractions partielles ou générales, faibles ou énergiques, prolongées et fixes ou passagères et intermittentes.

La puissance de la contraction musculaire varie selon l'âge, le sexe, et une foule de circonstances natives ou accidentelles. Plus faible chez l'enfant et la femme, elle arrive à son *summum* chez l'adulte ; elle va en s'affaiblissant chez le vieillard.

En général, mesurée à chacun en quantité suffisante pour qu'elle puisse subvenir aux exigences de la vie laborieuse, la force musculaire est parfois accordée à quelques êtres, naturellement riches d'une constitution exceptionnelle, avec une surabondance qui se manifeste dès l'enfance, le privilège étant le plus souvent héréditaire ; et, à voir agir ces petits hercules, on conçoit aisément que le fils d'Alcmène, encore au berceau, ait étouffé les serpents de Junon dans la vigoureuse étreinte de ses mains enfantines.

En tout état, le travail a le pouvoir d'accroître, dans la plus large proportion, la force musculaire. Il y réussit par des efforts modérés, réguliers, méthodiques, c'est-à-dire par l'emploi répété de cette force elle-même, et en même temps que s'élève la puissance nerveuse, dynamique, du muscle, la masse charnue acquiert un volume plus considérable, une fermeté plus grande ; elle arrive à former, même à l'état de repos, mais surtout durant la contraction, les énormes saillies présentées par l'Hercule Farnèse. La nutrition a suivi les progrès de l'innervation. Ce double phénomène se produit par suite du détournement d'une partie des forces générales, tant plastiques que dynamiques, et de leur concentration sur le système musculaire qui en bénéficie. Si l'effort modificateur a porté sur l'ensemble de l'appareil moteur, tous les muscles ont participé à ce surcroît de vie et de développement ; si un seul muscle ou les muscles d'une seule région ont été partiellement exercés, ce muscle ou ce groupe de muscles a seul participé au bénéfice cherché et obtenu.

Pour produire un résultat utile, il est nécessaire que l'action musculaire opère entre certaines limites. Trop faibles, la contraction et l'effort restent sans effet ; trop énergiques, ils dépassent le but et s'épuisent en une dépense en partie stérile. La volonté, instruite par l'expérience, parvient à mesurer exactement et à approprier le degré de l'action à la somme des résistances qu'elle doit surmonter.

L'habitude et l'exercice font également varier le point extrême où cette action peut être portée, tant sous le rapport de l'intensité que sous celui de la durée ; elles peuvent la pousser même à un degré qui paraissait dépasser celui des forces humaines et qui, en fait, reste inaccessible à la plupart des hommes.

Mais que la force musculaire soit ainsi surélevée ou qu'elle demeure au niveau ordinaire, il arrive un moment où il faut qu'elle se détende et s'interrompe. La statue d'Hercule ne nous le représente-t-elle pas au repos, appuyé sur sa massue inactive et immobile ? Le demi-dieu n'échappait pas à la loi générale dont nous avons tant de fois vérifié l'importance en traitant des conditions assignées au travail intellectuel, loi de protection et de salut, peut-être plus rigoureusement encore applicable au travail manuel dont elle détermine l'étendue possible et limite la durée.

La nature elle-même nous avertit que l'étendue et la limite sont dépassées, en faisant succéder à l'attrait d'un travail jusque-là facile un état tout opposé, je veux dire l'ensemble des phénomènes compris sous le nom de fatigue, et caractérisé par un sentiment de faiblesse, de contusion, de brisement dans les muscles, par un malaise général, de l'essoufflement, des palpitations, l'endolorissement du cerveau, par une lassitude qui envahit l'économie entière.

N'est-il tenu aucun compte de l'avertissement ? Tous ces malaises vont croissant et aboutissent à ceux de la courbature qui d'abord n'est que l'exagération des phénomènes ci-dessus, mais auxquels ne tardent pas à s'ajouter un appareil fébrile plus ou moins prononcé et des troubles dans les fonctions des principaux organes.

Bien que l'intermittence soit le caractère général de la contraction musculaire et de l'effort, comme de la plupart des actes qui sont sous la dépendance du système nerveux, les muscles, alors même qu'ils sont dans le relâchement ou plutôt dans l'état de non contraction, se maintiennent dans une sorte de tension permanente, peu apparente dans les muscles qui ont leurs extrémités attachées aux os, mais très réelle et facile à constater dans les muscles qui tiennent closes les ouvertures naturelles et qui sont isolés au milieu des parties molles. (J. Béclard.)

Cette tonicité, inhérente aux muscles, est cependant loin de suffire pour leur conserver à un degré constant la force qui leur était naturelle ni celle qu'ils ont acquise.

S'ils sont exercés d'une manière incomplète ou abandonnés à un repos trop prolongé, leur force décroît en proportion, s'abaisse rapidement, et ils peuvent, frappés d'une inertie croissante, devenir inaptes à exécuter tout travail utile. Pour qu'un parfait équilibre soit maintenu dans le jeu régulier du système, il faut que les temps du repos soient établis dans un rapport exact avec la somme des forces dépensées.

Un des effets prochains du relâchement des exercices et de la désertion du travail, est le dépôt de l'élément graisseux dans les interstices des fibres musculaires, dont il rompt l'adhésion, enraie l'élasticité, altère la fermeté et la souplesse, opprime et étouffe la puissance contractile. Il est d'observation que les muscles les plus volumineux, la force la plus considérable se montrent de préférence chez les hommes maigres. Cette vérité est démontrée par la pratique de l'entraînement, pratique renouvelée des Grecs et fort en usage chez nos voisins d'Outre-Manche, et dans laquelle on se propose, par l'emploi combiné et méthodique de certains modificateurs, de développer le système et les forces musculaires, de fortifier du même coup les organes de la respiration et de la circulation et de rendre l'individu entraîné capable de supporter un exercice violent et prolongé, sans fatigue et sans essoufflement. « Peu de temps après être entré en condition, écrit H. Royer-Collard, le boxeur pèse quelquefois moins, quelquefois plus, selon l'organisation ; mais les membres ont singulièrement augmenté de volume. Les muscles sont durs, saillants et très élastiques au toucher ; ils se contractent avec une force extraordinaire ; l'abdomen est effacé ; la poitrine est saillante en avant ; la respiration est ample, profonde et capable de longs efforts ; la peau est devenue très ferme, mais lisse, transparente, nettoyée de toute éruption. Quand la main d'un homme convenablement préparé est placée devant une bougie allumée, il faut que les doigts présentent une belle transparence rosée. La fermeté de la peau et la densité du tissu cellulaire sous-cutané, résultant l'une et l'autre de la résorption des liquides et de la graisse, s'opposent à la production des épanchements séreux ou sanguins qui suivent ordinairement les contusions. On assure que l'entraînement donne aux os plus de résistance et qu'ils sont rarement fracturés ; il est plus probable qu'ils sont seulement plus protégés par le volume, la dureté et l'élasticité des masses musculaires... La vue devient plus nette, l'ouïe plus fine, l'esprit plus dégagé. C'est une opinion générale, en Angleterre, que les boxeurs vivent plus longtemps que les autres hommes.

« On sait, ajoute plus loin H. Royer-Collard, que les coqs de combat sont entraînés de la même manière que l'homme et d'après les mêmes principes ; or, quatre coqs ainsi préparés ayant été tués et ouverts, l'on a trouvé tous les organes abreuvés d'un sang vermeil, le cœur remarquablement gros et musculeux ; et bien que le corps eût augmenté de poids, cependant la graisse avait disparu dans les viscères et les parties internes. Il est donc extrêmement probable que chez les hommes, comme chez les animaux, les fibres charnues du cœur acquièrent du volume et de la vigueur, que les parois des vaisseaux sont plus résistantes et que la suppression de la graisse permet aux organes circulatoires et respiratoires un jeu plus libre et plus facile. » (*De l'organoplastie hygiénique*. Mémoires de l'Académie de médecine, 1842. T. X, p. 479.)

Dans les professions dont l'exercice exige l'intervention de la force musculaire, le travail journalier réalise naturellement les résultats cherchés dans les pratiques artificielles de l'entraînement : diminution et disparition de l'élément graisseux ; augmentation de la fermeté, de l'élasticité, du volume et de la puissance des masses charnues.

Cette force, les muscles ne peuvent en faire emploi qu'en prenant un point d'appui sur des pièces rigides, inflexibles (os longs) ou mobiles, articulées (assemblage d'os courts), unies entre elles par des liens solides et multipliés (ligaments, capsules articulaires, aponévroses).

Le fonctionnement de l'appareil locomoteur, ainsi constitué par le système nerveux et par la charpente osseuse du corps de l'homme, ne diffère pas du fonctionnement des instruments dont la mécanique physique fait connaître la manière d'agir, soit qu'on l'étudie dans les mouvements qui se passent dans le corps humain lui-même, soit qu'on l'examine dans les diverses opérations du travail manuel. La théorie est identique : c'est la théorie des leviers.

On trouvera la théorie complète des leviers dans la plupart des traités de physiologie, dans celui de MM. Küss et Duval entre autres, où elle est exposée en termes aussi clairs que précis.

Mais je ne puis aborder l'étude des professions sans, au préalable, dire au moins quelques mots de l'organe qui doit mettre en action les outils propres à chacune d'elles ; merveilleux appareil qui résume tous les mécanismes du système locomoteur, rapprochés et portés au dernier degré de perfection ; instrument à la fois unique et infiniment varié, toujours prêt à répondre à l'appel de l'ouvrier, toujours prompt à exécuter ses ordres, à se plier à ses exigences, à subvenir à ses besoins, non moins apte à soulever la lourde massue d'Hercule qu'à faire voler en spirales les fuseaux légers d'Arachné : la main. A elle seule, elle suffirait pour assurer à l'homme la supériorité sur tous les animaux, si l'étincelle divine qui donne à son âme le libre arbitre n'était pas un titre plus haut et plus vrai à cette suprématie.

La position que la main occupe à l'extrémité d'un long levier lui permet de se porter vers les objets et de s'en servir. Admirons, d'une part, les quatre premières pièces qui la terminent (les doigts : index, médius, annulaire, auriculaire), renflées à leur naissance, amincies à leur terminaison, se décomposant chacune en trois parties (les phalanges) solidement nouées par de courts et forts ligaments, mais jouant librement sur leurs charnières ; susceptibles de s'écarter en éventail à droite et à gauche et de se replier les unes sur les autres, bornées seulement dans le sens de l'extension ; remarquons cette face dorsale que la nature arrondit en voûte pour en assurer la résistance ; cette face palmaire qu'elle dispose en creux, afin de la faire concourir plus efficacement aux actes de préhension ; dos et paume doués d'assez de mobilité pour faciliter les évolutions des doigts et maintenus par des liens qui les rendent tellement fermes qu'ils peuvent bien être fracturés, mais presque jamais luxés ; et, d'autre part, admirons plus encore cette quatrième pièce, carrée sur sa base, très élargie à sa tête, isolée et indépendante, le pouce, *opposé aux autres doigts*, pouvant les atteindre et les parcourir tous de la base au sommet, s'appliquer sur chacun d'eux séparément ou sur les quatre réunis, se tenir droit à leur côté et élargir la surface de la main étendue, ou se rabattre sur les doigts infléchis et serrés dans le creux de la main, et ajouter par sa puissante pression un surcroît de force à leurs contractions réunies.

Ce merveilleux mécanisme est desservi par des forces motrices admirablement adaptées aux actes qu'il doit accomplir ; les unes fournies par les muscles intrinsèques de la main ; les autres, par des muscles voisins ou éloignés, dont les tendons, glissant à travers une série de gaines et de poulies, vont se fixer à la pointe extrême des phalanges, et dont les fibres aponévrotiques et charnues ont leurs points d'insertion et de départ sur le parcours des os de l'avant-bras et du bras.

Ce bras et cet avant-bras eux-mêmes deviennent, dans le travail professionnel, les serviteurs soumis et les actifs auxiliaires de la main qui commande, dirige et exécute. Ainsi, ils brandissent dans l'air la cognée du bûcheron, précipitent sur le roc le pic du terrassier, promènent sur la surface rugueuse du chêne le rabot du menuisier, enfoncent dans la glèbe le luchet du cultivateur ; bien plus, le corps tout entier suit le branle, et, par exemple, ici, il pèse de tout son poids sur la charrue du laboureur ; et là, tandis que la main ne permet pas au trait de scie de dévier de la ligne droite, le scieur de long juché sur la planche rejette tout son corps en arrière, le scieur campé au bas projette tout son corps en avant, afin d'ajouter tour à tour, dans le va et vient de l'instrument tranchant, le poids entier du tronc à l'énergique traction opérée par les muscles de la main et des extrémités supérieures.

Mais il est temps que nous commencions enfin la revue des œuvres diverses du travail manuel. Je me bornerai à les étudier sur trois théâtres choisis de manière à faire passer successivement devant nos yeux les principaux des ouvriers qui prennent part à ce travail. Dans ce but, je grouperai autour du *chantier* les professions qui concourent à la construction et à l'aménagement de nos demeures ; — dans l'*atelier* celles qui élaborent les produits industriels et commerciaux ; — autour de la *ferme* les professions qui s'adonnent ou concourent à l'exploitation et aux cultures agricoles.

LE CHANTIER

Les Manœuvres. — Approchons-nous de ce chantier qui vient de s'ouvrir et sur lequel vont mettre le pied les ouvriers des professions nombreuses qui relèvent de l'industrie du bâtiment. Les premiers rendus sont les porte-faix, terrassiers, hommes de peine. Ils opèrent les mouvements de terrain, creusent les fondements de l'édifice, déchargent et mettent en tas les matériaux qu'ils reprendront plus tard et qu'ils transporteront au lieu de destination sur des brancards, dans des brouettes, sur les bras, sur les épaules, par des échelles, et, d'étage en étage, jusqu'au faîte des toits. Ce sont les hommes du fardeau, ainsi que leur nom l'indique. Chez eux, le muscle doit primer le nerf, et le développement de l'appareil locomoteur compenser le déficit qu'une infériorité native ou une paresseuse indifférence a laissé se produire du côté des facultés intellectuelles.

Ce bloc de pierre est bien gros ; l'un d'eux cependant, s'en approchant, se place sous la pesante masse que lui présentent ses camarades. Le corps incliné, les pieds écartés, il la reçoit sur le cou, et, le dos ployé en avant, la soulève en arc-boutant, ses mains et ses bras d'abord sur ses genoux, puis sur ses hanches, puis sur sa poitrine que gonfle et maintient immobile une longue et profonde inspiration ; les relevant enfin sur les parties latérales du fardeau qu'il saisit, étaye et assure, il marche avec lenteur, raffermissant chacun de ses pas par une suite d'efforts qui font palpiter les ressorts tendus de cette machine humaine.

Débarrassé du fardeau, le porteur rend, par une violente expiration, la liberté à l'air emprisonné dans sa poitrine haletante et il détend ses muscles brisés par l'effort, en se secouant, comme fait, de son harnais, le cheval arrivé au terme de sa course.

Examinons l'athlète au repos : il offre à nos yeux l'image de l'Hercule Farnèse ; inutile de la reproduire ; c'est le portefaix à ses débuts.

Dans quelques années, il présentera les signes d'une usure prématurée, tels que nous pouvons les apercevoir chez quelques-uns des hommes de peine employés sur d'autres points du chantier : leur dos reste voûté ; les veines de leur cou, toujours dilatées, sont soulevées par les battements des artères voisines ; la cage thoracique, qui naguère, après chaque inspiration forcée, revenait sur elle-même avec facilité, aujourd'hui s'emplit et se vide mal par des mouvements courts et rapprochés ; les battements du cœur sont visibles au-dessous du sein gauche ; l'excessive expansion des cellules pulmonaires, la tension continuelle des vaisseaux artériels et veineux, ont eu pour conséquence des dilatations, des congestions, des crachements de sang, des anévrismes, l'asthme, etc., etc.

Des durillons, des callosités, des rugosités douloureuses, des fissures, des bourses séreuses anormales, se sont produits aux endroits les plus comprimés par l'effort musculaire ou meurtris par le contact des corps et des instruments habituellement maniés ; la voussure des pieds s'est effacée, condition défavorable à la rapidité, mais favorable à la sûreté de la marche ; les jambes se sont arquées. Ce sont là de minces inconvénients, des accidents inévitables, les enseignes du métier.

Des altérations plus graves, cicatrices, cals osseux, déformations articulaires, rappellent les blessures, les ruptures, les fractures, les luxations qui se produisent avec une trop grande fréquence dans l'exercice de la profession. En outre, aucun accident n'y est plus fréquent que la hernie, qu'un euphémisme populaire désigne sous le nom de *descente*, d'*effort*.

Les manouvriers sont les plus mal payés, les plus mal nourris, les plus mal logés ; et trop souvent l'ivrognerie absorbe la plus large part de leur maigre salaire.

Existe-t-il quelque compensation à ces désavantages ? Oui, et ils la trouvent dans une organisation naturellement robuste, qui, fortifiée par l'exercice au
grand air, bronzée par le soleil, aguerrie au froid,
rend chez eux plus faciles et plus promptes la cica-
trisation des blessures, la soudure des muscles rompus, la consolidation des fractures ; ils la trouvent
encore, cette compensation, dans l'insouciance ou-
blieuse du lendemain, dans l'ignorance des cuisantes
piqûres réservées aux mièvreries de la sensibilité
physique et morale, dans un estomac qui ne craint pas
le pain dur, dans un sommeil qui se contenterait, au
besoin, de la pierre de Jacob, et, Dieu leur pardonne !
dans les quelques rêves d'or qu'ils puisent peut-être
au fond du verre.

Quels conseils l'hygiène a-t-elle à leur adresser ?
celui d'éviter cette forfanterie qui les excite à soulever des blocs de pierre au-dessus de leurs forces ;
celui de conserver des habitudes de tempérance, de
préférer le chemin de l'école au chemin du cabaret,
d'être plus soigneux à l'endroit de la propreté, non pas
en usant fréquemment des bains chauds d'un prix trop
élevé, mais des bains de rivière en été, et, en toute
saison, de lavages incessants, d'ablutions répétées
avec l'eau du puits qui ne leur coûte rien.

Leur expliquerons-nous les lois de la dynamique
qui leur prescrivent de maintenir toujours sur leur
base de sustentation la ligne qui passe par le centre

de gravité de leur corps et de leur fardeau ? ils n'en comprendraient guère la théorie. Mais l'instinct et l'habitude leur en ont appris la pratique ; ils savent que leur salut est à la merci de leur équilibre et que, s'ils se portent trop en avant, en arrière ou de côté, le fardeau leur échappe et qu'ils tombent avec lui.

Cela dit, il ne reste qu'à leur souhaiter une heureuse chance, car, sans elle, ils ne sauraient se flatter de se garer des accidents.

Les mêmes accidents, et, entre tous, de redoutables écrasements, menacent les charretiers qui amènent sur le chantier les pierres et autres matériaux, ainsi que les carriers et les mineurs employés à leur extraction ; chez ces derniers, les explosions de la mine produisent des mutilations qui souvent entraînent la perte de la vue, celle d'un ou de plusieurs membres.

Les Maçons. — A peu près tout ce qui précède s'applique aux maçons qui, la plupart du temps, interviennent et paient de leur personne dans le maniement des matériaux à l'état brut. C'est ainsi qu'avant de scier et de tailler la pierre, ils la font cheminer sur des rouleaux de bois qu'ils reportent et placent sous sa partie antérieure au fur et à mesure que la partie postérieure les laisse libres en les dépassant. Plusieurs d'entre eux unissent leurs efforts pour opérer ce déplacement. Les pieds et les doigts courent risque d'être broyés dans un mouvement de distraction, de maladresse.

Le bloc mis en place, c'est au tailleur à le mouvoir selon le besoin ; il y parvient à l'aide d'une pince en fer, soit qu'il en engage directement l'extrémité amincie sous la masse elle-même et la pousse en appuyant les mains et l'épaule sur l'autre extrémité et faisant effort pour la rapprocher de la verticale, et agisse ainsi à la manière d'un levier du deuxième genre dont l'appui est au point où la pointe de la pince touche le sol, la résistance au point où la pince agit sur le rebord de la pierre, la puissance à l'extrémité où, par l'épaule, tout l'effort du corps imprime à la pierre le mouvement d'élévation ; soit que, pour relever un côté du bloc, il fasse pénétrer la pince sous un point de sa base, et, plaçant un fragment de quelque pierre dure non loin de ce point, au-dessous de la pince, il soulève le bloc en pesant du poids de son corps sur tout le reste de la longueur de la pince ; il a agi dans ce cas à la manière d'un levier du premier genre dont le point d'appui est placé entre la résistance et la puissance. Dans cette manœuvre, l'ouvrier doit se prémunir et contre la chute de la pierre et contre le heurt de la pince qui, si elle s'échappe de ses mains, lui fait de profondes blessures. Il connaît le danger ; mais comment l'éviter toujours ?

Une autre opération, qui se renouvelle à chaque instant, est la préparation de la chaux et du mortier. Ici, des éclaboussures, qui toutefois brûlent plus souvent les vêtements que la peau, peuvent jaillir jusqu'aux yeux et y faire naître une inflammation que ne préviennent pas toujours d'abondantes lotions pratiquées immédiatement avec de l'eau fraîche et qui peuvent avoir pour conséquence des opacités, des taies de la cornée.

Lorsqu'ils vident précipitamment dans l'auge le plâtre qu'ils vont gâcher, les maçons s'entourent d'une poussière qui, respirée, donne lieu à une irritation plus ou moins vive des muqueuses du nez, de la gorge et des bronches. Le contact habituel du plâtre et de la chaux a aussi pour effet de rendre les mains dures, ridées, et même de les creuser de sillons ulcérés.

Le gros œuvre avance ; les étages s'élèvent ; des échafauds sont dressés ; ce sont le longues bigues fichées en terre, des poutrelles scellées aux trous ménagés dans la muraille, attachées les unes aux autres par les cordes qui s'enroulent sur les points de jonction ; des plateaux jetés en travers des poutrelles. Un pied se pose-t-il mal sur le plateau mobile ? le maçon est précipité dans l'espace. Arrive-t-il que la corde ait été nouée par un temps très sec ? la pluie survenant, la corde s'imbibe, se dilate, se tend ; si elle n'est pas relâchée, elle se rompt, et tout l'échafaudage disjoint tombe, entraînant dans sa chute le travailleur. Précipité d'une grande hauteur, l'homme peut avoir les reins cassés et rester paralytique ou être tué sur le coup. Quelquefois, miraculeusement sauvé, il n'est qu'étourdi ; on le voit se relever et regagner ce champ de bataille d'où la gloire est absente et où la nécessité seule le rappelle.

Arrivés au faîte de l'édifice, ce sont encore les maçons qui, dans nos contrées, du moins, en exécutent eux-mêmes la toiture, laquelle est formée, on le sait, de tuiles recourbées qu'ils disposent en les imbriquant par longues files, les unes reposant sur la face convexe, les autres sur la face concave, cimentées entre elles par du mortier, et qui du pignon descendent en gouttières jusqu'au delà de la crête des murailles.

L'exposition aux intempéries des saisons livre les couvreurs aux maladies inflammatoires, aux insolations, aux hémorrhagies, aux étourdissements, à l'ophthalmie et à l'apoplexie. (Patissier, *Maladies des artisans.*)

L'habileté bien connue de nos maçons les rend aptes à l'exécution de toutes les parties de l'œuvre si diverse du bâtiment. Maints d'entre eux sont chargés du *ravalement*, et, à l'exception des vrais ouvrages de sculpture, réservés à des artistes spéciaux, ils en exécutent les principaux ornements : corniches, pilastres, modillons, caissons, pointes de diamant, en se servant tour à tour du ciseau, de la gouge et du rifflard. Dans ce travail tout d'adresse et de patience, par conséquent assez long, ils sont sans cesse entourés d'une poussière fine, soulevée à quelques pouces de leur bouche, qui les place sous le coup des effets nuisibles déjà signalés comme étant le résultat du

contact des poussières avec la peau et de leur introduction dans les yeux, les fosses nasales, la gorge et
les poumons. Les moins insouciants cherchent à s'en
garantir en abritant la moitié inférieure de la face
derrière les plis d'un mouchoir disposé en bandeau.
La réverbération du soleil ajoute un élément de plus
au danger que ce travail fait courir aux organes de la
vision.

Dans quelle mesure l'hygiène peut-elle intervenir
utilement ? Quels moyens préventifs peut-elle recommander contre des accidents qui sont pour la plupart des conséquences en quelque sorte fatales de la
profession ? Que peut-elle ajouter aux avis qu'elle a
déjà adressés aux terrassiers et autres hommes de
peine ? Leur dira-t-elle : Redoublez de prudence dans
les actes divers d'une profession toujours pénible,
très souvent périlleuse, en butte à toutes les intempéries du ciel ; veillez à ce que le souffle glacé du
mistral qui brusquement s'élève, à ce que l'ondée
qui vous surprend ne répercutent pas au dedans la
sueur qui baigne votre corps ; ne négligez pas, en
été, d'abriter votre tête des ardeurs du soleil sous un
chapeau de paille à larges bords ; interrogez les cor-
dages de vos échafauds, quand l'humidité succède à
la sécheresse ; ne rougissez pas d'appeler vos camarades à votre aide, si le fardeau est trop lourd ; versez avec plus de précaution les seaux d'eau sur les
pierres de chaux qui se délitent en pétillant dans le

cercle de sable qui les circonscrit ; mettez moins de brusquerie à vider le plâtre dans l'auge et rejetez au loin les sacs sans trop les secouer ; mettez entre les poussières et votre œil des conserves protectrices ; placez sur votre bouche une gaze grossière qui les arrête au passage, sans nuire à l'accès de l'air dans vos poumons. En leur disant cela, l'hygiène ne leur apprendrait rien que déjà ils ne sachent parfaitement. Ils en écouteront la voix amie, ils reconnaîtront la justesse des conseils ; malheureusement ils ne tarderont pas à les oublier, car il paraît être dans la nature de l'homme de glisser invinciblement sur la pente de l'insouciance, de fermer insensiblement l'oreille aux avertissements les plus répétés, de ne plus voir les dangers qui restent sans cesse sous les yeux, enfin de faire bon marché de sa vie, à force de la voir menacée. A ce point de vue, l'ouvrier se rapproche du soldat : son imprudence tourne au courage.

Les maçons ont livré l'édifice aux différents corps d'ouvriers qui doivent en opérer l'aménagement intérieur : plâtriers, menuisiers, etc.

LES PLATRIERS. — Dans l'exécution des cloisons, du plafond et du carrelage, les plâtriers sont, ainsi qu'on l'a vu, exposés aux affections dues à l'action des poussières sur la surface extérieure du corps et sur les organes internes. Il est rare de ne pas rencontrer chez les plâtriers des éruptions cutanées, sèches ou humides, des maladies des yeux, de la poitrine, etc., et, en outre, des douleurs rhumatismales auxquelles les prédispose la double influence de l'atmosphère humide et des courants d'air au milieu desquels ils travaillent, tantôt debout sur de hauts échafauds, les fenêtres ouvertes, tantôt accroupis sur le plancher, un genou appuyé sur les carreaux souillés des restes du plâtre non employé et baignés par l'eau dont on se sert pour les laver.

En général, les plâtriers portent des vêtements chauds, faits de draps épais, et puisent dans un salaire assez rémunérateur le moyen de prévenir et de combattre par un meilleur régime alimentaire l'influence du milieu où leurs journées se prolongent, sans qu'ils puissent trouver dans le peu de mouvement que leur travail réclame l'occasion d'une réaction suffisante contre les causes de débilitation auxquelles ils sont soumis.

Les scieurs de long, charpentiers, ébénistes, menuisiers. — Les ouvriers dont la main a exécuté les ouvrages en bois destinés à compléter et à clore l'édifice, scieurs de long, charpentiers, menuisiers, ébénistes, bâtonniers, paraissent, au premier coup d'œil, placés dans des conditions hygiéniques assez favorables. En y regardant de près, on reconnaît qu'ici encore des réserves doivent être faites. En effet, dans aucun autre groupe de profession les blessures, les plaies, les contusions ne se produisent avec une fréquence plus grande. La cause en est dans le maniement de dangereux outils, hache, scie, tarière, varlope, rabot, gouge, etc., continuellement avivés par la lime et la meule. La hache qui débite le bois, le dégrossit, l'équarrit, mal dirigée ou déviée par un obstacle imprévu, vient frapper les membres, surtout les membres inférieurs, et leur faire des entailles d'autant plus profondes que le tranchant est plus large, le branle communiqué plus considérable ; la scie qui divise le sapin, le chêne, l'acajou, les scies mécaniques, droites ou circulaires, font aux doigts, à la paume de la main, le plus souvent au premier espace interdigital et au rebord postérieur et externe du bras, les blessures les plus graves, soit qu'elles coupent net les chairs, quand leurs dents sont fines, aiguës et le mouvement très rapide, soit, lorsque les dents sont longues et larges et la vitesse ralentie, qu'elles les contusionnent, les mâchent et les mettent en lambeaux, lésions presque toujours suivies de suppurations interminables.

LES FORGERONS, SERRURIERS. — Mais voici les forgerons et les serruriers.

> *... Veluti lentis Cyclopes fulmina massis,*
> *Quum properant, alii taurinis follibus auras*
> *Accipiunt redduntque, alii stridentia tingunt*
> *Æra lacu, gemit impositis incudibus Ætna,*
> *Illi inter sese magna vi brachia tollunt*
> *Innumerum, versantque tenaci forcipe ferrum.*
>
> (Virgilius, *Georgicon*, lib. IV.)

Tels les fils de Vulcain, dans les flancs de la terre,
Se hâtent à l'envi de forger le tonnerre,
L'un tour à tour entraîne et déchaîne les vents ;
L'autre plonge l'acier dans les flots frémissants ;
L'autre du fer rougi tourne la masse ardente ;
L'Etna tremblant gémit sous l'enclume pesante,
Et leurs bras vigoureux lèvent de lourds marteaux
Qui tombent en cadence et domptent les métaux.

(Delille.)

Les forgerons-serruriers qui *ferrent* les ouvrages
en bois mis en place et scellés par les maçons aux ouvertures de l'édifice, portes, fenêtres, etc., ont servi
de modèle à Virgile pour tracer ce tableau des for-
ges de l'Etna, et tels sont encore, de nos jours, les
fils de saint Éloi, ne différant des Cyclopes de la Mythologie que par les dimensions moindres des bras,
du soufflet, du marteau et de l'enclume.

Ces instruments de la profession, par cela même
qu'ils domptent les métaux et plient le fer au gré de
l'ouvrier, ne sont pas faciles à manier ni inoffensifs ;
il suffit pour s'en convaincre d'entrer dans une forge
et d'y voir le forgeron à l'œuvre.

D'une main il saisit avec des tenailles la barre rougie dans le foyer ardent, la porte sur l'enclume, l'y
maintient, la tourne et la retourne, l'avance, la re-
cule, tandis que de l'autre main, armée d'un pesant
marteau, il la frappe avec force, alternant ses coups
redoublés avec ceux que son camarade, de toute la vigueur de ses deux bras, dirige sur les diverses par-

ties du fer successivement amenées au centre de l'enclume. De nombreuses étincelles jaillissent du métal ainsi frappé. Dans cette opération, qui se renouvelle à chaque instant, les yeux du travailleur ont à subir à la fois l'impression de l'éblouissante lumière du foyer, celle de la rougeur éclatante du métal en ignition, et celle des éclairs fulgurants qui s'en échappent. Ces clartés, toujours trop intenses pour l'œil, qui ne saurait complètement s'y accoutumer, l'éblouissent, le fatiguent, l'irritent, l'enflamment et l'usent à la longue ; elles sont une cause fréquente de cataracte et d'amaurose.

Les parcelles incandescentes, si elles atteignent les yeux, non seulement y brûlent les paupières, mais encore blessent les délicates membranes du globe, les déchirent, les cautérisent et ont pour conséquence la production d'opacités, de taies qui altèrent la transparence de la cornée.

Les molécules du charbon enflammé qui partent en pétillant du foyer, lorsque le vent du soufflet ou le choc de la pince en ravive la flamme, ainsi que les poussières suspendues dans l'air ou soulevées du sol, sont encore une cause déterminante des mêmes affections, et, en outre, ces dernières exercent sur les organes respiratoires et sur la peau leur action ordinaire.

La fréquence des maladies des yeux parmi les artisans de cette catégorie a dû être reconnue dès les temps les plus reculés. C'est pour soustraire son fils à ce danger, que le père de Démosthène, devenu lui-même chassieux par l'éclat du foyer ardent, le contraignit à quitter la forge dans laquelle il fabriquait des épées et l'envoya au Forum étudier l'art oratoire sous un habile rhéteur.

> *Sævus et illum*
> *Exitus eripuit, quem mirabantur Athenæ*
> *Torrentem, et pleni moderantem frena theatri.*
> *Dis ille adversis genitus fatoque sinistro,*
> *Quem pater ardentis massæ fuligine lippus,*
> *Et carbone et forcipibus gladiisque parante*
> *Incude et luteo Vulcano ad rhetora misit.*
>
> (Juvenalis, satir. X. *De Votis.*)

> Un sort pareil attend celui dont l'éloquence,
> Passant comme un torrent sur une foule immense,
> D'Athènes en révolte apaisait la fureur,
> Qui, poussé par les dieux non moins que par l'erreur
> D'un père trop prudent, chez lequel la chassie
> Avait excorié la paupière épaissie,
> Abandonna tenaille, enclumes et marteaux
> Et fut chez un rhéteur, loin des humbles fourneaux
> Où, modeste Vulcain, il façonnait l'épée,
> Forger le syllogisme et la prosopopée.
>
> (Juvénal, sat. X. *Des Vœux.* P. Y.)

La prudence soucieuse du père nous a valu d'admirer la sublime éloquence des Olynthiennes et des Philippiques, éternels modèles d'un invincible dialectique, qui cependant ne réussirent ni à sauver l'indépendance de la Grèce, ni à assurer le fils du forgeron

chassieux contre les plus cruels retours de la fortune.
Juvénal, dans les premiers des vers cités ici, fait al-
lusion à la mort violente de Démosthène, qui s'empoisonna pour ne pas tomber vivant au pouvoir de
Philippe de Macédoine. Ce n'était pas là le vœu de
son père ; et les ouvriers restés attachés à la forge et
exposés aux maladies de la profession, s'en tirèrent
sans doute à meilleur marché.

Les corpuscules enflammés qui s'échappent du
foyer et de l'enclume n'atteignent que très rarement
les deux yeux à la fois ; d'ordinaire un seul œil est
frappé et perd la vue. Parmi les desservants de la
forge, le nombre des borgnes est de beaucoup plus
grand que celui des aveugles, et je ne sais pas si la
fable des Cyclopes de l'Etna n'a pas tiré son origine
de cette circonstance, et si l'amant infortuné de Gala-
thée n'a pas dû son nom de *Cyclope* à un accident
professionnel, comme l'heureux défenseur du pont de
Sublicius son surnom de *Coclès* à une glorieuse blessure, accident et blessure ayant entraîné chez l'un et
chez l'autre la perte d'un œil. *Cuclops* et *Coclès* ont
une racine commune. Vaille que vaille, je hasarde
cette interprétation étymologique.

L'écrasement de la main et du pied, les plaies con-
tuses des membres inférieurs surtout, comme aussi
des blessures au tronc, aux bras et même à la tête,
peuvent résulter de la chute d'une masse de fer, du
choc d'un marteau, soit qu'il s'échappe du manche

desserré, brisé, soit qu'il glisse de la main inattentive, engourdie, ou du heurt de la barre mal assujettie sur l'enclume ; et il est facile de concevoir la gravité des lésions produites.

Ce ne sont guère que les jeunes gens doués par la nature d'une bonne constitution qui se sentent portés à embrasser la profession de forgeron et résolus à en affronter le rude apprentissage. S'ils ont trop présumé de leur aptitude, ils ne tardent pas à abandonner le métier; dans le cas contraire, ils trouvent dans l'exercice même de leurs bras une condition favorable qui en développe et affermit les muscles et leur donne une trempe plus solide, à laquelle leur moral semble ne pas rester étranger.

Le premier conseil que l'hygiène ait à adresser aux hommes de cette profession c'est, pour les apprentis, de ne s'y présenter, pour les patrons de ne les y admettre, qu'autant qu'ils offrent les signes d'une constitution en rapport avec les exigences d'un métier où les bras sont le premier et le plus indispensable des instruments. Il y faut apporter non seulement des muscles durs, saillants, qui défient la pesanteur des marteaux, mais encore une poitrine large et ferme, apte à supporter les ébranlements qui, à chaque choc sur l'enclume, vont retentir jusque dans les cavités thoraciques.

Le choix convenablement fait, le patron doit proportionner (c'est pour lui un devoir de conscience) l'ouvrage à l'âge et à la puissance de l'ouvrier, la pesanteur du marteau à la vigueur de la main, et n'augmenter l'effort et la durée du travail qu'au fur et à mesure que l'exercice et l'habitude auront fortifié le travailleur.

La fatigue musculaire qui accompagne la tâche imposée et qui lui succède lorsqu'elle est accomplie, est-elle mal supportée, persiste-t-elle après le repos, au lieu de se dissiper promptement et en entier, s'y joint-il de la courbature, de l'essoufflement, de la toux, l'atelier doit être abandonné par l'apprenti ou lui être fermé par le patron ; la mesure devrait être immédiate s'il survenait des crachements de sang.

Ces phénomènes morbides peuvent se produire chez l'ouvrier le plus fait aux rudes labeurs du métier, à la suite d'une fatigue excessive, d'une maladie intercurrente ou de toute autre cause débilitante; dans ce cas, les travaux de la forge devront être suspendus ou réduits et allégés, et n'être repris qu'avec de grands ménagements.

Si la sévérité que je recommande d'apporter dans l'admission et dans le maintien des apprentis à l'atelier n'était pas rigoureusement observée, ce serait infailliblement la maladie qui se chargerait d'opérer le triage, qu'on ne l'oublie pas ; et quelle maladie ! la phthisie pulmonaire, très prompte à se développer chez les jeunes ouvriers, surtout chez ceux qui en portent la disposition héréditaire ou individuelle !

L'atelier devrait toujours être vaste, élevé ; les prises d'air situées vers les parties supérieures, de manière à laisser le travailleur au dessous des courants ; ceux-ci devraient être ménagés de façon à rendre facile la ventilation et l'entraînement au dehors de la fumée et de la poussière. D'ordinaire, les dimensions de l'atelier, comme celles de la forge et de sa hotte, ne sont réglées que sur l'importance de la clientèle ; la pièce n'est guère ventilée qu'au moyen de la porte et des fenêtres continuellement ouvertes, sauf les jours les plus rigoureux de l'hiver ; la fenêtre, percée à la distance ordinaire du sol, éclaire en même temps l'établi où l'ouvrier soumet le fer à la dent de la lime. Heureusement celui-ci, tenu en haleine par les efforts mêmes qui le mettent en sueur, réagit avec énergie contre les impressions de l'atmosphère, et peut en braver impunément les subites variations, jusqu'au moment où il interrompt et où il quitte le travail.

Mais à ce moment, il ne saurait trop, surtout en hiver et par un froid humide, prévenir, en se couvrant de vêtements chauds et suffisamment protecteurs, les atteintes d'un refroidissement subit et les maladies qui en sont la conséquence : rhumes, pleurésie, rhumatisme, etc.

Lorsque la nécessité d'un travail spécial doit le tenir trop longtemps exposé à la flamme irritante de la forge, il ne devrait pas négliger l'usage de lunettes à verres colorés, seul moyen de défendre ses yeux et peut-être de conserver la vue. L'emploi de visières en toile métallique très fine a été recommandé contre l'action des poussières principalement, et aussi contre des clartés excessives, inhérentes à certains genres de travail.

Chez les forgerons, chez les serruriers, les soins de propreté devraient être incessants, comme le sont chez eux les causes de malpropreté : fréquent lavage des mains, ablutions du visage, du nez, des oreilles, des yeux, bains généraux.

La moindre plaie sera surveillée et garantie du contact de la poussière.

Enfin à eux, comme à tous les ouvriers soumis à une dépense de forces considérables, on ne saurait trop recommander une alimentation réconfortante, autant au moins que le permettra leur salaire, et conseiller de n'en rien distraire pour des dépenses folles et superflues.

Enfin, ils devront s'accoutumer de bonne heure à ne pas boire de l'eau froide pendant leur travail, et, la journée finie, à n'user du vin qu'avec modération et seulement comme d'une boisson souverainement propre, il est vrai, à soutenir et à réparer les forces, mais non moins propre aussi à amoindrir ces mêmes forces et même à les détruire, lorsqu'elle est prise avec excès.

Les boiseries ferrées et mises en place sont livrées

aux peintres, qui se chargent en outre de la pose des vitres et des papiers peints.

Depuis que le blanc de zinc a été substitué à la céruse dans la peinture des portes et des fenêtres, depuis surtout que les couleurs leur sont fournies toutes préparées, les peintres en bâtiment sont moins fréquemment atteints des maladies engendrées par l'introduction dans l'économie des substances colorantes, qui sont pour elle des poisons redoutables. Ils ne payent exceptionnellement un tribut personnel à l'intoxication que dans les cas rares où ils sont exclusivement employés à l'incorporation de ces substances à l'huile de noix et à l'essence de térébenthine, ou lorsqu'ils restent trop longtemps occupés à arracher des murs les lambeaux des vieilles tapisseries et à en racler les fragments trop adhérents avant de les remplacer par de nouvelles, et qu'ils respirent, sans prendre quelques précautions, les molécules toxiques que ces poussières tiennent en suspension.

Or, ces poussières très ténues, introduites dans les poumons avec l'air et dans l'estomac avec la salive qui s'en imprègne, contiennent de notables quantités de céruse (blanc de plomb), si les papiers sont à fond blanc ; de chromate, d'oxyde, d'oxychlorure, d'iodure du même métal, si les papiers sont à fond jaune ; de vert arsénical de Schweinfurt, si les papiers sont à fond vert ; d'arséniate d'alumine (vert d'arsénic) et de minium (sesquioxyde de plomb), si les papiers sont à

fond rouge : toutes substances qui donnent naissance
aux dangereuses maladies dont nous étudierons les
symptômes et surtout dont nous rechercherons les signes avant-coureurs, en passant en revue dans l'*Atelier*
les industries qui s'occupent spécialement de la préparation des couleurs et de la fabrication du verre et
des papiers peints. Nous aurons aussi à nous y en-
quérir des dangers dont s'accompagnent l'étamage des
glaces et la dorure des cadres, baguettes et meubles
qui ont concouru à l'aménagement et à l'ornementa-
tion du bâtiment, et nous ne craindrons pas de mettre en lumière tout ce que coûtent d'efforts, de luttes,
de sacrifices, les éléments divers d'un confort et d'un
luxe de plus en plus recherchés. Le monde insouciant
et frivole n'en mesure le prix qu'à la somme d'argent
qui sert à les payer ; il oublie trop ou il ignore qu'il a
fallu, avant de lui en assurer la possession, soit pour
les extraire de la mine où ils sont enfouis, soit pour
les façonner avec art, qu'il a fallu, dis-je, les faire
passer vingt fois de main en main et compromettre
successivement des milliers de vies humaines. Car la
terre vend chèrement aux hommes les richesses qu'ils
arrachent à ses entrailles, marâtre toujours jalouse et
souvent, hélas ! bien cruelle pour l'enfant qui fut pétri
de son limon.

> *Itum est in viscera terræ,*
> *Quasque recondiderat, stygiisque admoverat umbris,*
> *Effodiuntur opes,* irritamenta malorum.
> (Ovidius, *Metam.*, l. I.)

« On descendit dans les entrailles de la terre et les richesses qu'elle avait cachées près des ténèbres du Styx, arrachées de son sein, devinrent *une source de maux*. » (Ovide, *Met.*, l. I.)

L'ATELIER

En parcourant l'atelier, cette ruche aux mille alvéoles, l'hygiène s'occupe et des matières premières qui y sont apportées à l'état plus ou moins brut, et des artifices créés pour leur manipulation, les dangers courus par les ouvriers dérivant de l'une ou de l'autre de ces sources, trop souvent de l'une et de l'autre.

Les charbonniers, les ouvriers houilliers. — *Le charbon*. Parmi ces matières, les charbons tiennent incontestablement le premier rang ; celui de bois plus communément employé au service des petits appareils de chauffage, celui de pierre absorbé en majeure par les vastes fourneaux des grandes usines.

L'emploi du charbon de bois, si fréquent dans la petite industrie et dans une foule d'actes de la vie domestique, ne donne lieu qu'à de rares et légers accidents, cet emploi n'y étant que momentané et très intermittent : il en est ainsi chez les tailleurs, les lingères, les cuisinières, etc., et dans les ménages peu aisés à la ville, et surtout à la campagne, où la mère de famille repasse elle-même le linge que ses mains ont lavé et raccommodé. La clarté du foyer n'est pas assez vive,

les gaz qui s'en échappent sont en trop petit quantité
pour qu'il en résulte autre chose qu'une irritation des
yeux passagère et des malaises prompts à se dissiper.
Ces malaises ne se produisent même que dans le
cas où le fourneau est allumé dans un appartement
étroit, non pourvu de cheminée, tenu portes et fenêtres closes ; et le danger n'existe que lorsqu'un tel
appartement sert de chambre à coucher, que le
fourneau y est resté trop longtemps allumé et que
l'air n'y a pas été largement, complètement renouvelé
avant l'heure du repos et du sommeil. Dans ces conditions, l'asphyxie par la vapeur du charbon peut amener la mort ; l'imprudence détermine, dans ce cas, ce
que réalise d'ordinaire et trop fréquemment une volonté égarée ou coupable.

Les femmes qui exercent exclusivement la profession de repasseuse et qui passent la journée à travailler
auprès d'un fourneau constamment allumé, respirant
un air vicié par les vapeurs qui s'en dégagent, sont
prises assez fréquemment de malaise général, de douleurs de tête persistantes, de troubles et de désordres
visuels, de maux de cœur, de défaillances, de perte
complète de connaissance, d'une susceptibilité nerveuse qui les rend moroses, emportées ; le charbon
leur monte à la tête, selon l'expression vulgaire. Elles
sont peut-être, plus que dans toute autre profession,
sujettes à l'anémie et aux pâles couleurs, conséquence
ordinaire de la vie sédentaire, de la station debout pro-

longée, d'un travail fatigant continu, du défaut d'exercice au grand air. Elles se rendent elles-mêmes très bien compte des causes qui provoquent la plupart de ces accidents, et lorsqu'elles ne peuvent y parer en plaçant le fourneau dans une cheminée ou en le coiffant d'un appareil qui entraîne au dehors la fumée et les gaz, elles se condamnent à travailler auprès de la fenêtre ouverte, préférant les risques auxquels les expose le courant d'un air froid, mais pur, aux impressions moins supportables et plus dangereuses que leur fait éprouver, dans un local exigu et clos, une atmosphère continuellement viciée.

La fabrication du charbon de bois se faisant au grand air et dans les forêts, les charbonniers sont peu incommodés par les vapeurs du bois qui se carbonise ; s'ils sont sujets aux catarrhes et aux douleurs rhumatismales, cela tient uniquement à ce qu'ils sont exposés aux intempéries des saisons et à ce qu'ils se couchent souvent par terre.

En France, les mines ne sont concédées par l'État qu'à des conditions déterminées ; elles sont placées sous la surveillance d'ingénieurs armés par la loi d'une autorité suffisante pour prévenir les dangers et pourvoir à la sûreté du personnel employé.

En Angleterre, cette inspection et cette surveillance n'existent pas. L'exploitation complètement indépendante de l'autorité se meut sous le régime de la liberté la plus absolue. Toutes les fois que la nature du gisement le permet, nos voisins, il faut le reconnaître, font appel aux plus puissantes ressources que puissent leur fournir l'hygiène et les arts, et ils les appliquent sur la plus large échelle en vue du meilleur emménagement du chantier souterrain.

Mais il est des gisements qui par leur disposition opposent un obstacle invincible aux mesures de sécurité et de salubrité. La richesse houillère est là : il faut ou l'abandonner ou en acquérir la possession au prix de douloureux sacrifices. L'industrie, comme la guerre, a de cruelles nécessités ; elle a ses champs de bataille à conquérir, ses redoutes à emporter, ses troupes à pousser en avant, ses victoires et ses défaites ; elle a aussi, hélas ! ses blessés et ses morts.

Il faut vaincre à tout prix ; car la vie industrielle du monde entier est suspendue à la pique du mineur : c'est de sa main que la civilisation moderne attend et reçoit la lumière, la chaleur et la force. Si la houille manquait tout à coup, l'obscurité envahirait nos villes; nos usines chômeraient ; les manufactures, les fabriques, les ateliers, les machines rentreraient dans le repos ; tous les *steamers*, tous les chemins de fer s'arrêteraient ! « La vie matérielle, une partie de la vie intellectuelle, s'éteindraient, comme s'éteint, faute de nourriture, la vie du corps. » (L. Simonin, *La vie souterraine.*)

On conçoit, dès lors, que toute veine, si difficile à exploiter qu'elle soit, où l'industrie peut puiser son indispensable aliment, soit ouverte et poursuivie jusqu'à complet épuisement.

Lors donc que les couches de charbon n'ont que peu d'épaisseur, les ouvriers adultes, manquant de l'espace nécessaire et ne pouvant travailler que dans une position courbée, étendus tout de leur long, il faut qu'ils soient aidés ou même remplacés par de tout jeunes enfants. Dans quelques mines, ce sont des enfants qui traînent les wagons chargés en passant parfois par des galeries qui n'ont pas plus de 16 pouces d'élévation, tantôt obligés de ramper sur les pieds et sur les mains, s'aidant d'une large ceinture de cuir passée autour de leur corps à laquelle pend une chaîne de 4 pieds de longueur environ qui s'attache au wagon à l'aide d'un fort crochet, tantôt poussant le wagon de la tête et des mains. Les plus jeunes sont réunis deux à deux. Les filles sont occupées de la même manière que les garçons, confondues avec eux à l'intérieur, à l'entrée, à la sortie, qu'il s'agisse de la traction des chariots, ou de la charge des paniers, du salaire ou de l'habillement, quand habillement il y a.

« Il est une occupation des plus pénibles confiée aux enfants seuls : elle consiste à ouvrir ou à fermer les portes d'aérage ; elle n'exige d'autres mouvements et d'autre travail que ce qu'il en faut pour ouvrir et fermer une porte. Comme les enfants chargés de cette besogne, choisis généralement parmi les

plus jeunes, passent leur temps assis dans l'obscurité, souvent pendant douze heures de suite, uniquement occupés à ouvrir ou fermer pour le passage des
wagons, ils subissent ainsi une sorte de confinement
solitaire qui finit par les rendre presque idiots. »
(A. Tardieu, *Dictionnaire d'hygiène publique*, t. III,
p. 40.)

Et je ne sache pas que dans le tarif des salaires un
supplément soit alloué à ces petits malheureux, en
raison des risques que court leur intelligence et de la
nuit qui se fait dans leur âme.

Est-il besoin que je mette ici à nu les dégradations
morales engendrées chez la plupart de ces esclaves
volontaires par cette confusion des sexes, cet état de
demi ou de complète nudité, ces ténèbres dégradantes ?

Quant aux maladies observées chez les mineurs, en
dehors des accidents traumatiques, une des principales est l'anémie que trahit aux regards les moins
exercés la pâleur, la couleur blafarde et jaunâtre de
leur teint. La diminution de l'oxygène et l'augmentation du gaz acide carbonique dans la composition de
l'air qu'ils respirent, en sont la cause la plus active.
L'introduction dans les poumons d'autres gaz délétères par petites doses et à des intervalles éloignés n'y
est pas étrangère, et elle les rend sujets à des vertiges nerveux, selon Huborn. L'humidité constante, le
brusque passage de l'extrême chaleur à l'extrême

froid rendent aussi commun chez eux le catarrhe bronchique qui de récidive en récidive ne tarde pas à devenir permanent et à dégénérer en asthme sec ou humide. A ce dernier vient s'ajouter un phénomène morbide que les anglais ont désigné sous le nom de crachement noir, d'après la couleur de l'expectoration, et qui tient, selon les uns, à un dépôt de granulations pigmentaires et non charbonneuses dans le parenchyme pulmonaire (Barruel, Breschet, Virchow); à une véritable infiltration des molécules de charbon inhalées, selon les autres (Monneret, Chevreul, Barth.)

L'action continue d'une humidité excessive et la répétition des refroidissements expliquent également la grande fréquence chez les ouvriers mineurs des affections rhumatismales et des maladies du cœur de même nature. L'excès de la fatigue, la violence des efforts musculaires déterminent en outre chez eux non seulement des douleurs dans le tronc, dans les lombes et dans les membres, mais encore des congestions dans l'organe central de la circulation et dans les vaisseaux sanguins et les altérations qui en sont la conséquence, varices, anévrismes, ruptures, etc.

La charpente osseuse subit de non moins graves altérations. Que de mineurs boiteux ! Combien qui ont les jambes arquées, les épaules inégales, le dos voûté, le tronc dévié, les jointures ankylosées, le corps entier perclus ! et combien qui, nous l'avons vu, sont soudainement emportés par une mort violente !

Dans ce siècle, appelé, à si juste titre, l'*âge de la houille*, les luttes pour l'existence industrielle soutenues dans les entrailles de la terre n'en sont plus à compter le nombre de leurs victimes, et il n'y a aucune exagération à avouer qu'elles aussi ont leurs hécatombes de chairs et de vies humaines.

Le fer. — Il en est de même si nous suivons le minerai hors de la mine, alors qu'il est livré aux mains de l'industrie. Ainsi, pour ne parler que du plus innocent, le fer, les deux principales opérations auxquelles il est soumis dans les grandes usines métallurgiques, la fonte et le moulage, mettent l'ouvrier aux prises avec le plus rude, le plus lourd, le plus excessif des labeurs et en face d'opérations qui menacent toujours l'intégrité de ses organes, souvent sa vie.

Voyez-le près des fours où se fabrique le coke destiné à la fonte, aveuglé par l'incandescence du foyer au moment du défoncement, couvert de vapeurs et de cendres, la tête abritée sous un chapeau de fer blanc, dans la visière duquel on a ménagé une ouverture protégée par une toile métallique ; voyez-le s'avancer vers le four, regarder s'il est en bon état, si rien n'est resté adhérent aux parois, s'efforcer avec un long ringard de faire tomber ce qui reste et refermer la porte extérieure.

Que de brûlures, que de lésions ne peut-il pas résulter de ce travail !

Dans cet autre four, la fonte est arrivée à l'état de fusion : il faut qu'elle y soit énergiquement brassée. L'ouvrier saisit un lourd crochet en fer qu'il refroidira de temps à autre dans un baquet d'eau, et, devant cette fournaise, à cette place où l'on aurait peine à rester en se cachant le visage, il soulève la masse métallique, la tourne et la retourne au milieu des flammes, jusqu'à ce que les grumeaux de fer, qui s'attachent les uns aux autres comme les grumeaux d'une boule de neige, se transforment en énormes masses spongieuses ; il retire du four chacune de ces masses et les jette, blanches d'incandescence, sous le marteau-pilon qui les écrase, les comprime et en fait jaillir une véritable pluie d'éclaboussures enflammées.

La tâche accomplie est formidable, et, en outre des brûlures et des ophthalmies auxquelles elle expose, elle exige une énergie, une vigueur corporelle, une puissance musculaire que seules les plus vigoureuses organisations peuvent réaliser. « Quelle somme de mouvements à développer ! quels efforts de respiration hâtive à soutenir ! que de transpirations abondantes à essuyer ! » (Alex. Layet.) Aussi, s'use-t-on vite à ce métier.

Le transport des creusets au moule ou à la cuvette s'opère soit au moyen de grues puissantes, soit à bras avec des pinces qui s'échauffent rapidement. On a vu quelquefois une partie d'un membre, main ou pied, laissée imprudemment dans les rigoles destinées à la coulée de la fonte, emportée d'un coup par le métal en fusion.

Le martelage et le laminage font jaillir en éclats des parcelles du métal enflammé, dont l'ouvrier n'a pas moins à souffrir.

Dans les grands ateliers de construction, il court risque, et cela à chaque instant, d'être mordu et mis en pièces par les dents d'une roue, saisi et broyé par les cylindres d'un laminoir, enlevé par une courroie de transmission et précipité sur des engrenages, écrasé par le choc ou la chute d'un énorme marteau, mutilé par ces ciseaux et ces rabots irrésistibles qui brisent le fer comme du verre, le tranchent ou le découpent en copeaux, ainsi qu'ils feraient d'une feuille de bois tendre.

Ici, l'art a peu de mesures préventives à présenter. La chirurgie réparatrice y intervient plus souvent que l'hygiène.

Réduit à de beaucoup moindres proportions, ce qui précède se retrouve, en partie, dans les petites fonderies et les ateliers que renferment la plupart des villes.

Un certain nombre de métaux portent en eux des principes délétères qui sont pour l'ouvrier une cause de maladies dangereuses auxquelles il ne peut que très difficilement se soustraire, soit qu'il en opère l'extraction dans la mine, soit qu'il ait à les manipuler dans les ateliers où l'industrie en fait emploi. De ce nombre sont l'arsenic, le mercure et le plomb.

L'ARSENIC. — L'arsenic, ce redoutable métalloïde, dont le nom est devenu, dans le langage populaire, synonyme de poison, et qui joue un si grand rôle dans les annales du crime, ne provoque généralement que des accidents peu graves chez les ouvriers employés à l'exploitation des minerais arsénifères ; les lésions se bornent à des éruptions cutanées, prurigineuses, d'ordinaire sèches, éparses sur le tronc, au pli du coude, dans l'intervalle des doigts, au cuir chevelu.

Le broyage du minerai occasionne des lésions plus profondes, pustules, ulcérations, etc.

Le grillage et la sublimation de l'acide arsénieux ajoutent à ces symptômes extérieurs et locaux les symptômes généraux de l'empoisonnement dû à l'absorption des vapeurs et des poussières arsénicales.

Les traits principaux auxquels on peut reconnaître les atteintes et les progrès de cet empoisonnement sont les suivants : perte de l'appétit, vomissements, diarrhée ; vive irritation des yeux, des fosses nasales, des bronches ; saignements de nez ; enrouement, toux, crachements de sang ; douleurs vagues, rhumatoïdes ; vertiges ; affaiblissement général, amaigrissement croissant, décoloration de la peau, teint terreux ; tremblements musculaires, crampes, fourmillements et faiblesses paralytiques des membres, surtout des membres inférieurs.

Ces accidents ont été observés dans une foule d'ateliers et dans les usines même les mieux tenues. Je me bornerai à mentionner celles des professions où leur fréquence est plus grande.

Ainsi, on a pu les constater chez les ouvriers employés à la préparation de la fuschine, cette matière colorante empruntée au benzol, introduite récemment dans la sophistication du vin, exposés qu'ils sont à respirer les vapeurs arsénicales qui se dégagent des réactifs chimiques dont on se sert pour l'obtenir ; chez les apprêteurs d'étoffes teintes en vert par les sels arsénicaux ; chez ceux qui sont exposés à respirer la poussière qui se dégage de certaines matières premières, peaux, poils, plumes, etc., que l'on a saupoudrées d'arsenic en vue de les préserver de l'attaque des vers.

Je passe outre, afin de pouvoir m'arrêter plus longtemps dans l'atelier où se confectionnent les fleurs artificielles et dans celui où se fabriquent les papiers peints.

Fleurs artificielles et papiers peints. — L'intoxication arsénicale se rencontre fréquemment chez les ouvriers et ouvrières fleuristes, en raison de l'emploi des verts arsénicaux dans la coloration des feuillages artificiels.

« Les opérations qui mettent les ouvriers en contact

avec l'arsenic, écrit M. le docteur Alex. Layet, analysant les travaux de Follin, Beaugrand, Vernois, Van den Broech, sont : le trempage, le brossage et le séchage des étoffes, le trempage des herbes naturelles desséchées, le saupoudrage et enfin l'assemblage ou montage des bouquets. On trempe l'étoffe dans un mélange de vert et de bouillie d'amidon ; ce travail de la pâte constitue un véritable barbotage à la main ; les doigts et les avant-bras des ouvriers sont littéralement inondés du mélange toxique. Dans le brossage, qui consiste à étendre uniformément avec une brosse la couleur sur l'étoffe, l'ouvrier est exposé à des éclaboussures nombreuses qui jaillissent jusque sur son visage. Une fois l'étoffe imbibée de la couleur, afin de la faire sécher on la tend sur des cadres en bois où elle est fixée par des pointes. La multiplicité des pointes aiguës fixées sur le bord des cadres de bois devient une cause presque inévitable de piqûres et de blessures multipliées sur la peau, par où s'inocule la solution, liquide encore, ou la poudre desséchée du sel arsénical (Vernois). Une fois l'étoffe séchée, on la plie en plusieurs doubles, elle est découpée en feuilles à l'emporte-pièce, et chaque paquet est ensuite dédoublé pour isoler les feuilles. La couleur, n'étant fixée par aucun mordant, se détache, pendant ces nouvelles manœuvres, sous forme de poussières fines qui remplissent l'atelier. Vient enfin le montage des feuilles découpées qui se fait par les ouvrières fleuristes, non sans un dégagement encore assez considérable de particules très déliées.

« Dans quelques ateliers on trempe des tiges de graminées sèches et munies de leurs graines dans un mélange de vert de Schweinfurt (arsénite de cuivre) et de colle ou de gomme. Après dessication complète ou incomplète, les ouvrières les montent et les assemblent, à l'aide de fils de soie, sur des tiges flexibles en laiton, pour en former des espèces de grappes flottantes destinées à l'ornement des chapeaux ou des coiffures de dames.

« Les graminées ainsi colorées sont mises en œuvre, alors qu'elles sont encore humides ou saupoudrées, au moyen d'un tamisage de ce même vert réduit en poudre très fine, dans le but de leur donner une nuance spéciale. Ainsi, dans toute cette série de transformations, c'est même manipulation, même production de poussières et même action de substance nocive sur la peau et les muqueuses des ouvrières. » (Layet, *Hyg. des professions.*)

Les accidents toxiques reproduisent la totalité ou une partie des symptômes caractéristiques de l'empoisonnement par l'arsenic énumérés plus haut. Les ouvrières fleuristes y résistent avec d'autant plus de difficulté que les conditions inhérentes à leur profession, vie en commun dans des ateliers peu spacieux, travail continu, fatigue des muscles de la poitrine et des bras, attitude courbée, excès de veilles, les exposent, d'autre part, à des affections qu'entraînent avec elles les habitudes d'une vie sédentaire : l'anémie, la chlorose, la dyspnée, le dérangement des fonctions digestives, les névralgies, la phthisie pulmonaire (celle-ci entre pour un neuvième dans leurs maladies, d'après Benoiston de Châteauneuf ; 8 décès de phthisie par an sur 1,000 ouvrières, d'après les relevés de Trébuchet).

Je ne reviens pas sur les lésions locales : prurit, rougeur, pustules, ulcérations.

La mode a fait adopter ces brillants objets de parure ; elle en a vulgarisé l'emploi. C'est par milliers qu'elle les mêle au velours et à la soie des chapeaux, des coiffures et aux robes de bal ; ici adoucissant le sombre ébène d'une chevelure noire par l'or de ces épis arséniqués, là relevant la blancheur trop uniforme d'un corsage de satin ou d'une jupe de mousseline par la verte émeraude de ces feuilles empoisonnées.

Au milieu d'une fête ou d'un bal, souvent le souvenir des dangers affrontés par l'industrieuse ouvrière, qui a payé de sa santé l'éclat de cette grappe gracieusement posée sur une tête charmante qu'elle rend plus charmante encore, et le brillant de ces légères guirlandes qui se détachent avec élégance d'une taille fine et souple, m'a obstinément poursuivi et douloureusement préoccupé, et ce n'est qu'à grand' peine que j'ai retenu sur mes lèvres une confidence qui eût fait succéder, sur le front de la plus admirée, aux joies du triomphe l'expression d'un sentiment de tristesse, de regrets et peut-être une crainte légitime. Car, si la mode laisse ignorer que de graves accidents sont attachés à la fabrication de ces hochets de la coquetterie et de la vanité, l'hygiène doit avertir que ces accidents ne sont pas bornés aux seules ouvrières. Le poison a franchi l'atelier : « Il a fait des victimes dans le public, parmi les jeunes femmes parées des étoffes et des fleurs empoisonnées, au point d'appeler énergiquement l'attention non seulement de l'hygiéniste, mais de l'administration et de ses conseils. » (A. Tardieu.)

Un avertissement à ce sujet est d'autant plus opportun qu'il n'est pas de salon où l'on ne voie, à certaines époques, les jeunes filles occupées à confectionner elles-mêmes des bouquets artificiels qu'elles destinent à remplacer les fleurs naturelles dont les prive la rigueur de la saison, et à orner l'autel d'une chapelle voisine ou les meubles de leur appartement.

De leurs doigts agiles et délicats elles déplient, découpent, plissent, dentèlent la toile ou la gaze à laquelle la couleur toxique n'adhère pas toujours d'une manière suffisante ; leurs mains en sont quelquefois colorées ; leur haleine en aspire la poussière. Le travail est attrayant en raison même du goût et de l'adresse qu'il donne occasion de déployer et de la destination qu'il doit recevoir ; il passionne, et lorsque de longues heures et des journées successives y sont consacrées, il n'est pas rare que l'épiderme des doigts s'amincisse, que la peau rougie s'endolorisse et devienne le siège d'un prurit incommode et d'éruptions diverses, et que des malaises intérieurs surviennent qui, en s'accentuant, témoignent de l'intoxication arsénicale et en reproduisent les symptômes.

Si ces accidents ne sont pas plus fréquents, cela tient uniquement aux interruptions forcées qu'amènent dans le travail les distractions du monde, les soins à donner à la maison, etc., etc. Mais les dangers n'en existent pas moins, et, après les avoir signalés, il nous reste à faire connaître les précautions à prendre et les moyens à employer pour les prévenir et les combattre.

Ces moyens sont exposés avec détail dans un rapport présenté au Conseil d'hygiène publique et de salubrité du département de la Seine, le 27 mai 1859, par MM. Bouchardat, Boudet et Vernois ; ils ont pour but de soustraire les ouvrières de la profession au contact de la pâte et aux atteintes des poussières arsénicales.

Je me bornerai à en reproduire ici ce qui peut intéresser plus directement nos jeunes artistes amateurs, les seules sous les yeux desquelles ces pages aient chance de passer.

Nous leur dirons : Toutes les fois que vous prendrez un nouveau paquet de la gaze ou de la toile vertes, ayez soin de le déplier avec lenteur et précaution, de peur de soulever brusquement de la poussière ; et, soit que vous plissiez en nervures les feuilles que vous y avez taillées, soit que vous les montiez en bouquets, tenez sans cesse votre ouvrage à distance de votre bouche, et si vous vous apercevez que la couleur s'en détache et que vos doigts s'en imprègnent facilement, n'hésitez pas à sacrifier la pièce.

En tout état, ne donnez pas à votre tâche de longues heures, et ne cessez pas de vous imposer les soins de propreté les plus minutieux.

Le rapport recommande aux ouvrières de se frotter les mains avec la poudre de talc, au commencement de la journée, de se les laver à l'eau acidulée (une partie d'acide hydrochlorique pour neuf parties d'eau), et ensuite à l'eau de savon, avant de quitter l'atelier ; enfin, de se nettoyer les mains toutes les fois que, pendant le cours de la journée, elles cesseront leur travail pour manger, boire, rentrer dans leur ménage, préparer leurs aliments, soigner leurs enfants.

Il conseille, en outre, aux jeunes filles chargées du dédoublage et du montage des feuilles, d'éponger fréquemment leurs fosses nasales et leurs lèvres avec de l'eau acidulée par une légère addition d'acide hydrochlorique, et de plonger souvent les doigts dans la poudre de talc, qui prendra sur la peau la place qu'y occuperait, sans cela, la poussière du sel arsénical.

Ces conseils, plus particulièrement donnés à l'atelier, ne doivent pas rester sans écho dans les salons ;

ils doivent y être écoutés. « Mais, ajouterai-je avec M. le docteur Alex. Layet, la meilleure prophylaxie consisterait à ne plus employer de couleurs dangereuses. C'est ainsi que par la combinaison du chromate de zinc et du cyanure de fer on obtient un beau vert qui pourrait remplacer le vert arsénical dans la fabrication des fleurs et des feuilles artificielles. » (*Loc. cit.*)

Quelques mots sur la fabrication des papiers peints et nous en aurons fini avec l'arsenic. C'est encore le vert de Sweinfurt qui peut, dans cette industrie, être l'occasion d'accidents toxiques.

Dans l'opération du satinage, par le frottement de la brosse il se détache des rouleaux très secs une infinité de particules très fines de la matière colorante. Cette poussière se produit plus abondante encore et plus nuisible dans l'opération du veloutage, laquelle consiste à saupoudrer la surface du papier, enduite d'empois ou de gomme, avec du drap coloré par les verts arsénicaux réduits en poussière très fine.

Les symptômes sont les mêmes que ceux observés chez les ouvrières fleuristes, le plus souvent locaux et bornés à la peau, rarement généraux et témoignant d'un véritable empoisonnement.

Les mêmes accidents menacent les ouvriers chargés de la pose de ces papiers, qu'ils ébarbent, collent et appliquent en les lissant du dos de la main, et ils seraient moins rares si la diversité des papiers à employer ne rendait pas le contact des papiers arséniqués passager et accidentel. Ce n'est pas quand ils les posent, c'est lorsqu'ils les arrachent par lambeaux et par le grattage, que la poussière empoisonnée est à redouter pour eux.

Les mesures prophylactiques conseillées par l'hygiène sont les mêmes que ci-dessus. (Blanchet, Chevallier, P. de Pietra-Santa.)

Le Mercure. — En 1810, un vaisseau de 74 canons, *The Thriumph*, quittait l'Espagne, se dirigeant vers l'Angleterre.

Pendant le trajet, et dans l'espace de trois semaines, deux cents hommes furent affectés de salivation, d'ulcérations à la bouche et à la langue, de dérangements intestinaux et de paralysies partielles. Des désordres semblables atteignirent également les animaux embarqués sur le navire, les moutons, les cochons, les volailles, les chèvres, les chats et les souris ; et même un chien et un serin périrent victimes de cette redoutable épidémie. Quelle en était la cause ? une marchandise dont on avait reçu dans les cales une grande quantité, un liquide lourd qui, s'échappant des vessies et des barils qui le contenaient, s'était répandu dans le bâtiment. L'*impedimentum* de tous ces maux n'était autre que le vif argent, le mercure.

J'ai rappelé ce fait parce qu'il met en évidence : 1° l'absorption du mercure par l'économie, et 2° la volatisation de ce métalloïde à la température ordinaire, ce qui lui a permis de se répandre, au préalable, dans l'air atmosphérique et d'amener cette absorption.

Le plus souvent le mal débute d'une manière toute graduelle, chronique. Au commencement, l'appétit se perd, la bouche devient mauvaise ; un sentiment d'ardeur se produit à l'arrière-gorge et s'étend même à l'estomac ; les gencives se tuméfient, principalement vers la partie libre qui devient plus rouge que le reste et forme une sorte de bourrelet autour des dents ; elles sécrètent une matière grisâtre en plus ou moins grande abondance, et parfois il se forme des ulcérations sur le bord gingival, sur la portion de muqueuse buccale qui correspond à ce bord et sur les côtés de la langue ; on éprouve en outre du dégoût pour la viande et une appétence prononcée pour les végétaux et les acides.

Ces premiers phénomènes doivent être pris en grande considération.

Dès qu'il en constate l'apparition, l'ouvrier doit immédiatement se soustraire à la cause qui les produit. S'il persiste à en affronter l'influence, il ne tarde pas à voir ses gencives devenir fongueuses, saignantes, ses dents s'ébranler, et éclater une partie des désordres de l'état aigu.

Enfin, la continuité de l'action hydrargyrique ou la répétition des rechutes finit par engendrer les accidents nerveux qui ont été décrits collectivement sous le nom de *tremblement mercuriel*. Un tremblement léger se manifeste d'abord aux extrémités supérieures, variable en intensité, avec des intermittences, s'aggravant sous l'influence des émotions morales, des variations atmosphériques et des excès de boisson ; après un temps plus ou moins long, ce tremblement est remplacé par des contractions musculaires plus ou moins fortes, plus ou moins étendues, plus ou moins générales, assez semblables aux mouvements convulsifs de la danse de Saint-Guy, auxquels viennent s'ajouter plus tard des douleurs aiguës, lancinantes, quelquefois intolérables et une invincible insomnie ; le dernier terme de la maladie est la paralysie, l'affaiblissement intellectuel et la démence.

Le nombre des industries qui exposent à l'absorption du mercure est assez restreint ; les deux principales sont l'étamage des glaces et la dorure sur métaux.

L'étamage des glaces ne se faisant guère que dans de grands ateliers spéciaux, tels que ceux de Saint-Gobain, Cirey et Chauny, et qu'exceptionnellement dans quelques villes de province, ce que je pourrais en dire n'aurait pas d'utilité pratique pour mes lecteurs et resterait sans application.

La dorure sur métaux est d'une application plus usuelle, elle menace un assez grand nombre d'ouvriers ; c'est même en vue de ces derniers que j'ai cru devoir reproduire le tableau des désordres observés chez les ouvriers employés dans les mines de mercure.

LES DOREURS SUR MÉTAUX. — La dorure sur métaux peut se faire suivant trois procédés : 1° au moyen d'un amalgame d'or et de mercure ; 2° par immersion ou au trempé ; 3° par le galvanisme.

L'amalgame d'or employé pour la dorure au mercure se prépare en chauffant au rouge sombre, dans un creuset, de l'or réduit en feuilles minces. Cet or est trituré avec trois fois son poids de mercure et forme avec lui une masse pâteuse, que l'on comprime fortement pour en faire sortir l'or en excès.

L'ouvrier prend de cet amalgame sur une brosse en fils de laiton et en dépose une couche sur les objets en cuivre, en bronze ou en argent, dont la surface a été purgée de toute trace d'oxyde par un décapage préliminaire et avivée dans une dissolution d'azotate de mercure. Il les place ensuite sur une grille chauffée au charbon sous le manteau d'une cheminée dont le fort tirage doit entraîner loin de l'atelier les vapeurs du mercure volatilisé.

Dans le procédé de dorure par immersion les objets préalablement décapés, comme dans le précédent, et avivés, sont successivement plongés dans une dissolution d'azotate de mercure et dans un bain d'or laminé dissous dans l'eau régale ; l'ouvrier les en retire

au bout de deux minutes, les lave et les sèche dans
de la sciure de bois chaude.

Le mercure n'entre pas dans les dissolutions auri-
fères employées par le procédé galvanique.

Les deux premiers procédés exposent soit au contact
du vif argent et des sels mercuriels et à leur absorption par la voie cutanée, soit à l'introduction du poison
dans l'économie par les voies respiratoires au moment
où, volatilisé par l'action de la chaleur, le mercure se
sépare de l'or et s'échappe en vapeurs sous la forme
la plus à redouter.

Comme moyens préventifs, l'hygiène recommande
aux ouvriers de faire usage d'un vêtement spécial en
toile cirée, qui sera passé à l'eau immédiatement après
la préparation de l'amalgame, de se munir de gants
en peau, de se livrer à des ablutions fréquentes, de
se plonger aussi souvent que possible dans un grand
bain, de ne prendre aucun repas dans les ateliers et
sans s'être préalablement lavé les mains et la bouche.

La forge à vaporiser le mercure sera abritée sous
une hotte vitrée, surmontée d'une cheminée, devant
laquelle l'ouvrier ne travaillera qu'en passant les
bras sous les bords de la vitrine, qui doit descendre
vers le milieu de sa poitrine, et ne jamais commencer
ce travail sans s'être assuré que le tirage de la cheminée se fait avec la force voulue.

Il serait mieux encore que cette volatilisation s'opé-
rât dans un chassis complètement fermé et que le

procédé de dorure d'Henri Duchesne pût être introduit dans les petits ateliers et mis à la disposition des ouvriers en chambre. (A. Layet.)

Dès que les ouvriers constateront chez eux les premiers signes de l'empoisonnement, perte de l'appétit, mauvais goût de la bouche, ardeur à la gorge, tuméfaction des gencives, etc., ils suspendront immédiatement leur travail. La connaissance de ces premiers symptômes doit leur être familière, afin qu'ils puissent s'arrêter à temps; c'est dans ce but que je les ai séparés de la série des accidents toxiques et que je les ai mis en toute lumière.

J'ai voulu, par la même raison, placer sous leurs yeux le tableau des formidables accidents de l'empoisonnement confirmé, afin que le spectre bien connu des tortures qui menaceraient leur avenir les empêche de s'endormir dans une dangereuse sécurité. L'heure presse, et parfois, quelque hâte que l'on fasse, on ne réussit pas à prévenir l'irrésistible explosion; il est des cas où elle a lieu d'emblée.

LE PLOMB. — « Le plomb dans toutes les formes et dans toutes les conditions est un poison, un poison d'autant plus terrible que son action est plus insidieuse et plus lente. »

Le mot de terrible ne paraîtra pas exagéré lorsque l'on considèrera la multiplicité des usages auxquels sont appliquées les différentes préparations de plomb, dans les arts, dans les industries et dans l'économie domestique.

Cette action toxique du plomb sur l'organisme commence dès que la main de l'homme l'extrait des minerais qui en renferment, à l'état de carbonate ou de sulfure (galène), des quantités exploitables, et se continue presque à l'infini à travers les nombreuses professions où l'ouvrier touche au dangereux métal. Mais, à l'inverse du mercure, ce n'est pas dans la mine que cette action se manifeste avec le plus d'intensité et de fréquence. Elle se montre surtout, prompte et énergique, dans les ateliers où l'on opère la réduction (revivification) des oxydes contenus dans les cendres et les déchets de plomb ; dans ceux où se préparent les divers sels qui en dérivent, l'acétate (sucre de Saturne), le chromate (jaune de plomb), la litharge (litharge d'or, chrysitis, litharge d'argent, argyritis, la litharge fraîche), et dans les fabriques de minium et de céruse (oxyde rouge et carbonate blanc de plomb), deux des produits le plus communément répandus et le plus rapidement délétères. Les industries qui font un emploi à peu près constant de ces dernières préparations fournissent en effet et de beaucoup le plus grand nombre de cas d'empoisonnement.

Les Ouvriers cérusiers, les Peintres en batiment. — Toute la série des opérations par lesquelles passe la fabrication de la céruse, l'épluchage, le battage des lames, le broyage, la pulvérisation et

le tamisage des écailles, l'introduction et le tassement
de la céruse dans des pots et des barils, la confection
des pains et leur séchage, met l'ouvrier aux prises
avec les semences toxiques que les poussières plombiques introduisent dans le corps par la voie de la
peau qui en est souillée, par la voie des poumons
avec l'air qui les charrie, et par la voie des organes
digestifs où elles pénètrent avec la salive qui s'en imprègne et leur sert de véhicule.

Après les ouvriers cérusiers, ce sont les broyeurs
de couleurs et les peintres en bâtiment qui comptent
le plus de victimes ; chez ces derniers, aux dangers
qui résultent de l'emploi journalier et souvent aussi
de la préparation du blanc de céruse, s'ajoute le danger qui naît du grattage des surfaces peintes qui
donne lieu à un dégagement de poussières plombiques
non moins abondant et non moins redoutable que
celui des poussières arsénicales dont nous avons parlé
plus haut, danger d'autant plus grand que les moyens
de préservation sont plus difficiles à trouver et à employer.

Les peintres et les restaurateurs de tableaux, les
coloristes, les ouvriers en papiers peints, les fabricants de vernis, les émailleurs, les fondeurs en caractères, les imprimeurs typographes, les doreurs,
les chaudronniers, les tourneurs et fondeurs en cuivre, les polisseurs de glaces, les étameurs, les lapidaires, les porcelainiers, les fabricants de cartes, les

potiers de terre, les plombiers, les ferblantiers, les dentellières, etc., etc., ont offert des cas plus ou moins nombreux et plus ou moins graves d'intoxication saturnine.

Je citerai seulement deux exemples de cet empoisonnement qui feront suffisamment connaître la manière dont il se produit.

LES FABRICANTS DE CARTES DE VISITE PORCELAINE, LES OUVRIÈRES EN DENTELLES. — Le premier exemple a rapport à la fabrication des *cartes de visite porcelaine*, qui s'échangent par milliers dans les rapports sociaux : ces cartes sont préparées avec le blanc de plomb, et pendant les diverses opérations qu'elles subissent, le fonçage, le satinage, le polissage au laminoir, l'ouvrier travaille penché sur son établi, absorbant la céruse qui s'en détache en fine poussière ; il la touche, il la respire, il l'avale. Aussi les affections saturnines ne sont pas rares dans la profession. Cette composition des cartes-porcelaine que je signale ne doit pas être mise en oubli par mes lecteurs. Ils comprendront quelle imprudence il y aurait de leur part à les laisser traîner à la portée de jeunes enfants qui, dans leurs jeux, pourraient les déchirer, en manier les débris, en conserver la poussière sur leurs mains, les mordiller même et contracter le germe d'accidents morbides dont la cause pourrait peut-être demeurer inconnue.

Je tirerai le second exemple de la fabrication des

dentelles. Les misères professionnelles des dentellières ne sont ignorées de personne : l'attitude courbée, l'immobilité des extrémités inférieures, l'application continuelle des yeux sur un travail très fin, l'entrée en apprentissage dans un âge trop tendre et sa longue durée, le défaut d'exercice, l'insuffisance de l'alimentation, multiplient dans leurs rangs les maladies des yeux, la myopie, la cécité, les affections strumeuses et la phthisie. La confection des volants à fleurs d'application de Bruxelles expose en outre un grand nombre d'entre elles à l'intoxication saturnine.

Voici en quoi consiste ce travail : on place sur un chevalet bombé une toile cirée noire bien tendue et, au moyen d'un parchemin piqué qui reproduit tous les contours du dessin, on reporte celui-ci sur le fond noir de la toile en tamisant au dessus du carbonate de plomb pulvérisé. On prend ensuite les fleurs ou ornements divers qui doivent figurer dans le volant et on les frappe entre deux papiers gris dans lesquels du carbonate de plomb est pulvérisé. Le blanc de plomb pénètre dans l'épaisseur des fils et donne aux fleurs une rigidité et un éclat extraordinaires. Une fois ainsi blanchies, les fleurs sont légèrement bâties sur la toile cirée à la place que le transport en blanc leur a assignée, puis on étend sur elles le réseau des volants auxquels on les fixe très solidement par de petits œillets qui leur servent de bordures. (Turgan.) Le corps penché sur leur travail, les mains couvertes de céruse, les ouvrières aspirent et absorbent par tous les pores le poison qui ne tarde pas à leur faire sentir ses atteintes.

Je ne fais que mentionner quelques modes d'empoisonnement particuliers, chez les lapidaires qui travaillent les objets montés dans des espèces de tirets en plomb, chez les émailleurs de crochets destinés à supporter les fils télégraphiques qui emploient à cette fin le cristal ou silicate de plomb, chez les tisserands qui travaillent au Jacquart et que l'on a vus incommodés par la poussière détachée des plombs, qui tendent les fils, dans le mouvement continuel que leur imprime le métier, et je termine en signalant une voie d'empoisonnement qu'il eût été difficile de prévoir.

Des *confectionneuses* ont été, dans ces dernières années, victimes d'une altération qu'on faisait subir à la soie en la chargeant d'un sel plombique jusqu'à 21 pour 100. A. Chevallier, qui a fait connaître cette sorte de falsification, a noté des cas d'empoisonnement saturnin chez des ouvrières qui ont fait usage de ces soies et qui avaient l'habitude de les porter souvent à leur bouche.

Enfin les ouvriers qui travaillent le métal, qui le laminent, le coulent en tuyaux, le soudent, le façonnent en ustensiles, n'échappent pas plus que les autres à l'intoxication.

Les premiers signes de l'empoisonnement sont toujours ceux qu'il importe le plus de connaître, le rôle de l'hygiène étant avant tout de pressentir le mal, de le prévenir ou de l'arrêter dès le début.

Or, quelque temps avant que les symptômes distincts se déclarent, les ouvriers plombiers deviennent flasques ; la peau, surtout celle de la face, et la sclérotique prennent une teinte jaunâtre à laquelle on a donné le nom d'*ictère saturnin* ; les tissus anémiques se décolorent ; les forces diminuent. Beaucoup de malades ont dans la bouche la sensation d'une saveur sucrée ; leur haleine est fétide.

En général, les gencives restent fermes ; rarement elles deviennent saignantes ; rarement aussi il y a un peu de ptyalisme. Mais leur bord, au point de leur sertissure avec le collet des dents, prend une coloration d'un gris bleuâtre qui s'étend presque constamment sur les dents. Ce *liseré bleuâtre* occupe une hauteur de 3 à 4 milimètres.

Ces phénomènes caractéristiques, teinte jaune de la face, fétidité de l'haleine, saveur sucrée et surtout *liseré bleuâtre* des gencives, que l'on peut considérer comme des signes précurseurs, persistent pendant assez longtemps sans altérations graves de la santé.

C'est donc pendant cette période en quelque sorte d'incubation que la voix du médecin doit se faire entendre et imposer les mesures promptes et radicales qui seules peuvent arrêter les progrès de l'intoxication et conjurer l'explosion des accidents morbides propres aux affections saturnines confirmées.

Dans la grande majorité des cas, ces accidents débutent par une colique siégeant à l'ombilic et de ce point s'irradiant au loin, parfois obtuse et contusive, plus souvent aiguë et parfois dilacérante, continue avec des exacerbations irrégulières, pendant lesquelles les malades sont dans la plus grande anxiété, les yeux caves, la figure grippée, poussant des cris, se roulant sur leur lit et s'efforçant d'obtenir du soulagement en exerçant sur leur ventre les pressions les plus fortes ; colique sèche, n'aboutissant à aucune évacuation diarrhéique.

Dans des cas exceptionnels ou à la suite de récidives répétées, on voit survenir les accidents nerveux les plus graves : vertiges, somnolence, hébétude, engourdissement des membres, convulsions épileptiformes, amaurose, paralysie, phénomènes d'asphyxie, insulte apoplectique.

L'intoxication saturnine ne borne même pas ses effets à ceux qui s'y exposent. Des observations suivies ont démontré que les enfants issus d'hommes et surtout de femmes atteints de maladies saturnines, sont presque tous voués à une mort certaine avant d'avoir quitté le sein de leur mère ou peu après leur naissance. (Dr Constantin Paul.)

Ce tableau est sombre, désolant, terrible. Ouvriers et patrons ne doivent pas le perdre de vue, et la menace d'un avenir aussi lamentable devrait être assez puissante pour imposer aux uns et aux autres les résolutions impérieusement commandées pour en empêcher la réalisation.

La première mesure de salut sera évidemment de soustraire les ouvriers à la cause, dès que les premiers signes de l'intoxication se manifesteront. Mieux vaut encore en prévenir les effets en n'occupant les ouvriers à de si dangereuses opérations que pendant un temps limité et à des intervalles suffisamment éloignés.

Des appareils mécaniques ont été imaginés dans le but de remplacer le travail manuel et de mettre l'ouvrier à l'abri de l'absorption des molécules plombiques ; l'emploi doit en être vulgarisé, conseillé et même imposé partout où la substitution est possible.

L'ouvrier se soumettra avec docilité et suite aux mesures de préservation personnelle que nous avons soigneusement indiquées en traitant de l'empoisonnement arsénical et mercuriel.

Il devra ne pas abuser des boissons alcooliques et s'abstenir de tout excès dont l'action débilitante s'ajouterait à l'anémie professionnelle ; éviter le manque d'exercice ; se livrer, les jours de chômage, à de longues promenades. Autant que possible, dit Chevallier, ces ouvriers devront se loger dans un lieu éloigné de leur atelier, le trajet du matin et du soir ayant paru favorable au maintien de leur santé.

Les ouvriers bijoutiers. — Les matières d'or et d'argent sur lesquelles s'exerce le travail manuel sont, par elles-mêmes, inoffensives ; non que, dans les ateliers où elles font la base des objets fabriqués, les ouvriers soient à l'abri d'affections professionnelles, même très graves, mais on ne saurait les mettre à la charge de ces précieux métaux.

Ainsi les ouvriers bijoutiers (orfèvres, joailliers, sertisseurs de diamants), forcés par la nature de leur travail à passer la journée et partie de la soirée cloués à leur chaise, la tête et le corps penchés sur l'établi, les jambes immobiles, sont soumis aux plus fâcheuses conséquences d'une attitude vicieuse et de la vie sédentaire que nous avons exposées dans l'entretien précédent. Tandis que les extrémités, privées de mouvement, s'enraidissent et sont menacées de faiblesse paralytique, les mains et les doigts, exclusivement chargés de la besogne, courent risque d'être frappés de contractions musculaires ou saisis de ces spasmes qui ont reçu le nom de *crampe des écrivains* et qui ne sont pas rares surtout chez les sertisseurs de diamants.

D'autre part, la minutie et la délicatesse des objets confectionnés demandent une application et une tension des yeux constantes ; leur extrême exiguïté exige que l'artiste ait souvent recours à la loupe et, de plus, les tienne continuellement placés sous une vive clarté, le jour, à la lumière naturelle, devant une fenêtre ouverte aux rayons du soleil, le soir, à la lumière artificielle d'une lampe ou d'un bec de gaz, qui, traversant une boule de verre pleine d'eau, concentre et darde son foyer sur la pièce que l'ouvrier ne quitte pas du regard. Le degré d'excitation dépassant en intensité et en durée la limite normale, la vue se fatigue, s'use et s'altère. L'ophthalmie, la myopie, la cataracte, l'amaurose, sont le lot pathologique de la profession.

Certaines opérations, le décapage, le dérochage, etc., dans lesquelles les objets en cuivre sont passés à l'acide azotique avant d'être soumis à la dorure, produisent un dégagement de vapeurs nitreuses, qui, se répandant dans l'atelier, pénètrent dans les voies respiratoires et digestives et occasionnent de la toux avec constriction à la gorge, de la dyspnée, des douleurs très vives dans la poitrine, quelquefois un sentiment d'ardeur à l'estomac avec coliques.

L'émeri et le rouge d'Angleterre, dont les joailliers enduisent la roue ou la brosse qui leur sert à polir les bijoux, s'échappent en poussières qui, respirées, sont une cause fréquente de catarrhe, d'asthme et de phthisie.

Les ouvriers employés à extraire des balayures et des débris l'or qu'ils contiennent, en l'amalgamant d'abord avec le mercure et en l'en séparant ensuite par la cupellation qui volatilise celui-ci, sont exposés aux affections hydrargyriques.

Les lapidaires, qui se servent des mêmes ingrédients, n'y échappent pas, mais c'est surtout à la colique de plomb qu'ils sont sujets ; ils la contractent en touchant et en respirant les parcelles qui se détachent de la roue de plomb sur laquelle ils usent certaines pierres précieuses, et qui s'en détachent en assez grande quantité pour que cette roue ait besoin d'être remplacée à peu près tous les mois.

Enfin, le contact habituel des acides provoque sur les mains des altérations difficiles à éviter : usure de l'épiderme, éruptions sèches, crevasses, gerçures, déformations des ongles.

Abordant la prophylaxie de ces divers accidents, nous recommanderons aux ouvriers de cette catégorie de choisir, eux aussi, leur logement loin de l'atelier, afin de prévenir, par un trajet plusieurs fois et forcément parcouru, le manque d'exercice et la paresse des jambes, et de s'appliquer à dépenser, les jours fériés, en longues promenades, les forces oisives pendant la semaine, au lieu d'aller, le plus souvent, s'atabler dans un cabaret ou dans un café.

On devra donner aux établis une hauteur assez élevée pour empêcher une inclinaison trop prononcée du tronc.

Aux heures de la journée où la clarté solaire est la plus vive et, la nuit, contre l'irritante intensité de la lumière artificielle, ces ouvriers se serviront de lunettes à verres noirs de teinte légère et ils donneront une teinte analogue à l'eau contenue dans le globe réflecteur.

La ventilation des ateliers doit être pratiquée de la manière la plus complète.

Les soins de propreté seront toujours placés en première ligne.

On ne saurait trop insister sur la nécessité pour l'ouvrier exposé à l'influence des principes insalubres de se soumettre avec minutie et persévérance aux mesures de préservation personnelle dont l'hygiène lui fait connaître la nature et lui démontre l'opportunité, et sans lesquelles les moyens généraux créés par la science pour l'assainissement des ateliers resteraient sans résultats ou, tout au moins, perdraient une partie de leur efficacité. Cette nécessité est absolue.

Les soins hygiéniques individuels sont à peu près les seuls que puissent mettre en pratique les ouvriers en chambre et ceux qui travaillent dans de petits ateliers ; ces soins ne sont pas moins indispensables dans les vastes établissements où la science et l'art rivalisent pour créer des procédés d'assainissement aussi puissants qu'ingénieux.

La prophylaxie individuelle doit donc seconder l'action des mesures d'ensemble, et, par un concours assidu, en assurer le succès.

LES FILEURS DE CHANVRE, DE LIN, DE SOIE, DE COTON, DE LAINE. — Nous trouvons l'occasion d'exposer quelques-uns de ces procédés en conduisant le lecteur dans les grandes filatures où l'ouvraison des plantes textiles, chanvre, lin, laine, coton, emploie des centaines, des milliers de bras. Les causes d'insalubrité y sont intenses et elles planent sur une population agglomérée. L'énergie des moyens de défense a dû s'égaler à l'intensité des influences morbides et à la multiplicité des existences menacées. Ces causes sont : pour la laine, *le désuintage*, opération par laquelle on sépare de la laine un corps gras *(le suint)* mêlé de terre et de sable, qui, pratiquée à la main, est une des plus sales dont les ouvriers aient à surmonter le dégoût, et qui, en irritant les mains et les bras, y fait naître du prurit, des pustules, des furoncles, des érysipèles ; *le lavage, le dégraissage, le séchage* qui, par l'humidité constante qu'ils entretiennent, exposent aux douleurs musculaires et aux arthrites rhumatismales.

Pour le coton, ce sont *le peignage, le battage, le débourrage des cardes, l'effilochage des ouates*, qui, bien que confiés à des machines dans la majeure partie des cas, s'accomplissent à la main dans d'autres cas encore trop nombreux, lorsque, par exemple, le coton est destiné à la fabrication des tulles et des dentelles, qui exigent un travail plus régulier.

« Le *battage* du coton à la baguette est une opération des plus nuisibles pour la santé des ouvriers, écrit M. le Dr Thouvenin (de Lille). Le coton posé sur des claies est frappé continuellement à tour de bras avec des baguettes d'osier et laisse échapper, dans l'atelier, des nuages de poussière irritante et de duvet cotonneux qui pénètrent dans la bouche, les narines, la gorge, les voies respiratoires et couvrent les vêtements, la figure, les cheveux des ouvriers. On peut ajouter à ces désagréments la fatigue extrême qu'entraînent les mouvements désordonnés et violents des bras et de tout le corps, une attitude debout trop prolongée, une transpiration trop abondante, fatigue qui se manifeste par la pâleur du visage et l'amaigrissement. »

On peut juger de la vérité du tableau en voyant à l'œuvre les matelassiers à qui nous donnons à *refaire*, à recarder nos matelas : on sera convaincu de ce que la profession a de pénible et de désagréable par ce qui se passe lorsque la pluie ou le vent les force à travailler dans un lieu clos. Les conséquences fâcheuses seraient plus fréquentes s'ils n'opéraient pas, le plus souvent, au grand air.

Le *peignage* du lin et du chanvre, le peignage du chanvre surtout, dissémine dans l'atmosphère, avec les filaments textiles, une grande quantité de particules siliceuses, et par là il est excessivement nuisible.

L'action des poussières est une des principales causes des maladies observées chez les ouvriers employés dans les filatures. Nous avons déjà, à plusieurs reprises, fait connaître le mode de cette action, la nature et la gravité de ses effets. L'action ne diffère, ici, que par l'excès et l'étendue ; elle est telle que l'on a

décrit *une phthisie des fileurs, une phthisie coton-
neuse.*

Cette action est favorisée, nous l'avons fait déjà remarquer et nous n'hésitons pas à le répéter, par les
conditions individuelles de ceux sur la santé desquels
elle s'exerce, à savoir, le travail prématuré chez les
enfants et sa trop grande durée, les attitudes vicieuses,
la fatigue du mouvement professionnel, et par dessus
tout les mauvaises conditions hygiéniques de l'individu
et du milieu. Ainsi, en ce qui concerne le milieu, dans
les ateliers de filage, l'air doit toujours conserver une
humidité et une température élevées, afin de maintenir, dans les fils textiles, un degré indispensable de
dilatation et d'élasticité.

L'emploi des machines a singulièrement amélioré
le sort des ouvriers employés dans les filatures. Tels
sont les appareils suivants, dont le nom indique assez
l'usage : *ouvreurs, épurateurs, batteurs, éplucheurs,
étaleurs ;* telle *la débourreuse* de Dennery qui, soulevant les chapeaux à carde, passe au dessus, en arra-
che la bourre, la roule et l'emmène au dehors. Ces
mécanismes sont renfermés dans des caisses d'où toutes les poussières sont entraînées au dehors à l'aide
d'une ventilation énergique.

Cependant l'atmosphère des ateliers n'était pas
suffisamment purgée des matières pulvérulentes. En
raison de leur extrême ténuité et de leur légèreté, elles
restaient suspendues dans l'air extérieur et ne tar-

daient pas à rentrer avec lui dans l'atelier ; sorties par les toits, elles rentraient par les portes et par les fenêtres.

De nouvelles dispositions furent prises ; les poussières ont été conduites dans des galeries ou caves ; elles s'y accumulent et y restent emprisonnées. Toutes les fois qu'il est besoin de les vider, on les noie, afin d'éviter toute dissémination des matières pulvérulentes pendant l'opération.

On a usé en agissant ainsi du procédé même qu'employa Hercule pour assainir les écuries d'Augias. On se rappelle qu'il ne parvint à les nettoyer qu'en y faisant passer la rivière voisine, détournée de son cours.

« Mais, fait observer M. le Dr A. Layet, si, avec l'introduction des machines dans les filatures, le travail professionnel est devenu moins pénible pour les ouvriers, si les attitudes vicieuses ont disparu en partie, il n'en est pas moins vrai qu'avec elles une cause nouvelle d'accidents graves apparaît dans les ateliers, résultant du fonctionnement lui-même des machines. Ce sont, en général, des contusions, des plaies par arrachement, des fractures, etc. Ils s'y multiplient par suite de l'étroitesse des allées ou passages, de la difficulté d'y circuler à cause de l'encombrement, de l'usage de graisser les gros rouages alors que l'ensemble des mécanismes est en mouvement. Que de mutilations, que d'écrasements, que de morts ! »

Ce n'était pas assez que l'homme fût condamné à

gagner son pain à la sueur de son front ; il faut qu'il arrose de son sang les nouveaux auxilliaires du travail de ses mains !

Les influences malsaines ne sont pas circonscrites dans les ateliers où l'on travaille le lin, le chanvre, le coton et la laine. On en jugera par le portrait que tracent du *cardeur de soie* les médecins qui exercent dans les localités où cette industrie occupe beaucoup de bras. On reconnaît l'ouvrier cardeur à son teint pâle, étiolé, blafard, à son visage bouffi plutôt que gras, à ses yeux rouges, à une petite toux presque continuelle. Les maladies auxquelles il est sujet sont l'ophthalmie chronique, l'hypertrophie du cœur et ses conséquences, la phthisie pulmonaire, des varices et des ulcères aux jambes. L'opération du cardage des bourres de filosèle auquel ils sont spécialement employés est, au reste, la plus dangereuse, sinon la seule dangereuse de celles qui constituent l'industrie de la soie.

Autrefois, chaque fermière à la campagne, chaque femme d'agriculteur à la ville, filait elle-même les cocons obtenus de l'*éducation de vers à soie* qu'elle venait de diriger. Le *tirage* se faisait sous un hangar, dans une pièce du rez-de-chaussée, dans une cour et au grand air, immédiatement après la *récolte* des cocons. La ménagère, assise devant un fourneau, à côté de la bassine où bouillaient les cocons et du tour sur lequel elle projetait les fils, était aidée par une toute jeune fille qui, de l'aube au crépuscule, dansait sur une planchette mobile dont l'extrémité se rattachait par une corde à la manivelle du tour mis en mouvement, bras et jambes nus, en chemise et en jupon court serrés au cou et à la taille, bravant la chaleur du soleil et du foyer voisin, et chantant gaiement à pleine gorge les airs d'un répertoire peu varié mais plein d'entrain.

La besogne était des plus fatigantes, mais elle ne durait que quelques semaines, et le repos qui suivait ne tardait pas à rendre la maîtresse et sa compagne à la régularité de leur vie ordinaire, faite de beaucoup de loisirs sous notre ciel si clément dans la belle saison.

Aujourd'hui, les cocons se tirent toute l'année et à peu près exclusivement dans de grandes fabriques, dites *filatures d'ordre*.

Là, les cocons, débarrassés de leur bourre, sont immergés dans des bassines remplies d'eau chauffée à la vapeur, dont les bouillons leur impriment un mouvement continuel.

L'ouvrière les bat avec un petit balai, en accroche le fil, réunit plusieurs fils ensemble, les engage dans la filière du va-et-vient et les porte sur le guindre ou roue qui en accomplit le dévidage.

L'attitude du corps, constamment incliné du côté de la bassine, aurait pour effet, selon les auteurs, de donner lieu, surtout chez les filles trop jeunes, à des obliquités du bassin (Gubian), à des difformités de la

taille (Melchiori). Les fileuses seraient en outre sujettes aux affections qui résultent de la chaleur humide
et des émanations plus ou moins putrides. Il y a,
dans ces assertions, une vue plus théorique que con-
forme à la réalité, un pessimisme que n'autorise pas
l'observation journalière.

La vérité est que le personnel des filatures placées
dans des conditions convenables ne fournit qu'un
petit nombre de malades. Ce qui donne plus de force
à mes réserves relativement aux accusations formu-
lées, c'est que la santé des ouvrières s'y maintient
bonne, en dépit du régime plus que frugal auquel
elles se soumettent, car, se nourrissant elles-mêmes,
elles se nourrissent fort mal.

L'atmosphère chargée de vapeur d'eau dans laquelle
elles vivent ne paraît pas multiplier chez elles les
affections rhumatismales.

Beaucoup de gaîté, une paye assez convenable, une
grande régularité dans la manière d'être, et un singulier attrait pour ce genre de travail, donnent à leur
moral un ressort qui ne peut que se communiquer au
physique et y entretenir une réaction efficace contre
les quelques conditions défavorables incriminées plus
haut.

Chez les fileuses qui plongent incessamment l'extrémité des doigts dans l'eau bouillante, rendue parfois
irritante par l'addition de chrysalides écrasées qu'on
y dissout, on a observé une affection à laquelle on a

donné le nom de *mal de vers, mal de bassine* (Prot-ton). Ramollie par la chaleur humide, la peau de l'extrémité des doigts blanchit et se gonfle ; l'épiderme se détache ; des phlyctènes, des crevasses, de petits abcès peuvent s'y former.

L'accident est assez rare, ne se présente que chez un petit nombre de débutantes et ne paraît pas sujet à récidive.

Dans les fabriques de dévidage les ouvrières, soumises également à une température élevée et humide, ne sont jamais assises et, par contre, ont à souffrir des inconvénients inhérents à la station debout conservée pendant toute la journée. Mais la plupart trouvent dans la vigueur de l'âge et dans la trempe que leur tempérament a reçu de la vie des champs, que presque toutes ont menée antérieurement, les ressources nécessaires pour résister aux influences morbides et en neutraliser l'effet.

La vie rurale et la vie industrielle se viennent ainsi en aide : l'atelier procure un surcroît d'aisance à la ferme ; la ferme garantit plus de santé à l'atelier.

Il y a quelques années à peine, j'aurais pu borner à ces considérations restreintes l'étude des conditions hygiéniques relatives à l'industrie de la soie ; la fabrication des tissus, taffetas, lévantine, satin, etc., était descendue, dans nos contrées, à un état de marasme voisin d'une mort complète. Mais voici que cette fabrication semble revenir à la vie. Aujourd'hui, les métiers battent de nouveau dans nos murs et vont s'y multipliant, ainsi que dans les localités environnantes. Une visite dans ces chambres, longtemps tristes et silencieuses, actuellement pleines de bruit et d'animation, s'impose à nous comme un devoir. Elle nous permettra de revoir à l'œuvre les ouvriers taffetassiers, et de remettre en lumière les habitudes physiques et morales qui se réunissent pour donner un caractère particulier à leur constitution et à leurs maladies.

Dans le plus grand nombre des cas, une seule chambre réunit plusieurs métiers ; et, souvent trop étroite, elle n'en sert pas moins d'atelier, de cuisine et de chambre à coucher tout ensemble. Dans notre midi, la lumière du soleil y conserve un accès suffisant ; mais l'air y reste emprisonné, à une température sénégalienne en été, chauffé outre mesure en hiver par un poêle presque toujours rouge, vicié en toute saison par des émanations incommodes ou malsaines.

C'est dans ce milieu que le taffetassier commence sa journée de grand matin et la prolonge fort avant dans la nuit, à la lumière d'une lampe. Assis sur un banc élevé, les deux pieds portant à faux sur le sol, pendant qu'une de ses jambes est dans un parfait repos (c'est toujours la même), l'autre presse alternativement deux longs morceaux de bois ou jalons qui correspondent à la trame du métier. Le corps un peu incliné en avant donne aux deux mains qui sont appuyées sur le tissu, chacune de son côté, la faculté de recevoir et de renvoyer alternativement la navette. Chaque fil, réuni à la trame d'étoffe par cette opération, est assujetti contre celui qui précède au moyen d'un balancier qui vient frapper le tissu ; le choc est reçu par le tissu et par un gros cylindre de bois autour duquel l'étoffe est roulée, et avec lequel le ventre et le bord inférieur de la poitrine de l'ouvrier sont en contact.

Le choc, presque indéfiniment répété, du balancier contre la région épigastrique, est une cause permanente de trouble dans les fonctions digestives et peut donner lieu à des affections nerveuses et inflammatoires de l'estomac.

L'attitude penchée et l'action non interrompue des bras produisent à la longue, surtout chez les femmes, des tiraillements dans les mains, dans le dos et la poitrine, que dissipent le plus souvent la suspension momentanée du travail et quelques embrocations calmantes, mais qui doivent être prises cependant en sérieuse considération, car elles témoignent d'une souffrance de l'organe pulmonaire et peuvent être le premier indice d'une phthisie latente, qui ne tardera pas à désorganiser les poumons. (Dr Monfalcon, de Lyon.)

Les varices, les ulcères variqueux aux jambes, à celle surtout qui reste inactive, sont fréquents chez les taffetassiers, même dans un âge peu avancé, ce qui paraît tenir à ce qu'obligés de travailler assis, ils ont sans cesse les jambes pendantes.

Les modifications que subit l'ensemble de leur constitution sont moins l'effet direct de la profession que celui de leur vie sédentaire, du défaut d'exercice au grand air, de la durée des heures de travail qui s'accroît à mesure que s'abaisse, à certains moments, le salaire sous l'inexorable pression de la concurrence et de l'avilissement des prix, d'une nourriture toujours peu réparatrice, abaissée au dessous du strict nécessaire aux heures de crise et de chomage.

Ces causes réunies donnent au système lymphatique une prédominance qui frappe d'un cachet spécial l'habitude extérieure des taffetassiers : teint pâle, membres grêles, chairs molles, bouffies, stature au dessous de la moyenne, système osseux déformé par le rachitisme ; physionomie douce, empreinte de simplicité et de résignation mélancolique ; humeur égale, parole lente, traînante, volonté sans ressort, sans énergie ; atonie au moral comme au physique.

Ces traits moins accentués sous notre ciel, où la sécheresse domine et que purifient le soleil qui se lève et le vent qui souffle presque chaque jour, se prononcent avec plus de développement et de saillie chez les taffetassiers des grandes villes, telles que Lyon et Saint-Etienne, où règne une atmosphère brumeuse, humide, difficilement dissipée par les rayons d'un rare et faible soleil, et ils donnent à ces ouvriers une physionomie qui les fait connaître au premier coup d'œil.

Il est assez difficile de remédier a des actes essentiellement professionnels faits pour porter atteinte à l'intégrité des fonctions et des organes. Cependant, on a pu parer à ce que l'attitude avait de trop penché en avant, en ajoutant au battant un mécanisme qui pousse la navette, quand la main droite de l'ouvrier en tire le cordon et que la main gauche repousse le battant. Mais la besogne des jambes reste la même et le milieu où l'ouvrier respire et vit ne changera guère. Lui serait-il donc impossible de sortir chaque jour après chaque repas, ne fût-ce qu'une demi-heure ? C'est moins le manque de temps qui crée l'obstacle, que la paresse de remplacer par d'autres vêtements le costume fort incomplet des heures de travail.

Mais enfin le dimanche lui appartient ; la campagne est à deux pas, verte en été comme une oasis, ensoleillée même en hiver. Court-il y chercher l'air pur qui, toute la semaine, lui a fait défaut ? Non. C'est le café qui l'attire, le café avec son atmosphère confinée, pauvre d'oxygène, mais chargée de la fumée du tabac épaisse et malsaine.

Il fut un temps assez éloigné, il est vrai, où le jeu de boules était populaire parmi nos ouvriers et les passionnait au point d'empiéter peut-être un peu trop sur la tâche journalière. A Avignon, les parties étaient

nombreuses à la Petite-Hôtesse et au Champ-de-
Mars, comme à Lyon elles l'étaient aux Brotteaux.
Les Brotteaux sont devenus une ville et la Petite-
Hôtesse une gare de chemin de fer. Mais la Barthelasse et son champ restent libres ; il n'y a que le
Rhône à traverser, le passage est gratuit. Conseillons
à nos taffetassiers d'en réapprendre le chemin et de
ne pas oublier que pour affermir la charpente osseuse,
entretenir la vigueur et la souplesse des muscles, re-
donner l'énergie aux fonctions digestives et rendre au
sang sa pureté, aucun des exercices pris en plein air
ne l'emporte sur celui du jeu de boules.

Comme la soie, les fils de lin, de coton, de laine,
sont livrés à des manufactures qui les transforment en
tissus, et ces tissus mis à la disposition des ouvriers
qui en font emploi. Nous ne pouvons suivre ces tissus dans leurs innombrables transformations, et étudier les bonnes ou mauvaises conditions dans lesquelles
chaque profession est exercée. Il nous suffira d'en
mettre, pour exemple, une couple en lumière, la plupart des autres professions se rattachant de près ou
de loin aux deux que nous avons choisies, à savoir,
celle de tailleur d'habits et celle de couturière.

LES TAILLEURS D'HABITS, LES COUTURIÈRES. —
« Jamais garçon n'aspira de lui-même à être tailleur,
dit J.-J. Rousseau dans son *Émile ;* il faut de l'art
pour porter à ce métier de femme le sexe pour lequel
il n'est pas fait. L'épée et l'aiguille ne peuvent être

maniées par la même main. Si j'étais souverain, je ne permettrais la couture et les métiers à l'aiguille qu'aux femmes, aux boiteux et aux autres hommes incommodés, réduits à vivre comme elles. »

Le vœu du paradoxal philosophe paraîtrait avoir été exaucé bien avant qu'il ne l'eût formulé, si l'on prenait à la lettre le passage suivant de Ramazzini qui, je me hâte de le reconnaître, est plus satirique que vrai :

« C'est un spectacle fort plaisant que de voir, certaines fêtes de l'année, ces communautés de tailleurs aller en procession en bon ordre, deux à deux, ou bien assister au convoi de quelqu'un de leurs confrères, et offrir une troupe de bossus, de courbés, de boiteux d'un côté et de l'autre, comme choisis exprès pour exciter le rire et les plaisanteries. » *(Essai sur les maladies des artisans*, traduit par M. de Fourcroy.)

A parler sans hyperbole, il faut reconnaître que la profession est une des plus sédentaires, et que ceux qui l'embrassent ont à subir au plus haut point les conséquences produites par le manque à peu près absolu d'exercice.

Assis constamment sur un établi, les jambes croisées l'une sur l'autre, le corps courbé, la tête penchée en avant, l'ouvrier tailleur n'exerce que les bras et même seulement le bras droit. Cette attitude nuit singulièrement aux fonctions des principaux viscères ;

elle est l'origine de nombreuses maladies : troubles digestifs, paresse abdominale, fluxions hémorrhoïdales, catarrhe vésical, gêne dans l'acte respiratoire, congestions pulmonaires, crachements de sang, phthisie (Stoll), maladies du cœur et des gros vaisseaux (Corvisart).

La voussure du dos s'exagère, l'épaule se surélève, la colonne vertébrale perd de sa rectitude, et il en résulte une déviation très voisine de la gibbosité ; une dépression considérable se fait à la partie inférieure du thorax, causée par la voussure de la poitrine. (A. Tardieu.)

La pression de tout le corps sur le bassin et sur les extrémités inférieures a pour conséquence une gêne habituelle de la circulation dans ces parties, ainsi qu'un ralentissement de la nutrition, l'affaiblissement des muscles non exercés, la flaccidité des chairs, l'amaigrissement, une diminution de la sensibilité cutanée, des douleurs sciatiques, des déviations des os.

Le travail à la lumière artificielle, l'application continue des yeux déterminent, à la longue, l'affaiblissement de la vue et l'altération des milieux de l'œil. (Al. Layet.)

La mauvaise habitude de couper les fils avec les dents les ébranle, les casse et en favorise la carie.

Le maniement de l'aiguille donne lieu à des piqûres nombreuses plus ou moins profondes, fréquemment suivies de panaris.

Nous avons fait connaître plus haut les accidents spéciaux occasionnés par l'usage des fils de soie contenant des sels de plomb et de certains draps verts, teints avec des préparations arsénicales. Les tailleurs n'échappent point au danger.

Il ne faudrait pourtant pas faire peser sur la profession seule la responsabilité de cet ensemble d'affections morbides que nous venons de passer en revue. Ceux qui donnent la préférence au maniement de l'aiguille sur celui de la bêche, de la varlope ou du marteau, n'y sont pas déterminés par un *goût artistique* (J.-J. Rousseau). Ils y sont plutôt contraints par une nécessité née de la faiblesse de leur constitution. Cette faiblesse conspire donc avec les désavantages du métier à porter dans leur santé les divers troubles que nous avons signalés.

Afin de combattre, de prévenir, ou tout au moins d'amoindrir les effets de ces deux causes également hostiles à leur bien-être, les tailleurs ne pourraient-ils pas suivre les conseils que Buchan, médecin anglais, dans sa *Médecine domestique*, donnait aux ouvriers de son temps.

« L'attitude dans laquelle travaillent les tailleurs paraît être plutôt l'effet de l'habitude que de la nécessité. On pourrait avoir une table sur laquelle pourrait s'asseoir en rond dix ou douze tailleurs, dont les jambes auraient la liberté d'être ou pendantes ou appuyées sur un marchepied, à leur choix. On pourrait de même tailler dans une table une place pour chaque ouvrier, de manière à ce qu'il pût, étant assis, travailler aussi à son aise qu'il le fait actuellement les jambes croisées. »

Ils devraient, s'ils travaillent en chambre, ajouterons-nous, consacrer à la promenade les instants de liberté que leur laisse le travail, et se loger à une distance convenable du magasin de leur patron, s'ils travaillent dans un atelier.

Je leur pardonnerais de fêter la saint lundi, et la plupart n'ont garde d'y manquer, s'ils dépensaient en distractions utiles à leur santé les heures perdues. En outre, une régularité de conduite soutenue leur est d'autant plus indispensable que les excès auxquels ils se livrent favorisent la prédisposition à la folie signalée par quelques auteurs comme particulière à la profession (Hannover), et dont ils rapportent la cause aux rêveries auxquelles ils s'abandonnent pendant les longues journées d'un travail sédentaire.

L'irrégularité de la vie, s'ajoutant aux mauvaises influences professionnelles, explique aussi les ravages que la phthisie pulmonaire fait parmi les tailleurs dans une proportion qui ne se rencontre dans aucune autre profession. (48 décès dus à la phthisie sur 100 décès. Hannover. — 46 sur 1,000 ouvriers de la profession. Benoiston de Châteauneuf.)

P. YVAREN. 40

Sauf sous le rapport de l'attitude des jambes, la situation hygiénique de toutes les ouvrières à l'aiguille : lingères, brodeuses, modistes, tailleuses, ravaudeuses, couturières, etc., etc., diffère peu de celle des tailleurs d'habits : même vie sédentaire, mêmes attitudes, même lutte contre les difficultés matérielles, et, en sus, salaire moins élevé et surcharge de travail ; mêmes maladies aussi avec quelques modifications afférentes à la constitution et au sexe ; hélas ! sous ce dernier rapport, elles ne sont même pas sur un pied d'égalité.

Pour ne citer que la phthisie, tandis qu'on ne rencontre que 46 phthisiques sur 1,000 ouvriers tailleurs, ce chiffre s'élève à 55 chez les couturières, selon Benoiston de Châteauneuf, et à 86 chez les brodeuses, suivant Trébuchet ; à Paris, et par an, sur 1,000 personnes de la profession, il meurt de phthise 7 tailleurs et 9 ouvrières en couture.

L'influence exercée sur la santé de ces ouvrières par les machines à coudre, devenues aujourd'hui d'un usage général, a soulevé des débats contradictoires. Pendant que les uns soutiennent que leur emploi est moins fatigant pour les yeux que la couture à l'aiguille et que les mouvements et l'exercice qu'elles exigent sont on ne peut plus favorables à la santé (Garnier), d'autres expriment une opinion contraire et incriminent l'attitude et les mouvements particuliers nécessités par la mise en action de la machine, les trépidations musculaires qu'elle suscite, etc., etc., et lui attribuent les troubles digestifs, les douleurs épigastriques, le malaise général, la débilité et l'épuisement des forces, la fatigue des jambes, les soubresauts, les contractions musculaires, la paralysie précédée de crampes dont ils n'hésitent à les déclarer auteurs. (Vernois.)

La vérité nous semble être à égale distance de ces opinions extrêmes ; et nous pensons, avec M. le d^r Al. Layet, que l'emploi des machines à coudre n'a véritablement une influence fâcheuse pour la santé que chez les ouvrières de profession spécialement chargées de ce travail dans les ateliers de confection d'habits. Après une première période de fatigue et d'excitation, à laquelle succède comme une apparence d'assuétude, cet auteur a toujours observé de l'anémie, des troubles dyspeptiques et nerveux, un affaiblissement très marqué de l'innervation des membres inférieurs, et il n'est pas éloigné de croire à une altération de certains départements de la moelle épinière.

« En général, ajoute-t-il, les machines à pédales isochrones seront préférées à celles à pédales alternatives, et l'on conseillera trois ou quatre heures de travail par jour au plus. »

« Tout récemment, l'Académie des sciences, reconnaissant elle-même les inconvénients des machines à coudre sur la santé d'un certain nombre d'ouvrières, décernait un prix de 2,000 fr. aux inventeurs d'une

couseuse automatique dont le mouvement est indépendant des pieds de l'ouvrier.

« Il est à désirer que l'emploi de cette machine se
généralise de plus en plus. » (Dr Al. Layet, *loc. cit.*)

Nous ne quitterons pas l'atelier sans reporter encore une fois l'attention du lecteur sur deux causes
particulières d'insalubrité et de maladie, si communes
que nous les avons retrouvées dans la plupart des
industries que nous avons étudiées : l'une est le manque de propreté dans les choses et les personnes ;
l'autre, le défaut que l'insouciance ou l'incurie apporte
à renouveler l'atmosphère professionnel ; deux causes
capitales, incessamment agissantes, faciles à constater
en raison de la fréquence, de la promptitude et de la
multiplicité de leurs effets ; qu'il est, en conséquence,
toujours opportun d'avoir présentes à l'esprit, toujours urgent de prévenir et qu'il serait, la plupart du
temps, facile de combattre et de faire disparaître,
sinon en totalité, du moins en grande partie.

On se rappelle les accidents provoqués par l'introduction des poussières, même inertes, dans les yeux,
les oreilles, les pores de la peau, les voies respiratoires, les organes digestifs ; et les désordres graves,
parfois formidables, provenant de l'absorption de celles dont les molécules sont toxiques.

On ne devra donc jamais oublier que la première
condition pour s'en garantir, souvent la seule à laquelle
on puisse avoir recours, c'est de tenir toujours propres

et nets, en ce qui concerne les choses, le sol, les murs, les ustensiles et les outils, et, en ce qui concerne les ouvriers, la peau, les organes extérieurs et les parties intérieures accessibles aux pratiques de propreté. Et pour cela que faut-il ? quelques linges, une éponge, un plumeau, un balai, du savon, un peu de cette passion qui fait de nos arlésiennes les émules des artisanes hollandaises, et surtout de l'eau, de l'eau encore, et toujours de l'eau.

Si pour nous tous la propreté est, je le répète avec saint Augustin, *une demi vertu*, elle est pour les hommes livrés au travail manuel *une vertu cardinale*.

Le renouvellement de l'atmosphère professionnelle n'a pas une importance moindre, importance itérativement et surabondamment prouvée. On a vu que les substances nuisibles ou délétères qu'y répandent certaines industries font de l'élément premier de la vie, de la source vive où le sang se réchauffe et se purifie, un foyer non moins actif de désordre et de corruption, le réceptacle de principes hostiles à la santé, souvent incompatibles avec l'existence.

Encore ici, le remède est sous la main, et même plus à portée : ouvrir souvent, le plus souvent possible, les portes et les fenêtres, établir, par le courant qui résulte de la différence de la température extérieure et de l'intérieure, une ventilation prompte, active, généralement efficace, toujours utile, même lorsqu'elle n'est pas complète : de l'air, de l'air encore, et toujours de l'air.

Allez en outre, allez le respirer loin de l'atelier, hors l'enceinte des villes, en pleine et rase campagne, plus abondant, plus vif, plus pur, imprégné de suaves effluves, de fraîches haleines et de radieuses clartés.

Heureuses les industries que le prix moins élevé des salaires et des convenances de fabrication ont attirées hors des villes, et que cette salutaire émigration appelle à participer aux avantages de la vie rurale, du grand air et du soleil, dont la ferme va nous faire connaître la nature et l'étendue !

LA FERME

Il n'est aucun de mes lecteurs qui, à la vue de ce titre, ne se rappelle le passage, si souvent cité, où l'hôte assidu du palais d'Auguste s'écrie :

> *O fortunatos nimium sua si bona norint*
> *Agricolas !...*

Heureux l'homme des champs, plus heureux s'il sait l'être !

et la seconde épode du courtisan de César :

> *Beatus ille qui, procul negotiis,*
> *Ut prisca gens mortalium,*
> *Paterna rura bobus exercet suis,*
> *Solutus omni fœnore.*
>
> (Hor. *Epod.* II.)

> Heureux celui qui, loin du tracas des affaires,
> Avec les bœufs nourris à son propre foyer
> Cultive en paix le champ cultivé par ses pères,
> Et ne connaît pas l'usurier !
>
> (P. Y.)

Et nous aussi, les champs nous intéressent, nous sourient, et nous appellent, et bien souvent, dans le cours de cet entretien, impatient d'échapper à l'atmosphère pesante et insalubre de l'atelier, pressé, peut-être à notre insu, du besoin d'être arraché à l'empire trop absolu de *nos chères études*, bien souvent du fond du cabinet paisible et solitaire, premier témoin de nos recherches assidues et de nos veilles prolongées, de ce tyrannique cabinet dont l'attrait invincible nous captive, nous retient et nous fatigue même, sans jamais nous lasser, car il fut toujours notre meilleur refuge contre de poignants ennuis et de cruelles douleurs, bien souvent nous avons jeté un regard anticipé vers cette troisième et dernière partie de nos laborieuses recherches et nous nous sommes écrié avec le poète :

> *O rus, quando ego te aspiciam, quandoque licebit*
> *Nunc veterum libris, nunc somno et inertibus horis,*
> *Ducere sollicitæ jucunda oblivia vitæ !*
>
> (Horatius, *Sat.* VI, l. II.)

Vers inimitables que nous nous hasarderions de traduire ainsi :

> Un Horace à la main, libre enfin de mes fers,
> Que ne puis-je bientôt, campagnes fortunées,

> Distrait par votre charme et par celui des vers,
> Et dépensant la vie en oisives journées,
> Endormir dans l'oubli les maux que j'ai soufferts !

LES HABITATIONS : LES ÉTABLES, ÉCURIES, ETC. — Mais arrivé sur le seuil, et tenu en garde par l'expérience déjà acquise, nous n'avons pu, à notre grand regret, prendre pour guide, dans la visite que nous allons faire à la ferme, ni le rival de Théocrite, ni le favori de Mécènes. Force nous a été d'interroger et de suivre les divers auteurs qui ont étudié la matière, *rem rusticam*, au point de vue spécial des conditions hygiéniques, et de substituer à l'enthousiasme poétique le témoignage plus véridique de faits froidement observés, aux illusions du sentiment ému la sèche réalité des chiffres, à l'idylle la statistique.

Ainsi, loin de pécher par *un luxe effronté* et d'avoir l'absurde prétention de s'ériger en palais, le rustique séjour ne se maintient même pas dans les bornes d'une élégante simplicité, et, à de très rares exceptions près, l'architecture ne fait pas pour la ferme les frais même des plus modestes constructions.

Les matériaux employés aux habitations rurales varient, selon les pays, mais n'échappent pas, en général, aux reproches que nous venons de leur adresser. Nous allons les passer en revue, en empruntant quelques passages au remarquable ouvrage que M. le Dr H. Combes a consacré aux *Paysans français*.

Là, les matériaux employés sont de bois : ils ont

l'inconvénient de se pourrir vite, de s'imprégner d'eau et de retenir les différentes vapeurs provenant de l'homme, des animaux, de certaines opérations agricoles et de ménage.

Ici, les murs sont faits avec un mélange de terre et de paille ou avec de la terre seule ; ils se détériorent facilement et laissent pénétrer à l'intérieur le froid et l'humidité.

Ailleurs, ce sont les briques qui, si elles ne sont pas cuites, ce qui arrive le plus fréquemment, ont des inconvénients identiques, n'étant en réalité que de la terre façonnée d'une certaine manière. Ces inconvénients disparaissent, si elles ont été soumises à l'action du feu ; c'est dans ces conditions que leur utile emploi s'est généralisé dans une partie du Languedoc.

Les murs de pierre, de grès et de divers calcaires sont les plus solides et répondent le mieux aux exigences hygiéniques, surtout lorsqu'ils sont cimentés par des mortiers et revêtus à l'extérieur d'un enduit de sable et de chaux qui les défend contre l'humidité et la gelée.

Dans le département de Vaucluse, le plus grand nombre des habitations rurales sont en pierre ; dans les petites localités, un certain nombre d'entre elles ont les murs faits de gravier, de terre et de chaux tassés *(en pisé)* : convenablement crépis, ces murs épais garantissent parfaitement l'intérieur des intempéries atmosphériques. Leur toiture est en tuiles, rarement en ardoises, jamais en chaume.

Dans un grand nombre de localités du centre de la France, la toiture est en roseaux ou en paille. La paille, mauvais conducteur du calorique, est, il est vrai, par elle-même un abri suffisant contre les températures extrêmes de l'air extérieur ; mais, outre qu'il faut la renouveler souvent, elle est exposée aux incendies et offre, en outre, un refuge trop facile à la race pullulente des rats, dont les déprédations sont si dommageables aux denrées mises en réserve, et dont la dent vorace n'épargne pas toujours les animaux et même l'homme.

« Les habitations rurales, écrit A. Tardieu, sont mal distribuées, mal closes, et dans un grand nombre de localités elles ne sont que d'immondes refuges où s'entassent des familles entières, hommes et bêtes : les misérables chaumières de la Sologne, du Doubs, de la Mayenne, etc., ne valent guère mieux que la hutte du sauvage. En été, elles n'abritent point contre la chaleur et, en hiver, contre le froid. Leur plancher, presque toujours en terre, raboteux, difficile à nettoyer, de niveau avec le sol et sans cave, s'imprègne de toutes les déjections. L'âtre mêle à l'atmosphère d'un local trop étroit les produits d'une combustion incomplète ; l'incurie, la malpropreté, la pénurie des objets nécessaires à la vie et l'encombrement multiplient les causes d'insalubrité. Ces maisons mal bâties, presque toujours mal exposées, se composent chacune d'un grenier, d'un rez-de-chaussée enfoncé dans un sol humide; elles ont ordinairement deux chambres étroites et basses d'étage, percées d'une seule fenêtre très petite et toujours fermée. Au dehors de ces habitations, des amas de fumier, des mares fétides, des étangs bourbeux, des puisards qui ne dissipent pas complètement par infiltration dans le sol les liquides qu'ils reçoivent et qui retiennent une vase d'où s'échappent des gaz délétères, notamment le gaz hydrogène sulfuré. Les fumiers sont entassés devant la façade où on les accumule pendant toute l'année. Les pluies les délayent et les chaleurs évaporent les gaz les plus utiles à l'agriculture et les plus nuisibles à la santé. Les terrains environnants sont couverts de litière, et l'on fait en sorte d'y diriger les égoûts pour activer la putréfaction. Ces dispositions contraires à toutes les règles de l'hygiène font de la plupart des hameaux et des villages autant de foyers d'infection dans des conditions d'insalubrité presque semblables à celle des marais dans les climats tempérés. » (*Dictionnaire d'hygiène publique et de salubrité*, art. Hygiène rurale.)

Les couleurs si sombres de ce tableau, très vrai dans son ensemble, n'ont rien d'exagéré, et il est peu de localités qui n'en reproduisent pas les teintes avec plus ou moins d'accentuation.

On a constaté que sur six millions d'habitations rurales soumises à l'impôt, il y en a trois millions et demi avec une porte et une ou deux fenêtres, quelquefois même sans fenêtre.

Le rez-de-chaussée de presque toutes nos fermes est pareillement au niveau du sol extérieur, très souvent au dessous, et la mare de fumier y est trop souvent creusée dans le voisinage du puits.

Dans notre contrée, où les hivers sont peu rigoureux, ce n'est guère que dans quelques localités, situées à une altitude exceptionnelle, que la pièce du rez-de-chaussée, qui sert de cuisine et de lieu de réunion, voit le personnel entier s'entasser autour du foyer ardent, âtre ou poêle, où cuisent les aliments de la famille et des animaux, porte et fenêtre closes de manière à ce que l'air ne puisse pas pénétrer dans cette atmosphère de vapeurs et de miasmes.

Les chambres, grandes ou petites, ne reçoivent, la nuit, que le maître, sa femme, ses plus jeunes enfants et ses filles. Les fils adultes et les valets de ferme couchent au grenier à foin ou à l'étable.

Même dans les journées où la température la plus basse suspend leurs travaux, nos paysans trouvent dans quelque recoin abrité, ou près d'un mur exposé au midi, la chaleur préférée que ne leur refusent pas les rayons du soleil de Provence qui, bien que plus obliques et plus pâles, conservent encore, en cette arrière-saison, assez de force pour les réchauffer et les ragaillardir.

Mais que de localités plus rudement traitées, où le chef couche au rez-de-chaussée, dans une alcôve prise sur la grandeur de la cuisine ; où le reste de la famille se presse dans des réduits obscurs, humides, étroits ; où, sous un ciel désolé par la brume, le givre et la neige, l'encombrement dans une pièce unique, remplie de fumée et d'émanations de toutes sortes, rigoureusement fermée au souffle glacial de l'hiver, et l'entassement des gens et des animaux, étant choses forcées, la nécessité fait un insurmontable échec à l'hygiène ; et où celle-ci, pour introduire dans cet impénétrable milieu quelques bouffées d'air et pour en chasser quelques effluves putrides, n'a de voie ouverte que l'entre-baillement des boiseries mal jointes et les crevasses des murs lézardés !

Ne quittons pas la ferme sans jeter un rapide coup d'œil sur quelques-uns des bâtiments accessoires : l'écurie, l'étable, la porcherie, le poulailler. Trop souvent ces bâtiments semblent avoir pour destination première, non de fournir à leurs hôtes un logement favorable à leur bon entretien et à leur conservation, mais d'y réunir et d'y concentrer les conditions les plus propres à activer la fermentation et la décomposition de la paille, de la terre, et leur conversion en fumier. La température y reste haute, humide ; l'air, lourd, confiné, chargé de vapeurs ammoniacales ; la litière, plus que saturée de déjections solides et liquides, trop rarement renouvelée et comme immobilisée sous le bétail qui s'y enfonce à mi-jambes et y repose toute la nuit et une partie du jour.

On conçoit que le fumier étant le grand agent de toute exploitation rurale, les agriculteurs fassent tous les efforts pour en fabriquer la plus grande quantité possible. Mais les pratiques défectueuses qu'entretiennent l'habitude et le préjugé vont à l'encontre du but qu'ils se proposent et entraînent un préjudice non moins grand pour les vrais intérêts agricoles que pour la santé du bétail. Le séjour prolongé du fumier dans les étables, très nuisible aux valets de ferme qui y respirent, la nuit, un air au plus haut point vicié, expose les animaux à des inflammations des extrémités souvent mortelles, double danger, plus grand l'été que l'hiver, plus grand dans le Midi que dans le Nord.

Ces vapeurs ammoniacales sont dues à la décomposition de l'urine, une des parties les plus actives du fumier et en même temps les plus volatiles, les plus promptes à s'échapper et à se perdre dans l'atmosphère. Les chiffres suivants donneront la mesure de cette perte : un cheval produit 1,320 grammes d'urine par jour ou 485 kilogrammes par an, c'est-à-dire de quoi engraisser 3 ares 50 centiares ; une vache en produit 8,200 grammes par jour ou 2,993 kilogrammes par an, c'est-à-dire de quoi fumer 24 ares. La question hygiénique se combine donc ici avec la question économique.

« Le lavage des écuries n'a lieu presque nulle part : il offre néanmoins des avantages qui méritent d'être appréciés. Sous le rapport de la salubrité, il se relie à la question précédente. Il est généralement pratiqué en Suisse. Là, comme on recueille à part les urines, il est indispensable de les mélanger avec de l'eau, leur trop grande activité pouvant nuire à la végétation... C'est surtout pendant la saison chaude que, le jour de l'enlèvement du fumier, on agira sagement en lavant le pavé avant de renouveler les litières..... Le lavage suppose nécessairement des écuries pavées. Celles qui ne le sont point ne tardent pas, à cause du piétinement continuel des animaux, de l'humidité des fourrages verts ou de la nature des excrétions, augmentées surtout à l'époque du printemps, à devenir de véritables cloaques, difficiles à détruire, même avec les soins les plus minutieux.....

« Lorsqu'il s'agit d'hygiène, le soin de l'emplacement des fumiers n'est pas indifférent. Il faut les établir de manière à ce que leurs exhalaisons ne soient projetées sur aucune des parties habitées des constructions rurales.

« On doit en même temps inviter à les faire disparaître le plus tôt possible. Sur ce point encore l'hygiène est d'accord avec l'économie agricole. On admet en ce moment que les effets les plus sensibles et les plus durables appartiennent aux fumiers les moins consumés. »

Nous voudrions voir aussi disparaître des écuries ces épaisses toiles d'araignée que le paysan respecte parce que, prétend-il, elles retiennent au passage la poussière qui du grenier à foin tomberait dans les crèches à travers les fentes du plancher, mais qui en réalité, outre qu'elles sont un obstacle au renouvellement de l'air, sont un réceptacle d'insectes et d'immondices.

On comprendra l'indispensable nécessité de renouveler avec facilité et complètement l'atmosphère des étables, quand on saura que l'analyse y a constaté l'existence d'une grande quantité de poils d'animaux, de pellicules, de fragments d'épithélium. épidermique, quelques cellules de teigne, des ovules, des champignons de différentes espèces et une quantité de matières organiques ; et on ne s'étonnera pas que les valets de ferme, qui y font un séjour plus prolongé, soient exposés à y contracter plus d'une maladie, éruptions cutanées, irritation chronique des yeux, affections pulmonaires, embarras gastriques, dartre pustuleuse, tonsurante du cuir chevelu. (Raynal, *Communication à l'Académie de médecine.* 1858, cité par le Dr A. Layet.)

Les réformes à introduire dans cette situation, à peu près générale, sont plus impérieusement encore réclamées par l'état de malpropreté suprème, dans lequel sont entretenues les loges où se vautre, sur une couche immonde et éminemment malsaine, l'élève le plus précieux peut-être entre tous les élèves de la ferme, mais sans contredit le plus déshérité sous le rapport de la propreté et des soins hygiéniques, le porc, dont les maladies ont leur principale origine dans la négligence et le sans-gêne avec lesquels il est communément traité, le porc, dont la chair tient une si large place dans le régime alimentaire rural et peut transmettre à l'homme le tænia, la redoutable trichine, etc., etc.

Faisons observer enfin *à la sage ménagère* qui préside au gouvernement du poulailler et du pigeonnier que le poète lui-même a dit : *Que leur logis soit sain* , c'est-à-dire tenu avec propreté, et avertissons-la qu'elle serait, sans cela, exposée à recevoir des escadrons ailés,

> *Qui jusque dans sa main,*
> *Parasites hardis, viennent ravir le grain,*
>
> (Delille.)

une maladie analogue à la gale et causée par le *Sarcopte mutans* de Charles Robin, engendré par la malpropreté et transmissible de la gent volatile aux garçons de ferme et aux filles de basse-cour.

Les causes d'insalubrité sont donc nombreuses dans le milieu où les agriculteurs passent leurs heures de repos et de sommeil, et celles où ils se livrent à certaines parties de leur tâche, enlèvement des litières, réparation du matériel, etc.

P. YVAREN.   41

Ces causes sont de nature à porter à la santé de profondes atteintes. Si les agriculteurs n'en sont pas plus souvent victimes, s'ils réussissent même à réagir contre elles et à s'y soustraire, cela tient uniquement à ce que les actes les plus communs et les plus prolongés de leur existence s'accomplissent en dehors et loin de ce milieu, dans les champs, au grand air. Là, du lever au coucher du soleil, une couche d'air incessamment renouvelée les entoure de toutes parts comme un bain purificateur, et par une ventilation continue les dépouille des miasmes dont ils peuvent être imprégnés, et verse à flots un oxygène vivifiant dans leur libre poitrine, dont le travail accélère les mouvements.

Ce sont ces avantages que Virgile signale dans les vers que nous avons rappelés, et dans lesquels la beauté des contrastes, l'éclat des images et les grâces du style ne font rien perdre à la vérité :

> *O fortunatos nimium, sua si bona norint,*
> *Agricolas !* . . . .
>
> . . . .
>
> *At secura quies, et nescia fallere vita,*
> *Dives opum variarum ; at latis otia fundis,*
> *Speluncæ, vivique lacus ; at frigida Tempe,*
> *Mugitusque boum, mollesque sub arbore somni*
> *Non absunt. Illic saltus ac lustra ferarum,*
> *Et patiens operum, parvoque assueta juventus.*
>
> (Georg., l. II, v. 458.)

Heureux l'homme des champs, s'il connaît son bonheur !

. . . .

. . . . la nature est à lui.
Des grottes, des étangs, une claire fontaine,
Dont l'onde en murmurant l'endort sous un vieux chêne ;
Un troupeau qui mugit, des vallons, des forêts,
Ce sont là ses trésors, ce sont là ses palais.
C'est dans les champs qu'on trouve une mâle jeunesse.
(Delille.)

La statistique vient en aide à la poésie et nous apprend que ceux qui travaillent à la campagne reçoivent de leur profession de meilleures chances de santé et de vie moyenne que ceux qui travaillent dans les cités manufacturières. Ainsi, pendant que pour toute la France, dans une moyenne de 10 années (de 1851 à 1861), la proportion des décès a été de 2,28 pour 100, la mortalité de la population rurale a été représentée par un chiffre égal à 2 pour 100 seulement. (Deville). Ainsi, tandis que la France a enregistré de 20 à 50 ans (période de l'activité et des influences professionnelles), année moyenne, une mortalité de 12 décès sur 1,000, la population rurale n'a offert que 10,8 décès sur 1,000 (Bertillon).

Ce bénéfice ne saurait être attribué à la supériorité de l'alimentation de l'homme des champs sur celle de l'homme des villes. On connaît le *menu* des paysans.

En prenant pour terme de comparaison la ration du cavalier français (viande, 285 grammes ; pain de munition, 750 grammes ; pain blanc de soupe, 386 grammes ; légumes, 200 grammes), jugée suffisante pour l'entretien d'un homme adulte, **M.** le professeur Bouchardat a reconnu que, dans l'alimentation des habitants des campagnes, les aliments azotés, en y comprenant les matières azotées contenues dans les féculents et les légumes, sont loin de représenter les matières azotées sèches qui interviennent dans la ration normale du cavalier français. Et M. Bouchardat faisait ses observations en Bourgogne, région plus favorisée que ne le sont la plupart de nos départements.

Dans Vaucluse, les légumes frais et secs prédominent dans le régime alimentaire de la campagne. Le porc est le plus souvent seul chargé d'animaliser le maigre pot au feu ; le mouton paraît rarement sur la table, et le bœuf n'y figure qu'aux jours de fête. Au fond, légumes et jardinage, purgés par notre soleil des parties trop aqueuses, constituent un aliment suffisamment réparateur, que l'huile d'olive assaisonne, que relève une large dose de condiments, et qu'arrosait largement, autrefois, un vin généreux.

Notre paysan ne mange donc pas tous les dimanches la poule au pot ; mais il prend un port d'armes, chasse au petit jour, et, *de vespre*, mange en famille ou entre amis le gibier qu'il a tué : il ne le vend plus.

C'est en conséquence sous l'influence prédominante du grand air et du clair soleil, bien plus que sous celle d'un régime très sain, mais médiocrement réparateur, que le paysan commence dès le jeune âge et continue jusqu'à la vieillesse l'exercice d'une profession dans laquelle le travail manuel concourt à toutes les opérations, lorsqu'il n'est pas chargé de les exécuter à lui seul.

Suivons-le sur le terrain : aux premières lueurs du matin, il part, le luchet sur l'épaule. A peine arrivé, il se met à l'ouvrage, saisit à deux mains l'instrument et, le corps incliné en avant, il enfonce une *première pointe* dans le sol et ne le retire que pour plonger plus avant une *seconde pointe;* et chaque fois, s'aidant du pied, des bras et du poids du corps, il détache de la terre ramollie, mais rendue plus lourde par la pluie ou l'arrosage de la veille, une tranche qu'il rejette de côté ou devant lui.

Faisons observer que, dans ces attaques, le cultivateur fait agir le luchet à la manière d'un levier du deuxième genre dans lequel les bras représentent la puissance, les jambes et le bassin, affermis par l'ensemble de leurs muscles, le point d'appui, et le poids de l'instrument, accru du poids de la terre détachée du sol, la résistance.

Ce travail, le plus usuel, le plus répété de tous les travaux agricoles, ce travail presque permanent, qui met en action toutes les synergies musculaires et les porte, pour surmonter certains obstacles, jusqu'à leur limite extrême, n'est suspendu que deux fois par jour, à l'heure des repas, et n'est interrompu qu'au moment où le soleil couchant disparaît à l'horizon.

Il est repris le lendemain et continué, pour la plupart des journaliers, des semaines, des mois, des années.

LES BÊCHEURS. — Que le travailleur soit armé du luchet, de la houe, de la pelle ou de la fourche, qu'il s'en aide pour charger de la terre, des engrais, de la litière, du foin, divers matériaux, il fait toujours œuvre manuelle, toujours il doit mettre en jeu l'appareil musculaire, la tâche doit être toujours accomplie à la force des poignets. Ainsi que l'indique le langage usité : *Il faut beaucoup de bras, les bras manquent, les bras sont chers.*

D'après Vernois, le maniement habituel de la bêche amènerait à la longue une déviation des quatre doigts de la main vers le bord cubital avec impossibilité de les ramener à l'état normal. (*Ann. d'hyg.*)

Dans les cultures légères et lorsqu'il n'a besoin que de donner au sol certaines dispositions réclamant plus de force que d'adresse, c'est au moyen de la houe carrée que l'agriculteur creuse une rigole, aplanit une table, élève un bourrelet, trace une raie, etc. Cette besogne n'exige pas une dépense aussi grande; mais comme elle ne peut être effectuée que le corps plus fortement encore et plus constamment penché en avant que dans l'opération du luchetage, cette attitude forcée produit à la longue, dans certaines

parties de la charpente osseuse, d'irrémédiables altérations ; et tandis que chez les cultivateurs en général
les muscles, d'abord courbaturés et endoloris, finissent par s'endurcir à la fatigue et y deviennent de
plus en plus insensibles, chez ceux que des cultures ou
des tâches spéciales tiennent habituellement penchés
en avant, les muscles spinaux n'opposant plus une
réaction suffisante contre cette attitude, les vertèbres,
pressant plus lourdement les unes sur les autres par
leur surface antérieure, se déforment, et il se produit
une déviation de la colonne à convexité postérieure.
« Que de vieux paysans sont ainsi penchés vers la
terre qu'ils ont arrosée de leurs sueurs ! » (Alex.
Layet, *Hygiène des professions.*)

Les Laboureurs. — Les labours, qui constituent
l'opération majeure de la culture des champs, demandent, dans celui qui prend en main la charrue, la
réunion des qualités suivantes : un bras alerte et vigoureux, une jambe solide, un coup d'œil exercé, une
main sûre.

Les chevaux aux élans impétueux, les mulets solides mais quinteux, les bœufs à l'allure lente mais régulière, sont attelés par une, deux, trois ou quatre
couples ; un aide tient les rênes et le fouet ; le laboureur mesure du regard l'espace où le sillon doit s'é-
tendre en ligne droite, calcule la profondeur qui doit
lui être donnée, et, appuyant la pointe du soc à la
terre, il crie : Allez ! Le fouet claque, le poitrail des

chevaux pousse au collier, la tête des bœufs au joug, les traits se tendent, le sol est entamé.

Le travail marche-t-il avec ordre et régularité, la main attentive ne s'appuie que légèrement au mancheron, comme celle du batelier au gouvernail de l'esquif qui sillonne les flots.

La dent de la charrue mord-elle trop avant dans le sol, le laboureur pèse aussitôt de tout son corps sur les branches et, par un mouvement de bascule, il la rapproche de la surface.

Les tranches de terre perdent-elles de leur hauteur, par une pression prompte et exacte il ramène la lame tranchante à la profondeur voulue.

Une déviation à droite ou à gauche est immédiatement redressée par un mouvement rapide du corps et par l'impulsion donnée en sens opposé.

Les sillons succèdent aux sillons, et chacun d'eux ajoute à la dépense musculaire, et cela durant plusieurs heures, coupées par quelques minutes de suspension qui laissent à peine aux bêtes et à l'homme le temps de souffler. Et les pieds du laboureur portent, à mesure que le travail avance, sur un terrain de plus en plus défoncé, mouvant, mal aisé. La fatigue devient excessive.

Un accident imprévu, la rencontre d'une racine, le choc d'une pierre, une secousse produite par un coup de collier inopportun, peut faire dérailler l'instrument et jeter à terre le laboureur frappé d'une blessure grave à la tête, à la poitrine, au ventre, aux extrémités, même d'un coup mortel.

Selon Shann, ces efforts violents auraient pour conséquence de produire dans le cœur des altérations organiques, et les laboureurs viendraient immédiatement après les forgerons pour la fréquence des maladies de cet organe.

Je ne parle pas des ruades que peut lancer la bête la plus douce lorsque, assaillie en été par un essaim de mouches, elle est mise hors d'elle par leurs piqûres ; j'ai vu encore récemment un de nos meilleurs tâcherons périr des suites d'un coup de pied reçu pendant les labours.

Les Faucheurs. — L'incurvation de la colonne vertébrale, signalée plus haut, se rencontre surtout chez les vieux paysans qui ont marqué dans leur jeunesse parmi les faucheurs les plus habiles.

Le fauchage des prairies se traite à forfait, à tant l'hectare, et comme il procure un taux de journée élevé, le faucheur se met à l'ouvrage de grand matin et ne le quitte parfois qu'assez tard dans la soirée, ne prenant de repos qu'à l'heure des repas ; il retranche même de cette heure le temps qu'il met à réparer les brèches de la faulx, en frappant le tranchant avec un marteau sur la tête élargie d'une pièce de fer fichée en terre entre ses jambes ; assis sur le sol, n'ayant, faisons-le remarquer, pour se garantir de l'humidité, que les plis de sa blouse ou la mince épaisseur de sa veste, quand il a la précaution de les étendre sous lui, le plus souvent à cru, exposé par son insouciance à contracter le principe d'une sciatique, de douleurs rhumatismales, etc.

Or, comme dans nos contrées les prairies naturelles fournissent trois coupes, et les prairies artificielles, la luzerne, quatre et cinq coupes, le faucheur y emploie, dans l'année, une série de journées assez considérable, et de journées d'une longueur exceptionnelle ; il est même surprenant qu'une telle répétition de la cause ne soit pas suivie plus fréquemment et immédiatement de ses effets morbides.

D'une main agile et vigoureuse, le faucheur lance et promène horizontalement la faulx de droite à gauche, coupant, au plus raz du gazon, l'herbe haute et drue, dont *les fauchées* s'accumulent à la file les unes des autres ; le corps, à demi penché en avant, et maintenu dans cette position par l'énergique contraction des muscles, ne se redresse et ne conserve la ligne verticale que pendant les cours instants où le faucheur enlève, à l'aide de la pierre à aiguiser suspendue à sa ceinture, l'acide humidité des herbes qui agace et paralyse le tranchant de la lame émoussée.

D'après cette description, il est facile de comprendre que la pression constante et mille fois répétée du corps des vertèbres les uns sur les autres, y tasse ou y raréfie le tissu osseux, et que les faucheurs, de plus en plus courbés, en arrivent, dans leurs vieux jours, à ne plus marcher que pliés en deux.

Ne quittons pas la prairie sans rappeler quelques accidents que l'on voit se produire à l'occasion de la récolte des foins.

L'herbe fauchée, remuée à la fourche, ratelée, réunie en mares épaisses ou dressée en meules, est portée, accumulée, élevée à une grande hauteur, sur la charrette qui va la transporter à la ville prochaine, en embaumant les chemins sur son passage, ou la déposer à la ferme pour être enfermée dans les greniers ou disposée dans le voisinage en larges et hauts fenassiers. L'homme qui préside, ici, au chargement de la charrette, là, à la construction du fenassier, perché sur la plate-forme mobile de celle-là ou sur le sommet mal affermi de celui-ci, est exposé à des chutes dangereuses, soit, dans le premier cas, par suite de la secousse imprimée à la charrette par un coup de collier brusque et imprévu du cheval qui chemine le long des mares, soit, dans le second cas, par suite du mouvement mal calculé ou de la perte de l'équilibre qui le fait dégringoler sur la pente glissante et à pic du fenassier. D'où des contusions, une luxation, une fracture, des déchirures. Il est même arrivé que le malheureux ait rencontré dans sa chute l'extrémité d'un pieu et que, précipité sur la pointe, il y ait subi un véritable empalement.

Les hommes qui rentrent le foin, ceux qui plus tard le mettent en bottes, sont exposés à contracter une affection particulière, connue sous le nom d'*asthme des foins*. Décrite pour la première fois par Bostock, cette affection est caractérisée par une dyspnée spasmodique avec coryza, larmoiement et quintes de toux, bientôt suivies d'une expectoration abondante mêlée de vibrions (Helmholtz), accompagnée quelquefois de fièvre. Elle est attribuée aux poussières et aux émanations végétales (Al. Layet, *Hygiène des professions*.)

Les faucheurs habiles sont aussi d'habiles moissonneurs, et, les blés se coupant, dans notre contrée, avec la faulx, l'attitude du travailleur est la même sur les guérets qu'au milieu des prairies.

L'influence que cette attitude exerce sur le rachis se renouvelle, s'accroît et hâte en se répétant l'usure des vertèbres et l'incurvation qui en est la conséquence.

LES MOISSONNEURS. — Aux effets lentement progressifs de cette influence, la saison ajoute l'action immédiate d'un soleil torride dont les rayons perpendiculaires déterminent chez le moissonneur, en brûlant et en irritant la peau, des échauboulures, l'érysipèle, des affections oculaires et, chaque année, des insolations, des congestions cérébrales mortelles.

Les mêmes menaces sont suspendues sur la tête des agriculteurs au moment où s'opèrent sur l'aire la foulaison, le dépiquage des gerbes, l'homme devant rester debout au centre, tenant les rênes des chevaux qui tournent autour de lui, piétinent et désagrègent les épis sous leurs sabots ferrés, et promènent sur eux un lourd rouleau de pierre pour en détacher le grain. Il pare bien, autant que faire se peut, à l'excès de la chaleur en allégeant ses vêtements de toile jusqu'à la limite extrême et en les réduisant à un seul, la blouse déliée et flottante ; mais il demeure trop souvent la tête nue ou incomplètement abritée sous la paille usée d'un vieux chapeau aux bords déchirés.

L'emploi des moissonneuses à vapeur tend à se vulgariser dans les immenses plaines de la Camargue; ces précieux engins ne sont, dans Vaucluse, qu'à l'état de modèle. Il en est de même des faucheuses que le morcellement de la propriété et l'inégalité de l'assiette des prairies empêchent de fonctionner avec régularité et sans perte de fourrage.

Les batteuses à manège n'y sont pas encore entrées dans la pratique usuelle. Le vannage ne s'y fait plus au crible ; on y emploie un tarare, mû à la main, qui, confié à des femmes, procure une économie de main-d'œuvre et de temps, mais est plus désavantageux pour la santé que ne l'était l'ancienne méthode.

Les vanneurs avaient soin de se placer et de placer le crible en dessous du vent qui emportait loin d'eux la poussière, les glumes, les débris de paille et de grain. La machine à bras soulève autour de l'opérateur ces poussières en nuage épais avec une intensité et une rapidité trop grandes pour que le vent, qui d'ailleurs doit souffler modérément, puisse les écarter et l'en garantir. La poussière l'enveloppe, l'aveugle, couvre sa tête, souille son corps, pénètre dans les poumons et peut occasionner les mêmes affections de ces organes que nous avons surabondamment indiquées au sujet d'autres matières pulvérulentes. De plus, la mise en mouvement du tarare nécessite un assez grand effort musculaire, bientôt suivi de fatigue et de douleurs.

Cette exagération du mouvement des bras se rencontre surtout chez ceux qui, dans d'autres pays, battent les gerbes sur l'aire ou dans les granges avec des fléaux. Il n'est pas rare de voir se développer chez eux les affections ci-dessus énumérées et se produire, en outre, des contusions, des blessures auxquelles donnent lieu les rapides évolutions de ces dangereux instruments.

Tous les travaux de la ferme n'exigent pas une pareille dépense de pénibles efforts et d'épuisantes sueurs. La tâche imposée peut devenir si légère et si attrayante que le travailleur s'y rend le sourire aux yeux et la chanson aux lèvres. Il était surtout une époque de l'année, où, sous le ciel clément et par les fraîches journées de l'automne, nos coteaux se remplissaient de bruyants éclats de rire et de chants joyeux.

Aujourd'hui, au retour de l'automne, nos coteaux dépouillés de pampres, dévastés, arides, demeurent abandonnés et silencieux, et les bruyants et folâtres ébats des vendangeurs et des vendangeuses ne nous arrivent plus que par l'écho lointain des vignobles que le phylloxéra n'a pas encore attaqués.

Ce n'est que pour mémoire et dans l'espoir d'un avenir meilleur, hélas ! bien incertain, que je me décide à rappeler un lamentable accident, assez commun autrefois, qui jetait l'alarme au milieu de la fête champêtre et faisait succéder à l'allégresse l'épouvante et les larmes.

Un imprudent vigneron avait pénétré dans la cuve sans s'être assuré qu'une ventilation suffisante en avait chassé les gaz asphyxiants, acide carbonique et azote, développés par la fermentation.

Il va périr : la bande consternée accourt, se précipite, et il est rare que la scène de dévouement et d'intrépidité, que l'on admire à si juste titre chez les ouvriers mineurs, ne se renouvelle pas à l'occasion d'une catastrophe analogue. Le théâtre change, l'élan du cœur reste le même.

Ces gaz méphitiques peuvent, nous ne devons pas le laisser ignorer, se développer dans le cellier même et y devenir une cause d'asphyxie pour les ouvriers insouciants qui auraient dû n'y pénétrer qu'avec prudence, à pas lents, après avoir répandu avec abondance sur le sol du cellier, comme dans le fond de la cuve, de l'eau de chaux qui neutralise l'acide carbonique en se combinant avec lui, ou s'être fait précéder par une lanterne allumée afin d'y constater l'absence ou la présence de l'azote.

Dans ce dernier cas, ils n'oublieront pas que la ventilation seule est capable d'en chasser le gaz délétère (l'azote) dans lequel la flamme et la vie s'éteignent instantanément.

L'hiver tient en réserve, pour les habitants de la campagne, d'autres labeurs : les semences sont terminées ; le blé talle sous la terre gelée ; les feuilles tombent ; la sève ne circule plus sous l'aubier ; le temps est venu où les arbres doivent être débarrassés des branches desséchées, où les troncs morts doivent être déracinés et dépecés, où l'on doit procéder à la coupe des taillis et à la confection des fagots destinés au feu.

C'est le moment favorable pour désobstruer les canaux de la vase que les eaux d'arrosage y ont déposée, de repurger les fossés, d'en creuser de nouveaux, et de défricher les terres incultes. Ici, l'agriculteur reprend la bêche, le luchet et la pelle ; là, il s'arme de la pioche, de la scie et de la cognée : même manière de travailler, mêmes conditions hygiéniques, retour des mêmes influences, mêmes résultats, et de plus, action plus ou moins prononcée d'un milieu humide et des effluves paludéens, germes redoutables des fièvres d'accès, lorsque la mise en culture porte sur un fond marécageux.

Les paysans que la nécessité transforme en bûcherons sont exposés, comme ceux-ci, à des chutes et aux blessures ordinaires des instruments tranchants.

Pendant cette saison, le poids et la longueur de la journée sont moindres. La condensation de l'air et l'abaissement de la température, quand il n'est pas excessif, plus favorable aux forces physiques que la chaleur, sont un utile stimulant qui leur permet de se tendre à un plus haut degré et de se soutenir pendant un plus long espace de temps. Cependant, l'ardeur au travail ne doit pas être poussée jusqu'au point de provoquer une sueur intempestive, dont la brusque suppression deviendrait la cause de ces pleurésies, de ces pneumonies, de ces rhumatismes si fréquents dans les populations rurales.

En toute saison, mais principalement en hiver, les paysans sont placés sous le coup des causes les plus actives de ces redoutables phlegmasies : le refroidissement et l'humidité. La pluie les surprend-elle au milieu des champs? ils n'ont souvent pour s'abriter que leur blouse bien vite trempée et le feuillage ou les ramures dénudés de l'arbre le plus voisin, et encore, si le travail presse, négligent-ils d'y chercher un refuge, continuant l'ouvrage commencé et se bornant à jeter sur leurs épaules ce qui se trouve à leur portée, leur veste, un sac, une pièce de mauvaise toile.

Au temps des arrosages, ils parcourent les prairies pieds nus ou leurs sabots pleins d'eau.

La rosée du matin, dont les gouttes étincelantes brillent et sourient à nos yeux comme un réseau de perles et de diamants, imprègne en s'évaporant leurs vêtements d'une piquante et dangereuse humidité.

Combien de fois ne les voyons-nous pas, excédés de fatigue, se jeter sur le gazon ou sur le sol encore baignés de ces larmes de l'Aurore ou de l'arrosage de la veille !

Le poète ne va pas au delà des apparences que lui offre le tableau de ce vaillant travailleur, mollement couché sur un tapis de mousse, au milieu d'un calme et frais paysage, et il s'écrie :

> *Fortunate senex, hic inter flumina nota*
> *Et fontes sacros frigus captabis opacum, etc.*
>
> (Virg., ecloga I.)

> Cette source sacrée à tes pas familière,
> La fraîche obscurité d'une ombre hospitalière,
> . . . .
> Vieillard, heureux vieillard, tout t'invite au sommeil.
>
> (Virgile, églog. I.)

L'hygiéniste, serrant la réalité de plus près, est obligé de reconnaître les dangers de ce repos au frais et à l'ombre, et de prévenir l'heureux dormeur, *resupinus in umbra*, que bien souvent il y trouvera, *captans frigus opacum,* au lieu du réconfort désiré, une de ces pleurésies apyrétiques et latentes qui ne se trahissent que par une petite toux sèche et une médiocre oppression qui ne le force que plus tard à interrompre son travail, ou qu'il y *attrapera* tout au moins ce que dans le langage vulgaire on appelle avec raison *des fraîcheurs.*

Je n'ai pas jusqu'ici montré la vie champêtre par ses beaux côtés ; le but que je poursuis ne le permettait pas, étant de relever et de mettre en évidence les infractions aux règles de l'hygiène qui s'y commettent, infractions, les unes forcées et inhérentes aux exigences professionnelles, les autres en quelque sorte facultatives, volontaires, auxquelles il serait possible et même facile de remédier.

Cependant, loin de méconnaître les avantages, et ils sont grands, du milieu agricole, tout en faisant mes réserves, j'en ai fait ressortir les principaux : en première ligne, je ne crains pas de le répéter, la vie au grand air, diamétralement opposée à la vie sédentaire si préjudiciable à la santé.

Dans la vie rustique, passée tout entière à l'air libre et à ciel ouvert, il n'est, il est vrai, aucun acte professionnel qui ne soit un travail manuel et qui ne nécessite un plus ou moins grand déploiement des forces musculaires, toujours accompagné et suivi de quelque fatigue. Mais l'exercice même, quand il ne dépasse pas la mesure des forces individuelles, ou qu'il les dépense sans les épuiser, et les maintient dans les limites voulues d'intensité et de durée, conformément à ce que l'hygiène prescrit en ce qui touche à l'emploi sagement pondéré des facultés psychiques dans le travail intellectuel, l'exercice, dis-je, apprend à les ménager ; il les régularise, il les accroît ; en même temps, par un mouvement inverse, la fatigue, en se répétant, s'amoindrit graduellement, et, neutralisée par l'habitude, finit par ne plus se reproduire.

Ces phénomènes de physiologie professionnelle se réalisent surtout chez ceux à qui les auteurs de leurs jours ont transmis une constitution saine et nativement vigoureuse, seul héritage que, dans la plupart des familles de journaliers, le père puisse et devrait toujours laisser à ses enfants.

Dans nos *votes*, ces joyeuses kermesses du Comtat et de la Provence, les athlètes qui disputent le prix de la lutte avec le plus de vigueur et de succès viennent de la ferme et du village.

La fibre des cultivateurs durcie à la peine donne donc à leurs muscles une puissance et des qualités inconnues à la plupart des ouvriers citadins. C'est cette trempe rustique qui, secondée par l'accoutumance, explique comment, à la longue, le soleil brûle et noircit leur peau sans l'irriter ni l'enflammer, et comment le froid glisse sur leur corps, devenu de moins en moins sensible, sans le pénétrer et l'endolorir.

Le moral, dont l'influence sur les fonctions physiologiques est si prépondérante, contribue à maintenir chez eux ces fonctions dans leur équilibre régulier. Le moral, en effet, chez les habitants de la campagne, a, comme le corps, une trempe particulière ; il est mieux assis, plus calme, je ne dirai pas plus indifférent, mais plus résigné. L'homme des champs n'est pas exposé à ces brusques alternatives d'aisance, de bien-être et de gêne, de misère, par lesquelles passe l'ouvrier des villes, suivant que les salaires sont portés et maintenus à un taux élevé, dans les temps de prospérité, ou que la main d'œuvre tombe à vil prix, aux époques de crise commerciale, si fréquentes de nos jours. Avec quelque parcimonie que la terre avare lui mesure les récoltes, dans les années de disette, l'agriculteur sait bien qu'elle ne refuse que très rarement, à ceux qui la cultivent, de quoi nourrir la famille.

L'incertitude même qui plane toujours sur le résultat futur des cultures, les longs espoirs suivis de si fréquentes déceptions, tout comme les retours imprévus de fertilité et d'abondance, instruisent son âme à se maintenir dans une certaine quiétude, à égale distance d'une confiance aveugle et d'un complet découragement.

Il semble que chez lui l'esprit soit comme les jambes : il ne bondit pas d'un extrême à l'autre, il ne court pas, il a l'allure lente, égale, il marche à pas comptés.

C'est à cette trempe et à l'influence des autres conditions de la vie rustique, que nous allons apprécier, que l'homme des champs doit de payer à la folie, si commune de nos jours, un tribut de beaucoup moins élevé que celui payé par l'homme des villes.

Ainsi, selon Parchappe, parmi les ouvriers, les professions agricoles ont fourni 3,789 malades pour une population quatre ou cinq fois plus considérable que celles des professions industrielles qui, à elles seules, ont fourni 6,767 malades, près du double. Ce qui pourrait se mesurer par le rapport de 1 cas de folie chez le travailleur à la campagne pour 8 cas chez les travailleurs des villes. (Parchappe, *Admission dans les asiles en* 1853.)

Les mœurs à la campagne sont peut-être plus pures qu'à la ville ; et, sans prétendre retrouver à la ferme toutes les vertus que le relâchement et la corruption éloignent des villes et des ateliers, il est permis de dire que la conduite privée y est plus régulière, l'esprit de famille mieux conservé, le foyer domestique plus respecté. Non que la ferme ignore les orages des mauvaises passions et les atteintes profondes que leur souffle corrupteur porte à la santé du corps et à la paix de l'âme, et si, moins favorisées par le milieu et par les occasions, elles n'y ont pas la même fréquence, d'autre part il peut arriver qu'en raison de la nature rude et inculte des habitants, elles y montent à un plus haut degré de violence que chez les citadins amollis et blasés.

L'oisiveté, mère de tous les vices, n'est guère compatible avec les nécessités de la vie rurale. L'agriculteur connaît, de longue main, ces exigences et il sait les subir.

Mais ce n'est pas seulement dans les termes que travail et oisiveté s'excluent ; les fruits que l'un ou l'autre produit ne sauraient se ressembler.

Les agriculteurs trouvent donc dans le retour forcé du travail manuel de chaque jour, plus que dans les influences secrètes qu'exercent sur ses pensées et sur ses sensations la sérénité du ciel, la fraîcheur de l'atmosphère, l'aspect riant des plaines environnantes et des coteaux lointains, trouve, dis-je, les conditions les mieux faites pour calmer les troubles de l'âme et modérer le tumulte des sens.

La nuit venue, le sommeil profond qui succède à la fatigue achève ce que le labeur de la journée a commencé.

A ce dernier point de vue et à ne considérer les professions agricoles que sous le rapport matériel et dans ce qui a trait au bon entretien et à la conservation de la force physique, ce premier et indispensable instrument de la tâche rurale, nous ne saurions proclamer trop haut que, *si l'excès des plaisirs* est, ainsi que nous l'avons dit dans l'esquisse précédente, *chez les hommes adonnés au travail intellectuel, la mort de la mémoire et de l'intelligence*, cet excès est, pour les hommes voués au travail manuel, comme le sont les agriculteurs, une cause non moins puissante, non moins funeste d'un délabrement et d'une ruine à laquelle ne résistent pas les constitutions même les plus athlétiques.

Dans cet entretien et dans le précédent, j'ai étudié le travail dans la plupart des professions manuelles et des arts libéraux, j'ai décrit les instruments à l'aide desquels il doit être exécuté, fait connaître leur fonctionnement, mesuré et fixé les limites d'intensité et de durée entre lesquelles il doit être maintenu. J'en ai signalé les conditions favorables ou nuisibles, les avantages et les périls, les charges et les bienfaits, les causes d'insalubrité, inhérentes au milieu, aux procédés, à l'outillage, à la routine, à l'incurie, plaçant en regard les améliorations obtenues, les réformes réclamées, le remède proposé.

La loi du travail est une loi primordiale, constante, universelle, et, sous des inégalités plus apparentes que réelles, égale pour tous, appliquée à tous avec équité.

Elle est en même temps une loi de souffrance : *L'homme doit gagner sa vie à la sueur de son front.* Cette sueur, nous en avons retrouvé l'empreinte sur la plume de l'homme de lettres, sur l'ébauchoir du statuaire, sur la palette du peintre, comme sur la houe du laboureur, sur la varloppe du charpentier, sur le marteau du forgeron. Le coup d'aile qui transporte l'homme de génie dans les régions les plus sublimes de la pensée, coûte un effort non moins violent, j'oserais dire non moins douloureux, que le coup d'épaule du mineur qui traîne au dehors le charbon arraché aux entrailles de la terre. La méditation, qui dérobe à la nature ses plus mystérieux secrets, fatigue et épuise non moins que le tissage qui transforme la laine et la soie en riches étoffes, non moins que le labour qui fait germer le blé dans d'arides sillons.

Il n'est donc pas permis aux arts mécaniques de jalouser les arts libéraux, ni à ceux-ci de prendre en pitié les arts mécaniques. La force psychique et la force physique font œuvre également utile et partant également estimable. L'organisation des sociétés repose sur la division et la répartition du travail. Les domaines diffèrent, mais chacun de ces arts est souverain dans son domaine ; mieux encore, loin d'être en antagonisme, le travail intellectuel et le travail manuel sont en relation intime et solidaires, ils se combinent et se complètent. Le cerveau pense et prescrit, il s'agiterait dans le vide si la main n'exécutait pas. Quelle tâche la main mènerait-elle à bien, si l'esprit n'en avait conçu le plan et n'en dirigeait l'exécution ?

La loi du travail étant une loi de souffrance, prétendre la rendre *attrayante* est le rêve d'un utopiste. Son attrait est dans la satisfaction qui accompagne tout devoir accompli. Mais il appartient à l'hygiène d'en rendre l'exercice plus sain en même temps que d'autres sciences en rendront le poids moins lourd, sans que pour cela il soit au pouvoir de l'hygiène ni d'aucune science d'en changer les conditions essentielles. Le travail est et restera un devoir pénible, austère, et qui, de rigoureuse observance, deviendra de plus en plus, dans notre société égalitaire, une nécessité individuelle.

La loi est immuable : *Dura lex, sed lex.* Sachons y satisfaire avec courage et entrain : nous, hommes de science et d'étude, dans le laboratoire et le cabinet; vous, hommes de main-d'œuvre et d'action, dans l'atelier, à la ferme, sur le chantier; unis dans l'harmonieux ensemble de luttes, d'efforts, d'entente et de dévouements, qui seul peut diminuer la part de chacun dans la fatigue et la douleur communes ; nous tendant tous la main, les pieds affermis au sol, la tête haute, l'âme sereine, le regard vers le ciel.

FIN.

ERRATA

TABLE ANALYTIQUE

Du travail intellectuel, 445 ; ses instruments : cerveau, moelle épinière et nerfs, contexture et fonctions, 447 ; nerfs sensitifs, nerfs moteurs, 450 ; le grand sympathique, 452 ; actes de l'intelligence, 456 ; action et repos : la loi d'intermittence, 460 ; l'attention, 465 ; la méditation, 466 ; esprits légers, têtes froides, 470 ; l'imagination, ses sources, ses écarts, 473 et suivantes ; fièvre inspiratrice, ses paroxysmes et ses dangers, 476 et suivantes ; du travail intellectuel étudié dans les professions scientifiques, 487 ; vie sédentaire et ses conséquences morbides, pléthore, congestions, phlegmasies et leurs signes avant-coureurs, 489 et suivantes ; dans les professions littéraires et artistiques, troubles et désordres dans les centres nerveux et les branches de l'arbre cérébro-spinal, hyperesthésies, névralgies et névroses, vésanies, paralysies, 507 et suivantes ; préceptes hygiéniques, 522 ; de l'exercice, ses bénéfices et ses divers modes, 530 et suivantes.

Du travail manuel et de ses organes, 537 ; le muscle et ses fonctions, 538 ; esclave docile de la volonté, 539 ; sa puissance dynamique susceptible d'accroissement et de diminution ; dans quelles limites, 542 ; de l'entraînement, 544 ; mécanique de l'appareil musculaire, 546 ; la main, 547. Des principales professions manuelles, accidents auxquelles elles exposent, conseils hygiéniques. *Au chantier* : les manœuvres, 550 ; les maçons, 554 ; les plâtriers, 559 ; les scieurs de long, charpentiers, ébénistes, menuisiers, 560 ; les forgerons, serruriers, 561. *A l'atelier* : les charbonniers, les ouvriers houilliers, le charbon, 572 ; la houille, 574 ; le fer : fonte, martelage, laminage, 579 ; l'arsenic : broyage, grillage, sublimation, 582 ; fleurs artificielles et papiers peints : trempage, brossage, saupoudrage et montage, 584 ; fabriquées au salon, avis aux ouvrières amateurs, 586 ; le mercure : empoisonnement hydrargyrique, terribles accidents, 591 ; étamage des glaces, dorure sur métaux, 593 ; le plomb, 596 ; les ouvriers cérusiers, les peintres en bâtiments, 597 ; les fabricants de cartes de visites porcelaine, les ouvrières en dentelles, 599 ; signes initiaux de l'empoisonnement plombique, 601 ; liseré bleuâtre des gencives, 602 ; intoxication saturnine à son apogée, 603 ; les ouvriers bijoutiers, 605 ; prophylaxie commune des di-

Avignon, imp. SEGUIN frères, rue Bouquerie, 13.

RED. :

16

140 112 90 70 56 45 63 80 100 125 160
379.89.70
graphicom
MIRE ISO N° 1
NF Z 43-007
AFNOR
Cedex 7 - 92080 PARIS-LA-DÉFENSE
0 1 2 3 4 5 6 7 8 9 10

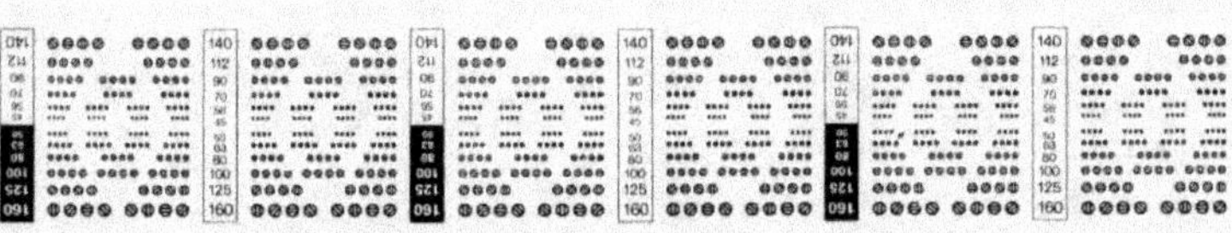